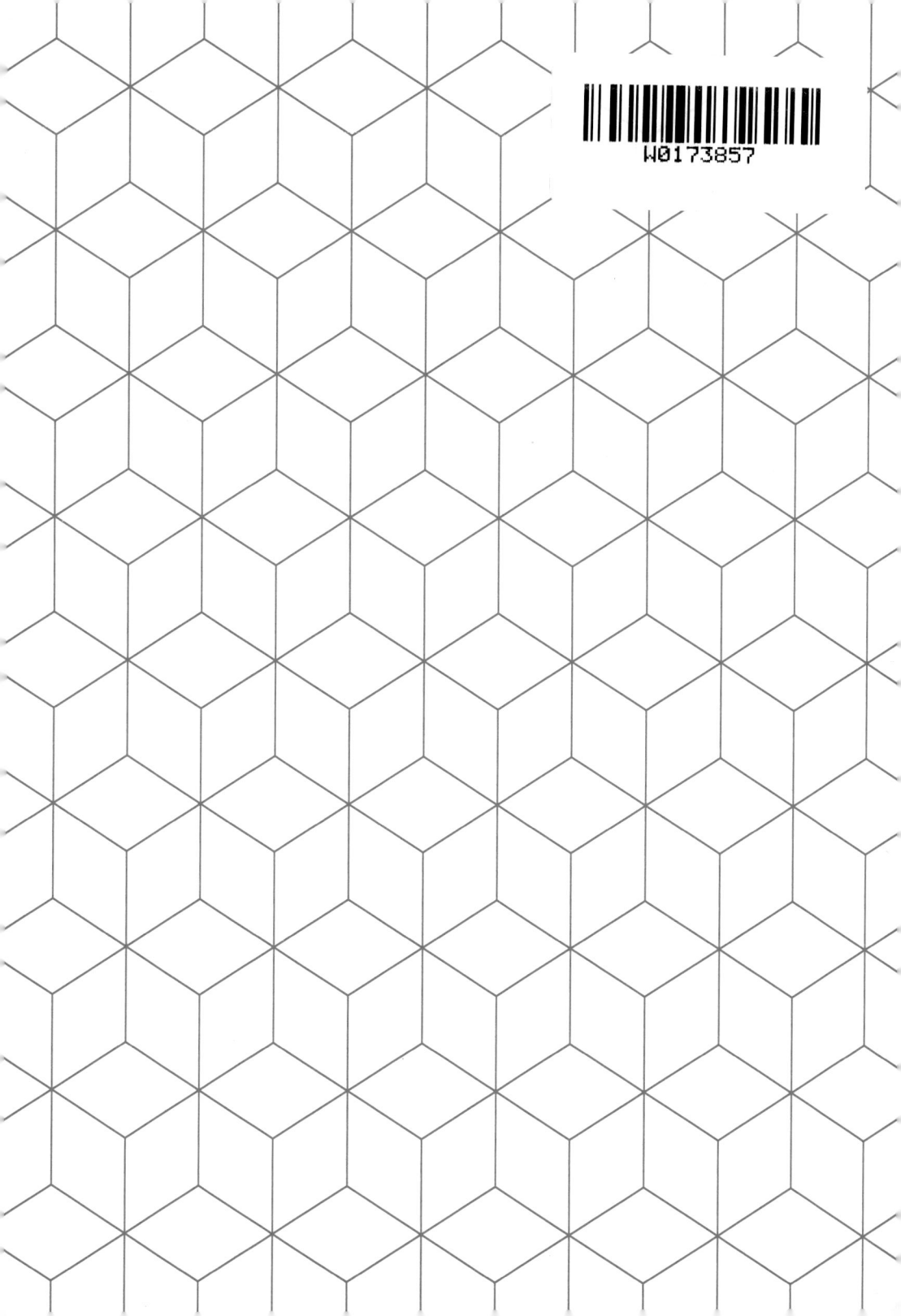

*Buch*

In *Das Schwangerschaftsbuch* finden Sie alles Wichtige, damit Sie Ihre Schwangerschaft gut informiert und entspannt genießen können: Von der richtigen Ernährung, dem Einfluss der Hormone und einem großen Extra mit möglichen Schwangerschaftsbeschwerden (und was dagegen hilft) über bevorstehende Untersuchungen sowie die Betreuung während der Schwangerschaft bis hin zur Geburt werden alle Themen ausführlich behandelt. Den Anfang macht ein schön illustrierter Überblick darüber, was Woche für Woche im Bauch passiert und wie sich Ihr Baby entwickelt. Unter Mitarbeit von mehr als 70 Experten – Hebammen, Ärztinnen und Wissenschaftler – ist so ein einzigartiges und vollständiges Nachschlagewerk für moderne Eltern entstanden, das Sie von Anfang bis Ende lesen können, in dem Sie aber auch ganz gezielt nach bestimmten Informationen suchen können. Der perfekte Begleiter für eine schöne Schwangerschaft!

*Autorin*

**Xaviera Plooij** ist Co-Autorin und CEO von »Oje, ich wachse!«. Unter ihrer Leitung ist die Marke weltweit zum Erfolg geworden. Sie berät internationale Unternehmen aus dem Baby-Bereich, ist eine gefragte Rednerin und im ständigen Austausch mit Müttern und Vätern. Sie kennt die Bedürfnisse von Eltern wie keine andere. Mit der »Oje, ich wachse!«-Buchreihe und den zugehörigen Apps steht Xaviera Plooij für einen guten Start in ein glückliches Leben.

*Weitere Titel aus der »Oje, ich wachse!«-Reihe*

Oje, ich wachse! Von den zehn »Sprüngen« in der mentalen Entwicklung Ihres Kindes während der ersten 20 Monate und wie Sie damit umgehen können (Hardcover)

Oje, ich wachse! Von den acht »Sprüngen« in der mentalen Entwicklung Ihres Kindes während der ersten 14 Monate und wie Sie damit umgehen können (Taschenbuch)

Oje, ich wachse! Tagebuch

Oje, ich wachse! Das Praxisbuch

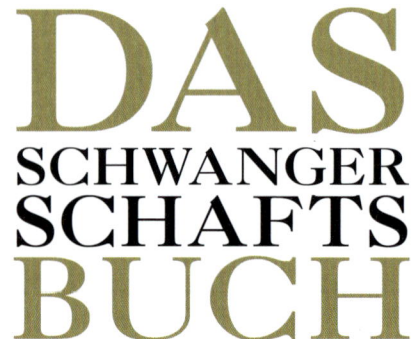

mosaik

Xaviera Plooij

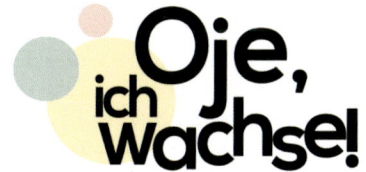

# DAS SCHWANGER SCHAFTS BUCH

Alles, was jetzt wichtig ist –
von der Empfängnis bis zur Geburt

*Aus dem Niederländischen
von Kordula Witjes*

mosaik

# INHALTS-
# VERZEICHNIS

| | |
|---|---|
| 6 | Vorwort |
| 10 | Die Entwicklung deines Babys von Woche zu Woche |
| 108 | Vor der Empfängnis |
| 122 | Na, bist du schwanger? |
| 132 | Neun Monate Begleitung |
| 164 | Von Vorsorge bis Ultraschall |
| 182 | Dein Leben als Schwangere |
| 211 | Kugelrund gut aussehen! |
| 235 | Schwangerschaft & Ernährung |
| 277 | Das sind die Hormone |
| 297 | Medizinische FAQs |
| 310 | Schwangerschaft & dein Körper |
| 338 | Schlaf |
| 349 | Sex |
| 355 | Stress |
| 365 | Bewegung & Sport |
| 387 | Arbeit, Haushalt & Kinder |
| 396 | Recht & Steuern |
| 403 | Wo & wie willst du gebären? |
| 422 | Von Wehe bis Baby |
| 454 | Lage, Eingriffe & Nachsorge |
| 467 | Nach der Geburt |
| 473 | Nachwort |
| 475 | Beschwerden & Wehwehchen |
| 590 | Wenn es schiefgeht |
| 601 | Quellen |
| 605 | Register |

## Vorwort

Neun wunderbare Monate warten auf dich. Du bist schwanger! In diesem Moment ist es fast unmöglich, nicht in Klischees zu verfallen, denn sie sind allesamt wahr: In deinem Bauch oder im Bauch deiner Partnerin wächst ein Weltwunder heran!

Zweifellos werden dies die schönsten, beeindruckendsten, außergewöhnlichsten, aber vielleicht auch nervenaufreibendsten Monate deines Lebens. Was kommt nicht alles auf dich zu, jetzt, wo du schwanger bist. Seien es Geschichten, die du von allen Seiten zu hören bekommst, oder Informationen, die du schnell verarbeiten musst und von denen dir schwindelig wird. Begriffe, die dir noch nie untergekommen sind, und Gefühle, die du noch nie empfunden hast, prasseln auf dich ein. Darum haben wir dieses Buch für dich geschrieben. Zahlreiche Hebammen, Ärzte und Ärztinnen und Forschende haben daran mitgewirkt.

Dabei ist es nicht unser Anliegen, dass du dieses Buch von Anfang bis Ende durchliest und es als Anleitung verstehst, was du in der Schwangerschaft tun oder lassen solltest. Lies einfach immer die Passagen zu den Themen, über die du gerade mehr wissen möchtest. Und vielleicht noch wichtiger: Nimm nur die Informationen auf, die zu dir und deinem Lebensstil und deinen Gewohnheiten passen. Am Anfang des Buches findest du eine Übersicht. Dort kannst du für jede Woche nachlesen, was sich in deinem Bauch tut. Jedes Organ, das bei deinem Baby angelegt wird, alle typischen Bewegungen, die es in der jeweiligen Phase der Schwangerschaft macht, wie es sich äußerlich verändert – all das kannst du nachlesen und dank der schönen Illustrationen von Pauline Zeij auch anschauen.

In diesem Buch findest du das geballte Wissen von zahllosen Fachleuten. Meine liebe Lektorin Anne Marie Voskamp hat sie interviewt, und außerdem hat sie für jede unserer gemeinsamen Mittagspausen die besten Suppen der Welt gekocht. Fabienne, meine *one and only Social Queen*, versorgte mich dank unserer Follower mit Input von werdenden Eltern. *You rock!*

Mein allergrößter Dank gilt (natürlich) meiner Familie: Liebe Sarah, ohne deine mit hübschen Zeichnungen versehenen To-do-Listen und Bastelarbeiten wäre es viel schwieriger gewesen, am Ball zu bleiben. Victoria, du hast meine Texte Korrektur gelesen und mich damit gerettet. Thomas, du bist und bleibst mein erstes Baby, auch wenn du inzwischen schon deine eigene Firma leitest. Papa: Es gibt keine Tochter, die so stolz auf ihren Vater ist wie ich. Deine Arbeit erleichtert Millionen von Eltern das Leben. Du bist der *Best. Dad. Ever.* Und dann ist da noch Laurens, der mit seinem Training meine »Schwangerschaftskilos« endlich zum Schmelzen brachte (10 Jahre nach der Geburt … Dumdidum).

Ich hoffe, dass dieses Buch dich neun Monate lang begleiten und unterstützen wird. Solltest du Fragen haben, kannst du uns rund um die Uhr über die sozialen Netzwerke eine Nachricht schicken. Und wenn dein Baby dann geboren ist, schick uns doch eine Karte mit Foto. Wir pinnen sie an unsere Wand!

Alles, alles Liebe

*Xaviera*

## Unter Mitwirkung von ...

Dieses Buch, in dem wir dir die neuesten Informationen bieten können, konnte nur mithilfe all der Fachleute so vollständig und aktuell werden, wie es jetzt in deinen Händen liegt.

Zuallererst möchte ich allen Hebammen danken, die Korrektur gelesen haben, für ihre Tipps, Ratschläge und Anmerkungen. Durch euch ist dieses Buch wirklich ein fantastisches Nachschlagewerk geworden, das seinesgleichen sucht. Danke, liebe Nikki van Herk, Peggy Leijten-Machielsen, Heleen van Buren, Sjoukje Heerema-Sok, Lena van Bunderen, Nikita van Leeuwen, Terry de Leur, Myriam Wolters, Eline Jansink, Jorien Wapperom-Oude Avenhuis, Marlies Kasperink, Vivianne Castermans, Riëtta van Zuidland, Annemieke Stellingwerf, Marije Droogendijk, Anique Welmerink-Gardenbroek, Nikie van Maanen-Winters, Esther van Delft, Dafne Devliegere, Ariane Franken, Kim van der Werf, Tahné Koppen, Margit de Puyt-Heemstra, Anne Deseyn, Lucia Simons, Meredith Bonneu, Lianne van der Heiden-van de Pol, Simone Michielsen-van Herk, Ilse van Klaveren, Meyke Bouman-van Veen, Inge Timmermans, Simone Stevens, Jonneke Weusten, Angeliek Visser, Desirée van Strien-de Ruiter, Kim Zandbergen-Jansen, Janneke Mathijssen, Renate Collee, Linda van Eijck, Ellen Tiel Groenestege, Carlijn van Esch, Danielle de Louw, Steffani Pietermans, Jacoline Bergman, Hilke Hermans, Imara Warmenhoven-Wilsens, Fleur Rutzerveld und die Hebamme in Ausbildung Janine Voordendag.

Besonders herzlicher Dank geht an die Hebamme Caroline Poorterman, die alles noch einmal überprüft und dieses Buch mit den neuesten Erkenntnissen ausgestattet hat. Liebe Hebammen, ihr helft nicht nur jeden Tag kleinen Weltwundern in die Arme ihrer Eltern, sondern auch diesem Buch!

Außerdem möchte ich auch den zahlreichen anderen Fachleuten danken, die sich Zeit genommen haben, um uns mit neuen und wichtigen Informationen rund um die Schwangerschaft zu versorgen. In besonderem Maße bedanke ich mich bei: Universitätsdozent für klinische Psychiatrie Prof. Dr. Adriaan Honig, Wissenschaftlerin Prof. Dr. Bea Van den Bergh, Doula Annelies Mulder, Zahnärztin und Parodontologin Elmira Boloori, Beckentherapeutin Cecile Röst, Partnercoach David Borman, Chiropraktikerin Dieuwertje Schuringa, Universitätsdozent Neuroimaging Prof. Dr. Guido van Wingen, Gynäkologe Dr. Koen Deurloo, Dermatologin Dr. Marjolein Leenarts, Physiotherapeutin Ruth Damme, Ernährungswissenschaftlerin Dr. Sara Pauwels, die allerliebste und leidenschaftlichste Kinderwunsch-Beraterin Sara Coster, HypnoBirthing-Therapeutin Yvonne Baars, Laktationsberaterin Linda Offereins, Rebozo-Expertinnen Mirjam de Keijzer und Thea van Tuijl, Schlafwissenschaftlerin Dr. Winni Hofman, Klinikhebamme Liesbeth de Winter, Hebamme Minke Siesling, Osteopathin Joanke Boon und Allgemeinmedizinerin Dr. Alexandra Bouman.

So viel Fachwissen, und das alles in einem Buch.

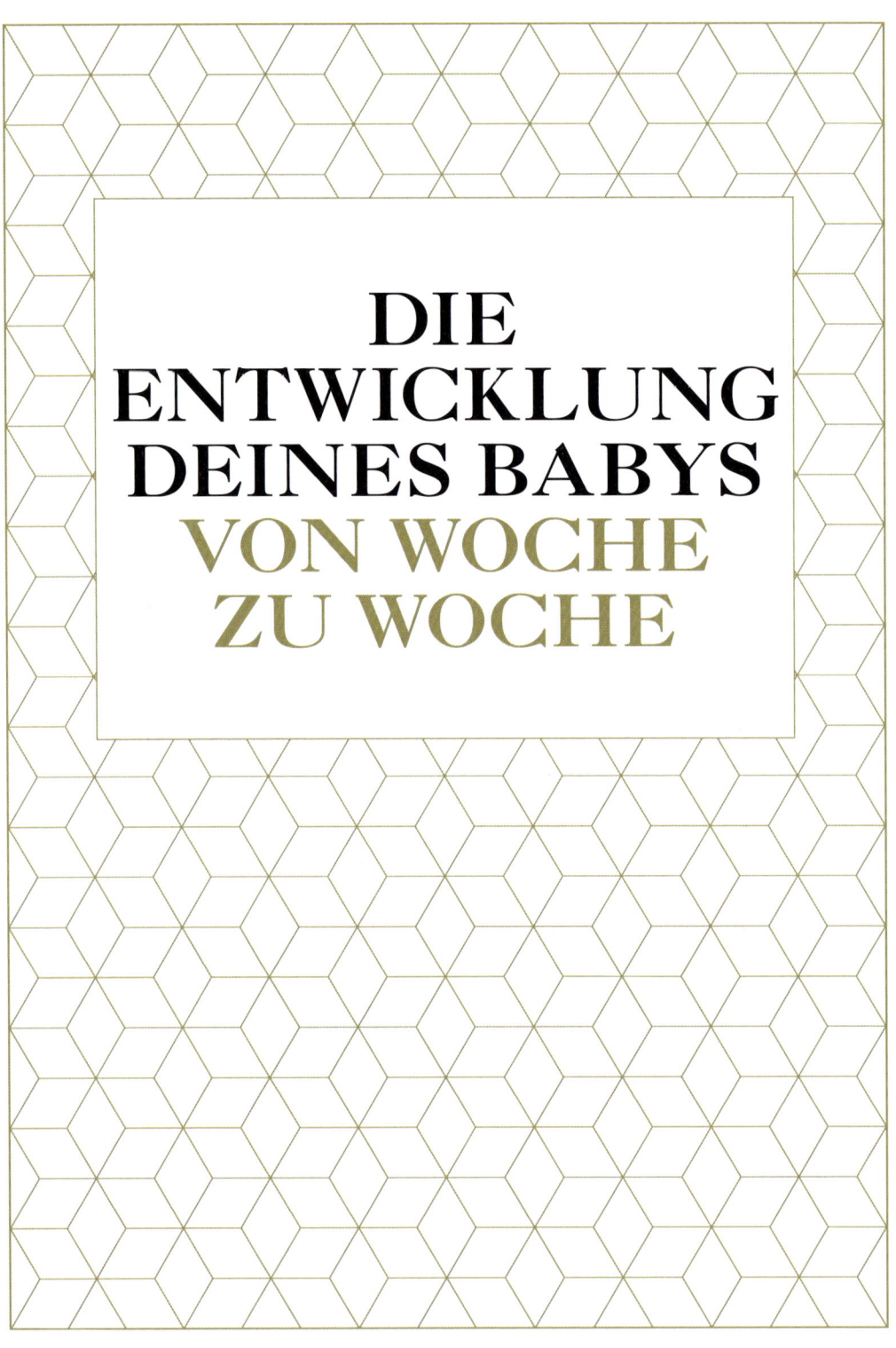

## Dein Baby: Von der Empfängnis bis zur Geburt

Jetzt weißt du (endlich), dass du schwanger bist, und musst schon wieder warten, neun lange Monate. Du bist nicht die Einzige, die am liebsten mit eigenen Augen sehen würde, was in deinem Bauch geschieht. Einen echten Blick können wir dir nicht bieten, dafür aber viele Erklärungen, viel Wissenswertes und tolle Zeichnungen, die das entstehende Leben präzise abbilden.

Komm mit in die wundersame Welt, die sich nun in dir entfaltet. Lies jede Woche nach, welches Organ oder welcher Körperteil des Kindes gebildet wird, was dein Baby alles schon kann und wie es aussieht. Manchmal klingen die Texte eher wissenschaftlich, manchmal sehr romantisch. Du kannst die Informationen auf zwei verschiedene Arten lesen: kurz und knapp in Stichpunkten oder ausformuliert mit allen Erklärungen. Ach, und lies am besten auch noch kurz das Kapitel über die Entwicklungen, die schon stattgefunden haben, von Samenzelle und Eizelle bis zum positiven Schwangerschaftstest in Woche 4.

Kein anderes Wunder ist mit dem vergleichbar, was sich in deinem Bauch abspielt. In der Gebärmutter der Frau entsteht innerhalb von neun Monaten ein neues Leben. Wunderbar, aber du merkst schon: Das ist auch eine Herausforderung für deinen Körper. Der ist zwar dafür gemacht, aber das heißt nicht, dass es immer einfach sein wird. Dein Körper verdient in diesen Monaten extraviel Liebe, und wenn du weißt, was genau da passiert, warum du etwas fühlst oder gerade nicht mehr fühlst, dann kann dir das sehr helfen. Darum haben wir auch so genau wie möglich beschrieben, wie sich dein Körper in diesen Monaten verändert.

Die Veränderungen bei dir sind dabei nicht so genau vorhersagbar wie die Entwicklung deines Babys. Bei deinem Baby wissen wir für jede Woche ziemlich genau, was wie passiert. Jedes Baby entwickelt im selben Zeitraum in derselben Reihenfolge dieselben Körperteile. Natürlich entsteht nicht bei dem einen Baby eine Luftröhre und beim anderen nicht. Das ist einfach nicht möglich, denn ohne alle lebensnotwendigen Körperteile kann aus einem Embryo kein Kind werden. Kurz gesagt: Bis auf minimale Ausnahmen machen alle Babys zur selben Zeit und auf dieselbe Weise dieselben körperlichen Entwicklungen.

Anders sieht es beim Körper der Frau aus. Auch wenn wir innerlich alle gleich gebaut sind, hat die eine an der einen Stelle etwas mehr Platz, die andere ist dafür etwas flexibler, die dritte ist kleiner, die vierte größer, die fünfte hatte schon immer eine schwache oder kleine Blase, die sechste nicht, etc. Kurz gesagt: Es gibt so viele verschiedene Frauenkörper, wie es Frauen gibt. Wie die eine Frau körperlich auf eine Schwangerschaft reagiert (und wir reden hier noch nicht von den emotionalen Unterschieden), unterscheidet sich stark von der Reaktion einer anderen Frau. Ja, viele werdende Mütter müssen zum Beispiel am Ende des ersten Trimesters, ungefähr in der 12. oder 13. Woche, öfter zur Toilette. Das ist ganz normal. Aber es gibt genauso viele Frauen, die das nicht müssen. Genauso normal. Jeder Körper ist einzigartig.

Bei den Babys findet die Entwicklung, die wir beschreiben (außer, es ist etwas anderes angegeben), immer in der Woche oder Periode statt, die genannt wird. Bei den Frauen ist der Zeitpunkt nicht so präzise zu bestimmen, und manches passiert bei einigen Frauen auch gar nicht.

Am Ende des Buches findest du praktische Tipps. Da geht es um langweilige Formulare, die du in diesen Wochen ausfüllen musst, und um die schönsten Dinge, die geregelt werden müssen: die Karte zur Geburt gestalten und eine Hebamme aussuchen. Vielleicht planst du eine Wassergeburt. Dann musst du das frühzeitig anmelden. Und eventuell wollt ihr eine Doula (eine Schwangerschafts- und Geburtsbegleiterin) engagieren. Es kostet Zeit, eine Doula zu finden, die zu dir und euch passt. Daher musst du das frühzeitig angehen. Aber »müssen« ist hier eigentlich das falsche Wort, denn die Reise während dieser neun Monate ist kein Zwang, sondern eine der schönsten Zeiten in einem Menschenleben …

> **In diesem Kapitel stehen häufig »du« und »dein«, und damit ist die werdende Mutter gemeint. Ich möchte dadurch auf keinen Fall die Partner ausschließen. Es ist nämlich super, wenn auch die Partner wissen, was sich im Frauenkörper alles verändert. Seien wir mal ehrlich: Schwangere Frauen haben es viel leichter, die ganze Entwicklung zu verfolgen, denn sie spüren sie ja. Trotzdem stehen hier oft »du« und »dein«. Das schreiben wir nur, weil schwanger sein ein schöner und persönlicher Umstand ist. Ein Umstand, über den du auch in persönlicher Weise lesen möchtest, und nicht allgemein. Von uns, für dich.**

# Woche 1 & 2: Tag 1-14

## KURZ UND KNAPP

- Direkt nach dem Eisprung (der ungefähr zwei Wochen nach dem ersten Tag der letzten Periode stattfindet) verschmilzt die Samenzelle mit der Eizelle, wenn eine Befruchtung stattgefunden hat.

- Der Fortschritt einer Schwangerschaft wird ab dem ersten Tag der letzten Periode berechnet. Du bekommst die ersten zwei Wochen also »gratis dazu«.

- Die Eizelle ist nur 48 Stunden fruchtbar. Innerhalb dieser 48 Stunden kann sie mit einer Samenzelle verschmelzen.

- Nur eine von 200 Millionen Samenzellen überlebt die Reise und verschmilzt mit der Eizelle.

- Springen zwei oder mehr Eizellen, können zwei oder mehr Samenzellen die Eizellen befruchten. Wenn das passiert, bekommst du zweieiige Zwillinge oder Mehrlinge.

- Die Vagina macht den Samenzellen das Leben schwer. Es gibt nicht nur zahllose Hindernisse, wie das saure Milieu und die entgegengesetzten Bewegungen der Scheidenwand, es sind auch nicht alle Spermien in der Lage, eine Eizelle zu befruchten.

- Die Samenzelle ist ausschlaggebend für das Geschlecht deines Babys: Wird es ein Junge oder ein Mädchen?

Willkommen in den ersten beiden geschenkten Schwangerschaftswochen! Auch ohne schwanger zu sein, zählst du die schon mit. Das klingt natürlich verrückt, aber wenn du die Biologie der Schwangerschaft verstehst, ist es eigentlich ganz logisch.

Faktisch beginnt eine Schwangerschaft in dem Moment, in dem eine Samenzelle in die Eizelle eindringt, also bei der Befruchtung. Dieser Moment findet in der Mitte des Menstruationszyklus statt, ungefähr am Ende von Woche 2 oder am Beginn von Woche 3, vorausgesetzt, du hast einen regelmäßigen Zyklus von 28 Tagen. Trotzdem zählen wir nicht vom Moment der Befruchtung an, sondern vom ersten Tag der letzten Regel. Wenn also von den »40 Wochen« die Rede ist, bedeutet das nicht, dass du 40 Wochen lang schwanger bist. Wirklich schwanger bist du nur 38 Wochen, die ersten beiden bekommst du einfach so dazu. Dieses »Geschenk« stammt aus der Zeit, als es noch keine Ultraschalluntersuchungen gab und man nicht anhand der Größe des Embryos den genauen Geburtstermin ausrechnen konnte. Damals konnte man nur von der letzten Regelblutung ausgehen. Und obwohl es heute zuverlässige Untersuchungen gibt, zählen wir, ein wenig altmodisch, weiterhin vom ersten Tag der letzten Periode an, und du bekommst die ersten zwei Wochen auch heute noch geschenkt.

Obwohl, warum eigentlich geschenkt? Lies hier, was das Spermium alles über sich ergehen lassen muss, um die reife Eizelle zu finden und zu befruchten. Zähle mal die Hindernisse und die Prüfungen, die in den »geschenkten« Wochen stattfinden. Es ist eine lange Geschichte, du wirst staunen!

###  Die Reise der Samenzelle: Ein wirklich harter Kampf

Die eine ganz besondere Eizelle, die sich mithilfe der einen ganz besonderen Samenzelle zu einem Baby entwickeln wird, reift im Eierstock heran, bis sie von dort beinahe wortwörtlich »abspringt« und im Eileiter landet. Dort werden Ei und Samen miteinander verschmelzen. Das klingt so einfach, aber in diesem einen Moment puren Glückes entsteht ein ganz neues Leben.

Das Leben eines Menschen beginnt zu 50 Prozent in Form einer Samenzelle des Mannes. Über die Rolle des Mannes in der Schwangerschaft und beim Entstehen neuen Lebens macht man sich ja oft lustig. »Ein paar Minuten Spaß, und das war's schon.« Nun ja, aber die Samenzellen, die bei der Ejakulation freigesetzt werden, sind echte Kämpfer, und von diesen Millionen Kämpfern überlebt am Ende nur einer …

Bei der Ejakulation werden 200 bis 300 Millionen Spermien freigesetzt. Ein gesundes Spermium besteht aus einem Kopf und einem Schwanz. Im Kopf steckt das ganze genetische Material des Mannes. Der Schwanz dient nur einem Zweck: den Kopf als Erstes zur Eizelle zu bringen. Das macht der

Schwanz, indem er sich unglaublich schnell bewegt, wodurch die Samenzelle nach vorne schwimmt. Oben auf dem Kopf befinden sich Enzyme und darüber eine Schicht, die diese wichtigen Enzyme schützt. Die Enzyme sind entscheidend für die Zielgerade: das Eindringen in die Eizelle. Die Schicht über den Enzymen sorgt dafür, dass der Spermienkopf die Enzyme auf der Reise zur Eizelle nicht verliert.

Alle Samenzellen enthalten das genetische Material des Mannes. Und eines der Gene bestimmt, ob euer Baby ein Junge oder ein Mädchen wird. Ein Mann kann nämlich entweder ein X- oder ein Y-Chromosom mitgeben. Jede Eizelle, die das genetische Material der Frau trägt, enthält ein X-Chromosom. Sobald Samen- und Eizelle miteinander verschmelzen, entsteht also die Kombination XX oder XY. XX ist der genetische Code für ein Mädchen, XY der für einen Jungen. Die Samenzelle, die am Ende das Rennen gewinnt, entscheidet also, ob es ein Junge oder ein Mädchen wird.

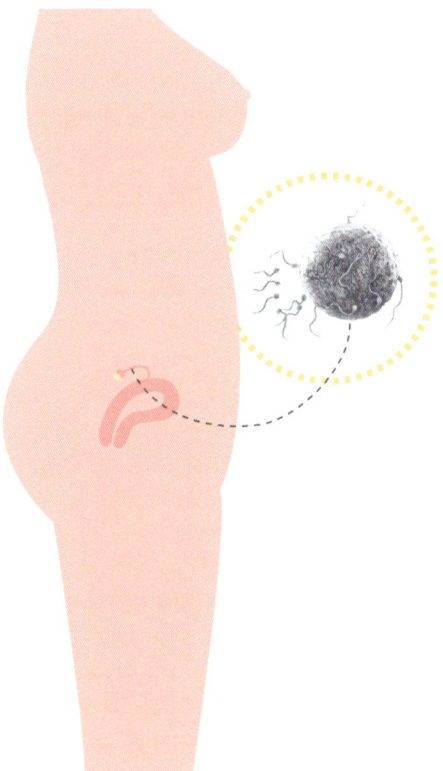

Das Wort »Rennen« ist hier absolut richtig gewählt. Denn von all den Samenzellen kann am Ende nur eine einzige in die Eizelle eindringen. Alle anderen sterben ab. Die meisten kommen nicht einmal in die Nähe der Eizelle und müssen das Rennen schon in der Scheide aufgeben. Ungefähr 20 Prozent der Spermien sterben, weil sie fehlgebildet sind (sie haben zum Beispiel zwei oder sogar drei Schwänze, einen zu kurzen Schwanz, der Schwanz sitzt zu weit oben am Kopf, sie haben zwei Köpfe etc.), oder sie sind einfach nicht stark genug, werden von Bakterien angegriffen oder können das extrem saure Milieu in der Scheide nicht vertragen. 25 Prozent der Samenzellen sterben direkt nach der Ejakulation. Die übrig gebliebenen überleben vorläufig im Sperma.

In den ersten Minuten nach der Ejakulation ist das Sperma ein wenig dickflüssiger. In dieser dicken Masse sind die Samenzellen etwas weniger beweglich und bleiben auf einem Haufen beieinander. Nach ungefähr 20 Minuten wird das Sperma wieder flüssiger und die noch lebenden Samenzellen unglaublich aktiv. Ihr Schwanz schiebt sie weiter die Scheide hinauf, und auch hier müssen sie um ihr Leben kämpfen. Die Scheide ist nämlich von Natur aus etwas nach unten geneigt. Auch dadurch stirbt wieder ein großer Teil der Samenzellen ab. Die übrig gebliebenen Spermien müssen nun mit einer unglaublichen Geschwindigkeit zur Eizelle im Eileiter schwimmen, denn die Eizelle ist nur sehr begrenzt überlebensfähig. Wenn die Eizelle nicht binnen 24 Stunden nach dem Eisprung befruchtet wird, stirbt sie ab, und die Samenzellen haben die lange Reise umsonst auf sich genommen.

Die übrig gebliebenen Samenzellen schwimmen immer noch mit voller Kraft auf die Eizelle zu. Es braucht Audioaufnahmen, um zu verstehen, dass dieser Vorgang wahrlich kein Kindergeburtstag ist. Der Kampf der Samenzellen und das dadurch entstehende Geräusch klingen wie das Rumoren des Darms in Kombination mit Ohrensausen. Nach allen bereits mühsam erreichten Etappen bekommen die Spermien es nun auch noch mit folgender Herausforderung zu tun: Die Vagina schützt den Körper gegen fremde Organismen und greift die Spermien deshalb an. Auch dabei lassen wieder viele ihr Leben. Und dann gibt es noch das Problem, dass die Samenzellen nur darauf programmiert sind, eine große, runde Zelle zu suchen. Viele »vertun« sich und dringen in die erstbeste runde Zelle ein, die aber auch eine gewöhnliche Zelle sein kann und daher nicht befruchtungsfähig. Wieder sterben zahllose weitere Spermien ab.

Von den mehreren hundert Millionen kommen nur ein paar hunderttausend beim Muttermund an. Durch den müssen die Spermien hindurch, dann in die Gebärmutter hoch und in den Eileiter hinein, um dort die Eizelle zu finden. Zum ersten Mal hilft der weibliche Körper jetzt (unbewusst) den Spermien, anstatt zu versuchen, sie mit dem sauren Umfeld und den attackierenden Zellen zu vernichten. In der Gebärmutter herrscht nämlich, vor allem während des Eisprungs (Ovulation), ein sehr durchlässiges Umfeld, in dem die Spermien gut schwimmen können. Um die Zeit des Eisprungs herum bilden sich außerdem lange Proteinfäden, die den Samenzellen den Weg zur Eizelle weisen, indem sie Kanäle dorthin bilden. Die Spermien, die diese Fäden nicht finden, überleben die Reise zur Eizelle nicht und sterben ab. Haben sie die Fäden gefunden, hängt ihre Überlebenschance von ihrer Position ab. Da der Strang sehr dünn ist, wird gedrängelt. Die äußeren Spermien haben es merklich schwerer. Sie leiden unter dem sauren Milieu, beschützen dadurch aber wie Leibwächter die inneren Samenzellen.

Sind die Spermien einmal oben in der Gebärmutter angekommen, müssen sie sich entscheiden, ob sie in den linken oder in den rechten Eileiter eindringen. Nur in einem der beiden liegt eine reife Eizelle. Die Hälfte der Samenzellen trifft die falsche Entscheidung (unbewusst natürlich), kommt nach all den Strapazen im falschen Eileiter an und stirbt. Auch im richtigen Eileiter schaffen es nicht alle Samenzellen bis zur wartenden Eizelle. Im Eileiter geben viele auf. Die Strapazen scheinen zu groß für sie gewesen zu sein, sie bewegen sich nicht mehr. Die anderen müssen nun gegen die gegenläufigen Bewegungen der zahllosen Flimmerhärchen ankämpfen und ihren Weg zur Eizelle im Eileiter finden. Auf dieser letzten Etappe ihrer langen und gefährlichen Reise zur Eizelle öffnet sich die Schutzschicht über den Enzymen auf dem Spermienkopf. Und endlich sind sie am Ziel.

Ungefähr 50 übrig gebliebene Spermien (von ursprünglich 200 bis 300 Millionen) versuchen mehr oder weniger gleichzeitig, in die Eizelle einzudringen. Dazu müssen sie sich mithilfe der Enzyme auf ihrem Kopf durch die beiden Schutzschichten der Eizelle arbeiten. Dadurch gerät die Eizelle in Rotation. Die erste Samenzelle, die es durch die schützenden Schichten schafft, wird wortwörtlich nach innen gezogen. Sobald der Kopf drinsteckt, findet eine superschnelle biochemische Reaktion statt. Als Folge verschließt sich die Eizelle gegen alle anderen Samenzellen, und selbst der Schwanz der eingedrungenen Zelle bleibt draußen. Er löst sich vom Kopf. Das genetische Material des Mannes hat das genetische Material der Frau erreicht. Der Gewinnersamen ist mit der Eizelle verschmolzen. Nun kann ein neues Leben beginnen, das dann in der Frau heranwächst. Jetzt wollen wir aber zuerst dem einen starken, unerbittlich kämpfenden und olympisches Gold verdienenden Spermium applaudieren! Ihm wurde in den ersten zwei Wochen wirklich nichts geschenkt.

Und lasst uns auch die tapferen Eizellen nicht vergessen, von denen nur einmal im Monat eine einzige springen darf und 24 Stunden nach dem Sprung schon wieder stirbt. Zumindest, wenn sie bis dahin nicht befruchtet wird. In den Stunden nach dem Eisprung wird es für die Samenzellen immer schwieriger, in die Eizelle einzudringen. Mehr über die Ovulation, den Eisprung, findest du auf Seite 118.

### Wenn es spontan nicht klappt

Manchmal klappt es mit dem Schwangerwerden nicht »einfach so«. Manchmal reift und springt von alleine keine Eizelle und/oder ist die Qualität der Samenzellen nicht ausreichend, um die lange Reise zur Eizelle zu überstehen. Und bei einem lesbischen Paar gibt es natürlich erstmal gar keine Spermien. Früher hatten die Frauen in diesen Situationen nur eine sehr kleine oder gar keine Chance, schwanger zu werden. Heutzutage ist das zum Glück anders.

### Hormonelle Stimulation

Möglicherweise hat eine Frau keinen Eisprung, oder er findet nur sehr selten statt. Mithilfe von Hormonen, oft in Form einer Kombination aus Tabletten und Injektionen, kann der Eisprung angeregt werden. Der Arzt wird dabei darauf achten, dass nicht zu viele Eizellen heranreifen (Überstimulation), weil das für deine Gesundheit von Nachteil sein könnte. Die Chance auf eine Schwangerschaft nach Beginn der hormonellen Stimulation liegt bei 50 Prozent innerhalb von drei Monaten.

### IUI

Sind die Spermien des Mannes nicht ideal entwickelt, kommt eine IUI (intrauterine Insemination) in Betracht. Dabei werden die besten Samenzellen ausgewählt (die Spermienqualität wird »aufpoliert«). Diese Samenzellen werden mit einem dünnen Schlauch direkt in die Gebärmutter der Frau gebracht. Ihr Weg zur Eizelle wird also ein gutes Stück abgekürzt. Natürlich geschieht dies zum idealen Zeitpunkt: wenn eine Eizelle reif ist und darauf wartet, befruchtet zu werden. Um diesen Zeitpunkt genau bestimmen zu können, wird manchmal bei der Frau auch der Zyklus reguliert, damit genau vorhersagbar ist, wann der Eisprung stattfindet. So besteht große Aussicht auf Erfolg.

## IVF
Wenn es nicht gelingt, eine Samenzelle und eine Eizelle im Körper der Frau miteinander verschmelzen zu lassen, kann eine IVF (In-vitro-Fertilisation) vorgenommen werden. Mithilfe einer Hormonbehandlung werden Eibläschen (Follikel) zur Reifung gebracht. Eine Ärztin wird die Follikel mithilfe eines Ultraschallgerätes finden und mit einem speziellen Sauger »absaugen«. Im Labor werden die Eizellen und die Samenzellen zusammengebracht und »aufgewärmt«. Danach beginnt das große Warten. Wird es funktionieren? Wenn nach ein paar Tagen ein oder mehrere Embryonen entstanden sind, wird ein Embryo (manchmal auch mehrere) zurück in die Gebärmutter gesetzt. Die Chance auf eine Schwangerschaft nach drei Behandlungen liegt bei 50 Prozent.

## ICSI
Wenn der Samen es nicht schafft, aus eigener Kraft eine Eizelle zu befruchten, bietet die ICSI (intrazytoplasmatische Spermieninjektion) eine weitere Möglichkeit, schwanger zu werden. Auch hier findet zuerst eine Hormonstimulation statt, und es werden Eibläschen abgesaugt. Ein selektiertes Spermium wird danach in das Plasma der Eizelle injiziert. Ist die Befruchtung im Labor geglückt, wird der Embryo nach ein paar Tagen in die Gebärmutter eingesetzt. Die Erfolgsaussichten der ICSI sind ziemlich unterschiedlich und abhängig von der Ursache der verminderten Fruchtbarkeit. Sowohl bei der IVF als auch bei der ICSI können die Embryonen, die zwar eine gute Qualität haben, aber der Frau nicht eingesetzt wurden, eingefroren werden. Wenn es beim ersten Mal nicht zu einer Schwangerschaft kommen sollte, können die Embryonen aufgetaut und für den nächsten Versuch verwendet werden.

## Eizellenspende
Manche Frauen haben keine geeigneten Eizellen und können deshalb nicht schwanger werden. Wenn ihre Gebärmutter in der Lage ist, eine Schwangerschaft zu halten, kommt eine Eizellenspende in Frage. Die Aussicht auf Erfolg ist hier vergleichbar mit der der IVF. In Deutschland ist die Eizellenspende allerdings verboten.

### Samenspende
Ist ein Mann unfruchtbar, bist du alleinstehend oder lebst du als Frau in einer Beziehung mit einer Frau, kommt eine Samenspende in Betracht.

### Eingefrorene Samen- oder Eizellen
Die Therapie bestimmter Krankheiten kann einen negativen Einfluss auf Samen- oder Eizellen haben. Man bekommt dann oft die Möglichkeit angeboten, Ei- oder Samenzellen einfrieren zu lassen. Wenn später im Leben ein Kinderwunsch entsteht, können sie wiederverwendet werden.

Du siehst also, es gibt heutzutage viele Möglichkeiten, schwanger zu werden!

### Die Entstehung von Zwillingen
Manchmal reift nicht nur eine Eizelle heran, sondern gleich mehrere, und alle springen gleichzeitig. Die Eizellen können dann von jeweils einer Samenzelle befruchtet werden. Überleben alle zwei oder mehr befruchteten Eizellen, bist du mit Zwillingen bzw. Mehrlingen schwanger. Im Falle von zwei Eizellen sprechen wir dann von zweieiigen Zwillingen.

Das Wort »zweieiig« sagt schon alles: Es handelt sich um Zwillinge, die aus zwei Eizellen (und zwei Samenzellen) entstanden sind. Dreieiige Drillinge entstanden aus drei Eizellen und drei Samenzellen, usw. Aber eine Drillingsschwangerschaft kann auch aus zwei Eizellen entstehen: Eine Eizelle teilt sich nach der Befruchtung, und eine Eizelle teilt sich nicht. Die Wahrscheinlichkeit, dass mehrere Eizellen gleichzeitig springen, ist genetisch veranlagt. Oft wird gesagt, dass Zwillinge eine Generation überspringen, aber das ist nicht wahr.

Im Falle von eineiigen Zwillingen sieht die Lage anders aus. Hier ist nur eine Eizelle herangereift, die von einer Samenzelle befruchtet wurde. Aber bei der Zellteilung (siehe Woche 3) passiert etwas Besonderes: Die Zelle teilt sich so, dass zwei einzelne Zygoten (Zellhaufen) entstehen. Aus denen entwickeln sich zwei Babys, die später fast gleich aussehen werden: Sie sind nämlich aus exakt derselben Ei- und Samenzelle entstanden. Die Entstehung von eineiigen Zwillingen ist ein wahrer »Zufall« und nicht erblich bedingt, wie bei mehreiigen Mehrlingen.

### 1&2 Veränderungen in deinem Körper

Da du in den Wochen 0 bis 2 medizinisch gesehen nicht schwanger bist, wirst du keine anderen Veränderungen an deinem Körper bemerken als die, die du immer rund um den Eisprung hast. Manche Frauen spüren sogar ihren Eisprung, andere bemerken ihn anhand des Ausflusses, und wieder andere spüren überhaupt nichts.

### 1&2 Erledigen und Praktisches

✓ Dein Körper braucht in der Schwangerschaft mehr Folsäure und mehr Vitamin D (siehe Seite 116), um das Baby mit allem Nötigen zu versorgen. Nimmst du sie noch nicht, fängst du am besten heute damit an.

# Woche 3: Tag 14–21

## KURZ UND KNAPP

- Während ihrer Reise durch den Eileiter zur Gebärmutter teilt sich die befruchtete Eizelle in mehrere Zellen, aber die Zellen wachsen nicht in ihrer Größe. Sonst würde der »Zellhaufen«, oder die Zygote, nicht mehr durch den Eileiter passen.

- Sobald sich in dem Zellhaufen Formen bilden, sich die Zellen strukturiert ansammeln und es eine flüssigkeitsgefüllte Höhle an der Unterseite gibt, spricht man von einer »Blastozyste«.

- Wenn die Blastozyste ihre »Hülle« verliert, wird sie eine (schlüpfende) Blastozyste, die bereit ist, sich an die Gebärmutterschleimhaut anzuhaften.

- Wenn die Blastozyste sich in die Gebärmutterschleimhaut »frisst«, entsteht dort eine kleine Wunde. Das muss so sein, aber dennoch kann es dabei zu einer kleinen Blutung kommen, der sogenannten »Einnistungsblutung« (siehe Seite 124).

- Die Basis für das Nervensystem deines Babys wird schon jetzt angelegt.

- Sobald die Einnistung erfolgreich abgeschlossen ist, können die Zellen endlich wachsen.

### 3  Von der Morula bis zur Blastozyste

Vom Moment der Zeugung (dem Eindringen des Samenzellkopfes in die Eizelle und dem damit einhergehenden Verschmelzen des männlichen und des weiblichen genetischen Materials) an nennt man diese Zelle eine »Zygote«. Ein schwieriger Name für den allerersten Anfang deines Babys. Du siehst noch nichts, du kannst noch nicht einmal einen Schwangerschaftstest machen, aber es passiert schon sehr viel. Ei- und Samenzelle sind miteinander verschmolzen und beginnen sich sofort zu teilen. Die Zygote teilt sich dabei zunächst in zwei Zellen, aus zwei Zellen werden vier, die teilen sich wieder in acht, und aus acht werden 16.

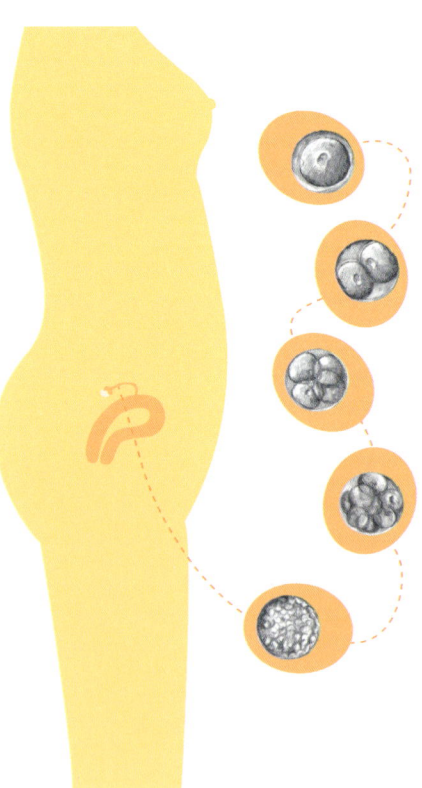

Bei diesem raschen Teilungsprozess (Mitose) ist die Zygote am Ende nicht größer geworden, sondern hat sich nur geteilt. Die Zygote soll auch klein bleiben, denn sie muss noch durch den Eileiter zur Gebärmutter kommen. Würden die einzelnen Zellen wachsen und die Zygote damit auch, ginge das nicht mehr. Nun ist also ein rundes Objekt aus mindestens 16 Zellen entstanden, oft sind es mehr. Diese Kugel nennt man »Morula«. Diese Bezeichnung kommt vom lateinischen Wort *morus*, was Maulbeere bedeutet. Du kannst es dir sicher denken: Die Kugel gleicht einer Maulbeere.

Ein bis zwei Tage später (also vier bis fünf Tage nach der Befruchtung) siehst du, dass sich die Zellen nicht nur weiter geteilt haben, sondern dass auch ein Zwischenraum entsteht. Strukturen bilden sich aus. Jetzt heißt der Zellhaufen »Blastozyste«. Die Reise der sich teilenden Zellen führt, mithilfe von Millionen Flimmerhärchen und peristaltischen (schiebenden) Bewegungen, weiter durch den Eileiter in Richtung Gebärmutter. Am Ende der Woche kommt die Blastozyste dort an.

Die Blastozyste muss sich nun an die Gebärmutterwand anheften. Dafür muss sie aber erst aus ihrer Hülle heraus. Nun wird sie »geschlüpfte Blastozyste« genannt. Dieser Prozess ist faszinierend anzuschauen: Auf einmal bricht der Zellklumpen aus der schützenden Hülle heraus und kann nun frei weiterwachsen. Und das Ganze in so kurzer Zeit.

## Tipp

- Im Internet kannst du dir verschiedene Videos von schlüpfenden Blastozysten anschauen. Es lohnt sich!

Wir sprechen die ganze Zeit über einen Zellklumpen und geben ihm schicke lateinische Namen, von Zygote bis Blastozyste, aber halten wir einmal fest: Es ist dein Baby. Während du noch gar nicht weißt, ob du wirklich ein Baby erwartest, schreitet die Entwicklung in deinem Bauch rasend schnell voran. Gegen Ende der Woche ist sogar schon der Grundstein für das Nervensystem deines Babys gelegt.

Sobald die geschlüpfte Blastozyste in der Gebärmutter angekommen ist, heftet sie sich an der Gebärmutterschleimhaut fest. Das passiert am Ende dieser Woche oder am Anfang von Woche 4. Die Blastozyste enthält mittlerweile 54 Zellen, und an der Stelle, an der sie sich festheften kann, ist eine Art Knopf entstanden. Das Einnisten in der Gebärmutter erinnert ein wenig an das Eindringen der Samenzelle in die Eizelle. Nur dass es diesmal die Aufgabe der Blastozyste ist, in die Gebärmutterschleimhaut einzudringen. Die Zellen können nun endlich anfangen zu wachsen, denn sie sind jetzt dort angekommen, wo sie sich in den nächsten Monaten zu einem kleinen Menschen entwickeln werden.

Längst nicht alle Einnistungen sind erfolgreich. Man geht davon aus, dass nur 50 Prozent der Einnistungen gelingen. Die Ursachen hierfür können sein:

ein Gendefekt, eine Unregelmäßigkeit in der Gebärmutterschleimhaut oder eine Anomalie in der Gebärmutter. Die Einnistung ist darum einer der großen Meilensteine in der Schwangerschaft.

Bei Schwangerschaften mit einer IVF oder ICSI werden eine oder mehrere der am gesündesten aussehenden Blastozysten oder geschlüpften Blastozysten (siehe Seite 23) in die Gebärmutter zurückgegeben. Sie müssen sich dann auf die gleiche Weise einnisten wie die natürlich entstandenen Blastozysten. Das Risiko, dass die Einnistung nicht gut verläuft, ist aber etwas höher als bei einer natürlichen Befruchtung. Im Moment wird untersucht, ob die Chance auf eine erfolgreiche Einnistung höher ist, wenn vorher winzige Kratzer in die Gebärmutterschleimhaut gemacht werden. »Scratching« heißt dieses Verfahren. Bis die Untersuchungen dazu abgeschlossen sind und das Scratching medizinischer Standard geworden ist, muss die eingesetzte Blastozyste es selbst schaffen. Zum Glück klappt das oft, und die Wahrscheinlichkeit, dass von nun an alles ganz normal läuft, ist sehr groß.

### 3 Veränderungen in deinem Körper

Bei der Einnistung »frisst« sich die Eizelle in die Gebärmutterwand. Dabei entsteht eine kleine Wunde, wobei eine leichte Blutung auftreten kann. Das Blut, das du verlierst, kann hellrot bis dunkelbraun sein. Man nennt dies eine »Einnistungsblutung« (siehe Seite 124). Manche Frauen empfinden auch einen leichten Bauchschmerz.

# Woche 4: Tag 21–28

## KURZ UND KNAPP

♦ Am Ende dieser Woche, wenn die Einnistung erfolgreich war, heißt dein Baby offiziell »Embryo«.

♦ In dieser Woche beginnt sich die Plazenta aufzubauen.

♦ Ausgelöst durch die Befruchtung schüttet der Körper der Mutter nun einen Überschuss des Hormons hCG aus. Dieses Hormon sichert das Überleben deines Babys, führt aber auch zu den typischen Schwangerschaftsbeschwerden der ersten Monate.

♦ Die Blastozyste besteht nun aus drei Lagen (Keimblätter):
  1. dem äußeren Keimblatt (Ektoderm), das sich zum Nervensystem und zu Sinnesorganen, Haar und Haut entwickeln wird;
  2. dem mittleren Keimblatt (Mesoderm), aus dem Muskeln, Blutgefäße, Nieren, Geschlechtsorgane und Knochen entstehen werden;
  3. dem inneren Keimblatt (Entoderm), das sich zum Atmungstrakt und zum Verdauungstrakt entwickelt, das heißt zu allen inneren Organen – mit Ausnahme der Organe zum Urinieren, die aus dem mittleren Keimblatt entstehen.

### 4  Die drei Keimblätter, aus denen alles entsteht

Eines der größten Hindernisse für eine Schwangerschaft ist mit der Einnistung überwunden. Die Blastozyste ist aufgegangen, hat sich in der Gebärmutterschleimhaut sicher verankert und bekommt nun schon wieder einen neuen medizinischen Namen: »Embryo« in Form des Buchstabens C.

Wurzelartige Ausläufer, die sogenannten Villi, bilden nun die Plazenta. Die Entwicklung der Plazenta beginnt also erst in dieser Woche.

Rund um Tag 25 passiert etwas Besonderes. Die Blastozyste besteht nun aus drei Lagen, auch Keimblätter genannt, und alle drei Lagen bilden die Basis für bestimmte Körperteile und Organe. Die äußere Lage (das Ektoderm) wird sich zu Nervensystem und Sinnesorganen, Haar und Haut entwickeln. Das mittlere Keimblatt (das Mesoderm) zu Muskeln, Blutgefäßen, Nieren, Geschlechtsorganen und Knochen. Und aus dem inneren Keimblatt (dem Entoderm) entstehen Atmungs- und Verdauungstrakt, das heißt, alle inneren Organe. Von nun an bekommt jede Zelle, die sich teilt, eine spezifische Aufgabe zugewiesen, und man sieht, dass die Zellen alle schon ein wenig an Ort und Stelle rücken. Eine Zelle, die nach der Teilung die Aufgabe »Knochenzelle« bekommt, wird automatisch nach außen gezogen. Bekommt sie nach der Teilung die Aufgabe »Darmzelle«, wird sie nach innen gezogen.

### 4. Veränderungen in deinem Körper

Gesteuert von der wachsenden Plazenta und dem Gehirn schüttet dein Körper ab der Einnistung der Eizelle das Hormon hCG aus (siehe Seite 279). Dieses Hormon sorgt unter anderem dafür, dass monatlich stattfindende Prozesse wie die Eizellreifung, der Eisprung oder die Menstruation aussetzen. Außerdem stimuliert dieses Hormon das Wachstum des Embryos. Überschüssiges hCG wird über die Blase der Frau ausgeschieden. Mit dem Schwangerschaftstest misst du also eigentlich die An- oder Abwesenheit des Hormons hCG.

Die Bildung des hCG bewirkt, dass du die Veränderungen in deinem Körper nun vielleicht auch schon selbst bemerkst. Dass du Dinge spürst, die du noch nie gespürt hast. Oder dass du dich »anders« fühlst. Die häufigsten ersten Signale sind die allseits bekannte Übelkeit und der Schmerz, das brennende Gefühl oder der Juckreiz in den Brüsten. Es gibt aber auch sehr viele Frauen, die in dieser Phase gar nichts fühlen. Da hilft nur, bis zur nächsten Woche zu warten und dann einen Test zu machen …

> Das erste Trimester ist die Zeitspanne, in der die meisten Frauen die typischen Schwangerschaftsbeschwerden entwickeln. Nicht jede Frau bekommt sie, und auch der Leidensdruck variiert. Eine vollständige Liste mit typischen Schwangerschaftsbeschwerden findest du auf den Seiten 479 und 481. Eines ist aber sicher: Die Beschwerden werden durch einen Überschuss des Schwangerschaftshormons hCG verursacht, das zwischen Woche 9 und 11 einen Höchstwert erreicht und ab Woche 15 zumeist keine Beschwerden mehr bereitet.

## Woche 5: Tag 28-35

### KURZ UND KNAPP:

- Dein Baby ähnelt einer durchsichtigen, weißlichen Kaulquappe mit Schwanz.

- Das Neuralrohr und die Basis für die Rippen entstehen.

- Das Herz wird angelegt.

- Ein primitiver Blutkreislauf entsteht.

- Dies ist die Woche der Anfänge, denn jetzt entsteht auch die Basis für Muskeln, Knorpel, Lunge und Eingeweide, Knochen sowie für das Bindegewebe unter der Haut.

- Der Embryo wird noch über den Dottersack ernährt, aber die Nabelschnur, die auch in dieser Woche angelegt wird, übernimmt bald diese Aufgabe.

- Länge: 3 Millimeter

## 5 Von außen

Der Embryo ist nun 3 Millimeter groß und ähnelt einer Kaulquappe mit Schwanz. Wenn du den Körper sehen könntest, würdest du bemerken, dass Durchblutung und Pigmentierung noch nicht begonnen haben oder noch nicht gebildet wurden. Der Körper sieht durchsichtig weißlich aus. Ganz anders als bei uns. Und weiß sind alle Embryos, egal, welche Farbe die Haut des Babys später haben wird.

## Von innen

In dem kleinen Körper hat sich der Länge nach ein Schlitz für das Neuralrohr gebildet. Das entsteht aus dem Ektoderm und ist die Grundlage für die sich später entwickelnden Körperteile Gehirn, Wirbelsäule, Nerven und Haut. An dem Schlitz sind schon kleine Ausstülpungen erkennbar, die später die Rippen werden. Auch der mittlere Teil, das Mesoderm, entwickelt sich nun weiter. Dabei entsteht in dieser Woche die Basis für das Herz (!) und für die einzelnen Herzkammern. Auch einen primitiven Blutkreislauf gibt es jetzt. Das Mesoderm und die sich teilenden Zellen formen langsam Muskeln, Knorpel, Knochen, Nieren, Harnwege und Bindegewebe. Diese Prozesse sind nicht nach einer Woche abgeschlossen, sie dauern länger. Aber du weißt ja: Ein guter Start ist die halbe Miete! Das gilt auch für das Entoderm, das sich nun ebenfalls fleißig teilt, mehr Zellen produziert und sie wachsen lässt. Aus diesen Zellen entstehen der Verdauungstrakt und die Lunge.

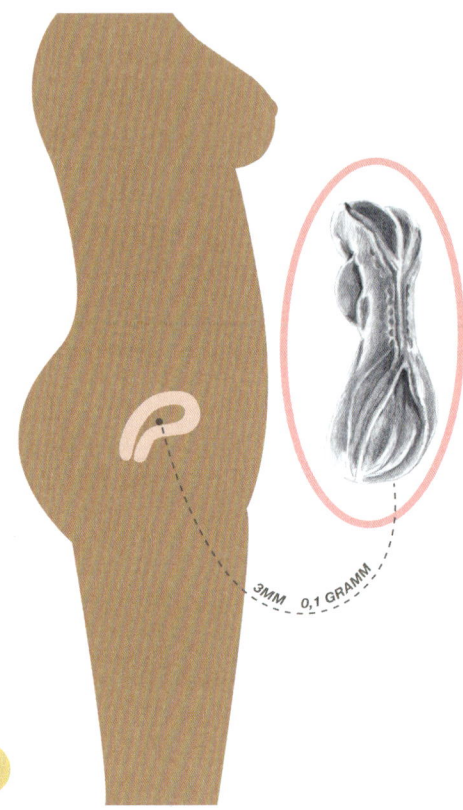

3MM 0,1 GRAMM

**Der Körper**

Zwischen dem inneren und dem äußeren Blatt liegt ein Hohlraum, gefüllt mit Flüssigkeit und dem Dottersack. Der Dottersack versorgt den Embryo mit Nahrung. Gleichzeitig bildet sich etwas ganz Neues in deinem Bauch: die Nabelschnur. Sie übernimmt später die Versorgung deines Babys mit Nährstoffen und Sauerstoff. Da kann man doch eigentlich nur staunen: Nicht einmal drei Wochen nach der Befruchtung ist aus zwei halben Zellen ein Minimensch entstanden, der schon alle Anlagen besitzt, die später einen kompletten Körper ausmachen, vom Gehirn bis zu den Geschlechtsteilen.

**Veränderungen in deinem Körper**

Fühlst du schon was? Merkst du etwas? Ja? Nein? Alle Fragen und Zweifel lösen sich am Ende dieser Woche auf. Ab dem Fälligkeitstag deiner Periode kannst du einen Schwangerschaftstest machen (siehe Seite 126). Während du dich freust, dass du in neun Monaten Mama bist, wird in deinem Bauch schon alles dafür vorbereitet.

**5 Erledigen und Praktisches**
- ✓ Es ist Zeit zu testen … Ist das Ergebnis positiv?
- ✓ Dann informiere deinen Gynäkologen und deinen Hausarzt, dass du schwanger bist. Sie nehmen es dann in deine Akte auf. So kann auf die Schwangerschaft Rücksicht genommen werden, wenn du ein Medikament verschrieben bekommst.
- ✓ Erkundige dich in deinem Umfeld schon einmal nach Hebammen.

# Woche 6: Tag 35-42

## KURZ UND KNAPP

- Das Herz beginnt zu schlagen!

- Immer mehr Blutgefäße und ein komplexes Adernetz entstehen.

- Das Rohr ist angelegt, aus dem sich der gesamte Magen-Darm-Trakt entwickeln wird.

- Vier Stummel sind zu erkennen, aus denen sich nicht viel später zwei Arme und zwei Beine entwickeln.

- Dein Baby ist nun ungefähr 5 Millimeter lang.

### Von innen

Am Ende der vorigen Woche oder am Beginn dieser Woche passiert etwas ganz Besonderes bei deinem Baby. Das Herz hat mit dem begonnen, was es ein Leben lang tun wird: schlagen. Am Anfang mit einer Frequenz von ungefähr 65 bis 80 Schlägen pro Minute und dann jeden Tag etwas schneller. Das ist ein wichtiger, großer Meilenstein.

Bis jetzt war das Herz nicht mehr als eine Gruppe von Zellen, die nach der Teilung des Mesoderms (eine der drei Urschichten) entstanden ist. Auf einmal zog sich eine dieser Zellen stark zusammen, und die zusammenziehende Bewegung wurde von allen Zellen in der Umgebung übernommen, die nach der Teilung ebenfalls die Aufgabe »Herzzelle« bekommen hatten. Ein unheimlich großer und romantischer Meilenstein. Denn neben der biologischen Seite einer Zellteilung mit Kontraktion gibt es natürlich auch eine emotionale und symbolische Bedeutung des selbstständig schlagenden Herzens!

Die Verbindung zwischen Herz und Blutgefäßen wird immer breiter und besser. Die Anlage aller Blutgefäße und aller Verbindungen ist kompliziert und vollzieht sich auch nicht innerhalb einer Woche. Der Prozess dauert noch mehrere Wochen und Monate. Außerdem wird dein Baby noch weitere Körperteile bilden, die auch wieder mit Blutgefäßen versorgt werden müssen. Diese Adern werden ebenfalls an den Blutkreislauf angeschlossen. Du kannst das mit den Stromleitungen vergleichen, die durch das ganze Haus laufen; nur sind die menschlichen Leitungen hundertmal komplizierter und noch dazu überlebenswichtig. Und das alles geschieht in den paar Wochen seit der Zeugung.

Tief drinnen im Embryo ist eine Art Rohr gewachsen, das die Basis für den gesamten Verdauungsapparat darstellt, aber auch die Lunge entwickelt sich aus ihm. An dem Rohr erkennt man bereits zwei kleine Ausbuchtungen, die späteren Lungenflügel.

An dem noch an eine Garnele erinnernden Körper des Babys erscheinen vier winzige Stummel. Zwei davon werden Beine, zwei werden Arme. Die Entwicklung der Gliedmaßen schreitet von nun an schnell voran!

**Der Körper**

Das Herz liegt jetzt noch an der Außenseite des Embryos. Es ist eine Art Ausstülpung.

Diese Woche gilt es, noch ein Etappenziel zu erreichen: Zum ersten Mal erhält dein Baby Nahrung und Sauerstoff über die Nabelschnur. Das ohnehin schon komplizierte System von Blutzufuhr und Blutgefäßen ist also noch ein wenig komplizierter geworden, denn Mutter und Baby sind nun über die Blutbahnen miteinander verbunden. Ein klopfendes Herz und eine nährende Verbindung … Kann eine Schwangerschaftswoche noch romantischer werden?

5 MM 0,2 GRAMM

**6** **Veränderungen in deinem Körper**

Während einer Schwangerschaft verändern sich die Brüste. Das ist bei allen Frauen gleich. Frauen, die während ihrer normalen Zyklen schon Veränderungen an ihren Brüsten bemerkten, werden auch während einer Schwangerschaft oft stärkere Veränderungen haben als Frauen, bei denen nie etwas zu spüren war. Bei werdenden Müttern, die schon einmal schwanger waren, sind die Unterschiede geringer als bei Frauen, die zum ersten Mal schwanger sind. Ab Woche 5 hat ein Großteil der Frauen vollere und schwerere Brüste, ein prickelndes Gefühl oder einen dunkleren Warzenvorhof (der Ring um die Brustwarzen).

Manche Frauen bekommen ziemlich bald nach der Befruchtung Probleme mit Übelkeit. Die meisten um Woche 6 herum. Woher die Übelkeit genau kommt und was du dagegen machen kannst, liest du ab Seite 545.

Hast du bemerkt, dass du mehr Speichel im Mund hast als früher? Das ist jetzt ganz normal. Nimmst du auch Gerüche viel stärker wahr? Ja, auch das ist in diesen Wochen nichts Ungewöhnliches.

**6** **Erledigen und Praktisches**

✓ Suche dir schon einmal eine Hebammenpraxis.

# Woche 7

## KURZ UND KNAPP

♦ Das Gesicht nimmt Form an, weil Kiefer, Kinn und Jochbein angelegt werden.

♦ Die Basis für den Gehörgang entsteht.

♦ Diese Woche bilden sich Oberlippe und Zunge.

♦ Das Herz pumpt (in hohem Tempo) das Blut durch den Körper.

♦ Die Knochen werden weiter angelegt.

- Die Nerven und Nervenzellen werden immer weiter verfeinert.

- Dein Baby hat nun Arme und Hände, Beine mit Füßen und sogar Schultern und Kniesegmente.

- Es ist mittlerweile zehntausendmal so groß wie bei der Zeugung.

- Diese Woche beginnt die Produktion von Testosteron. Dadurch werden Unterschiede zwischen Jungen- und Mädchenembryonen sichtbar!

- Länge deines Babys: 1 Zentimeter.

## 7 Das Äußerliche

Vor fünf Wochen verschmolzen die Eizelle und das Spermium, und schon jetzt wächst ein immer deutlicher erkennbares Menschlein in deinem Bauch heran. In dieser Woche entstehen schon die Oberlippe und die Zunge. Die Teile des Gesichts, die in der letzten Woche bereits angelegt wurden, entwickeln sich weiter und sehen jeden Tag mehr nach Ohren und Augen aus. Auch die Gesichtsform zeichnet sich immer stärker ab, weil sich Kieferknochen, Kinn und Jochbein bilden. Diese Prozesse nehmen jetzt ihren Anfang. Bis sie abgeschlossen sind, wird es noch Wochen oder sogar Monate dauern. Mit jeder Zellteilung verfeinert sich das Gesicht. Das Ohr ähnelt immer mehr unseren eigenen Ohren, und innen entsteht schon ein Gehörgang. Hören kann dein Kleines aber noch nicht, das dauert noch 13 Wochen. Der Nacken bildet sich, ist aber noch nicht zu sehen.

## Von innen

Das kleine Herz hat inzwischen vier Kammern, kann schon Blut pumpen und schlägt ungefähr 100- bis 169-mal in der Minute. Das ist fast doppelt so schnell wie unser Herz. In diesen Wochen entwickeln sich alle Organe sehr schnell. So wächst auch das Gehirn in einem enormen Tempo weiter. Pro Minute werden 100 neue Gehirnzellen angelegt! Um diese Woche herum entwickeln sich vor allem die Hypophyse oder Hirnanhangdrüse, die, wie ihr Name sagt, unten am Gehirn anliegt. Die Hypophyse bezeichnet man auch als »die Dirigentin des Hormonorchesters«. Zu einem Großteil wird unser Hormonhaushalt nämlich von diesem Organ geregelt. Bei einem Erwachsenen ist die Drüse nicht größer als eine Erbse, also kannst du dir vorstellen, wie unglaublich klein sie bei einem Embryo ist. Trotzdem ist sie überlebenswichtig!

An der Rückseite des kleinen Bauches sind inzwischen zwei kleine Nieren entstanden. Sie funktionieren sogar schon ein bisschen. Später spielen die Nieren eine wichtige Rolle bei der Bildung des Urins und sind für die Ausscheidung von Abfallstoffen unverzichtbar. Innerhalb kürzester Zeit entsteht also ein Minimensch mit allen wichtigen Bestandteilen.

Man kann sagen, dass eine Schwangerschaft in zwei Hälften aufgeteilt ist. Die erste Hälfte ist das Entstehen: Alles wird angelegt und schon in Gang gesetzt. Im zweiten Teil reift das Baby weiter, bis es in der Lage ist, außerhalb des Körpers der Mutter, ohne Nahrung und Sauerstoff aus der Nabelschnur, zu überleben. Um dieses Ziel zu erreichen und so schnell wie möglich einen fertigen Minimenschen zu bekommen, wird jetzt auch fleißig an der Verfeinerung des Nervensystems und dem Anlegen von Knochenzellen gearbeitet.

**Der Körper**
Der Körper als Ganzes nimmt immer mehr Form an. Letzte Woche stand hier noch: »Die Entwicklung der Gliedmaßen schreitet von nun an schnell voran!« Vielleicht war das etwas tiefgestapelt. Der Körper hat sich nämlich seit letzter Woche nicht nur in der Länge verdoppelt, sondern auch die Stummel sind schon zu einfachen Armen und Beinen herangewachsen. Es kommt noch besser: An den Armen sitzen schon kleine Hände mit Fingern, an den Beinen schon Füße mit Zehen, und auch die Schulter- und Kniegelenke sind schon da. Natürlich sind die noch nicht völlig entwickelt und sehen auch noch nicht so aus, wie wir sie kennen, aber im Grunde sind alle Teile jetzt bereits vorhanden.

Weil dein Kleines (Mädchen oder Junge: Die Frage bleibt noch kurz unbeantwortet) jetzt noch einen »Schwanz« hat, nennen wir es offiziell noch Embryo. Der Embryo entwickelt sich in rasendem Tempo weiter und ist inzwischen zehntausendmal so groß wie bei der Befruchtung. Er ist sogar schon so stark, dass er sich in dieser Woche zum ersten Mal von sich aus bewegen kann! Leider spürst du das nicht, denn es ist noch viel Platz im Bauch. Die Haut deines Babys (das größte Organ des Menschen) ist immer noch durchsichtig.

Bis Woche 7 sieht der Teil, der sich zu den Geschlechtsteilen entwickeln wird, bei Jungen und Mädchen gleich aus. Das bedeutet also, dass sich die

Geschlechtsorgane von Männern und Frauen aus demselben Bereich von Zellen formen. Die Hoden aus demselben Gewebe wie die Eierstöcke. Der Penis aus demselben Gewebe wie die Klitoris. Würden die Jungenembryonen kein Testosteron produzieren, würden alle Embryonen weibliche Geschlechtsteile entwickeln. Erst durch die Ausschüttung von Testosteron bekommen Jungen ihre typischen Geschlechtsteile. Genau das beginnt in dieser Woche.

### 7 Veränderungen in deinem Körper

Deine Brüste wachsen gerade wahrscheinlich unglaublich schnell. Sie wachsen sogar schneller als damals in der Pubertät. Aber mach dir keine Sorgen, es geht nicht die ganze Schwangerschaft in diesem Tempo weiter. Das größte Wachstum ist fast vorbei. Erst einige Wochen vor der Entbindung wirst du merken, dass deine Brüste wieder etwas wachsen. Kurz nach der Geburt, wenn das Stillen beginnt, sind sie enorm groß. Aber keine Angst, das ist nur vorübergehend. Alles Wissenswerte über die Brust liest du auf Seite 314.

| Woche | durchschnittlicher Herzschlag (pro Minute) | Anzahl Schläge |
|---|---|---|
| 4 | 113 | 1.139.040 |
| 5 | 131 | 2.459.520 |
| 6 | 150 | 3.971.520 |
| 7 | 170 | 5.685.120 |
| 8 | 169 | 7.388.965 |

(Im embryonalen Stadium schlägt das Herz um die 7,4 Millionen Mal.)

Du hast sicher schon gemerkt, dass wir das Lebewesen in deinem Bauch immer auch beim offiziellen Namen nennen, von Zygote und Embryo bis Fötus/Fetus. Das sind nun mal die medizinischen Fachbegriffe. In dieser 40-Wochen-Übersicht erklären wir auch, warum ein Ungeborenes in jeder Phase anders heißt und was die Merkmale jeder Phase sind. Das gehört zur medizinischen Aufklärung dazu. Aber ein Baby zu bekommen ist nicht nur ein medizinischer oder biologischer Prozess. Es ist ebenso sehr ein emotionales Ereignis. Wenn es um Sprache und Emotionen geht, wirkt ein Satz wie »der Fötus entwickelt nun Haare« ganz anders als »von jetzt an hat dein Baby kleine Härchen auf der Haut«. Darum liest du hier manchmal medizinische Terminologie und manchmal emotionale Beschreibungen deines Babys. Von Zygote über Baby bis Mini-Weltwunder: All das sind Namen für dein Kind, das du bald in den Armen halten wirst.

### 7 Veränderungen in deinem Körper

Sieht man schon ein Bäuchlein? Das ist leider noch kein Baby-, sondern ein Blähbauch, ganz normal in dieser Phase der Schwangerschaft. 30 Prozent aller Schwangeren geben an, um diese Woche herum ein aufgeblähtes Gefühl zu haben. Verursacht wird das durch das Hormon hCG (siehe Seite 279).

### 7 Erledigen und Praktisches

✓ Hast du noch keinen Termin bei einer Hebamme? Dann wird es jetzt wirklich Zeit.

# Woche 8

## KURZ UND KNAPP

♦ Dein Baby hat jetzt schon ein richtig menschliches Gesicht mit Nase, Lippen, Augen und Ansätzen von Augenlidern.

♦ Die Augen sind (jetzt noch) die ganze Zeit offen, aber dein Kind kann mit ihnen noch nicht sehen.

- Das Gehirn besteht nun aus zwei Hälften.
- Immer mehr Organe bilden sich und nehmen auf einfache Weise ihre Funktion auf.
- Dein Baby bekommt nun Sauerstoff über die Nabelschnur.
- Seine Knochen werden langsam härter.
- Die Länge deines Babys: 2 Zentimeter.

> **Caroline Poorterman, Hebamme:**
> Manchmal bemerken Schwangere, dass die angegebene Länge des Babys in diesem Buch, im Internet oder auf Postern in Hebammenpraxen nicht mit der Länge übereinstimmt, die ihnen beim Ultraschall genannt wird. Das stimmt! Bei den ersten Ultraschalluntersuchungen wird die Länge vom Steiß bis zum Scheitel gemessen. Die Beine (die oft angezogen sind) werden dabei nicht mitgemessen. Bei den Längenangaben, die überall zu lesen sind, sind die Beine aber dabei.

### 8 Von außen

Wenn du jetzt in deinen Bauch schauen könntest, würdest du ein immer menschlicheres Wesen mit einem kleinen Gesicht sehen: Lippen, Nase und Augen. Die Augen sind noch die ganze Zeit offen. Zum Augenschließen braucht man Augenlider, und die entstehen gerade erst. Sie bedecken schon einen kleinen Teil der Augen, aber schließen können sie sie noch nicht. Mit seinen »geöffneten« Augen sieht dein Baby aber noch nichts. Dort, wo bald die Iris ist, bildet sich langsam Farbe. Außerdem ist die Öffnung, die bisher die Nase war, zu einer richtigen Nase mit einer Nasenspitze geworden.

### Von innen

Das Gehirn deines Babys besteht jetzt, genau wie bei einem Erwachsenen, aus zwei Hälften, und in beiden Gehirnhälften teilen sich die Zellen, um sich weiter zu verfeinern. Diese Entwicklung ist überlebenswichtig. Die Synapsen,

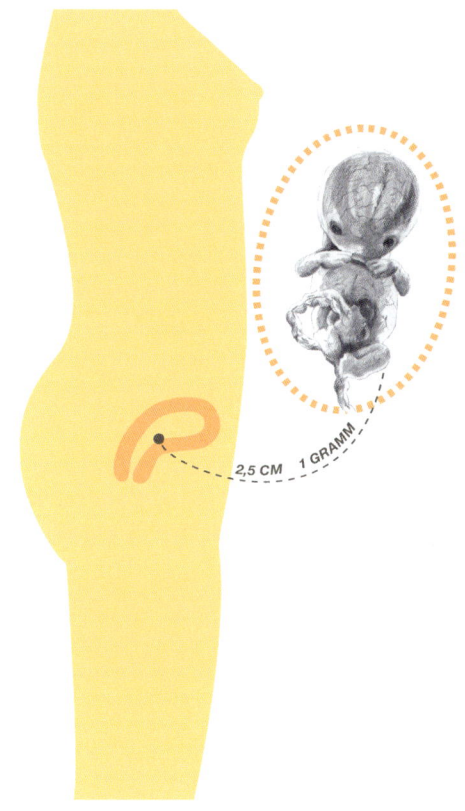

2,5 CM  1 GRAMM

die im Gehirn entstehen, suchen den direkten Kontakt miteinander, um so Nervenbahnen zu formen. In gewisser Weise vollzieht sich dieser Prozess ein Leben lang, aber nie wieder werden so viele Verbindungen geschlossen wie während der Zeit im Bauch der Mutter. Für die Zeit nach der Geburt gilt übrigens: Nie wieder werden so viele Verbindungen angelegt wie während des ersten Lebensjahres. In dieser Woche entsteht auch der Bereich des Gehirns, mit dem Gerüche wahrgenommen werden. Man kann sagen: Der Geruchssinn formt sich aus. Außerdem wird am Geschmackssinn gearbeitet: Auf der Zunge bilden sich Papillen.

Auch die anderen Organe entwickeln sich in rasendem Tempo. Das Herz des Babys schlägt doppelt so schnell wie ein erwachsenes Herz. Die Leber muss vorläufig als zusätzliche Aufgabe rote Blutkörperchen produzieren, bis das Knochenmark das selbst kann. Der Blinddarm und die Bauchspeicheldrüse werden angelegt. Die Bauchspeicheldrüse wird darauf vorbereitet, später das Hormon Insulin zu produzieren. Vom Hals aus entwickelt sich eine »Röhre« zur Lunge, und in den Lungenflügeln erscheinen zahllose Verzweigungen. Die Lunge soll bald Sauerstoff, der über die ganze Lungenoberfläche verteilt wird, einatmen und Reststoffe ausatmen können.

Dein Baby bekommt nun Sauerstoff und Nährstoffe über die Nabelschnur. Zwischen Darm und Nabelschnur gibt es inzwischen eine Verbindung, da der

Darm sich an einer bestimmten Stelle verlängert und mit den Blutgefäßen der Nabelschnur verbunden hat. Der Darm bleibt dort für ungefähr vier Wochen und zieht sich in Woche 12 in den Bauch des Babys zurück. Die Nabelschnurverbindung bleibt natürlich bestehen.

**Der Körper**
Durch die Haut, die immer noch ein wenig transparent ist, kann man die Blutgefäße sehen. Dein Baby ähnelt jetzt nicht mehr einem Reptil oder einer Garnele, sondern wirklich einem kleinen Menschen mit einem echten Skelett. Das Skelett entwickelt sich in dieser Woche weiter, und der Verknöcherungsprozess startet. Dabei werden die Knochen härter und weniger flexibel. Dieser Prozess ist bei der Geburt noch nicht abgeschlossen. Er dauert sogar das ganze Leben an. Unsere Knochen werden mit den Jahren immer härter und weniger biegsam. Darum brechen sie bei kleinen Kindern auch nicht so leicht und bei älteren Menschen umso schneller. Manche Knochen verknöchern jedoch absichtlich nicht, denn sie sollen weiterhin aus Knorpeln bestehen und dadurch flexibel bleiben.

Während die Knochen tüchtig wachsen, verschwindet am Ende dieser Woche der Schwanz. An seine Stelle rückt jetzt das Steißbein. An den Armen und Beinen sitzen inzwischen deutlich erkennbare Füße mit Zehen und Hände mit Fingern. Knöchel, Hüfte und Knie sind aber noch nicht zu erkennen.

**8 Veränderungen in deinem Körper**
Um dein Baby zu versorgen, bildet dein Körper während der Schwangerschaft mehr Blut. Dadurch kann der Hb-Gehalt (Hämoglobin-Gehalt) in deinem Blut sinken (siehe Seite 500). Die erhöhte Blutproduktion kann bei dir zu Schwindel führen. Bei manchen Frauen ist der Hb-Gehalt zwar nicht zu niedrig, aber sie fühlen sich trotzdem nicht gut. In dieser Phase der Schwangerschaft kommt das Unwohlsein meist von einem zu niedrigen Blutdruck und nicht von einem zu niedrigen Hb-Wert. Wenn du Zweifel hast, bitte deine Frauenärztin oder deine Hebamme, den Hb-Wert zu bestimmen und deinen Blutdruck zu messen. Es ist übrigens sehr empfehlenswert, in der Schwangerschaft viele verschiedene eisen- und ballaststoffreiche Produkte zu sich zu nehmen. Vorsorge ist schließlich besser als Nachsorge, nicht wahr?

Vielleicht fühlst du dich schon seit dem ersten Tag der Schwangerschaft müde, vielleicht bist du aber auch eine der glücklichen Frauen, die einen wahren Energieboost erleben. Es ist jedenfalls ganz normal, wenn du extrem müde bist. Oft überfällt dich die Müdigkeit sogar ganz plötzlich. Das Sandmännchen kommt nun immer öfter zu den unmöglichsten Zeiten zu Besuch.

**8 Erledigen und Praktisches**

✓ Viele Hebammenpraxen bestellen dich in dieser Woche gerne zum Erstgespräch. Dort bekommst du von deiner Hebamme viele praktische Informationen und lernst sie näher kennen. Ein ganz besonderer Moment.

# Woche 9

## KURZ UND KNAPP

- An den Ohren deines Babys sitzen richtige Ohrläppchen.
- Sein Mund geht manchmal auf und zu.
- Die Augen sind nun geschlossen und werden sich erst wieder in der 27. Schwangerschaftswoche öffnen.
- In der Zahnleiste sind nun 20 Zellen, die später das Gebiss bilden.
- Dein Baby kann ab jetzt seine Gliedmaßen strecken.
- Die Gliedmaßen sind nun so lang, dass dein Kind die Arme vor der Brust kreuzen und seine Beine anziehen kann. Die typische Embryonalhaltung!
- Länge deines Babys: 3 Zentimeter.

**9** **Von außen**

Dein Baby ist sehr damit beschäftigt, die Knochen in seinem Körper zu festigen und weiter wachsen zu lassen. Das Ergebnis ist am Gesicht erkennbar. Die Proportionen und die Verfeinerungen der Gesichtszüge machen sie oder ihn nun zu einem echten Baby. An den Ohren sitzen sogar schon richtige Ohrläppchen. Wie schnell die Entwicklung voranschreitet, nicht wahr? Der Mund sieht nun nicht nur von außen aus wie ein richtiger Mund, sondern er macht auch, was ein Mund so macht: auf- und zugehen. An der Stelle, an der in ein paar Wochen die ersten Haare wachsen, werden nun Follikel (Haarwurzeln) in der Schädelhaut angelegt. Dein Baby ist bereit für eine Frisur! Seine Augen sind geschlossen. Die Lider sind nun nämlich fertig und können die Augen bedecken, was sie auch bis zur 27. Schwangerschaftswoche tun werden.

**Von innen**

Nun, da dein Baby keinen Schwanz mehr hat, ist es Zeit, ihm einen neuen offiziellen Namen zu geben. Es ist kein Embryo mehr, sondern ein »Fötus«. Noch vor ein paar Wochen bildeten sich erst die Kieferknochen, und nun sind schon die Anfänge von 20 Zähnen zu erkennen. Fürs Erste wachsen aus den Zellen aber noch keine Milchzähne. Das geschieht erst ungefähr sechs Monate nach der Geburt. Meistens bekommt ein Baby dann zuerst die unteren Schneidezähne. Aber Ausnahmen bestätigen die Regel: Manche Babys werden schon mit Zähnen geboren. Wenn die Geschichte stimmt, ist Napoleon das berühmteste Baby, das je mit Zähnen zur Welt kam.

Die Blutgefäße und das Nervensystem entwickeln sich in dieser Woche ebenfalls weiter.

Die Arbeiten an der Verknöcherung, dem Aushärten der Knochen, sind immer noch in vollem Gange. In dieser Woche entstehen außerdem die Knie, und von jetzt an verbinden Sehnen die Muskeln mit den Knochen. Der Anschluss der Sehnen bedeutet, dass dein Baby jetzt seine Gliedmaßen beugen und strecken kann. Wir machen das jeden Tag, ohne darüber nachzudenken, aber wenn dein Baby zum ersten Mal seine Glieder bewegt, ist das schon ein kleiner Meilenstein.

### Der Körper

Die Arme, Hände, Finger, Beine, Füße und Zehen sind nun vollständig und nicht mehr miteinander verwachsen. Mit seinen Fingern kann dein Baby sogar ab und zu eine Faust machen, auch wenn das nicht bewusst passiert. Die Arme und Beine werden lustigerweise noch nicht unabhängig vom Körper bewegt. Das passiert erst in ein paar Wochen. Ab jetzt »springt« dein Baby manchmal in die Höhe, als ob es erschrickt. Das ist eine Art Reflex, eine schnelle Reaktion auf einen Reiz. Es ist kein Zeichen von Angst. Außerdem fangen seine Beine an zu treten. Aber davon merkst du jetzt noch nichts.

Ist dir eigentlich schon aufgefallen, dass ein Embryo seine Arme und Beine gerade nach vorne hält und er, sobald er ein Fötus geworden ist, viel »menschlicher« aussieht? Dass dann seine Arme gekreuzt vor dem Brustkorb liegen und die Füße sich bei angezogenen Beinen berühren? Das kommt daher, dass die Arme und Beine in der embryonalen Phase im Verhältnis viel kürzer waren und die Ellenbogen und Knie noch unzureichend entwickelt waren und sich nicht beugen konnten. Jetzt funktioniert alles. Dank der Gelenke und der länger gewordenen Arme und Beine hält dein Baby häufig seine Hände ganz lieb auf der Brust unter dem Kinn und seine Füße bei angezogenen Beinen gegeneinandergelegt. Die Beine sind langsamer gewachsen als die Arme.

### 9 Veränderungen in deinem Körper

Die Hormone werden von jetzt an durch die Plazenta ausgeschüttet (siehe Seite 277 ff.). Dein Körper hat seit der Befruchtung einen Überschuss an hCG produziert (siehe Seite 279). Das war für das Baby auch nötig, denn ohne hCG kann kein neues Leben entstehen. Dieses Hormon fördert das Wachstum lebenswichtiger Körperteile und schützt den Embryo vor dir. Ohne das hCG würde dein Körper den »Eindringling« nämlich loswerden wollen. So ist der Körper nun einmal veranlagt: Was nicht hineingehört, was nicht von ihm ist, muss ausgeschieden werden. Auch typische Schwangerschaftsbeschwerden wie Übelkeit gehen auf das Konto des hCG. Zwischen Woche 9 und 11 befindet sich die hCG-Ausschüttung auf ihrem Höhepunkt. Von Woche 11 an wird es weniger werden, weil der Fötus dann nicht mehr so viel davon braucht.

Wenn du an dir herunterschaust, bemerkst du vielleicht Veränderungen an deinem Körper: Deine Brüste sind möglicherweise größer, runder und voller geworden. Sie bereiten sich auf das Stillen vor. Mach dir keine Sorgen, wenn du zu den Frauen gehörst, deren Brüste »immer noch« nicht gewachsen sind. Die Größe der Brust sagt gar nichts über die Qualität oder die Menge der späteren Muttermilch oder über das Risiko einer Fehlgeburt aus.

### 9 Erledigen und Praktisches

- ✓ Bei der Ultraschalluntersuchung zwischen Woche 10 und Woche 12 wird ausgerechnet, wann dein Baby zur Welt kommen wird! Der offizielle errechnete Termin (ET)! Nun bekommst du vom Gynäkologen auch deinen Mutterpass.
- ✓ Du kannst dich für ein pränatales Screening entscheiden, bei dem geschaut wird, ob es eventuell genetische Abweichungen gibt. Wenn du mit deiner Frauenärztin schon darüber gesprochen hast, ist es jetzt an der Zeit, mit deinem Partner oder jemandem, der dir dabei helfen kann, darüber nachzudenken. Willst du ein Screening? Oder nicht? Wenn ja, welche Variante passt zu euch?

> **Megameilenstein-Moment**
>
> Offiziell ist dein Baby nun ein Fötus. Das bedeutet: Alle grundlegenden Körperteile, -strukturen und -verbindungen sind angelegt. Nun lebt ein richtiger Minimensch in deinem Bauch. Zu mehr als 90 Prozent ist alles, was wir in unserem erwachsenen Körper haben, auch bei deinem Baby schon da, es funktioniert nur noch nicht alles so, wie es soll. In deinem Bauch ist nun ein kleiner Mensch mit allen lebenswichtigen Körperteilen, aber er ist noch zu schwach und zu klein, um außerhalb der Gebärmutter zu überleben. Von jetzt an konzentriert sich dein Baby darauf, stärker und größer zu werden, und nicht mehr darauf, neue Körperteile anzulegen. Natürlich gibt es immer wieder tolle Neuigkeiten zu vermelden, wie zum Beispiel die wachsenden Wimpern oder dass dein Baby »mit der Nabelschnur spielt«, aber du wirst merken, dass von nun an weniger neue Dinge passieren als in den Wochen bisher. Es ist ja schon alles da. Jetzt muss es nur noch wachsen. Und du musst noch 30 Wochen warten. Dein Baby hat sich innerhalb von neun Wochen von zwei »halben« Zellen in fast 1 Milliarde Zellen mit ungefähr 4000 verschiedenen (anatomischen) Strukturen verwandelt!

# Woche 10

## KURZ UND KNAPP

- Diese Woche bekommt dein Krümel echte Nägel an Fingern und Zehen, auch wenn es zunächst nur ganz weiche Häutchen sind.
- Der Darm macht zum ersten Mal »peristaltische« (sich zusammenziehende, abwärtsgerichtete) Bewegungen.
- Die große Recyclinganlage »Nieren« entsteht in Form von Nephronen.
- Die Nieren produzieren Urin, der dann ins Fruchtwasser fließt.
- Das Zwerchfell (die Trennung zwischen Brust- und Bauchhöhle) ist nun vollständig.
- Das Gehirn ist so schwer, dass es 40 Prozent des Gesamtgewichts des Babys ausmacht.
- Jetzt beginnt ein wahrhaftiger Wachstumsspurt, bei dem dein Baby bis zu 2 Zentimeter pro Woche wachsen kann.
- Die ersten Anzeichen für Links- oder Rechtshändigkeit können wahrgenommen werden.
- Die Haut wird immer weniger durchsichtig.
- Länge und Gewicht deines Babys: 4,5 Zentimeter und 1,5 Gramm.

**10 Das Äußerliche**

Von jetzt an hat dein Baby eine große Aufgabe: kräftiger werden. Ab dieser Woche werden nur noch nicht lebenswichtige Organe gebildet, die wichtigen sind schon da. In dieser Woche sind die Fingernägel an der Reihe. Auf den winzig kleinen Zehen und Fingern erscheint ein Häutchen, das sich zu einem Nagel entwickeln wird. Auch kurz nach der Geburt sind die Nägel noch weiche Häutchen. Noch etwas Besonders gibt es über die Finger zu erzählen: Diese Woche entstehen einzigartige Muster auf den klitzekleinen Fingerspitzen, die Fingerabdrücke. Ein echtes Wunder, oder?

Knapp über den Augen erscheinen jetzt die ersten Anzeichen von Augenbrauen.

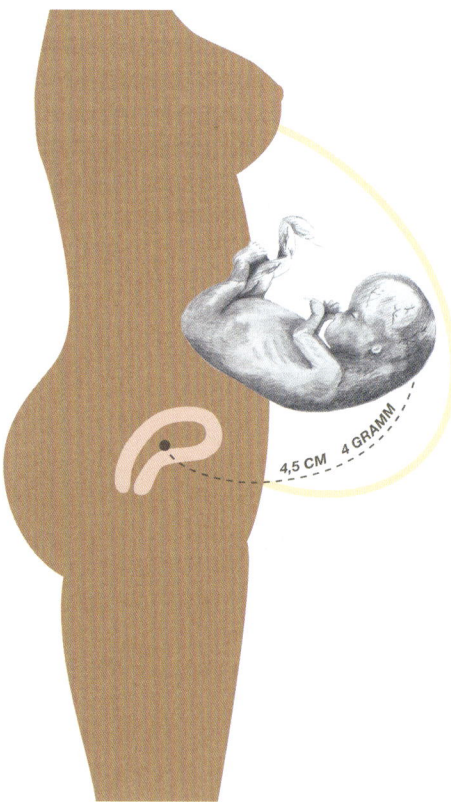

4,5 CM  4 GRAMM

**Von innen**

Diese Woche geschieht im Darm des Babys etwas Wichtiges. Zum ersten Mal macht er das, was wir eine »peristaltische Bewegung« nennen. Diese Bewegungen wird er nun ein Leben lang machen. Sie entstehen, wenn sich der Darm erst an- und dann entspannt. Darmstruktur und Bewegung sorgen zusammen dafür, dass der Abfall (der Stuhl) nach draußen, Richtung Anus, gedrückt wird. Darüber zu lesen ist zwar nicht ganz so schön, aber auch dieser Prozess ist lebenswichtig. Im Bauch produziert dein Baby jetzt noch keinen Stuhlgang, und wenn es später damit anfängt, wird er ihn nicht ins Fruchtwasser ausscheiden, denn das wäre gefährlich.

In dieser Woche funktionieren auch die Nieren besser, gemeint sind natürlich die Nephronen in den Nieren. Sie sind so etwas wie eine große Recyclinganlage. Sie filtern die Abfallstoffe aus dem Blut und recyceln die wichtigen Stoffe, die der Körper noch braucht. Von dieser Woche an produzieren die Nieren schon etwas Urin, der ins Fruchtwasser geht.

Die Leber (die Giftverarbeitungsfabrik des Körpers) produziert nun B-Lymphozyten und Erythrozyten (rote Blutkörperchen). B-Lymphozyten sind wichtig für die Immunabwehr und die Antikörper. Rote Blutkörperchen versorgen den Körper mit Sauerstoff und transportieren Kohlenstoffdioxide ($CO_2$) ab. Kurz: Ab dieser Woche kann sich dein Kind gegen allerlei Eindringlinge (Bakterien, Viren etc.) wehren, mit denen es auch für den Rest seines Lebens zu tun haben wird. Außerdem kann es seinen Körper mit Sauerstoff versorgen.

Auch das Bäuchlein entwickelt sich weiter. In dieser Woche ist die Bildung des Zwerchfells abgeschlossen, der Trennung zwischen Bauch- und Brusthöhle. Dank des Zwerchfells kann dein Baby jetzt übungsweise einige Atembewegungen machen. Von Luftholen ist hier nicht die Rede, denn das Baby befindet sich ja im Fruchtwasser und würde Wasser statt Luft einatmen.

Jungen bekommen jetzt Hoden!

Das Gehirn deines Babys entwickelt sich ebenfalls weiter. Es ist nun so schwer, dass es 40 Prozent des Gesamtgewichts deines Babys ausmacht! Der Hypothalamus entsteht. Dieser Teil im Gehirn ist eine Art Schaltzentrale. Der Hypothalamus regelt unter anderem Atmung, Herzschlag, Blutdruck und Körpertemperatur. Das sind die Fähigkeiten und Funktionen, die dein Baby in den kommenden Wochen entwickeln wird. Was ist so ein menschlicher Körper doch ausgeklügelt!

## Der Körper

Wissenschaftliche Untersuchungen haben gezeigt, dass schon jetzt, bei einem Fötus von zehn Wochen, die ersten Anzeichen für eine Links- oder Rechtshändigkeit zu erkennen sind. Ungefähr drei Viertel aller Föten benutzten vorzugsweise den rechten Arm (Dominanz des rechten Arms). Die übrigen 25 Prozent haben eine Dominanz des linken Arms oder keine Dominanz.

In dieser Woche wachsen die bereits angelegten Körperteile rasend schnell weiter. Es beginnt sogar ein wahrer Wachstumssprint, bei dem dein Baby bis zu 2 Zentimeter die Woche wächst! Alles wird dafür getan, dass es so schnell wie möglich groß und stark wird. Groß und stark sein bedeutet nämlich, gute

Überlebenschancen zu haben. Schließlich sind alle biologischen Prozesse auf ein Ziel hin ausgerichtet: Überleben.

Bisher war der Körper des Babys noch durchsichtig. Das ändert sich jetzt. Die Epidermis, die äußerste Schicht der Haut, besteht nun aus zwei Schichten und ist dadurch weniger transparent. Aber der Schädelknochen ist noch nicht so verknöchert, dass er weiß wäre. Das Gehirn ist deshalb von außen noch sichtbar.

### 10 Veränderungen in deinem Körper

Bis zu dieser Woche brauchte dein Körper extraviel Folsäure, um den Embryo ausreichend zu versorgen. Ab jetzt ist das nicht mehr nötig, du brauchst also keine Folsäure mehr einzunehmen.

Möglicherweise bekommst du diese Woche Probleme mit Sodbrennen. Deine Verdauung verändert sich nämlich. Dein ganzer Körper zieht jetzt noch stärker als sonst Nährstoffe, von Mineralien bis Eiweißen, aus der Nahrung und versorgt dein Baby mit allem Notwendigen. Auf Seite 480 steht noch mehr über Sodbrennen und was du dagegen tun kannst.

### 10 Erledigen und Praktisches

- ✓ Manche Frauenärzte berechnen in dieser Woche mithilfe einer Ultraschalluntersuchung den Geburtstermin!
- ✓ Denk schon mal darüber nach, ob und wie du deine Schwangerschaft dokumentieren möchtest. Es gibt etliche Schwangerschaftstagebücher, die tolle Anregungen und wunderschöne Ideen liefern. Du kannst auch einfach jede Woche ein Foto machen. Es gibt natürlich viel zu viele Möglichkeiten, aber wenn du deinen wachsenden Bauch fotografieren lassen willst, wäre jetzt gerade noch Zeit, den »normalen« Bauch in Szene setzen zu lassen.

# Woche 11

## KURZ UND KNAPP

- Die Augen des Kindes sind zwar noch geschlossen, die Augäpfel bewegen sich aber schon.
- Bei Mädchen ist nun auch die Grundlage für die Gebärmutter und die Eierstöcke gelegt.
- Dein Baby reagiert auf Berührungen, zum Beispiel von der Nabelschnur.
- Der Teil des Darms, der bisher noch außerhalb des Körpers deines Babys lag, weil innen kein Platz war, liegt nun wieder in der Bauchhöhle. Dort ist jetzt genug Platz.
- Von außen sind nun schon Unterschiede bei den Genitalien (Geschlechtsteilen) von Jungen und Mädchen zu sehen.
- Von dieser Woche an kann dein Kleines mit den Händen etwas (unbewusst) festhalten.
- Jetzt kann dein Baby schlucken.
- Länge deines Babys: 6 Zentimeter.

### 11 Von außen

Wenn du das kleine Gesicht jetzt sehen könntest, würdest du wirklich schon ein kleines Menschlein erkennen. Die Augen, die geschlossen sind, fangen an, sich zu bewegen. Untersuchungen haben gezeigt, dass die Augäpfel bei Berührung oder Stimulation nach unten rollen. Die ersten Anfänge von Augenbewegungen! Außerdem wachsen auf dem Körper des Babys die allerersten Flaumhärchen.

Diese Woche geht der Wachstumsspurt, der letzte Woche begonnen hat, weiter und steigert seine Geschwindigkeit sogar noch: In der kommenden Woche nimmt das Gewicht deines Babys um 70 Prozent zu!

**Von innen**

Dein Baby hat seit dieser Woche an mehreren Stellen eine Art von Gefühl entwickelt. Seine Nervenenden kommunizieren mit dem Gehirn. Rezeptorzellen sind die Punkte im Körper, die ein Signal an das Gehirn abgeben. Dadurch kann das Gehirn zum Beispiel wahrnehmen, dass du berührt worden bist, und daraufhin ein Signal zurückschicken mit dem Auftrag, etwas zu tun. Zum Beispiel: Zieh deinen Fuß zurück.

Diese Reflexe kannst du sehen, wenn du dein Baby über den Ultraschall beobachtest. Wird der Fötus am Fuß berührt, zieht er sein Bein manchmal etwas zurück und rollt die Zehen ein. Wenn das Baby geboren ist, kannst du das noch immer beobachten. Berührst du den Fuß knapp unterhalb der Zehen, versuchen die Zehen, deinen Finger zu »greifen«. Das klappt natürlich nicht, aber der Greifreflex ist wunderbar anzuschauen.

Letzte Woche machte nur der Dickdarm deines Babys erste peristaltische Bewegungen. Ab dieser Woche ist auch der Dünndarm aktiv. Im Bauch von kleinen Mädchen ist nun die Grundlage für die Gebärmutter gelegt. Auch die Eierstöcke sind zum Teil schon da. Außerdem befinden sich in den Eierstöcken bereits Keimzellen, die sich durch Mitose weiter vermehren und in ein paar Wochen richtige Eizellen sind!

Für ein paar Wochen waren Teile des Darms zeitweise außerhalb des Körpers angesiedelt. Das ist nun vorbei. Die Leber ist im Verhältnis nicht mehr so groß, und dadurch passt der Teil des Darms, der mit der Nabelschnur verbunden war, wieder in den Bauch des Babys. Der ist jetzt auch weniger durchsichtig als vorher.

**Der Körper**

Die Hände des Babys sind vollständig entwickelt, da könnte man doch einfach mal etwas greifen, oder? Ab dieser Woche fasst dein Baby manchmal (unbewusst) etwas an. Das kann ein eigener Körperteil sein, aber auch die Nabelschnur. Durch diese Bewegungen und durch seine Fähigkeiten gleicht es immer mehr einem ausgewachsenen Menschen. Klein, fein und komplett. Auch der Rest seines Körpers zeigt, dass das Baby immer mehr Bewegungsmöglichkeiten hat: Es bewegt seinen Kopf manchmal hoch und runter, es reckt sich und bewegt Zunge und Kiefer. Dein Baby kann jetzt auch schlucken.

## 11 Veränderungen in deinem Körper

Von Woche 9 bis jetzt hat dein Körper die größte Dosis hCG ausgeschüttet, die er während der Schwangerschaft ausschütten wird. Jetzt ist der Höhepunkt der Ausschüttung, könnte man sagen. Ab jetzt geht die Produktion zurück, und das wirst du merken. Die Wahrscheinlichkeit ist groß, dass die typischen, durch das hCG verursachten Beschwerden wie Übelkeit bald nachlassen!

Manche Frauen haben jetzt Probleme mit Verstopfung. Meistens kommt das daher, dass die Verdauung und der Darm auf das Hormon Progesteron reagieren. Progesteron gilt nicht umsonst als der große Schlappmacher (siehe Seite 281). Mehr über Verstopfung, andere Ursachen von Verstopfung und was du mit einer gesunden Ernährungsweise dagegen tun kannst, liest du auf Seite 493.

Es dauert wahrscheinlich noch ein wenig, bis du deinem Bauch wirklich ansiehst, dass du schwanger bist. Aber du kannst deine wachsende Gebärmutter schon ertasten. Leg dich flach auf den Rücken und drücke vorsichtig knapp oberhalb des Schambeins mit allen Fingerspitzen gleichzeitig. Spürst du den harten Rand, so eine Art Gummiball? Das ist deine Gebärmutter! Nun wird es nicht mehr lange dauern, bis du »wirklich« einen kleinen Bauch hast. Wenn der Rand der Gebärmutter hinter dem Schambein herauskommt, kann sie sich nicht mehr verstecken.

## 11 Erledigen und Praktisches

- ✓ Wenn du dich für ein pränatales Screening entschieden hast oder wenn du für pränatale Diagnostik in Betracht kommst, kann es sein, dass manche Tests oder Teile davon diese Woche gemacht werden.
- ✓ Hast du dich für nicht invasive pränatale Tests (NIPT) entschieden, wird um diese Woche herum bei dir Blut abgenommen, das dann im Labor ausgewertet wird (siehe Seite 175).
- ✓ Wenn du für eine Chorionzottenbiopsie in Betracht kommst, wird sie in dieser Woche vaginal durchgeführt (siehe Seite 179).

# Woche 12

## KURZ UND KNAPP

- Die Pupillen entwickeln sich.

- In der Luftröhre des Babys bilden sich die allerersten Bindegewebsstränge. Sie sind eine Voraussetzung für die Entwicklung der Stimmbänder.

- Im Gehirn trennen sich nun die beiden Gehirnhälften, die sich bisher zusammen entwickelt haben.

- Die Geschlechtsteile sind auch von außen erkennbar und manchmal (mit 75-prozentiger Sicherheit) kann man mit der Nub-Theorie schon erkennen, ob du eine Tochter oder einen Sohn bekommst!

- Länge deines Babys: 6,5 Zentimeter.

### Von außen

Viele Föten lutschen nun schon am Daumen, und zwar meistens am rechten. Ob sie dadurch ein Gefühl von Geborgenheit empfinden oder ob es ein reiner Reflex ist, wissen wir nicht. Es sieht jedenfalls sehr niedlich aus, und die meisten Menschen schmelzen dahin, wenn sie so ein Ultraschallbild sehen. Doch Biologie ist leider selten romantisch. Vermutlich trainiert dein Kleines mit dem Daumenlutschen einfach seinen Saugreflex, den es bald fürs Trinken braucht.

Die Gesichtszüge des Babys werden immer feiner. Hinter den immer noch geschlossenen Augen entwickelt sich ein dunkler Fleck: die Pupille.

### Von innen

In dieser Woche geschieht zum ersten Mal etwas Besonderes im Hals. In der Luftröhre erscheinen Ligamente (Bindegewebsstränge), aus denen sich die Stimmbänder entwickeln und mit deren Hilfe dein Kleines bald zum ersten Mal »Papa« oder »Mama« sagt. Auch wenn das alles ein biologischer, me-

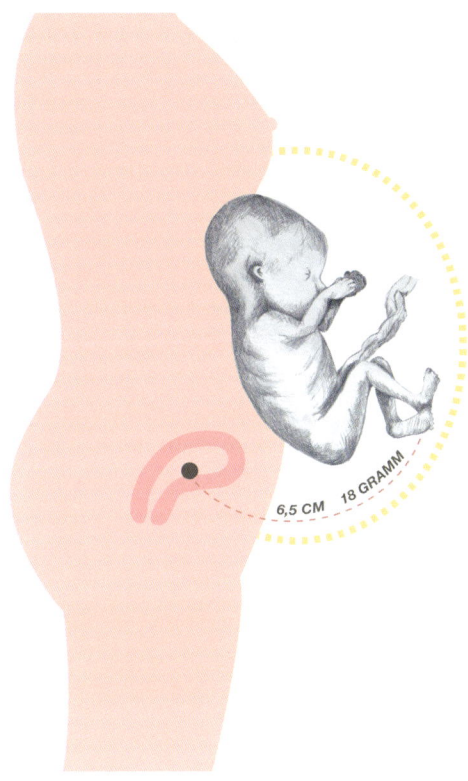

6,5 CM   18 GRAMM

dizinischer Prozess ist, ist es manchmal einfach schöner, ihn aus einer romantischen Perspektive zu betrachten. Die Stimme, die du bald hören wirst, nimmt jetzt ihren Anfang. Wenn du in deinen Bauch schauen könntest, würdest du sehen, dass dein Baby nun ab und zu den Unterkiefer bewegt und den Mund öffnet.

In seinem Gehirn bildet sich jetzt der Corpus callosum, auch »Hirnbalken« genannt. Er trennt die rechte von der linken Gehirnhälfte. Dass Männer im späteren Leben andere Dinge können als Frauen, wird oft auf den Corpus callosum zurückgeführt. Der Hirnbalken trennt bei Frauen die Hirnhälften besser voneinander als bei Männern. Daraus folgt, dass Männer weniger gut zwei Dinge gleichzeitig tun können als Frauen. So munkelt man jedenfalls.

**Der Körper**
Bei einem Blick in deinen Bauch könntest du an den Genitalien schon erkennen, ob du einen Sohn oder eine Tochter bekommst. Das Geschlecht des Babys steht natürlich schon seit der Empfängnis fest, aber nun kann man es auch von außen sehen.

**Veränderungen in deinem Körper**
Viele Frauen müssen nun häufiger auf die Toilette, dabei kommt aber nur wenig Urin. Die Gebärmutter ist zwar noch nicht groß genug, um für einen dicken Bauch zu sorgen, übt aber trotzdem schon deutlichen Druck auf die Blase aus.

Manche Frauen verlieren sogar etwas Urin, wenn sie husten oder niesen. Auch das ist ganz normal und bedeutet keineswegs, dass du ab jetzt inkontinent bist. Sobald der Uterus nicht mehr auf die Blase drückt, ist der Spuk vorbei. Wann das so weit sein wird, lässt sich nicht genau sagen. Das hängt von deiner persönlichen Anatomie ab und davon, wie die Gebärmutter auf die Blase drückt. Meistens dauert es ein paar Wochen, bis du keinen Urin mehr verlierst.

Später, wenn die Gebärmutter auch den letzten verfügbaren Raum einnimmt, kann sie wieder gegen die Blase drücken, und das Ganze geht von vorne los. Und auch, wenn wir hier schreiben, dass es »meistens nicht länger als ein paar Wochen dauert«, musst du bedenken, dass dies Durchschnittswerte sind. Und Durchschnittswerte sagen nichts über deinen einzigartigen Körper aus. Was du dir merken solltest, ist: Zeitlich begrenzter Urinverlust und häufigerer Harndrang sind normal und gehören zu einer Schwangerschaft. Danach verschwinden sie meistens wieder. Siehe auch Schwangerschaftsbeschwerden: häufiger zum Klo (siehe Seite 520) und Urinverlust.

### 12 Erledigen und Praktisches

- In dieser Woche kann die Chorionzottenbiopsie über die Bauchwand (transabdominal) erfolgen. Sie wird nur durchgeführt, wenn es Gründe gibt, die dafürsprechen (siehe Seite 179).

# Woche 13

## KURZ UND KNAPP

- Dein Baby zieht (unbewusst) Grimassen.

- Diese Woche geht es vor allem um die weitere Anlage und Entwicklung der Organe.

- Im Mund befinden sich jetzt Geschmackspapillen, die an viel mehr Orten als bei uns liegen!

- Alle Sinnesorgane sind da, aber sie nehmen Reize noch anders wahr als bei uns. »Synästhesie« nennt man das: alle Sinne auf einmal.

- Dein Baby nimmt in dieser und in den kommenden Wochen ungefähr 60 Prozent an Gewicht zu.

## 13 Von außen

Am Ende dieser Woche sind Lippen und Nase vollständig geformt und sehen so aus, wie wir es gewohnt sind. Die Muskeln arbeiten schon gut, und deswegen kann dein Baby jetzt sogar eine Grimasse ziehen, auch wenn das noch unbewusst geschieht.

In einer wissenschaftlichen Studie wird ab dieser Woche ein Lachen auf dem Gesicht des Babys beschrieben. Aber das ist kein Lächeln, so wie wir es tun. Unser erwachsenes Lächeln hat einen sozialen Aspekt. Wir wollen anderen Menschen zeigen, dass wir etwas schön oder lustig finden. Das Lächeln, das jetzt auf Babys Gesicht erscheint, hat nichts mit sozialem Verhalten und auch nichts mit Humor zu tun, sondern ist eine Art Reflex, ausgelöst durch ein Gefühl von Wohlbehagen. Man könnte es in etwa mit dem Verhalten eines kleinen Kindes vergleichen, das sich von anderen noch kaum beeinflussen lässt und aus voller Seele lacht.

### Von innen

Jetzt sind alle Organe vorhanden, aber dein Baby ist noch nicht in der Lage, das Leben auf der Erde selbstständig (physisch getrennt von der Mutter) zu meistern. Da alle Organe lebenswichtig sind, liegt ab dieser Woche der Fokus noch mehr darauf, dass sie wachsen und kräftiger werden. Ab jetzt kann man auf dem Ultraschallbild die Blase erkennen. Und auch der Darm arbeitet etwas mehr. Jedes Mal, wenn dein Baby Schlucken übt, dringt etwas Fruchtwasser in seinen Körper. Das Fruchtwasser enthält unter anderem Glukose, und nun ist der Darm in der Lage, die Glukose aufzunehmen. Dein Baby genießt so eine Art erste Mahlzeit!

In dem kleinen Mund sind mittlerweile unglaublich viele Geschmacksknospen entstanden, und zwar viel mehr und an mehr Stellen als bei uns. Während bei uns die Papillen nur auf der Zunge sitzen, findet man sie beim Fötus im ganzen Mund verteilt. Dein Baby nimmt also schon Geschmack wahr! Alles, was die Mutter isst, hinterlässt einen leichten Geschmack im Fruchtwasser. So lernt dein Baby schon im Mutterleib die ersten Geschmacksrichtungen kennen. Einerseits sind sie zwar verdünnt (sie wurden ja schon von der Mutter verarbeitet und in Wasser gelöst), andererseits nimmt das Baby sie aber auch viel intensiver wahr, weil es viel mehr und viel empfindlichere Geschmackspapillen hat.

> **Ein neugeborenes Baby hat immer noch viel mehr Geschmackspapillen (ungefähr viermal so viele) wie ein Erwachsener. Sie sitzen aber nicht mehr überall im Mund, sondern nur noch auf Zunge und Gaumen.** Wirklich nachvollziehen, wie ein (ungeborenes oder neugeborenes) Baby Geschmack wahrnimmt, ist eigentlich unmöglich. Vor allem, weil noch große Unterschiede in der Geschmacks- und allgemein der Sinneswahrnehmung bestehen.
>
> Wir Erwachsene schmecken einen Geschmack, riechen einen Geruch, sehen ein Objekt etc. Bei Föten und Neugeborenen verschwimmen die Wahrnehmungen miteinander. Sie sehen daher ein Objekt nicht nur mit den Augen. Sie riechen, schmecken, fühlen und hören es auch, weil sie die Eindrücke verschiedener Sinnesorgane nicht einzeln verarbeiten, sondern als Ganzes. Dasselbe gilt für Geschmäcker, also auch für den Geschmack des Fruchtwassers. Der wird nicht nur intensiv geschmeckt, sondern auch gehört, gesehen und gefühlt. Wenn alle Sinnesorgane gemeinsam wahrnehmen, nennt man das »Synästhesie«.

### 13 Veränderungen in deinem Körper

Auch an deinem eigenen Körper bemerkst du wieder einige Veränderungen. Es kann sein, dass an deinen Warzenvorhöfen dicke Adern zu sehen sind. Oder deine Brüste bekommen einen Marmorlook. Alles ganz normal. Woher das kommt und wofür es gut ist, liest du auf Seite 314.

Momentan wird dein Körper noch vom hCG regiert, das für die typischen Schwangerschaftsbeschwerden verantwortlich ist. Aber viele Frauen leiden jetzt nicht mehr so sehr darunter. Das kommt daher, dass sich dein Körper an den neuen Hormonspiegel gewöhnt. Viele Frauen bemerken übrigens, dass sie ab jetzt wieder mehr Lust auf Sex haben (siehe Seite 352).

**13** **Erledigen und Praktisches**
- ✓ Überlege dir in Bezug auf deine Arbeit, welche Art der Kinderbetreuung für dich oder euch die richtige ist, und informiere dich über die Möglichkeiten.
- ✓ Verschaffe dir einen Überblick über die verschiedenen Schwangerschaftskurse (siehe Seite 157).

> **Meilensteinmoment**
>
> Das Ende dieser Woche ist auch das Ende des ersten Trimesters. Vor drei Monaten war da noch nichts, jetzt gibt es in deinem Leben einen kompletten Minimenschen, auch wenn du ihn noch nie gesehen oder gehört hast. Die gute Nachricht ist: Ab jetzt sinkt das Risiko einer Fehlgeburt enorm. Das riskante erste Trimester ist vorbei. Auf ins zweite Trimester! Eine Zeit, in der du wahrscheinlich weniger unter Schwangerschaftsbeschwerden leiden wirst, in der deine Gebärmutter um das 20-Fache wächst und in der du wahrscheinlich zum ersten Mal dein Baby spüren wirst …

# Woche 14: Das zweite Trimester beginnt

## KURZ UND KNAPP

- Die Nasenscheidewand und der Gaumen schließen sich.

- Jetzt werden große Mengen roter Blutkörperchen gebildet.

- In dieser Woche übernimmt die Plazenta alle Aufgaben des Dottersackes.

- Länge deines Babys: 9 Zentimeter.

**14** **Von außen**

Im Gesicht deines Babys gibt es noch die Öffnung zwischen den beiden Nasenlöchern und die Öffnung an der Oberseite der Mundhöhle. In dieser Woche schließen sie sich nach einem umfangreichen Entwicklungsprozess.

Auch der Hals ist nun deutlicher zu erkennen. Die Beine sehen immer mehr so aus wie die Beine von Neugeborenen. Sie sind nun länger, stärker und weiter entwickelt. Das geschieht frei nach dem Motto des zweiten und auch noch des dritten Trimesters: »Größer und stärker werden«.

**Von innen**

Im Rückenmark entsteht jetzt eine große Menge roter Blutkörperchen. Dein Baby widmet sich in dieser Woche speziell dem Wachstum und der Kräftigung der Nieren, Muskeln und Gelenke.

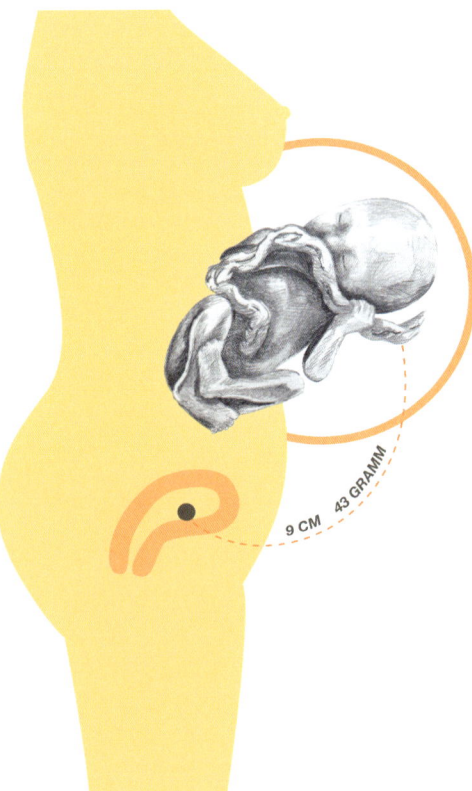

9 CM   43 GRAMM

**Der Körper**

In dieser Woche übernimmt die Plazenta die Aufgaben des Dottersackes. Ab jetzt werden alle Nährstoffe und der Sauerstoff über die Nabelschnur weitergereicht. Das ist im Grunde nichts Neues. Schon wochenlang bekommt dein Baby Nährstoffe und Sauerstoff über die Nabelschnur, aber es kam auch noch etwas aus dem Dottersack. Von jetzt an kommt alles über die Plazenta (siehe Seite 322). Merke: Alles, was du zu dir nimmst, erreicht auch dein Kind. Die Warnung gilt natürlich für schädliche Dinge wie Nikotin, Gift, bestimmte

Medikamente und ihre Nebenwirkungen, Alkohol etc. Aber vergiss auch nicht den großen Vorteil dieses »gemeinsamen Essens«: Immer mehr Untersuchungen beweisen, dass die Grundlagen für ein gesundes Essverhalten schon im Mutterleib gelegt werden.

### 14 Veränderungen in deinem Körper

Dass manche schwangere Frauen emotionaler sind als vorher, ist dir wahrscheinlich schon aufgefallen. Durch die Hormone wirst du einfach empfindlicher, und außerdem prasselt so viel auf dich ein. Die neue Emotionalität hält möglicherweise an, aber die Müdigkeit und Unsicherheit nehmen nun sicher ab. Das alles gehört dazu, wenn man ein Baby bekommt.

### 14 Erledigen und Praktisches

- ✓ Willst du oder wollt ihr das Geschlecht wissen? Manche Praxen bieten ab dieser Woche die Möglichkeit, eine zusätzliche Ultraschalluntersuchung machen zu lassen, um es herauszufinden. Aber so früh in der Schwangerschaft kann man es vielleicht noch nicht sehen.
- ✓ Seid ihr nicht verheiratet, seid aber ein Paar? Informiere dich dann über die Anerkennung der Vaterschaft, siehe Seite 397.

# Woche 15

## KURZ UND KNAPP

- ♦ Der ganze kleine Körper des Babys ist nun von flaumartigem Lanugohaar bedeckt.

- ♦ Gesicht und Wangen werden etwas voller.

- ♦ Die Hypophyse beginnt mit der Ausschüttung des Schilddrüsenhormons TSH.

- ♦ In der Lunge entstehen nun zum ersten Mal Flimmerhärchen, die Zilien.

### Von außen

Am ganzen Körper hat dein Baby nun einen weichen Flaum, die sogenannten »Lanugohärchen«. Typisch für diese Haare ist, dass sie sich in einem Streifenmuster über den Körper ziehen. Lanugohärchen sind, was ihre Struktur und ihre Funktion anbelangt, ganz anders als die Haare, die sich auf dem Kopf oder als Augenbrauen zeigen (werden). Die Lanugohärchen bekommen in Woche 19 eine besondere Aufgabe: Sie schützen die Haut gegen Einflüsse aus dem Fruchtwasser. Auf dem Kopf des Babys wachsen nun übrigens auch schon die ersten Haare!

Das Gesicht und die Wangen werden jetzt voller. Das verleiht dem kleinen Wesen das typische Kindchenschema: süße runde Bäckchen, über die schon bald ein strahlendes Lächeln huschen wird.

### Von innen

Die Hypophyse des Babys beginnt nun mit der Ausschüttung von TSH (das Thyreoidea-stimulierende Hormon), wodurch die Schilddrüse Schilddrüsenhormone produziert. Auch andere Drüsen produzieren jetzt Hormone.

In der Lunge wachsen die Flimmerhärchen, auch »Zilien« genannt. Sie sorgen dafür, dass die Lunge nach der Geburt in der Lage ist, bestimmte Eindringlinge, wie beispielsweise Viren, nach draußen zu befördern, damit die Lunge sauber bleibt.

###  Erledigen und Praktisches

- ✓ Ab der 15. Woche ist eine Fruchtwasserpunktion möglich. Die wird aber nur durchgeführt, wenn es medizinisch notwendig ist (siehe Seite 180).
- ✓ Vereinbare mit deinem Frauenarzt einen Termin für den großen Ultraschall in der 20. Schwangerschaftswoche.

# Woche 16

## KURZ UND KNAPP

- Die äußere Schicht des Gehirns bekommt mehr Struktur.
- Die Produktion von Testosteron ist bei Jungen von Woche 16 bis Woche 20 auf einem Höhepunkt.
- Viele Babys berühren 40-mal in der Stunde ihren Mund!
- Bei Berührung öffnet sich der Mund unbewusst und beinahe reflexartig.
- Die Haut wird dicker und dadurch fester.
- Länge deines Babys: 15 Zentimeter.

### Von außen

Die Lanugohärchen wachsen in einem ordentlichen Tempo. In drei Wochen müssen sie für ihre Aufgabe »Hautschutz« lang genug sein.

### Von innen

Das Gehirn entwickelt sich diese Woche weiter. Dieses Mal entstehen die Lappen im zerebralen Cortex. Anders ausgedrückt bekommt die Großhirnrinde mehr Struktur. Später im Leben ist dieser Bereich des Gehirns dafür zuständig, die Informationen aus dem Körper zu empfangen, zu analysieren und zu interpretieren.

Bedingt durch das Y-Chromosom haben die kleinen Jungen in Woche 7 angefangen, Testosteron zu produzieren. Dadurch haben sie einen Penis, Hoden und alle anderen männlichen Geschlechtsteile bekommen. Sie werden ihr Leben lang Testosteron produzieren. Aber zwischen Woche 16 und 20 befindet sich die Ausschüttung, im Vergleich mit der im Erwachsenenalter, auf einem Höhepunkt.

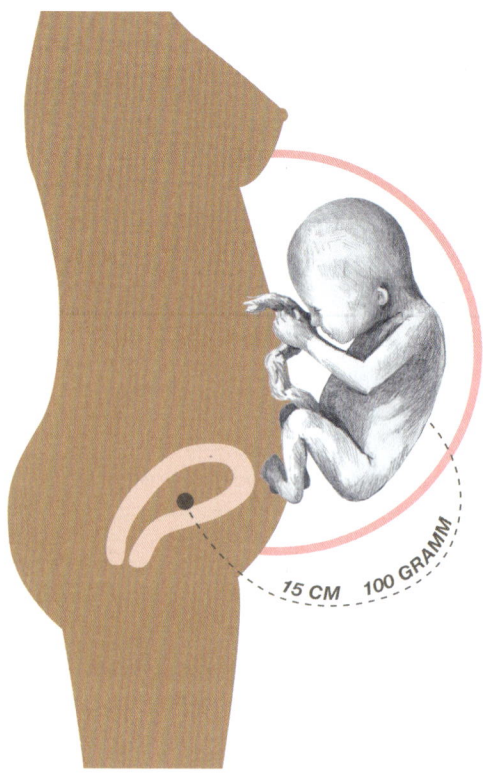

15 CM  100 GRAMM

**Der Körper**
Die Haut deines Babys wird immer fester. Sie ist schon so dick, dass sie das sie umgebende salzige Wasser abhält, das bisher durch die Haut hindurchkonnte. Die Salzlösung hat die zarte Haut gegen die Menge an Fruchtwasser geschützt, der sie 24 Stunden am Tag ausgesetzt war. Jetzt, wo die Haut etwas dicker ist, schafft sie es auch ohne Salzlösung.

Viele Föten berühren bis zu 40-mal in der Stunde ihren Mund, unglaublich! Vor allem der Daumen scheint häufig die Lippen zu berühren und Druck auszuüben. Der Mund öffnet sich dann reflexartig. Das ist eigentlich nichts Neues. Bei manchen Untersuchungen wurde beobachtet, dass bereits elf Wochen alte Embryos ihren Mund berühren, auch wenn das selten klar festzustellen war. Was jetzt neu ist, sind die Regelmäßigkeit, die Frequenz und die Präzision, mit denen dein Baby das tut.

Dein Baby wächst jetzt so schnell und ist schon so groß, dass es kaum noch möglich ist, mit dem Ultraschall den ganzen Körper abzubilden, ohne dass es sich bewegt!

**16 Veränderungen in deinem Körper**
Manche Frauen genießen ab dieser Woche das Privileg, die Bewegungen ihres Babys zu spüren. Meistens sind das Frauen, die schon ein Kind bekommen haben und zum wiederholten Male schwanger sind. Aber eine Garantie gibt es auch für sie nicht. Manchmal muss man einfach noch ein wenig warten.

Ab dieser Woche löst das Hormon Progesteron das hCG ab. Leider bedeutet das aber nicht, dass es ab jetzt keine Schwangerschaftsbeschwerden mehr gibt. Dein Körper und dein Geist werden durchlässiger. Du wirst im wörtlichen und übertragenen Sinn ein »weicherer« Mensch. Außerdem merkst du, dass du seltener zur Toilette musst: Die Blase hat wieder mehr Platz, weil die Gebärmutter jetzt über das Schambein ragt.

Du kannst deinen Uterus jetzt auch noch besser fühlen. Leg dich mit aufgestellten Beinen auf den Rücken und taste deinen Unterbauch ab. Der »Ball«, den du spürst, ist deine Gebärmutter!

Der Eindruck eines harten, flexiblen Balles ist nicht aus der Luft gegriffen. Seit der Empfängnis ist deine Gebärmutter nämlich zehnmal so schwer geworden. Zuerst wog sie ungefähr 100 Gramm, jetzt ist es schon 1 Kilo! Übrigens … Solltest du beim Tasten nichts fühlen, bist du nicht die Einzige. Manchmal braucht man etwas Übung, um den Uterusrand zu erkennen.

Es kann sein, dass du ab jetzt deine Bänder im Becken, die sogenannten »Mutterbänder«, spürst und sie auch ein wenig schmerzen (siehe Seite 581).

# Woche 17

## KURZ UND KNAPP

- Dein Baby hält den Kopf jetzt gerade.

- Die Ohren sitzen schon fast dort, wo sie hingehören, da sich nun die Form des Schädels verändert.

- Im Knochenmark entwickeln sich Stammzellen. Diese Zellen können noch alle Funktionen annehmen, sie sind eine Art »Urzellen«.

- Die Lunge sieht jetzt fast so aus, wie wir sie von Bildern kennen: zwei Flügel mit zwei Luftwegsbäumen darin.

- Dein Baby dreht jetzt das Gesicht Richtung Hand, wenn die Hand den Mund berührt.

- Mädchen bewegen den Mund im Durchschnitt häufiger als Jungen.

- Länge deines Babys: 18 Zentimeter.

## 17  Von außen

Dein Baby hält den Kopf jetzt gerade und kann die Augen sehr langsam hoch- und runterbewegen. Die Augenbrauen und die Kopfhaare wachsen weiter. Sein Schädel ist nun so geformt, dass sich auch die Ohren schon fast mittig an der Seite befinden, wo sie ja hingehören. Die Nase wurde bisher von einer Art »Stöpsel« (aus Fetten und anderen natürlichen Stoffen) geschützt. Ab jetzt sind die »Stöpsel« verschwunden, und die Nase ist frei. Dein Kleines atmet natürlich noch nicht durch die Nase, sonst würde es ja im Fruchtwasser ertrinken.

## Von innen

Im Ultraschall würdest du sehen, dass sich die Körperteile immer kontrollierter und beherrschter bewegen. Ganz anders als noch vor ein paar Wochen, als die Bewegungen noch ruckartig und eher reflexhaft waren. Aber weil dein Baby noch so viel Platz im Bauch hat und es noch so viel Fruchtwasser gibt, spürst du seine Bewegungen nicht. Eine Ultraschallkontrolle steht jetzt auch nicht auf dem Programm, daher können nur diejenigen diese Bewegungen sehen, die einen kostenpflichtigen Zusatzultraschall geplant haben.

Im Knochenmark entwickeln sich nun Stammzellen. Diese Urzellen sind in der Lage, sich in alle anderen Zelltypen zu verwandeln. Momentan wird auf der ganzen Welt daran geforscht, wie man diese Zellen zum Beispiel im Kampf gegen Krebs einsetzen könnte. Der Fötus produziert also gerade Zellen, die irgendwann eine lebensbedrohliche Krankheit heilen könnten.

Die Lunge sieht jetzt fast so aus, wie wir sie von Bildern kennen: zwei Flügel mit zwei verästelten Adern darin. Die Verästelungen, die Bronchien, sind fast vollständig ausgebildet. In den Atemwegen und darum herum sind nun die notwendigen Muskeln und Nerven vorhanden, mit denen dein Baby direkt nach der Geburt zu atmen beginnt.

## Der Körper

Der Unterschied zwischen Jungen und Mädchen ist ein kontroverses und emotionales Thema. Meist wird dabei »nicht gleich« mit »nicht gleichwertig« verwechselt. Natürlich sind Mädchen und Jungen gleichwertig, aber aus biologischer Sicht sind sie nicht gleich. Manche Verhaltensweisen werden von biologischen Prozessen angestoßen und sorgen für Unterschiede. Dass Jungen und Mädchen gleich sind, wenn sie geboren werden, und wir Erwachsene ihnen im Laufe ihrer Kindheit erst den Unterschied zwischen Jungen und Mädchen einbläuen, ist nicht wahr. Den Beweis dafür siehst du schon in dieser Woche.

Ja, ganz richtig gelesen, ab Ende der 16. Woche, Beginn der 17. Woche verhalten sich weibliche Föten in manchen Bereichen anders als männliche Föten. Mädchen bewegen zum Beispiel ihren Mund häufiger als Jungen. Und je älter die Ungeborenen werden, desto größer wird der Unterschied bei der Anzahl der Mundbewegungen.

Jungen und Mädchen reagieren aber bei Berührung des Mundes gleich: Beide drehen ihr Gesicht zu der Hand, die ihn berührt hat. Der Mund öffnet sich, und sie machen Schluckbewegungen. Es wird angenommen, dass diese Bewegungen das Baby auf das Saugen an der Brust oder der Flasche vorbereiten, von denen sie nach der Geburt abhängig sind. Babys öffnen nach der Geburt nämlich instinktiv ihren Mund, saugen und schlucken, wenn die Brustwarze oder der Sauger ihre Lippen berührt.

Das Drehen des Kopfes zum Objekt, das sie am Mund berührt, und das Umschließen des Objektes mit den Lippen wird »Rooting-Reflex« genannt, der eng verbunden ist mit dem Saugreflex. Wenn die Lippen angedockt sind, muss auch Milch gesaugt werden. Dafür ist es natürlich noch viel zu früh, aber ab dieser Woche hat dein Baby den notwendigen Reflex.

Dein Baby wird immer aufgeweckter und bewegt sich mehr. Das kleine Herz pumpt am Tag ungefähr 30 Liter Blut durch den Körper! Das ist viel, aber das Herz eines Erwachsenen schafft jeden Tag 7000 Liter.

## 17 Veränderungen in deinem Körper

Der Volksmund behauptet: »Jedes Kind kostet die Mutter einen Zahn.« Zum Glück wissen wir heute, dass das nicht so sein muss. Aber in jedem Sprichwort steckt ein Körnchen Wahrheit. Dein Körper steht unter dem Einfluss des Hormons Progesteron, wodurch dein Zahnfleisch schwächer, weicher und empfindlicher wird. Auch deine Kiefer werden weicher. Dadurch bist du anfälliger für Entzündungen im Mund. Das kannst du verhindern, wenn du mehr Zeit und Sorgfalt für die Zahnpflege und die Mundhygiene aufbringst (siehe Seite 558).

# Woche 18

## KURZ UND KNAPP

- Die Augen des Babys sind nach vorne gerichtet.
- Auf den Zähnen bildet sich Zahnschmelz.
- Die meisten Nervenzellen haben sich bereits gebildet.
- Die Verdauung nimmt ihre Arbeit auf. Dein Baby trinkt vom Fruchtwasser, verdaut es und scheidet es wieder ins restliche Fruchtwasser aus. Das ist vollkommen normal und gesund.
- Länge und Gewicht deines Babys: 20 Zentimeter und 200 Gramm.

### Von außen

In den Augen sind die verschiedenen Schichten der Netzhaut, der »Retina«, entstanden. Die Augen schielten bisher ein wenig nach außen, blicken jetzt aber geradeaus. Auf den Zahnknospen bildet sich zwischen Woche 18 und 20 der erste Zahnschmelz. Die Ohren, die sich seit letzter Woche ungefähr am rechten Fleck befinden, klappen sich jetzt langsam nach außen. Zuerst befanden sie sich im Kopf, und später lagen sie sehr eng am Schädel an.

Was den Kopf angeht: Der macht nun ein Drittel der Körperlänge des Babys aus. Bei Erwachsenen ist es ein Achtel. Du kannst also mit Fug und Recht sagen, dein Baby hätte einen Dickkopf.

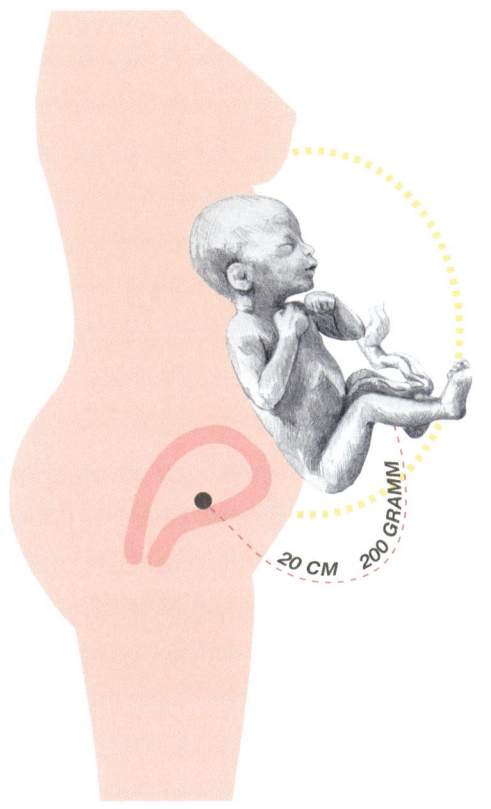

20 CM  200 GRAMM

## Von innen

Es gibt Neuigkeiten aus dem Gehirn: Der Großteil der Nervenzellen ist angelegt. Natürlich hört dieser Prozess nicht auf, aber die Gewissheit, dass der größte Teil geschafft ist, dürfen wir ruhig einen Meilensteinmoment nennen!

Und da ist noch mehr zu berichten. Von nun an kann der Fötus allerlei Hormone selbst ausschütten, die er zum Überleben braucht. Ein Beispiel dafür ist Cortisol, ein Stresshormon. Bei Untersuchungen kam heraus, dass Föten in der 18. Woche auf eine Schmerzerfahrung (zum Beispiel bei einem Eingriff) eine hormonelle Reaktion zeigen. Ob die Reaktion genau dieselbe ist wie bei schon geborenen Babys, wissen wir noch nicht. Wir wissen aber, dass Neugeborene bei Schmerzen bestimmte Hormone wie Cortisol, B-Endorphine und Noradrenalin ausschütten.

Bei dieser Art von Erkenntnissen kommt automatisch die Frage auf, wie solche Untersuchungen gemacht werden. Sei unbesorgt: Kein Wissenschaftler würde einem Fötus grundlos Schmerz zufügen, um an Informationen zu kommen. Das ist verboten, und niemand würde das wollen. Aber manchmal muss eine werdende Mutter unverzüglich operiert werden oder sogar das ungeborene Baby (ja, unter Umständen ist das nötig). Bei diesen Gelegenheiten sind die Reaktionen des Fötus zu sehen, und sein Blut lässt Rückschlüsse auf die Hormone zu, die es produziert.

Schauen wir uns das Lieblingsthema frischgebackener Eltern an: die Verdauung des Babys. Das Fruchtwasser, das der Fötus schlückchenweise trinkt, nimmt jetzt schon denselben Weg wie alle Nahrung für den Rest des Lebens: oben rein, unten raus. Das Fruchtwasser passiert die Nieren, wo es gefiltert wird, und verlässt den Körper als Urin. Ja, du hast richtig gelesen. Ab dieser Woche können Babys pinkeln! In das Fruchtwasser, von dem sie dann wieder trinken. Das ist nicht ekelig und überhaupt nicht gefährlich. Es ist sogar gesund. Im Fruchtwasser befinden sich neben dem Urin auch noch abgestorbene Hautzellen und Lanugohaare. Auch sie werden mit dem Fruchtwasser hinuntergeschluckt. Weil sie fest sind und dein Baby sie nicht mit dem Urin ausscheiden kann, sammeln sie sich zum Mekonium. Das ist der erste Stuhl nach der Geburt. Das Mekonium ist das Ergebnis der Filterung des Fruchtwassers.

**Der Körper**
Ab jetzt kann dein Baby nicht nur seine Gliedmaßen und seinen Kopf gut bewegen, auch die Wirbelsäule und der Hals können sich beugen und strecken.

**18 Veränderungen in deinem Körper**
Vielleicht hast du jetzt vom Schambein bis zum Nabel, manchmal auch rund um den Nabel und ein Stückchen darüber hinaus, eine Art dunklen Strich auf der Haut (siehe Seite 554). Das ist ganz normal, mach dir keine Sorgen. Die sogenannte »Linea nigra« verschwindet nach der Schwangerschaft von alleine wieder, allerdings dauert es manchmal ein paar Monate. Meistens bemerken die Frauen die Linie in dieser Woche. Doch längst nicht alle Frauen bekommen eine.

Wachsen auf einmal neue oder längere Haare auf deinem Bauch? Auch das ist ganz normal. Und nach der Schwangerschaft verschwinden auch sie wieder von alleine.

Im Durchschnitt spüren Frauen die ersten Kindsbewegungen zwischen der 18. und 23. Schwangerschaftswoche. Aber das ist keine Garantie. Manche spüren sie früher, manche später. Oft fühlst und erkennst du sie beim zweiten oder dritten Kind schneller. Das Gefühl der ersten Bewegungen kann man mit »Ploppen« und »Geflatter« umschreiben. Es bewegt sich etwas, und es fühlt sich anders an als dein Darm. Trotzdem ist man sich oft nicht sicher, ob es nicht doch an der Verdauung liegt. Immer häufiger und immer deutlicher spürst du es, und irgendwann weißt du: Das ist das Baby! In einigen Wochen wirst du sogar Körperteile spüren und sehen können. Ein lustiger Hügel auf deinem Bauch – könnte das ein kleiner Fuß sein? Aber so weit ist es noch nicht. Dafür muss dein Baby noch größer und kräftiger werden und der Bewegungsraum kleiner.

> **Tipp der Hebamme Jonneke Weusten:**
> Die Bewegungen in deinem Bauch spürst du, wenn du bei der Arbeit bist, wenn du ein langweiliges Gespräch führst oder alleine zu Hause bist, also eigentlich immer und überall. Dieses Gefühl des Zusammenseins, niemals getrennt, ist ein unbeschreiblich bereicherndes Gefühl. Spüre ihm nach und genieße ab und zu bewusst einen »Dein-Baby-und-du-Moment«.

# Woche 19

## KURZ UND KNAPP

- Die Haut des Babys ist durch das Fruchtwasser und das fehlende Bindegewebe schrumpelig geworden.

- Auf der Haut bildet sich eine Art Cremeschicht: die Vernix caseosa. Die sogenannte »Käseschmiere« schützt die Haut, und selbst nach der Geburt kann man sie manchmal noch in der Leiste und unter den Achseln von Babys finden.

### Von außen

Die Haut deines Babys sieht sehr schrumpelig aus. Das liegt zum einen daran, dass sie die ganze Zeit »unter Wasser« ist, und zum anderen am noch fehlenden Bindegewebe unter seiner Haut.

**Von innen**

In dieser Woche entstehen bei Mädchen Teile der Gebärmutter und der Scheide. Bei Jungen haben sich die Genitalien bereits früher gebildet und sind schon in allen Einzelheiten zu erkennen.

**Der Körper**

Der Flaum auf dem Körper bekommt nun eine Aufgabe: Er dient als Anker für die weiße, fettige, cremeartige Schicht, die sich nun auf Babys Haut bildet. Die sogenannte »Käseschmiere« (Vernix caseosa) verfügt über alle Eigenschaften, die man von einer guten Creme erwartet: feuchtigkeitsregulierend, entzündungshemmend, antioxidant und reinigend. Die Schmiere besteht aus Talg und bestimmten Hautzellen, die gemeinsam einen positiven Einfluss auf die Haut haben. Sie hat eine doppelte Beschützerrolle: Sie schützt die Haut gegen das Fruchtwasser und sorgt zugleich dafür, dass die Haut keine wichtigen Stoffe an das Fruchtwasser verliert.

Dein Baby wird nun von oben bis unten mit Wundercreme eingeschmiert, aber die haftet am besten dort, wo viele Lanugohärchen sind. Untersuchungen haben ergeben, dass die Schmiere neben dem Schutz der Haut noch eine andere Aufgabe hat: Sie verringert die Reibung bei der Geburt.

Im Gegensatz zu den vorherigen Wochen wächst dein Baby jetzt weniger schnell. Die Zeit des Wachstumsspurts ist vorbei. Doch es wird noch weitere Spurts in seiner Entwicklung geben. Das ist nur die Ruhe vor dem Sturm.

**19 Veränderungen in deinem Körper**

Vielleicht hast du in letzter Zeit gemerkt, dass ab und zu Magensäure in deiner Speiseröhre aufsteigt. Das ist unangenehm, aber ungefährlich und normal. Auch dafür ist das Hormon Progesteron verantwortlich. Deine inneren Organe sind durch das Progesteron aufgelockert, also auch der Verschluss zwischen Speiseröhre und Magen. Da dieser Schließmuskel schwächer geworden ist, kann die Säure leichter hochsteigen. Tipps gegen Sodbrennen findest du auch Seite 480.

**19 Erledigen und Praktisches**

✓ Hast du schon darüber nachgedacht, eine Doula zu engagieren? Lies mehr über Doulas auf Seite 144. Falls eine Doula zu dir und euch passt, ist es sinnvoll, jetzt zu schauen, welche Doulas es in deiner Nähe gibt und welche die richtige für dich ist.

# Woche 20

## KURZ UND KNAPP

- Der Kehlkopf des Babys bewegt sich ab jetzt so wie beim Sprechen.
- Die ersten Tag-Nacht-Rhythmen entstehen.
- Mädchen haben inzwischen ungefähr 7 Millionen Eizellen gebildet. Ab jetzt werden es immer weniger.
- Jungen produzieren zeitweise weniger Testosteron.
- Die Ohren sind jetzt bereit zum Hören.
- Länge deines Babys: 23 Zentimeter.

### Von innen

Aber dieser Woche geschieht etwas Besonderes im Bereich der Stimme. Bei Ultraschalluntersuchungen sieht man sehr spezifische Bewegungen des Kehlkopfes oder Larynx. Diese Bewegungen sind vergleichbar mit den Bewegungen des Kehlkopfes beim Sprechen. Zwar kommt noch kein Geräusch aus der Kehle deines Babys, aber es übt schon fleißig!

Als Mensch verfügen wir über eine biologische Uhr. Oft wird in diesem Zusammenhang nur an den Schlaf-wach-Rhythmus gedacht, aber die biologische Uhr umfasst viel mehr Bereiche und steuert zahlreiche sogenannte »zirkadiane Rhythmen«. So haben wir auch einen zirkadianen Rhythmus, der unseren Herzschlag beeinflusst (tagsüber schneller, nachts langsamer), einen für die Urinproduktion (tagsüber mehr, nachts weniger), einen für die Atemfrequenz usw. Dein Baby folgt nun zum ersten Mal einer Art Tag-Nacht-Rhythmus. Jetzt könnte man meinen: Toll, dann weiß mein Kleines schon ab der Geburt, wann es Nacht ist, und schläft schön durch. Das ist aber leider nicht so. Es scheint, als ob der Fötus nur jetzt dem Rhythmus folgt, weil es an Mutters

Blutkreislauf angeschlossen ist. Sobald die Nabelschnur durchtrennt wird, ist es vorbei mit dem gewohnten Tag-Nacht-Rhythmus …

Mädchenföten verfügen nun über die größtmögliche Anzahl Eizellen in ihrem Leben: gut 7 Millionen! Ab jetzt verringert sich die Anzahl rapide. Bei der Geburt sind es nur noch 2 Millionen, und auch danach geht es schnell weiter bergab. Manche der Eizellen werden vielleicht einmal Kinder. Wir wissen inzwischen sicher, dass in der Biologie und im menschlichen Körper alles eine Funktion hat. Aber warum Mädchenföten so viele Eizellen bilden, die nie eine Chance bekommen, sich zu einem Baby zu entwickeln, ist noch immer ein großes Rätsel.

Bei Jungen sehen wir zwischen Woche 16 und Woche 20 einen enormen Anstieg von Testosteron. Die ausgeschüttete Menge des Hormons lag in den letzten Wochen gleichauf mit der Menge eines erwachsenen Mannes. Jetzt wird die Produktion etwas zurückgeschraubt. Aber nicht lange, denn mit 24 Wochen produziert die Testosteronfabrik wieder im Akkord.

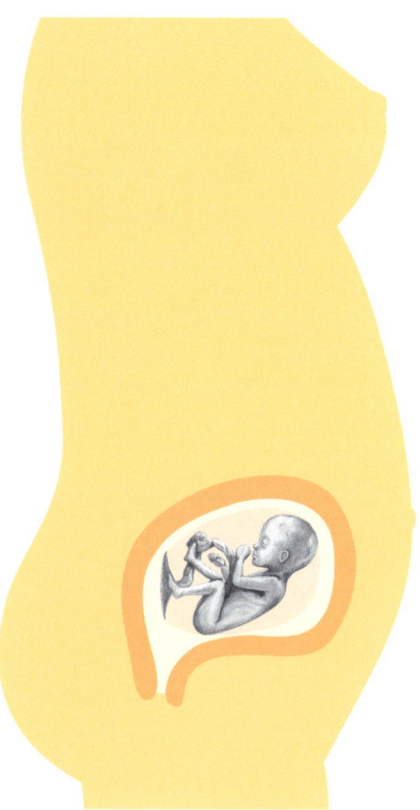

Im Inneren unseres Ohrs befindet sich die sogenannte »Schnecke«, die Schwingungen (Geräusche) in elektrische Signale übersetzt (die Sprache des Gehirns). Die Schnecke entwickelt sich in dieser Woche. Übrigens ist die Schnecke als einziger Körperteil bei der Geburt vollständig ausgewachsen. Sie wächst also nur in diesen Wochen im Bauch der Mutter.

Der größte Meilenstein auf dem Gebiet der Ohren ist, dass dein Baby ab dieser Woche hören kann! Bei Ultraschallaufnahmen sieht man noch keine Reaktion auf Geräusche, das passiert erst mit 24 Wochen, aber trotzdem hören die Babys in der Gebärmutter ab jetzt schon erste Geräusche.

## 20 Veränderungen in deinem Körper

Leider lässt sich nicht voraussagen, an welchem Tag du dein Baby zum ersten Mal spüren wirst. Bei der einen Frau passierte das schon vor ein paar Wochen (oft, wenn es nicht deine erste Schwangerschaft ist), die andere braucht noch etwas Geduld. Vor allem, wenn die Plazenta an der Vorderwand des Bauches sitzt, kannst du dein Baby schlechter spüren. Aber für viele Frauen fällt das freudige Ereignis in diese Woche. Wieder ein Meilensteinmoment!

Zu Anfang fühlen sich die Bewegungen des Babys wie ein komisches Blubbern im Bauch an. Viele Frauen beschreiben es als einen herumflatternden Schmetterling. Es ist übrigens ganz normal, dass du dir am Anfang nicht sicher bist, ob dieses Gefühl nicht doch von deinem Darm kommt. Wenn du das Gefühl ein paarmal hattest, wirst du besser unterscheiden können, ob du dein Kind oder deine Verdauung spürst. Dann dauert es noch ein wenig, bis du oder jemand anderes das Baby auch von außen spürt. Etwa vier Wochen, nachdem du es zum ersten Mal von innen gespürt hast, ist es so weit.

Vielleicht ist jetzt an deinem Bauch noch etwas Verrücktes zu sehen: Dort, wo früher ein kleines Loch war, dein Bauchnabel, sitzt jetzt ein kleiner Hubbel oder ein großer, verstrichener Nabel. Mach dir keine Sorgen, nach der Geburt sieht dein Nabel wieder genauso aus wie vorher. Dass er sich jetzt nach außen gewölbt hat oder so viel größer erscheint, kommt daher, dass dein Bauch jetzt allen Raum einnimmt und den Nabel nach außen »drückt«. Außerdem ist deine Haut gedehnt, sodass alles größer erscheint, sowohl der Nabel als auch ein Muttermal oder ein Tattoo.

## 20 Erledigen und Praktisches

✓ Diese Woche steht der große Ultraschall an! Bei dieser Untersuchung wird geschaut, ob dein Baby gesund ist und sich gut entwickelt. Überlege dir daher gut, wer dich begleiten soll, und mache für hinterher nicht zu viele Termine (siehe Seite 176).

# Woche 21

## KURZ UND KNAPP

- Alle Haarfollikel (Haarwurzeln) sind jetzt angelegt.
- Die Kopfhaare des Babys wachsen schon beträchtlich.
- Die Wahrscheinlichkeit ist hoch, dass das Kleine jetzt gerade am Daumen lutscht.
- Länge und Gewicht deines Babys: 25 Zentimeter und 300 Gramm.

### Von außen

Immer mehr Haare wachsen nun auf dem Kopf, und wenn du durch ein Mikroskop die Haut deines Babys betrachten könntest, würdest du sehen, dass nun alle Haarfollikel, also die Haarwurzeln, angelegt sind. Auch die Talgdrüsen sind da. Sie sorgen für den Rest des Lebens dafür, dass die Haut durch eine Fettschicht geschützt ist. Um die Kopfhaare deines Babys zu sehen, brauchst du kein Mikroskop mehr, denn die wachsen schneller denn je. Sein Kopf ist schon richtig behaart.

Erinnerst du dich noch an den *Rooting-Reflex* aus Woche 17? Der Kopfdreh-Reflex und das In-den-Mund-Nehmen, wenn etwas den Mund oder die Haut darum herum berührt? Dieser Reflex ist sehr eng verbunden mit dem Saugreflex, der einsetzt, wenn sich etwas im Mund befindet. Beide Reflexe sind natürlich ein Trick von Mutter Natur, damit dein Baby nach der Geburt gut trinkt. Ab dieser Woche hat dein Kind auch den Saugreflex. Es nimmt jetzt seinen Daumen oder einen anderen Teil seiner Hand in den Mund und saugt auch richtig daran. Die Wahrscheinlichkeit ist also hoch, dass dein Baby jetzt gerade in deinem Bauch am Daumen lutscht!

### 21 Veränderungen in deinem Körper

Hebamme oder Frauenärztin sagen es dir genauso wie alle, mit denen du dich unterhältst, und es steht in jedem Buch: Als schwangere Frau musst du dich schonen. Bestimmt hast du schon hundertmal gedacht: Leichter gesagt als getan. Arbeit, sonstige Verpflichtungen, vielleicht auch schon ältere Kinder … Sicher ist dieser Rat nicht einfach zu befolgen. Trotzdem ist jetzt die Zeit gekommen, wirklich nach einer Lösung zu suchen. Setz Prioritäten und lass alles, was noch warten kann, wirklich sein. Ruhe ist nicht nur für dich wichtig, sondern auch für dein Baby.

### 21 Erledigen und Praktisches

✓ In der Arbeit hast du wahrscheinlich schon erzählt, dass du schwanger bist. Offiziell musst du das übrigens noch nicht tun, aber praktisch ist es natürlich schon. Es ist wahrscheinlich schon längst aufgefallen, dass du schwanger bist, und außerdem ist es gut, wenn deine Chefin bzw. dein Chef die Chance und die Zeit bekommt, eine Vertretung für dich zu suchen.

# Woche 22

## KURZ UND KNAPP

- An den Augenlidern entstehen jetzt richtige Wimpern.

- Die Gehirnhälften bilden sich weiter aus.

- Das Mittelohr ist nun vollständig.

- Durch die Bildung von Fettgewebe wirkt dein Baby langsam etwas »rundlicher«.

**22 Von außen**

An den Augenlidern deines Babys wachsen nun die Wimpern. Klein, aber fein.

**Von innen**

Das ganze Mittelohr ist nun fertig geformt. Das ist nicht nur für das Gehör wichtig, sondern auch für den Gleichgewichtssinn.

Die Gehirnhälften entwickeln sich nun asymmetrisch weiter. Das ist ganz normal und gut so, die Gehirnhälften sind nämlich nicht identisch und symmetrisch.

Bei männlichen Föten sinken die Hoden jetzt langsam Richtung Hodensack. Die Betonung liegt dabei auf »langsam«, denn es ist ganz normal, dass sie bei der Geburt noch nicht dort angekommen sind. Erst wenn das Baby sechs Monate auf der Welt ist, wird der Arzt danach schauen und Maßnahmen ergreifen, wenn sie noch nicht an Ort und Stelle sind.

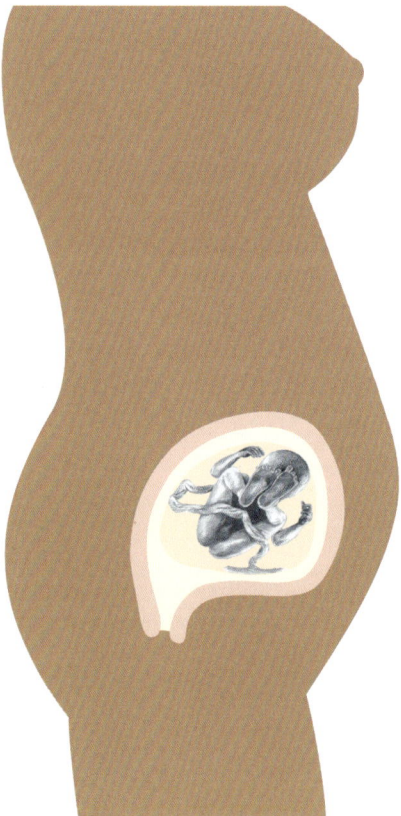

**Der Körper**

Ab jetzt bildet dein Baby auch Fettgewebe und wird langsam rundlicher. Fett ist für uns überlebenswichtig, auch wenn wir oft nur an seine negative Seite denken. Das Fettgewebe ist unsere Energiereserve, und wenn es die nicht gäbe, würde der Mensch beim kleinsten Mangel sofort schlappmachen. Wir brauchen diese Reserve, wir brauchen das Fettgewebe. Nur nicht zu viel. In den kommenden Monaten wird dein Baby immer mehr Fettgewebe bilden und es als Reserve anlegen. Es wächst in die Breite, könnte man sagen. Dadurch, dass dein Baby nun Fett- und Bindegewebe besitzt, bekommt es den typischen properen Baby-Look.

**22 Veränderungen in deinem Körper**

Je mehr dein Bauch wächst, umso straffer spannt sich die Haut. Manchmal juckt sie oder zieht. Eine milde Creme oder Mentholpuder helfen! Siehe Seite 538.

**22 Erledigen und Praktisches**

✓ Bitte deinen Arzt um eine Bestätigung des voraussichtlichen Geburtstermins. Mit ihr kannst du bei deiner Krankenkasse Mutterschaftsgeld beantragen.

# Woche 23

## KURZ UND KNAPP

- Die Augen deines Babys bewegen sich jetzt sehr schnell, ähnlich wie REM-Bewegungen, wenn wir schlafen.

- Hand- und Fußabdrücke entstehen.

- Der Magen-Darm-Trakt ist fertig.

- Dein Baby kann jetzt Schluckauf bekommen!

- Die Testosteronproduktion bei den Jungen ist wieder auf einem Höhepunkt, ähnlich wie in der Pubertät.

- Länge deines Babys: 28 Zentimeter.

**23 Von außen**

Wenn du die Augen sehen könntest, würdest du ab und zu sehr schnelle Bewegungen wahrnehmen: *rapid eye movements*. Bekannter ist die Abkürzung REM, ein Begriff, den wir aus dem Bereich Schlaf kennen. Der REM-Schlaf ist der leichte Schlaf, während dem wir träumen und in dem sehr viele neuronale

Verbindungen geknüpft werden. Vor allem diese letzte Funktion ist noch nicht so erforscht. Ab jetzt macht also dein Baby exakt diese Augenbewegungen, und alles spricht dafür, dass es im REM-Schlaf ist. Aber ob dieser REM-Schlaf bei einem Fötus genauso aussieht wie bei einem Kind oder Erwachsenen, wissen wir nicht. Stell dir mal vor, dein Kind träumt, und du würdest auch wissen, wovon! Wie fantastisch das wäre!

Auf Händen und Füßen sieht man jetzt die feinen Linien, die die Hand- und Fußabdrücke bilden.

### Von innen

Der Magen-Darm-Trakt ist nun so gut wie komplett und muss sich bis zur Geburt nicht mehr viel entwickeln. Auch wenn das System »fertig« ist, wird es noch Monate dauern, bis es feste Nahrung verdauen kann.

Plötzlich zieht sich das Zwerchfell zusammen, und dein Baby hat Schluckauf. Ja, auch bei einem Fötus kommt das vor, und zwar ziemlich oft. Wenn dein Baby einen starken Schluckauf hat, kannst du das sogar spüren. Es »hüpft« dabei hoch und runter. Das ist der Hicks! So ein Schluckauf kann 20 bis 30 Minuten dauern und mehrmals am Tag vorkommen. Das ist ganz normal und nichts, worüber du dir Sorgen machen musst.

Die ungeborenen Jungen machen jetzt eine Minipubertät durch. Nach einigen Wochen, in denen weniger Testosteron produziert worden ist, gibt es jetzt wieder einen Hormon-Peak, der sogar mit der frühen Pubertät vergleichbar ist!

### Der Körper

Länger, größer, stärker, dicker werden und im Gehirn Verbindungen schaffen. Alles, wirklich alles, wächst in alle Richtungen und wird größer und kräftiger.

### 23 Veränderungen in deinem Körper

Viele Frauen bekommen nun Probleme mit geschwollenen Körperteilen. Dein Körper lagert in der Schwangerschaft mehr Wasser ein, und manchmal sieht man das auch an Füßen, Sprunggelenken und Händen. Sogar die Schamlippen können stark anschwellen, auch das ist normal. Solange die Schwellung nicht ganz plötzlich auftritt, brauchst du dir keine Sorgen zu machen.

# Woche 24

## KURZ UND KNAPP

- Dein Baby macht in ungefähr 15 Prozent der Zeit Atembewegungen und »atmet« dabei Fruchtwasser ein.

- Es macht in etwa 44 Ein- und Ausatembewegungen in der Minute.

- Auch wenn dein Baby schon einen Monat lang hört, reagiert es jetzt erst auf Geräusche.

- Länge deines Babys: 30 Zentimeter.

### Von innen

In deinem Bauch geht es schon ziemlich geschäftig zu! Dein Kind hat nie Langeweile. Ungefähr in 15 Prozent der Zeit macht es Atembewegungen. Natürlich gibt es noch keine Luft, die es einatmen könnte, also »atmet« es Fruchtwasser ein. Deshalb sind seine Lungenbläschen mit Fruchtwasser gefüllt. Während der Geburt wird es wieder herausgepresst. Dieser Vorgang ist ganz normal und sogar gesund. Die Atembewegungen deines Babys sind sehr schnell, ungefähr 44 Ein- und Ausatembewegungen in der Minute. Zum Vergleich: Ein Erwachsener atmet im Durchschnitt zwölf Mal pro Minute.

Das Auffälligste an der Forschung zu den Atembewegungen ist, dass der Fötus sich an die Menge Kohlendioxid, $CO_2$, anpasst, die im jeweiligen Augenblick im Bauch vorhanden ist. Die Anpassungen stimmen mit denen überein, die ein Erwachsener bei einem Überschuss von $CO_2$ vornehmen würde. Das bedeutet, dass der Hirnstamm des Babys offenbar schon jetzt Messungen durchführt und die Atmung anpasst. Allerdings ist dies noch nicht genau genug erforscht.

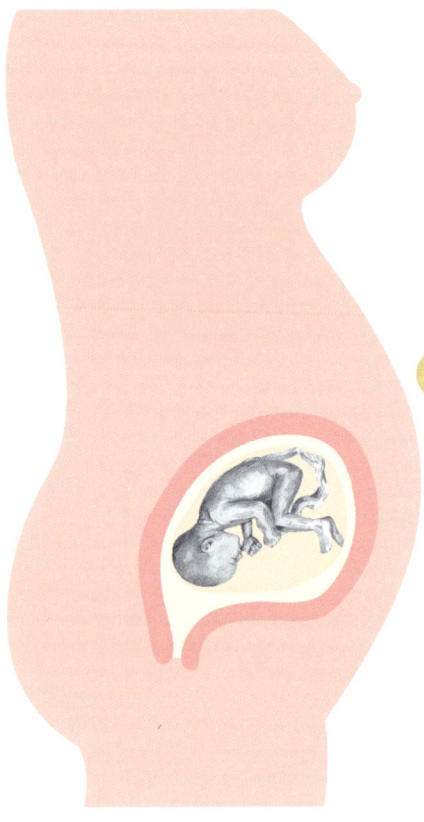

### Der Körper

Dein Baby kann schon fast einen Monat lang hören, aber bisher hast du noch keine Reaktionen auf Geräusche bei ihm bemerkt. Das ändert sich nun. Beim Ultraschall kann man sogar sehen, was die Babys von den jeweiligen Geräuschen halten!

### 24 Veränderungen in deinem Körper

Echte Wehen hast du zum Glück noch nicht, dafür ist es noch viel zu früh. Trotzdem spürst du vielleicht, dass dein Bauch ab und zu hart wird und sich nach einer Weile wieder entspannt. Wir nennen das einen »harten Bauch« (siehe Seite 519). Eigentlich sind dies Übungs- oder Vorwehen. Harte Bäuche treten meistens dann auf, wenn dein Baby sehr stark wächst, wenn du Verstopfung hast oder eine Blasenentzündung. Du wirst auch merken, dass dein Bauch häufiger hart wird, wenn du Stress hast. Aber sei unbesorgt, ein harter Bauch schadet deinem Baby nicht. Übrigens sind harte Bäuche nicht nur für diese Woche typisch. Sie können bis zur Geburt vorkommen. Lass dich aber untersuchen, wenn die harten Bäuche schmerzhaft sind und regelmäßig oder sehr oft auftreten!

### 24 Erledigen und Praktisches

✓ Stillen ist bei Weitem der beste Start für dein Kind. Deine Milch ist immer warm und griffbereit, außerdem perfekt auf die Bedürfnisse des Babys abgestimmt. Aber es ist manchmal auch anstrengend. Wenn du stillen willst, kannst du schon während der Schwangerschaft einen Stillkurs besuchen. So bereitest du dich und dein Baby perfekt vor, damit du ihm später dann bestmöglich die Brust geben kannst. Und wir sprechen hier nicht nur die Schwangere an! Auch die Partner lernen dabei. So wissen beide Elternteile über alles Wichtige Bescheid, und dein Partner kann dich unterstützen und motivieren, wenn es mal etwas schwieriger wird.

# Woche 25

## KURZ UND KNAPP

- Die Haut deines Babys wird immer rosiger.

- Dein Baby verfügt jetzt über eine erste Form von zirkadianem Schlafrhythmus. Es »bekommt« ihn von der Mutter.

- Die Lunge, vor allem die Lungenbläschen und Verästelungen, werden weiterentwickelt und ausgeweitet.

### Von außen

Die Haut deines Babys wird immer rosiger. Manchmal auch rot oder etwas durchscheinend mit rosa »Flecken«. Die rötliche Farbe entsteht durch das Blut. Weil die Haut noch halb transparent ist, sieht man an manchen Stellen rote Flecken. Hier schaust du durch die Haut direkt auf ein Blutgefäß. An anderen Stellen ist dein Baby durchscheinend rosa. Dort ist die Haut schon weniger durchsichtig, und daher schwächt sich das Rot in Rosa ab. Jetzt wird die Haut immer dicker und undurchsichtiger. Sie ähnelt immer mehr unserer erwachsenen Haut.

### Von innen

Dein Baby folgt jetzt einem zirkadianen Schlaf-wach-Rhythmus, wenn auch nur vorübergehend. Sobald die Nabelschnur durchtrennt wird, verschwindet er vorläufig. Denn die chemischen Stoffe, die den Schlaf-wach-Rhythmus regeln, bekommt dein Baby über die Nabelschnur frei Haus von dir geliefert.

Seine Lunge muss noch um einiges reifer werden, wenn sie bald selbstständig atmen will, auch wenn sie schon viel übt. In den kommenden Wochen liegt der Fokus auf der Lungenreifung und der noch feineren Entwicklung der Lungenbläschen.

# Woche 26

## KURZ UND KNAPP

- Diese Woche öffnen sich nach mehreren Wochen wieder die Augen.
- Dein Baby zeigt jetzt auch den Moro-Reflex: einen Vorläufer der Schreckreaktion.
- Ab dieser Woche existiert eine Art primitiver Gasaustausch: Sauerstoff rein, Kohlendioxid raus.
- In der Lunge haben sich die Bereiche, in denen sich die Lungenbläschen (Alveoli) formen werden, gut entwickelt.
- Länge und Gewicht deines Babys: 31 Zentimeter und 900 Gramm.

### Von außen

Wochenlang waren die Augen deines Babys geschlossen. Das wird sich ändern, denn um diese Woche herum öffnen sich die vollständig geformten Augen wieder. Vielleicht fragst du dich, welche Farbe die Augen des Babys haben. Die Augenfarbe wird von den Genen vorgegeben, aber zum jetzigen Zeitpunkt haben alle Föten europäischer Abstammung noch blaue und afrikanische oder asiatische hellbraune oder hellgraue Augen. In den ersten sechs Monaten nach der Geburt des Babys wirst du sehen, ob sich die Farbe verändert. Manchmal ist die definitive Augenfarbe auch erst nach drei Jahren erreicht.

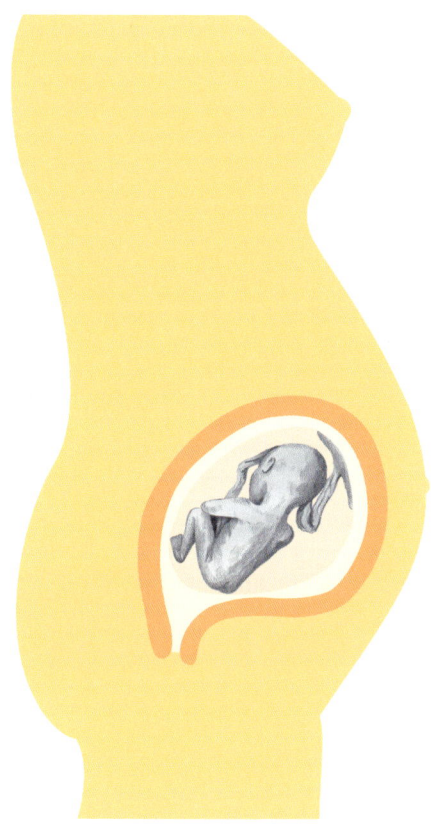

## Von innen

Dein Baby verfügt jetzt über einen weiteren gut funktionierenden Reflex, den Moro-Reflex. Der ist zwar schon seit ein paar Wochen da, kann aber erst jetzt beobachtet werden. Der Moro-Reflex ist ein Vorläufer der Schreckreaktion von uns Erwachsenen. Direkt nach der Geburt wird dein Baby darauf getestet. Dieser Reflex tritt bei Babys, geboren oder ungeboren, dann auf, wenn sie erschrecken. Zum Beispiel durch ein lautes Geräusch. Dabei schlucken sie viel Fruchtwasser (du kannst es mit unserem Nach-Luft-Schnappen vergleichen), die Augen zwinkern, und die Schulterblätter ziehen sich zusammen. Auch die Gliedmaßen können sich dabei ruckartig bewegen. Das klingt vielleicht schlimm, aber es ist eine ganz natürliche und gute Reaktion auf Angst.

Auch wenn das Zeigen des Moro-Reflexes hier bei Woche 26 angegeben ist, kann es sein, dass dein Baby ihn schon früher hatte. Manche Entwicklungen haben einen festen Termin, manche nicht. Beim Moro-Reflex ist es noch schwieriger, einen Termin zu bestimmen, da Mädchen ihn im Durchschnitt früher zeigen als Jungen.

Der Moro-Reflex beweist, dass dein Baby nun wirklich hören kann und bei lauten Geräuschen erschrickt. Inzwischen ist sogar erwiesen, dass Babys, die häufig oder mehrere Stunden lang lauten Geräuschen ausgesetzt sind, dieselben Folgeschäden erleiden können wie Erwachsene: Hörverlust. Verrückterweise wird davor nicht gewarnt, obwohl es doch so wichtig ist!

Ab dieser Woche findet in der Lunge übrigens schon eine Art primitiver

Gasaustausch statt: Sauerstoff rein, Kohlendioxid raus. In der Lunge haben sich die Bereiche, in denen sich die Lungenbläschen (Alveoli) formen werden, gut entwickelt.

Die Lungenbläschen befinden sich ganz am Ende jeder Verzweigung der Bronchien. Sie sind speziell dafür gemacht, Sauerstoff aufzunehmen und Kohlendioxid abzugeben. Die Lunge wird in einem wirklich hohen Tempo auf die Außenwelt und das selbstständige Atmen vorbereitet. Die Innenfläche der Lunge ist nun mit einer Substanz überzogen, die dafür sorgt, dass sich die Lungenflügel aufblasen und leeren können, ohne einzufallen. Natürlich macht die Lunge das erst, wenn zum ersten Mal Luft hineinströmt, also bei der Geburt.

### 26 Veränderungen in deinem Körper

Deine Gebärmutter »hängt« an den Mutterbändern in deinem Bauch und wird immer schwerer, nicht nur weil dein Baby wächst, sondern auch wegen des Fruchtwassers und ihrer eigenen Größe. Die Bänder, die vor der Befruchtung nur 100 Gramm tragen mussten, haben es also inzwischen ziemlich schwer. Aber mach dir keine Sorgen, sie sind dafür gemacht. Trotzdem spürst du sie manchmal als ein Ziehen, manchmal schmerzt es auch richtig. Gönne dir dann Ruhe und achte ab jetzt besonders auf deine Haltung. Auf Seite 581 findest du noch mehr Tipps gegen Bänderschmerzen.

### 26 Erledigen und Praktisches

- ✓ Die Überlebenschance deines Babys, sollte es jetzt geboren werden, liegt schon bei 70 Prozent, und sie wird jeden Tag größer.
- ✓ Hast du dich schon um das Kinderzimmer und die Erstausstattung gekümmert? Jetzt kannst du wahrscheinlich noch gut shoppen gehen, daher sind diese Wochen perfekt dafür geeignet. Aber andererseits hast du noch sehr viel Zeit, du musst dich also nicht stressen.

# Woche 27

## KURZ UND KNAPP

- In den Augen bilden sich jetzt Zapfen und Stäbchen.
- Der letzte Spurt, der Wachstumsendspurt des Gehirns (vor der Geburt), beginnt nun.
- Das Gehirn verbraucht 50 Prozent der Energie, die dein Baby erhält.
- Die Haut ist schon viel weniger transparent und gleicht unserer immer mehr. Das eingelagerte Fett polstert den Körper.
- Dein Baby hat eine etwas höhere Körpertemperatur als wir Erwachsenen.
- Länge deines Babys: 32 Zentimeter.

## Von außen

Die Augen deines Babys sind schon sehr weit entwickelt und werden diese Woche noch etwas besser, denn die Zapfen und Stäbchen bilden sich. Mit ihnen kann der Mensch Licht wahrnehmen. Die Stäbchen sind lichtempfindlich und nehmen auch das kleinste bisschen Helligkeit wahr. Aber sie können keine Farben erkennen, und das Bild ist nicht sehr klar. Die Zapfen dagegen sind weniger lichtempfindlich, aber sie sorgen für die Farbwahrnehmung und für Sehschärfe. Dein Baby bildet nun ungefähr 100 Millionen Stäbchen und 7 Millionen Zapfen.

## Der Körper

In zehn Wochen ist die Geburt. Dann muss dein Baby groß und stark genug sein, um allein zu atmen und Nahrung (Milch) zu verarbeiten. Deshalb legt es nun noch einen Wachstumsspurt ein. Diesmal startet das Gehirn: Es wächst jetzt so schnell wie noch nie in der Schwangerschaft und im ganzen späteren Leben. In der kommenden Zeit wächst es um 500 Prozent! Für diese Leistung braucht dein Baby unglaublich viel Energie: 50 Prozent der Energie, die durch die Nabelschnur zum Baby geleitet wird, fließt in das Gehirn.

Die Haut deines Babys ist nicht mehr transparent und sieht beinahe so aus wie unsere eigene. Sie ist auch nicht mehr so verschrumpelt, da sich jetzt unter der Haut Bindegewebe und Fettreserven befinden. Die Fettreserven sorgen nicht nur für den optischen Eindruck eines properen Babys, sondern sind auch für das Leben außerhalb der Gebärmutter wichtig. Sie werden sofort in Energie umgesetzt, sobald dein Baby welche braucht. Sollte einmal keine Nahrung zugeführt werden, dein Baby aber Energie benötigen, greift es auf diese Fettreserven zurück.

Dies ist ein Trick von Mutter Natur, um in Zeiten von Nahrungsknappheit das Überleben des Babys zu sichern. In unserer westlichen Welt sind die Reserven eigentlich kaum noch nötig. Dieser Wohlstand ist jedoch noch relativ neu, und unser Körper hat sich noch nicht angepasst. Daher lagert er immer noch so gerne Fett ein. Gegen dieses Fett kämpfen wir Erwachsenen später oft an. Aber bei deinem Baby ist es wirklich nötig, um für die Geburt eine Reserve anzulegen. Die Fettreserven haben allerdings noch eine andere Funktion: Sie halten auch die Körpertemperatur des Babys konstant. Aber das kommt erst nach der Geburt zum Tragen. Jetzt wird die Körpertemperatur noch über die Plazenta der Mutter reguliert. Übrigens liegt die Temperatur etwas höher als bei uns, nämlich zwischen 37,8 und 38,8 Grad.

### 27 Veränderungen in deinem Körper

Nicht nur dein Baby legt einen Wachstumssprint ein. An der Waage wirst du sehen, dass auch Mama fleißig mitmacht. Im Durchschnitt nehmen Frauen in den kommenden Wochen ungefähr 400 Gramm pro Woche zu. Das ist ganz normal und sogar sehr gut. Du legst Reserven für dein Baby an und machst deinen Körper bereit für die Geburt. Achte aber weiter gut auf deine Ernährung. Essen für zwei sollst du immer noch nicht. Iss einfach gut, regelmäßig und vor allem gesund (siehe Seite 236).

### 27 Erledigen und Praktisches

✓ Wenn dein Baby ungeplant jetzt schon auf die Welt kommen sollte, läge seine Überlebenschance bereits bei 90 Prozent. Und dieser Prozentsatz wird jeden Tag höher. Aber am besten wächst dein Baby weiterhin in deinem Bauch.

✓ Jetzt solltest du dein Baby eigentlich jeden Tag mehrmals spüren können.

> **Meilensteinmoment**
>
> Dies ist das Ende des zweiten Trimesters. Dein Baby ist nun viermal so groß, und alle lebenswichtigen Körperteile sind angelegt. Im kommenden Trimester muss es vor allem noch größer und stärker werden. Für viele Frauen ist das zweite Trimester das angenehmste und schönste. Das Risiko einer Fehlgeburt ist fast ganz vom Tisch, der Bauch beginnt zu wachsen, die meisten Beschwerden sind Vergangenheit, die Müdigkeit nimmt ab, und der Kontakt zum Baby wird immer intensiver, da seine Bewegungen nun spürbar sind. Kurz gesagt: Ein Trimester voller Genussmomente. Das heißt natürlich nicht, dass der Genuss jetzt vorbei ist und das letzte Trimester weniger schön wird. Nein! Am Ende des kommenden Trimesters steht das Ereignis, auf das die ganze Zeit hingearbeitet wird: die Geburt deines Weltwunders.

# Woche 28

## KURZ UND KNAPP

- Die Wimpern und Augenbrauen sind vollständig.
- Dein Baby hat ab jetzt eine Vorliebe für bestimmte Geräusche.
- Der »Atemrhythmus« verändert sich.

### Von außen

Die Wimpern und Augenbrauen sind vollständig, und das Auge kann bereits Tränen bilden. Dank der Stäbchen kann dein Baby jetzt auch auf Licht reagieren. Wenn durch die Gebärmutter und das Fruchtwasser viel Licht in seine Augen fällt, ziehen sich die Pupillen zusammen. Genauso, wie sie es nach der Geburt tun werden. Im Dunkeln werden die Pupillen weiter, sodass mehr Licht hindurchgelangen kann.

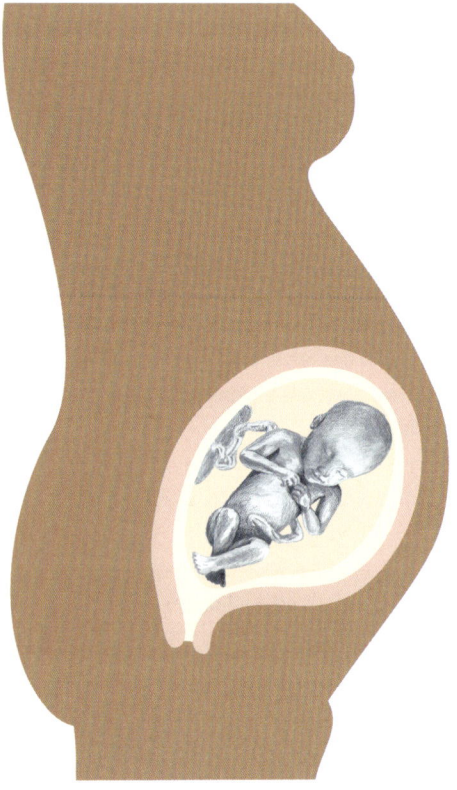

Dein Baby hört nun schon seit ein paar Wochen, genau wie du, die Umgebungsgeräusche. Und es lernt, sie immer besser wahrzunehmen. Es hat sogar schon eine gewisse Vorliebe für bestimmte Geräusche. Föten hören lieber tiefere Töne, da sie im Bauch besser wahrzunehmen sind. Außerdem mögen sie rhythmische Klänge wie klassische Musik oder Balladen. Manche Forschende behaupten sogar, Babys werden intelligenter, wenn sie im Bauch viel klassische Musik hören. Vor allem Mozart empfiehlt sich. Manche Studien bestätigen diese Behauptung, andere nicht. Eines ist sicher: Dein Baby genießt die Musik und wird davon ruhiger.

Der »Atemrhythmus« deines Babys verändert sich diese Woche. Es macht nun längere und tiefere Atembewegungen. Natürlich »atmet« es dabei keinen Sauerstoff, sondern es saugt Fruchtwasser ein. Es geht ja schließlich nur darum, die Bewegung zu üben. Die muss nämlich perfekt und eigenständig funktionieren, wenn dein Baby bald auf die Welt kommt.

### 28  Veränderungen in deinem Körper

In deinem Bauch ist es ziemlich voll geworden, und du hast sicher schon gemerkt, dass deine Organe einen anderen Platz eingenommen haben. Diese Enge hat aber auch einen Vorteil: Ab jetzt kannst du von außen, mit den Händen auf dem Bauch, dein Baby spüren. Wenn du weißt, wie es geht und was du suchst, kannst du sogar spüren, wo der Rücken ist, wo der Po und wo die Füße. Bitte deine Hebamme um Tipps. Und wie immer heißt es auch hier: Übung macht den Meister. Je öfter du es probierst, desto besser kannst du irgendwann alle Körperteile deines Kindes ertasten.

### 28 Erledigen und Praktisches

✓ Ab jetzt verlangen Fluggesellschaften eine Fit-to-fly-Bescheinigung (Flugtauglichkeitsbescheinigung) von dir, um sicherzugehen, dass eine Flugreise für dich gesundheitlich noch möglich ist. Oft darfst du nach der 36. Woche nicht mehr fliegen, wenn du Mehrlinge erwartest, schon nach der 34. Woche nicht mehr. Das ist übrigens von Airline zu Airline verschieden.

> **Keuchhusten**
> Keuchhusten ist eine durch Bakterien verursachte, ansteckende Krankheit. In der Folge kann es zu einer Entzündung der Atemwege kommen. Babys sind in den ersten Monaten nach der Geburt nicht gegen Keuchhusten geschützt, sie können eine Lungenentzündung entwickeln oder gefährliche Atemnot bekommen, manchmal wird auch das Gehirn nicht ausreichend mit Sauerstoff versorgt, und manche Kinder sterben an den Folgen. Seit Kurzem können sich Schwangere im dritten Trimester gegen Keuchhusten impfen lassen. Dein ungeborenes Kind erhält dabei über Nabelschnur ebenfalls Antikörper. Wenn du dich impfen lässt, muss dein Baby erst im dritten Monat nach der Geburt geimpft werden. Mehr Informationen geben dir deine Hebamme oder dein Arzt.

# Woche 29

## KURZ UND KNAPP

◆ In den kommenden elf Wochen wird sich das Gewicht deines Babys ungefähr verdoppeln.

◆ Dein Baby hat immer weniger Platz in deinem Bauch.

- Die Nase ist schon ganz fertig.

- Dein Baby schlägt Purzelbäume und macht Tritt-, Streck- und Greifbewegungen.

- Länge deines Babys: 34 Zentimeter.

### Von außen
Würde dein Baby jetzt geboren werden, könnte die Nase größtenteils schon richtig arbeiten. Der Geruchssinn ist »fertig«. Frühchen, die in der 29. Schwangerschaftswoche geboren werden, können gleich Gerüche wahrnehmen. Auch das ist ein Trick von Mutter Natur: Nach der Geburt erkennt das Baby sofort den Geruch von Milch und von Mama.

**Der Körper**
Dein Baby hat gerade noch genug Platz, um sich richtig zu bewegen. Es schlägt sogar Purzelbäume, aber lange wird das nicht mehr gehen. In den kommenden elf Wochen wird sich das Gewicht deines Babys nämlich verdoppeln!

Neben den Purzelbäumen merkst du jetzt auch, wie dein Baby viele Trittbewegungen, Streckbewegungen und Greifbewegungen macht. Du spürst die Bewegungen deines Kindes, und manchmal siehst du sie auch, weil sich der Bauch bewegt oder asymmetrische Formen annimmt. Sei unbesorgt, wenn diese Bewegungen in den kommenden Wochen weniger werden. Dein Baby hat einfach immer weniger Platz dafür, weil sein Körper immer größer wird.

### Veränderungen in deinem Körper
Eine Woche hat zwar immer noch sieben Tage, es dauert aber scheinbar trotzdem länger, bis sie vorüber ist. Eigentlich denkst du nur noch an eine Sache: Wann beginnt der Mutterschutz, und wann habe ich endlich Zeit für die letzten Vorbereitungen? Dein Körper braucht nun immer mehr Ruhe und du auch. Das »Cocooning« (siehe Seite 506) hat begonnen. Du ziehst dich immer mehr in dich selbst zurück, lebst immer mehr in deiner eigenen Welt. Das ist ganz normal, denn dieses Verhalten gehört zur Vorbereitung deines Körpers auf die Geburt.

**29** **Erledigen und Praktisches**
✓ Irgendwann im dritten Trimester ist es Zeit, die Geburtskarten zu entwerfen (oder entwerfen zu lassen). Du kannst die Geburt deines Kindes aber auch auf andere Art und Weise bekanntgeben. Da gibt es so viele Möglichkeiten … Hauptsache, es ist für euch die schönste Version.

# Woche 30

## KURZ UND KNAPP

♦ Dein Baby kann jetzt hohe Töne von tiefen unterscheiden.

♦ Dein Baby trinkt immer häufiger vom Fruchtwasser, unterscheidet verschiedene Geschmäcker und reagiert mit (unbewussten) Gesichtsausdrücken.

♦ Wahrscheinlich wird im Bauch viel am Daumen gelutscht.

♦ Länge und Gewicht deines Babys: 35 Zentimeter und 1,5 Kilogramm.

**30** **Das Gehör**
In dieser Woche verfeinert sich das Gehör deines Babys. So kann es jetzt hohe und tiefe Töne besser voneinander unterscheiden. Aber nicht nur das Gehör selbst wird besser, auch die Verbindung zwischen Gehör und Gehirn. Irgendwann zwischen Woche 30 und 36 können Babys sogar manche Geräusche wiedererkennen. Die Augen können jetzt ganz geöffnet werden, und auf dem Kopf des Babys wächst ein richtiger Haarschopf.

### Von innen

Die verschiedenen zirkadianen Rhythmen (siehe Seite 69), die biologischen Rhythmen, sind nun alle gleichgeschaltet. Der zuletzt dazugekommene Schlaf-wach-Rhythmus folgt demselben Schema wie alle anderen. Kurz gesagt: Dein Baby hat jetzt eine echte innere Uhr. Doch sobald die Nabelschnur

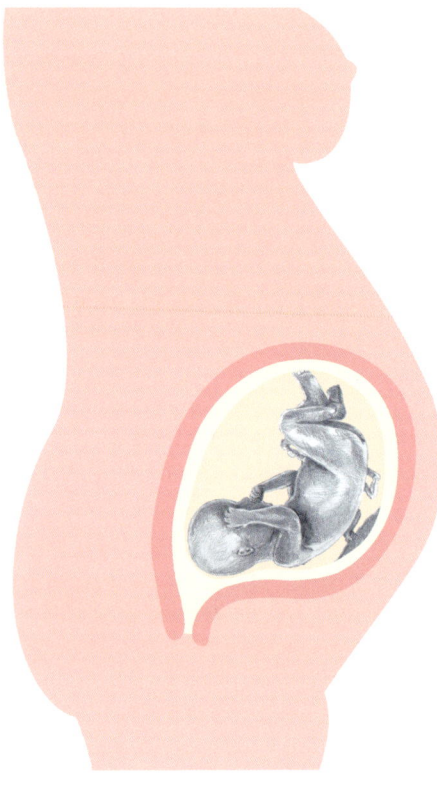

durchtrennt ist und keine mütterlichen Hormone mehr zum Baby gelangen, wird seine innere Uhr zurückgesetzt, und das Baby muss alle zirkadianen Rhythmen von allein entwickeln und »programmieren«.

In dieser Woche verändert sich die Zusammensetzung des Fruchtwassers, dadurch wird es etwas süßer. Das schmeckt besser, und die Föten nehmen es öfter in den Mund und machen Schluckbewegungen. Die Föten bekommen so schon einen Vorgeschmack auf die süße Muttermilch, die es direkt nach der Geburt zu trinken gibt.

Der Geschmack des Fruchtwassers beeinflusst nicht nur die getrunkene Menge, sondern auch den Gesichtsausdruck des Babys beim Trinken. Ja, das klingt unglaublich, aber dein Baby kann jetzt schon verschiedene Mienen aufsetzen, wenn ihm ein Geschmack gefällt oder nicht. Der Geschmack des mütterlichen Essens verändert ziemlich schnell den Geschmack des Fruchtwassers. Ein Fötus nimmt innerhalb 1 Stunde den Geschmack von Knoblauch aus dem Mittagessen wahr! Föten sind jetzt übrigens immer noch Synästheten. Sie riechen etwas, und gleichzeitig schmecken, fühlen und sehen sie es sogar. Jede Wahrnehmung ist ein Gesamterlebnis für dein Baby (siehe Seite 54).

**Der Körper**
Die Wahrscheinlichkeit ist groß, dass dein Baby vom vielen Daumenlutschen schon eine Blase auf dem Daumen oder an der weichen Stelle zwischen Daumen und Zeigefinger hat. Wenn es gerade nicht am Daumen nuckelt, greift

dein Baby auch gerne nach der Nabelschnur und schwingt sie hoch und runter. Jetzt kann es noch akrobatische Übungen machen, aber schon bald wird dafür kein Platz mehr sein.

### 30 Veränderungen in deinem Körper

Dein Körper merkt nun zweifelsohne, dass du einige Extrakilos mit dir herumträgst. Viele Frauen klagen nun über mehr oder weniger starke Schmerzen im unteren Rücken oder im Becken. Sprich immer mit deiner Hebamme oder deiner Frauenärztin darüber. Sie kann entscheiden, ob alles noch im Rahmen ist, und dir Tipps geben.

### 30 Erledigen und Praktisches

Wahrscheinlich überlegt ihr schon seit Wochen, welchen Namen euer Kind bekommen soll, aber jetzt ist es wirklich an der Zeit, eure Liste auf die absoluten Favoriten zu kürzen.

Hast du dir schon über den Wochenbettbesuch Gedanken gemacht? Willst du lieber, dass Freunde und Verwandte einzeln zu Besuch kommen, wie es traditionell üblich ist, oder planst du eine Baby-Party, zu der alle auf einmal kommen? Logischerweise findet so eine Party nach dem Wochenbett statt, sonst wäre es zu viel Stress für deinen Körper und dein Baby, das erst noch zur Ruhe kommen und kräftiger werden muss.

# Woche 31

## KURZ UND KNAPP

- Im Körper deines Babys werden bereits zahlreiche Hormone ausgeschüttet.
- Dein Baby führt nun schon in 40 Prozent der Zeit Atembewegungen aus.
- Länge deines Babys: 36 Zentimeter.

### Von innen

Die Nebennieren produzieren jetzt schon eine Reihe von Hormonen, zum Beispiel Adrenalin, Noradrenalin, Cortisol und Aldosteron. Jungen außerdem Androgene und Mädchen mehr Östrogene. Die Menge an Steroiden und Hormonen, die seit Woche 20 ausgeschüttet wird, hat sich inzwischen verdoppelt und wird sich in den kommenden Wochen noch einmal verdoppeln.

Genau wie in der vergangenen Woche steigt auch in dieser die Anzahl der Atembewegungen. Logisch, denn bald schon müssen die Babys selbst atmen. Dein Baby führt nun bereits in 40 Prozent der Zeit Atembewegungen aus.

Vor ein paar Wochen konntest du in diesem Buch lesen, dass dein Baby ziemlich komplett ist, und jetzt ist auch die letzte Feinarbeit so gut wie geschafft. Es bleibt eigentlich nur noch eine wichtige Aufgabe für die nächsten Wochen: noch viel größer und noch viel kräftiger werden.

### Veränderungen in deinem Körper

Jede Woche bereitest du dich weiter auf die Geburt vor. Deine Hormone spielen um diese Woche herum wieder verrückt, und das hat manchmal seltsame Folgen. Du bist vielleicht noch empfindlicher, nicht nur emotional, sondern auch was die Sinneseindrücke angeht. Du riechst Dinge, die du früher nicht gerochen hast, du hörst die leisesten Geräusche und fühlst dich vielleicht wie ein anderer Mensch. Deine Normen und Werte verändern sich. Die schlimmen Dinge um dich herum nehmen dich vielleicht mehr mit als sonst. Du machst die Nachrichten aus, wenn es um Kindersterblichkeit in anderen Erdteilen geht. Wenn du einen traurigen Film schaust, fließen die Tränen nur so über deine Wangen. Das ist alles ganz normal, mach dir also keine Sorgen.

Ab jetzt fühlst du eventuell öfter ein seltsames Ziehen im Bauch, die sogenannten Senkwehen. Die sind überhaupt nicht schädlich, sondern nützlich, denn sie sorgen dafür, dass sich dein Kind ins Becken senkt, bis der Kopf hinter dem Schambein liegt.

### Erledigen und Praktisches

✓ In ein paar Wochen ist es so weit. Bis dahin hast du noch Zeit, das Kinderzimmer herzurichten. Aber vergiss nicht: Du darfst jetzt wirklich keine schweren Gegenstände mehr heben.

# Woche 32

## KURZ UND KNAPP

- Die Flaumhärchen fallen zum Großteil aus und schwimmen im Fruchtwasser.

- An den Zehen sitzen feine Zehennägel, die eigentlich noch weiche Häutchen sind.

- In den letzten acht Wochen verdoppelt sich das Gewicht des Gehirns.

### Von außen

In den letzten Wochen war der ganze kleine Körper mit Lanugohärchen bedeckt. Aber in dieser Woche fallen sie zum Großteil aus und schwimmen im Fruchtwasser. Da dein Baby das Wasser trinkt, gelangen Haare als Mekonium in Babys Darm. Sie bilden den ersten, schwarzen und klebrigen Stinker, den du in der Windel finden wirst. Ein Teil der Lanugohärchen bleibt auf Babys Haut und ist dann nach der Geburt noch zu sehen. Du brauchst nicht zu erschrecken, diese Haare fallen bald aus. Die Lanugohärchen sind nur vorübergehend da und nicht mit der Körperbehaarung, die ein Mensch später im Leben entwickelt, zu vergleichen.

Auf den Zehen des Babys sind nun auch die Zehennägel gut zu erkennen. Sie sind schon etwas länger da, waren aber bis jetzt kaum zu sehen.

Und auch in dieser Woche beginnt wieder ein Verdoppelungsspurt: Während der letzten acht Wochen wird das Gehirn deines Babys doppelt so schwer. Die Gewichtszunahme kommt vor allem durch die Entstehung der Myelinscheide, die die Nervenzellen umgibt. Myelin ist ein weißer, fetthaltiger Stoff, der wie eine Isolierschicht dafür sorgt, dass die Impulse schneller weitergeleitet werden.

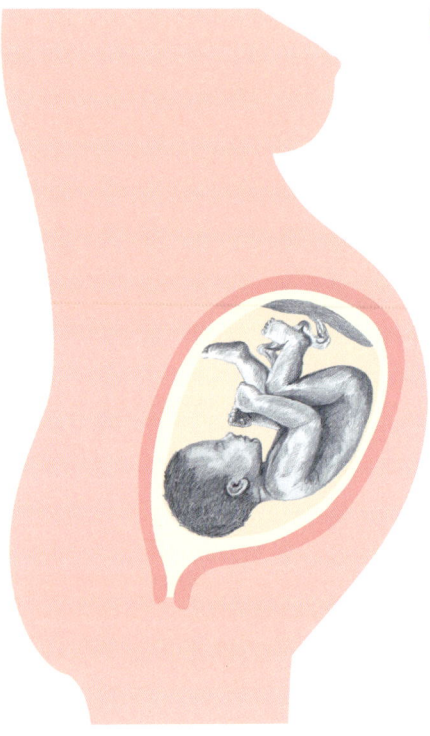

## 32 Veränderungen in deinem Körper

Deine Brüste sind wahrscheinlich noch ein wenig voller geworden. Vielleicht trat auch schon ein wenig Milch aus. Das ist ganz normal und wird immer häufiger passieren, denn sie bereiten sich auf das Stillen vor. Viele Frauen bemerken das zum ersten Mal beim Orgasmus. Das ist aber kein Grund zur Sorge. Manchmal spritzt die Milch dabei sogar richtig, ihr seid also gewarnt. Es kann aber auch sein, dass deine Brüste gar nicht gewachsen sind und auch nicht auslaufen. Auch das ist normal und sagt überhaupt nichts über die spätere Stillfähigkeit und Milchmenge aus.

Vielleicht träumst du im Moment sehr intensiv und seltsam, aber auch das gehört dazu. Die merkwürdigsten Träume können dabei sein. Zum Beispiel, dass du dein Baby irgendwo liegen lässt oder dass du dein Kind bei einem Überfall wieder in deinen Bauch stecken willst. Du realisierst immer mehr, dass du bald ein kleines Lebewesen in den Armen halten wirst, für das du verantwortlich bist.

## 32 Erledigen und Praktisches

✓ Erwartest du Mehrlinge? Dann darfst du ab jetzt nicht mehr fliegen. Nicht, dass Fliegen für dein Baby gefährlich wäre, aber das Risiko, dass du während des Fluges ohne professionelle Hilfe gebären musst, ist zu groß.

✓ Ein Gipsabdruck ist eine wunderbare Erinnerung an deinen runden Bauch. Der nasse Gips wird in Streifen auf deinen (mit Vaseline eingecremten) Bauch gelegt und ist innerhalb von ein paar Minuten trocken. Sobald er ausgehärtet ist, kannst du ihn vorsichtig abnehmen, die Kanten abschleifen und ihn anmalen. Es gibt Do-it-yourself-Sets für zu Hause, du kannst so einen Abdruck aber auch professionell anfertigen lassen.

✓ Ab jetzt kann sich das Baby in dein Becken senken. Im Durchschnitt beginnt dieser Prozess zwischen Woche 32 und 38, aber wenn du schon einmal ein Kind bekommen hast, kann es auch erst während der Geburt so weit sein (siehe Seite 423).

# Woche 33

## KURZ UND KNAPP

♦ Mit Ausnahme der Schädelteile werden die Knochen des Babys härter.

♦ Länge deines Babys: 38,5 Zentimeter

### Von innen

Alle Körperteile sind nun da, wo sie hingehören, und wachsen, was das Zeug hält. Die Knochen werden härter und noch fester. Mit Ausnahme des Schädels, also eigentlich der Schädelteile. Alle fünf bleiben weich, sodass sie sich während der Geburt teilweise übereinanderschieben können, damit das Baby durch den Geburtskanal passt. Nach der Geburt kannst du auch selbst sehen, dass die Teile noch nicht ganz verwachsen sind. In der Mitte des Kopfes deines Babys kannst du sogar ab und zu seinen Pulsschlag erkennen. Das ist kein Grund zur Sorge. Genau genommen gibt es zwei solche weichen Stellen, an denen die Schädelknochen des Neugeborenen noch nicht miteinander verwachsen sind: Die kleine Fontanelle befindet sich am Hinterkopf. Sie wächst nach acht Wochen zu. Die große Fontanelle sitzt zentral auf dem Schädel und ist erst nach sechs Monaten bis anderthalb Jahren geschlossen. Diese Öffnung, an der das Gehirn nur durch die Haut von der Außenwelt abgeschirmt ist, muss besonders geschützt werden. Achte also gut darauf.

## 33 Veränderungen in deinem Körper

Du wirst wahrscheinlich merken, wie du dich immer mehr »in dich zurückziehst«. Du bist mit dem Kopf woanders, du vergisst Dinge. Du stößt überall an und hörst nicht, wenn jemand dich anspricht. Auch so ein typisches Schwangerschaftsleiden. Erstens steckst du in einem Körper, der jeden Tag größer und schwerer wird. Logisch, dass du dich deshalb öfter stößt. Und dann kommt noch die Unaufmerksamkeit dazu. Nicht alle Frauen verspüren sie in gleichem Maße, und keine weiß, ob sie betroffen sein wird. Wir reagieren alle auf unsere individuelle Weise, und das macht die Schwangerschaft ja auch so schön.

Noch ein typisches Merkmal dieser Wochen ist der Nestbautrieb: Du hast auf einmal unbändige Lust, deine Wohnung zu putzen und Ordnung zu schaffen. Ehe du dich versiehst, stehst du schon mit Schrubber und Lappen bewaffnet im Zimmer. Du tust alles, um das »Nest« vorzubereiten, bevor das Baby kommt.

## 33 Erledigen und Praktisches

- ✓ Solltest du jetzt schon dein Baby bekommen, läge seine Überlebenschance bei 95 Prozent – und sie wird jeden Tag größer. Aber auch jetzt gilt noch: Nirgendwo kann dein Baby so gut groß und stark werden wie in deinem Bauch.
- ✓ Jetzt kannst du die schönsten Babybauchbilder machen, denn dein Bauch ist jetzt herrlich rund, aber noch nicht so extrem prall wie am Ende der Schwangerschaft ist. Deshalb ist ein Fotoshooting zwischen Woche 33 und 38 ideal.

# Woche 34

## KURZ UND KNAPP

- Die kleinen Nägel bedecken jetzt die Fingerspitzen.
- Dein Baby kann hell und dunkel unterscheiden.
- Alles deutet darauf hin, dass dein Baby jetzt schon bestimmte Geschmäcker bevorzugt.
- Länge und Gewicht deines Babys: 40 Zentimeter und 2400 Gramm.

### Die Entwicklung deines Babys

Die Nägel, die dein Baby schon seit Wochen hat, sind nun ganz ausgewachsen und bedecken zum ersten Mal die ganzen Fingerspitzen.

Dein Baby erkennt jetzt noch genauer den Unterschied zwischen hell und dunkel und reagiert noch stärker auf Wechsel. Seine Augen funktionieren also sehr gut.

Dein Kind ist nun beinahe fertig. Über die zahllosen Entwicklungen, die es in den letzten Wochen gemacht hat, und die Körperteile, die sich in zügigem Tempo entwickelt haben, kann man nur staunen. Aber die Liste der Wunder geht weiter. Am Ende der Schwangerschaft haben Babys nämlich schon eine Vorliebe für manche Geschmäcker, während sie andere gar nicht mögen!

### Veränderungen in deinem Körper

Mutterschutz ist kein Luxus, sondern ein echtes Muss, und du hast ein Recht darauf. Arbeiten ist jetzt einfach zu anstrengend. Jetzt ist Zeit, dich auf die Geburt vorzubereiten und letzte Dinge zu erledigen. Leg dich aufs Sofa und lies ein gutes Buch, verwöhne dich. Wenn du dir diese Ruhe gönnst, kannst du wunderbare Wochen erleben!

## 34 Erledigen und Praktisches

✓ Natürlich hoffen wir, dass es noch ein paar Wochen bis zur Geburt dauert, aber trotzdem ist es sinnvoll, jetzt schon in aller Ruhe die Kliniktasche zu packen. Auch dann, wenn du eine Hausgeburt planst. In die Tasche kommt alles, was du für dich und dein Baby brauchst, wenn du (unerwartet) ins Krankenhaus musst. Auf Seite 452 findest du eine Checkliste mit allen Dingen, die du einpacken solltest.

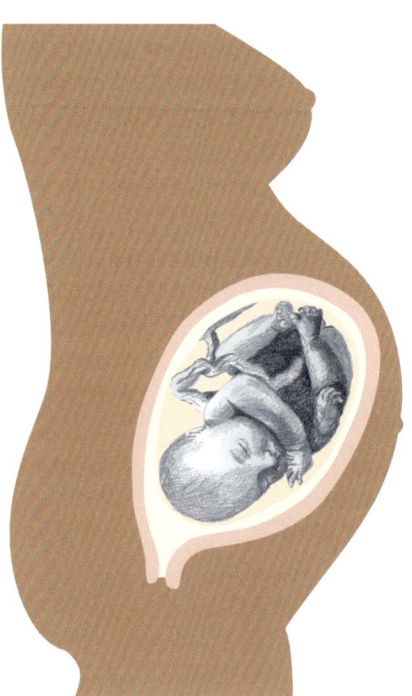

✓ Ratsam ist außerdem, schon jetzt die Babykleidung, Decken usw. zu waschen. Beim Transport neuer Kleidungsstücke werden häufig Pestizide in die Container gesprüht, um zu verhindern, dass sich ein Insekt, das versehentlich mit hineingeschlüpft ist, während des Transports vermehrt. Du kannst einfach dein gewohntes Waschmittel verwenden. Aber lieber keinen Weichspüler, weil darin Farb- und Duftstoffe enthalten sind, die Babys Haut irritieren könnten. Aus demselben Grund solltest du auch die Babymatratze jetzt aus der Verpackung holen und auslüften lassen.

# Woche 35

## KURZ UND KNAPP

- Die Haut des Babys ist nicht mehr durchsichtig und hat nun die Farbe, die sie bei der Geburt haben wird.

- Jeden Tag kommen neue Nervenverknüpfungen im Gehirn dazu.

- Die Wangen sind schön rund.

- Länge deines Babys: 42 Zentimeter. In den kommenden Wochen werden es noch 7 bis 8 Zentimeter mehr. Aber es ist wie immer bei Mittelwerten: Manche Babys sind größer, manche kleiner.

### Die Entwicklung deines Babys

Die Haut deines Babys hat nun die Farbe, die sie bei der Geburt haben wird. Babyhaut ist oft gut durchblutet und dadurch rosig. Für Babys mit einem dunkleren Hautton gilt: Die Hautfarbe ist bei der Geburt viel heller, als man erwarten würde. An den Nagelhäuten lässt sich oft erkennen, wie dunkel die Haut werden wird. Eines steht aber fest: Dein Baby hat jetzt schon die Hautfarbe, die es direkt nach der Geburt haben wird.

Das Gehirn legt immer noch mehr, besser und schnellere Nervenverbindungen an. Dieser Prozess wird auch nach der Geburt weiterlaufen.

Die Wangen deines Babys sind schön rund. Nicht mehr lange, und du kannst sie küssen!

### Veränderungen in deinem Körper

Dein Baby wächst unablässig weiter, und das ist gut so. Du selbst spürst jetzt auch die Folgen dieses letzten, enormen Wachstumsspurts. Eventuell rutscht dein Baby nach unten, sodass sein Kopf auf deine Blase drückt. Dadurch musst du, wie zu Beginn der Schwangerschaft, öfter zur Toilette. Sackt das Köpfchen noch tiefer, sitzt es fest hinter dem Schambein. Für die Geburt ist es ideal, wenn sich dein Kind mit dem Kopf nach unten gesenkt hat. Liegt dein Baby anders herum, wird deine Hebamme dich in dieser oder in der nächsten Woche in eine gynäkologische Praxis schicken, die sich auf Drehungen spezialisiert hat.

### 35 Erledigen und Praktisches

✓ Wenn du einen Geburtsplan schreiben willst, kannst du ihn diese Woche fertig machen, ausdrucken und mit deiner Hebamme oder Frauenärztin besprechen. Auf Seite 414 liest du, was ein Geburtsplan ist und was du darin festlegen kannst.

# Woche 36

## KURZ UND KNAPP

◆ Jetzt nur noch ein Wachstumsspurt, dann geht's los!

◆ Länge deines Babys: ungefähr 46 Zentimeter.

### 36 Die Entwicklung deines Babys

Dein Baby ist nun wirklich so weit. Alle Körperteile sind da, nur das Wachstum geht weiter. In den kommenden Tagen und Wochen wird der Körper immer kräftiger und gedeiht prächtig. Manchmal wächst das Baby mehrere Zentimeter in der Woche! Da das Kind jetzt so groß ist, kann es sich kaum noch bewegen. Ihm bleibt nur noch, ein Mantra zu wiederholen: »Kräftiger werden, wachsen, kräftiger werden, wachsen.« So scheint es auf den einen Moment zu warten, der immer näher rückt.

### 36 Veränderungen in deinem Körper

Ausfluss oder Fruchtwasser? Du wirst merken, dass du häufiger Ausfluss hast und der dünner ist als sonst. Wenn du morgens aufstehst, rinnt vielleicht auch ein wenig an deinen Beinen herab. Das ist ganz normal. Kontrolliere nur immer

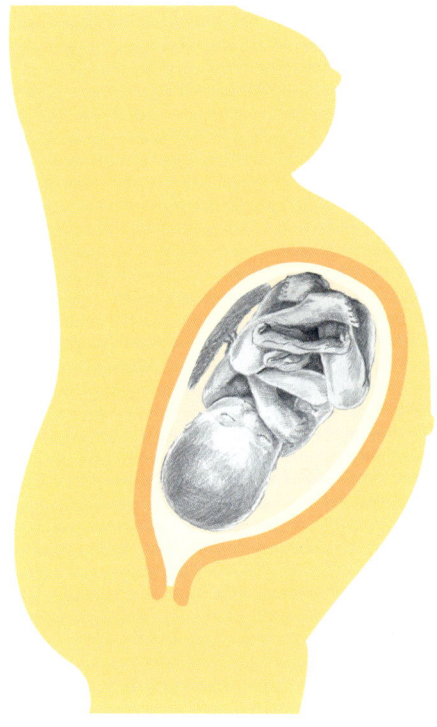

gut, ob es Ausfluss oder Fruchtwasser ist. Ausfluss ist weiß und milchig, Fruchtwasser ist klar. Außerdem riecht Fruchtwasser süßlich. Die genauen Unterschiede kannst du auf Seite 574 nachlesen. Informiere dich auch, was du tun solltest, wenn du Fruchtwasser verlierst (siehe Seite 425).

Du zählst wahrscheinlich, wie alle werdenden Eltern, auch schon die Tage und Stunden bis Woche 37, also bis nächste Woche. Aber verlass dich nicht zu sehr auf diese Zahl. Dein Baby könnte auch noch fünf Wochen länger in deinem Bauch bleiben. Versuche einfach, dein Leben weiterzuleben (auch wenn das Tempo ein ganz anderes ist!), sonst dauert das Warten noch länger.

### 36 Erledigen und Praktisches
- ✓ Ab jetzt darfst du nicht mehr fliegen. Das Risiko ist zu groß, dass die Geburt während des Fluges beginnt.
- ✓ Jetzt ist wirklich Zeit, die letzten Vorbereitungen zu treffen. Ist deine Kliniktasche gepackt? Wer passt auf die Geschwister auf, sofern schon welche da sind, während du und dein Partner in der Klinik oder im Geburtshaus seid?
- ✓ Speichere die Nummer deiner Hebamme, inklusive Schnellwahl, in dein Handy und in das deines (Geburts-)Partners oder deiner Partnerin.

# Woche 37 bis Woche 42

## KURZ UND KNAPP

♦ Dein Baby ist bereit. Nun kann es jeden Moment losgehen …

### Von innen
**37–42**

Alles sitzt an Ort und Stelle, und dein Baby ist groß und kräftig genug, um geboren zu werden und eigenständig zu überleben. In neun Monaten sind zwei Zellen voller genetischen Materials miteinander verschmolzen und haben sich zu einem vollständigen Baby vervielfacht. Die Organe und Sinnesorgane, das Gehirn, dieses unbeschreibliche Netzwerk von Nervenzellen, die Atemwege, der Verdauungstrakt, die Gliedmaßen, die Adern und Blutgefäße: Alles ist da. Das Gehirn deines Babys hat jetzt schon ein Viertel des Volumens, das es haben wird, wenn dein Sohn oder deine Tochter erwachsen ist, und enthält ungefähr 100 Milliarden Neuronen, die mit ungefähr 200 000 weiteren Neuronen verbunden sind. Ein komplizierteres, intelligenteres und komplexeres Netzwerk gibt es nicht. Und das alles ist in ein paar Monaten entstanden. Ein Wunder. Und schon bald liegt es in deinen Armen.

### Veränderungen in deinem Körper
**37–42**

Es ist so weit, du darfst dein Kind zur Welt bringen! Eine normale Schwangerschaft dauert zwischen 37 und 42 Wochen. Du hast ein ausgetragenes Baby im Bauch, und darauf darfst du ruhig stolz sein. Die kommenden Wochen werden dir wahrscheinlich viel zu lange vorkommen. Die Hebamme beziehungsweise Frauenärztin untersucht dich jetzt sehr regelmäßig (siehe Seite 141). Alle paar Tage oder jede Woche hast du einen Termin mit ihr.

### Warten, warten, warten …

Medizinisch gesehen sind du und dein Baby bereit. Aber trotzdem kann es sein, dass du noch warten musst. Das eine Baby kommt schon nach 38 Wochen, das andere erst nach mehr als 41 Wochen. Versteif dich also nicht zu sehr auf die 40 Wochen. Betrachte den errechneten Termin als einen Richtwert. Er ist ein Tag in einer Zeitspanne, in der du voraussichtlich dein Kind bekommen wirst. Vielleicht wird mit dir oder euch beschlossen, die Geburt anzuregen, das heißt »einzuleiten«. Das geschieht in den meisten Fällen, wenn das Kind nicht mehr optimal versorgt wird oder Komplikationen auftreten. Natürlich kann es sein, dass du nicht mehr kannst und unter körperlichen oder psychischen Beschwerden leidest. Dass dir alles zu schwer wird. Dann kannst du mit deiner Hebamme oder mit deinem Arzt besprechen, ob eine Einleitung eine Option ist. Sicher gibt es einen Grund, den wir aber noch nicht kennen, warum sich dein Baby jetzt noch nicht auf den Weg macht. Du kannst also auch einfach der Natur ihren Lauf lassen, auf deinen Körper vertrauen und innerlich loslassen. Übrigens entwickelt sich ein Baby nicht schneller oder langsamer, wenn es mit 38 oder 42 Wochen geboren wird. Nimm als Beispiel die Gehirnzellen: Sie reifen natürlich nicht zwei Wochen lang im Eiltempo, wenn die Geburt in Woche 38 ist. Andersherum pausiert die Reifung auch nicht zwei Wochen, wenn dein Baby erst nach 42 Wochen kommt. Dein Baby sitzt warm und sicher in deinem Bauch und wächst und entwickelt sich einfach weiter. Natürlich verhindert dieses Wissen nicht, dass sich das Warten für dich nun sehr, wirklich sehr lange anfühlen kann …

# 40 spannende Baby-Fakten

1. Ein Neugeborenes hat 300 Knochen, ein Erwachsener 206. Manche Knochen verwachsen noch miteinander.

2. Der Kopf eines Neugeborenen macht ein Viertel seiner Körperlänge aus. Zum Vergleich: Bei Erwachsenen ist es ein Sechstel.

3. Das Auge eines Neugeborenen ist nur 30 Prozent kleiner als das Auge eines Erwachsenen.

4. Die Lunge des Babys wird während der Geburt regelrecht leergepresst, um sich danach beim ersten Atemzug mit Luft zu füllen.

5. Die meisten Neugeborenen drehen ihren Kopf lieber nach rechts als nach links.

6. Ein Neugeborenes hat noch keine Kniescheiben, wie wir sie kennen.

7. Der Magen eines Neugeborenen ist nicht viel größer als eine Traube.

8. Neugeborene Babys können tauchen, das heißt, sie halten unter Wasser automatisch den Atem an und machen Schwimmbewegungen.

9. Ein Drittel aller Babys hat einen sogenannten »Storchenbiss«. Diese Geburtsmale sind groß oder klein, rosa oder violett, dick oder dünn. Es gibt sie in allen Variationen, und meist verschwinden sie, bevor das Baby sechs Monate alt ist.

10. Neugeborene sind, anders als oft angenommen wird, weder blind noch farbenblind. Sie nehmen die Farben zwar anders wahr als wir, aber das bedeutet nicht, dass sie sie gar nicht sehen.

11. Babys müssen das Scharfstellen der Augen erst lernen und sehen bis dahin Gegenstände oder Gesichter in einem Abstand von 30 bis 40 Zentimetern am schärfsten. Das ist ungefähr der Abstand zwischen den Augen der Mutter und denen des Babys beim Stillen. Die Natur hat das wirklich schön eingerichtet.

Auch wenn der Vater ihm nicht die Brust geben kann: Wenn er sein Kind im Arm hat, ist das genau derselbe Abstand. Magic.

12. Am besten erkennt das Neugeborene Kontraste. Die Natur hat sich deswegen einen Trick ausgedacht: Die mütterliche Brustwarze wird in der Schwangerschaft dunkler, wodurch sie einen größeren Kontrast zur Haut bildet und so für das Baby leichter zu finden ist.

13. Neugeborene bevorzugen süße Gerüche und Geschmäcker. Noch ein Trick: Die Brustwarzen der Mutter riechen süßlich, da die süße Muttermilch herauskommt.

14. Ein Neugeborenes hört genauso gut wie wir, allerdings werden die akustischen Signale erst nach einiger Zeit vom Gehirn besser interpretiert.

15. Auch der Geruchs- und der Geschmackssinn sind bei der Geburt schon optimal entwickelt. Aber auch hier gilt: Das Gehirn muss erst noch lernen, die Wahrnehmungen zu interpretieren und zu analysieren. Übrigens lernen wir unser ganzes Leben lang Neues dazu und passen unsere Wahrnehmung an.

16. Ein Baby wird als Synästhet geboren, was bedeutet, dass Eindrücke mit allen Sinnen wahrgenommen werden. Das Baby hört ein Geräusch nicht nur, es sieht, fühlt schmeckt und riecht es auch. Das bleibt so, bis das Kind den ersten Sprung in seiner geistigen Entwicklung macht.

17. Die Haarfarbe, die dein Baby bei der Geburt hat, sagt nichts über seine spätere Haarfarbe aus. Das erste Haar fällt in den kommenden Monaten vollständig aus und wird durch bleibendes Haar ersetzt. Auch das hat noch nicht die endgültige Farbe. Abwarten!

18. Ein Baby wird mit 70 Reflexen geboren.

19. Die empfindlichsten Tastrezeptoren sitzen bei der Geburt in und um den Mund herum. Darum »probiert« und »fühlt« ein Baby alles mit dem Mund.

20. Ein Baby kann erst nach vier Monaten den Geschmack von Salz erkennen.

**21** Bei der Geburt schlägt das Herz des Babys 140-mal pro Minute. Wenn dein Baby ungefähr ein Jahr alt ist, schlägt es noch 115-mal in der Minute.

**22** Wenn ein Neugeborenes und seine Eltern sich in die Augen schauen, gleichen sich ihre Herzfrequenzen an.

**23** Babys haben dreimal so viele Geschmacksknospen wie Erwachsene. Neugeborene verfügen über 30 000, Erwachsene »nur noch« über 10 000.

**24** Neugeborene Babys können kurzzeitig so eine Art Pubertät durchleben. Während der Schwangerschaft bekommt dein Baby über deinen Blutkreislauf das Hormon Östrogen. Hierdurch können vereinzelte weibliche Babys sogar eine sehr leichte Form von Menstruation haben und Brüste bekommen (Mädchen und Jungen!). Beides verschwindet nach ein paar Tagen wieder.

**25** Alle Zähne sind bei der Geburt schon da, verborgen unter dem Zahnfleisch.

**26** Das Gehirn macht bei der Geburt 10 Prozent des Gesamtgewichts des Babys aus.

**27** Untersuchungen haben gezeigt, dass Babys gleich häufig Mama oder Papa ähneln. Früher dachte man, alle Babys würden dem Vater ähnlich sehen. Man hielt das für einen Trick von Mutter Natur, um den Männern zu zeigen, dass sie wirklich der Vater sind. Diese Behauptung gehört ab jetzt ins Reich der Märchen.

**28** Innerhalb eines Jahres hat sich das Gewicht eines Neugeborenen verdreifacht.

**29** Am Tag der Geburt deines Babys feiern noch ungefähr 9 Millionen andere Menschen ihren Geburtstag.

**30** Babys können direkt nach der Geburt »krabbeln«. Nicht auf Händen und Knien, sie schieben sich eher mit den Beinen vorwärts. So bewegen sie sich nach oben, wenn man sie auf den Unterbauch der Mutter legt, um an die Brust zu kommen.

**31** Ein Baby erkennt direkt nach der Geburt Geräusche, die es schon im Bauch gehört hat.

**32** Ein neugeborenes Baby hört am liebsten die Stimme seiner Mutter. Die hat es im Bauch natürlich auch am häufigsten gehört.

**33** Hohe Töne und hohe Stimmen mag ein Neugeborenes am liebsten. Da wir das alle unbewusst wissen, sprechen wir mit ihnen in einer höheren Stimmlage.

**34** Neugeborene können noch keine Tränen bilden und weinen daher tränenlos.

**35** Ein neugeborenes Baby atmet häufiger als ein Erwachsener. Direkt nach der Geburt sind es 40 Atemzüge pro Minute, während Erwachsene 12- bis 20-mal atmen.

**36** Das Innenohr ist als einziger Körperteil schon vor der Geburt vollständig entwickelt.

**37** Der Darm eines Neugeborenen ist insgesamt 335 Zentimeter lang.

**38** Ein neugeborenes Baby pinkelt im Durchschnitt alle 20 Minuten. Nach sechs Monaten nur noch einmal die Stunde.

**39** Ein Baby macht fünf Wochen nach dem errechneten Termin (und nicht nach der Geburt) den ersten Sprung in seiner mentalen Entwicklung.

**40** Die Gehirnentwicklung des Babys geht weiter, auch wenn du überfällig bist. Und wenn du dein Kind früher als errechnet bekommst, reifen die Gehirnzellen vorher auch nicht schneller.

# VOR DER EMPFÄNGNIS

# Bevor du schwanger wirst

Du spürst ein Kribbeln und weißt: Du bist oder ihr seid bereit. Bereit, um Papa oder Mama zu werden. Weg mit den Verhütungsmitteln, her mit Folsäure und Vitamin D. Wollt ihr Sex nach Fruchtbarkeitsfenster oder lieber nicht? Und wie kannst du deinen Körper vor der Befruchtung noch vorbereiten? Und, und, und.

Wahrscheinlich schwirren dir noch 1001 ähnliche Fragen durch den Kopf. Sie sind ein Beweis dafür, wie spannend diese Zeit ist. Dein Baby ist noch nicht einmal in Sichtweite, und doch seid ihr schon in eine besondere Phase eingetreten.

> Bist du spontan schwanger geworden? Dann brauchst du dir über dieses Kapitel keine Gedanken zu machen. Du brauchst nur Vitamin D und Folsäure einnehmen, fertig! Solltest du das Rauchen noch nicht aufgegeben haben, dann war deine letzte Zigarette die letzte überhaupt. Und das Gläschen von gestern Abend war der letzte Alkohol für die kommenden Monate.

## FRÜHER VS. HEUTE

Vor noch nicht allzu langer Zeit wurden Frauen am laufenden Band schwanger. Sieben Kinder zu gebären war damals ganz normal. Das ist jetzt anders. Seit der Einführung von Verhütungsmitteln liegt die durchschnittliche Geburtenrate in Deutschland bei nur noch anderthalb Kindern je Frau. Im Vergleich zu früher also ein enormer Rückgang. Auch der geringere Einfluss der Kirche und die veränderte Rolle der Frau in der Gesellschaft haben Einfluss auf die Geburtenzahlen.

Heute können nicht nur verheiratete Hetero-Pärchen Eltern werden. Man muss schon lange (na ja, eigentlich erst seit zwei Generationen) nicht mehr verheiratet sein, um Kinder zu bekommen. Sogar Alleinstehende können Mutter oder Vater werden, und selbst Gay-Paare werden Eltern. Im Vergleich zu früher entscheiden wir uns heute auch bewusster für ein Kind.

Das klingt einfach, und das ist es oft auch. Aber auch hier gibt es einen Unterschied zu früher, denn immer mehr Menschen kämpfen mit Fruchtbarkeitsproblemen. Die Welt hat sich verändert, und das hat einen Einfluss auf unseren Körper. Zum Glück sind Veränderungen in deinem Lebensstil möglich, um die Chance auf eine Schwangerschaft zu vergrößern. Oft sind diese nötigen Veränderungen für Männer und Frauen gleich.

## SCHRITT 1: IN TOPFORM, BEVOR DU SCHWANGER WIRST

- **Hör auf zu rauchen.** Bei Raucherinnen ist die Chance auf eine Schwangerschaft 50 Prozent geringer als bei nicht rauchenden Frauen. Was die Fruchtbarkeit angeht, werden Männer durch das Rauchen übrigens nicht weniger beeinflusst. Die Samenzellen rauchender Männer sind oft missgebildet, in der Anzahl geringer und von schlechterer Qualität, und durch das Nikotin kann sogar das Erbgut geschädigt sein. Erst drei Monate nach der letzten Zigarette sind die Samenzellen »rauchfrei«. Passivrauchen ist übrigens auch nicht gut. Sorg also dafür, dass du keinen Rauch einatmest, weder aktiv noch passiv.
- **Trink nur wenig Alkohol.** Sobald eine Schwangerschaft besteht, ist Alkohol für die Frau absolut tabu. Aber auch jetzt, kurz bevor du schwanger wirst, solltest du deinen Konsum lieber einschränken. Ab und zu ein Glas Bier, Wein oder Sekt ist aber erlaubt (auch wenn manche Experten sogar davon abraten). Das gilt übrigens sowohl für Männer als auch für Frauen. Bei Frauen wirkt sich Alkohol auf das Östrogen im Blut aus, das wiederum den Zyklus beeinflusst. Bei Männern wird durch Alkohol die Ausschüttung von Testosteron gehemmt und das bereits freigesetzte Testosteron abgebaut. Hierdurch nimmt die Anzahl der Samenzellen ab, und der Anteil der missgebildeten Samenzellen steigt.
- **Achte auf dein Gewicht.** Das gilt für Frauen und Männer gleichermaßen. Glaub dem Ammenmärchen nicht, wonach das Gewicht des Mannes keinen Einfluss auf die Fruchtbarkeit hat. Menschen mit einem gesunden Gewicht haben einen BMI (Body Mass Index) zwischen 18 und 25. Wenn du wissen willst, wo dein BMI liegt, such online nach einem BMI-Rechner. Der BMI wird immer häufiger kritisch gesehen, da er Muskelmasse und Fettverteilung außer Acht lässt, aber er ist trotzdem ein guter Indikator. Mit fach-

kundiger Hilfe kannst du dein Idealgewicht erreichen. Jetzt machst du das immerhin nicht nur für dich, sondern auch für dein zukünftiges Baby. Vielleicht ist dies ein Ansporn für dich, mehr Sport zu treiben und gesund zu essen.

- **Vermeide Stress.** Ja, das ist manchmal leichter gesagt als getan, aber da, wo es möglich ist, solltest du wirklich Stress vermeiden. Dein Zyklus wird nämlich durch Stress beeinflusst, und du brauchst einen natürlichen Zyklus, um schwanger zu werden. Bei Männern beeinflusst Stress den Hormonhaushalt. Für sie ist Stressreduktion also genauso wichtig.
- **Bewege dich genug.** Eigentlich selbstverständlich, aber Bewegung macht einen enormen Unterschied, wenn es darum geht, schwanger zu werden. Als Faustregel kannst du dir merken, dass du auf mehrere Tage verteilt 150 Minuten pro Woche aktiv sein solltest. Das müssen wirklich nicht zweieinhalb Stunden im Fitnessstudio sein. Eher 150 Minuten mäßiges bis intensives Training. Bei mäßigem Training erhöhen sich Atem- und Herzfrequenz etwas, aber du kannst dich dabei noch unterhalten, ohne außer Atem zu kommen. Bei intensivem Training dagegen gehst du wirklich bis an deine Grenzen (mehr dazu ab Seite 365).
- **Es klingt wie ein überflüssiger Rat, aber: keine Drogen.** Sie beeinflussen die Qualität von Ei- und Samenzellen. Ich meine damit alle Soft-, Smart- und Harddrugs, Pilze eingeschlossen. Ebenso Cannabis (Hasch und Gras), Liquid Ecstasy, Amphetamine (Speed), LSD, xtc (Ecstasy), Kokain, Heroin etc.
- **Keine anabolen Steroide.** Auch die haben einen sehr negativen Einfluss auf die Gesundheit der Samenzellen. Männer, die anabole Steroide einnehmen, riskieren eine geringere Qualität ihrer Samenzellen, bilden weniger Spermien und entwickeln häufiger eine Impotenz. Auch Eizellen werden durch anabole Steroide beeinflusst. Also: Finger weg.
- **Nehmt du oder dein Partner Medikamente?** Dann fragt bei Hausarzt, Therapeutin oder in der Apotheke nach, ob das Mittel Einfluss auf Ei- oder Samenzellen hat. In diesem Falle könnt ihr eventuell ein anderes Präparat verschrieben bekommen.

## BEREIT, UM SCHWANGER ZU WERDEN?

Tatsächlich beginnt das Abenteuer Elternschaft, wenn du dich für ein Kind entscheidest, also noch vor der Empfängnis. Wenn du beschlossen hast, ein Kind in die Welt zu setzen, ist es nur vernünftig, einige medizinische und praktische Dinge zu klären. Gibt es eventuell in der Familie Erbkrankheiten? Lass deine Zähne und deine Medikation noch einmal kontrollieren und dein Blut und das deines Partners auf übertragbare Geschlechtskrankheiten testen, unter anderem auf Chlamydien. Wenn Chlamydien vor der Befruchtung behandelt werden, verringerst du das Risiko einer Gebärmutterschleimhautentzündung nach der Geburt. Ebenso das Risiko auf vorzeitige Wehen, eine Frühgeburt, einen vorzeitigen Blasensprung und ein niedriges Geburtsgewicht des Kindes. Außerdem verhindert die frühzeitige Behandlung von Chlamydien, dass der Säugling bei der Geburt Augen- und Atemwegsinfektionen erleidet.

> **Sprechstunde vor der Empfängnis**
> Möchtest du mit einer Frauenärztin oder einer Hebamme darüber sprechen, wie du gesund schwanger werden kannst? Dafür gibt es spezielle Sprechstunden. Viele Praxen bieten diese Möglichkeit an. Bei dieser Gelegenheit kannst du Fragen klären bezüglich deines Gewichts, deiner Medikamente, Erbkrankheiten in der Familie, Blutsverwandtschaft oder wenn du Zweifel hast, ob du nach einer traumatischen Geburt wieder schwanger werden willst.

### Mögliche Erbkrankheiten in der Familie

Dein zukünftiges Baby erbt eure DNA. Euer genetisches Material, also die Gene eurer beiden Familien. Bei Samenspendern wird vor der Spende überprüft, ob Erbkrankheiten vorliegen. Wenn du »normal« schwanger wirst, gibt es keinen Standardtest. Daher wäre es schlau, sich die Gene selbst einmal anzuschauen. Frag nach, ob es in euren Familien Erbkrankheiten gibt. Bei manchen Erbkrankheiten kann überprüft werden, ob das betreffende Gen bei dir oder deinem Partner vorliegt, bei anderen Krankheiten geht das nicht. Wenn du Träger eines bestimmten Gens bist, kann das bedeuten, dass du zwar gar nicht merkst, dass du diesen Gendefekt in dir trägst, ihn aber trotzdem an deine Kinder weitergeben könntest, bei denen er dann zu einer Erkrankung führen kann.

Wenn du mehr über die (eventuelle) Vererbbarkeit einer bestimmten Erkrankung wissen willst, wende dich an die jeweilige Patientenvereinigung, oder lass dich von deinem Hausarzt an einen Humangenetiker überweisen. Dann erfährst du, ob du das Gen trägst und wie hoch das Risiko ist, dass es dein Baby erbt. Was ihr mit dem Wissen anfangt, dass du oder dein Partner eventuell eine Erkrankung in sich trägt, bleibt euch überlassen. Ihr solltet darüber bewusst nachdenken.

## Zum Zahnarzt

Es klingt verrückt, aber es ist sehr vernünftig, zum Zahnarzt zu gehen, bevor du schwanger bist. Lass deine Zähne gründlich reinigen und Röntgenaufnahmen machen, vielleicht sind die gerade sowieso fällig. Da die Röntgenstrahlung beim Zahnarzt nicht in die Nähe des Bauches gelangt, kannst du das aber auch noch während der Schwangerschaft machen lassen. Trotzdem wird die Zahnärztin oder der Zahnarzt auf Nummer sicher gehen wollen und die Aufnahmen vorher machen. Wenn sie oder er sich ein allgemeines Bild der Lage machen will, ist die Zeit vor der Schwangerschaft dafür ideal.

Viele Untersuchungen haben ergeben, dass die Mundgesundheit in direktem Zusammenhang mit der Gesundheit des ganzen Körpers steht. Man weiß inzwischen, dass großflächige Entzündungen im Mund das Risiko erhöhen können, hohen Blutdruck oder eine Fehl- oder Frühgeburt zu erleiden. Falls du also ein Zahnputzmuffel bist, ist es nun wirklich Zeit, die Zahnseide einmal am Tag auszupacken und zu benutzen und zweimal am Tag jeweils zwei Minuten die Zahnbürste kreisen zu lassen.

Auf Seite 231 liest du alles über das Gebiss, die Zahnbehandlung und deren Einfluss auf die Schwangerschaft.

## Zur Apotheke oder in die Hausarztpraxis

Bevor du schwanger wirst, ist es sinnvoll zu überprüfen, ob dein Partner oder du Medikamente einnehmt, die einen negativen Einfluss auf die Reifung und die Qualität von Eizellen oder Samenzellen haben. Das kannst du deinen Apotheker oder deinen Hausarzt fragen. Ein Vorteil bei der Apotheke ist, dass du dort keinen Termin machen musst, sondern einfach nur hingehst. Sollten deine Medikamente einen Einfluss haben (durchaus möglich), müssen sie durch ein anderes Mittel ersetzt werden. Dann musst du doch einen Termin beim Hausarzt machen, um zusammen mit ihm eine wohlüberlegte Entscheidung zu fällen.

> **Frei verkäufliche Medikamente**
> Nicht alle Medikamente werden vom Hausarzt verschrieben, und damit wird auch nicht geprüft, ob ihre Verwendung jetzt gerade vernünftig ist. Darum ist es wichtig, dass du bei frei verkäuflichen Medikamenten den Beipackzettel gründlich liest. Sogar ein »einfaches« Schmerzmittel kann schon einen Einfluss auf dein ungeborenes Baby haben (siehe Seite 298). Das gilt auch für naturmedizinische Kräutermischungen. Hast du Zweifel? Dann bitte deinen Apotheker oder deine Apothekerin um Rat.

**Dein Blut testen lassen?**
Um es deutlich zu sagen: Im Prinzip brauchst du mit einem gesunden Körper dein Blut nicht testen zu lassen, bevor du schwanger wirst. Trotzdem ist es manchmal sinnvoll, es doch zu tun. Bei Frauen geschieht schließlich einiges im Körper, wenn sie schwanger sind, und darum ist die ideale Ausgangsposition ein gesunder und fitter Körper. Du könntest zum Beispiel deinen Eisenwert überprüfen lassen, wenn du gerade eine Weile unter Blutarmut gelitten hast. Wenn du dir Gedanken wegen deines Blutzuckers machst, solltest du den auch bestimmen lassen.

Falls du und dein Partner noch nicht auf sexuell übertragbare Krankheiten getestet worden seid, ist es sinnvoll, das jetzt nachzuholen. So können diese Krankheiten noch vor der Schwangerschaft diagnostiziert und behandelt werden. Das vergrößert die Chance auf eine gesunde Schwangerschaft und verringert das Risiko, dass du dein Baby damit ansteckst. Diese Untersuchung muss dir übrigens nicht peinlich sein! Aus Scham werden immer noch viel zu viele Tests nicht gemacht. Aber das ist natürlich reine Vogel-Strauß-Taktik. Seitdem wir anders auf die Ehe schauen, hat sich auch das Dating-Verhalten verändert. Wir heiraten nicht mehr (immer) unsere Jugendliebe, wir bleiben nicht unbedingt den Rest unseres Lebens verheiratet, bis dass der Tod uns scheidet, und wir bekommen zusammen auch keine sieben Kinder mehr. Wir entscheiden uns für Kinder und für einen Partner. Ein Nachteil dessen ist das erhöhte Risiko, sich mit sexuell übertragbaren Krankheiten zu infizieren. Also:

Lasst euch beide checken und schämt euch nicht! Ihr könnt euch übrigens auch anonym testen lassen.

## ARBEIT UND RISIKEN

In manchen Berufen wird mit Stoffen gearbeitet, die möglicherweise einen Einfluss auf die Fruchtbarkeit oder den gesunden Start einer Schwangerschaft haben. Arbeitest du (als Mann oder Frau) in einem der unten stehenden Berufe, oder weißt du nicht genau, ob du mit bestimmten Stoffen in Berührung kommst, dann nimm Kontakt mit deinem Betriebs- oder Hausarzt auf. Es geht namentlich um:

- Apotheker und Apothekerinnen, PTAs
- Berufstätige im Land- und Gartenbau (in Verbindung mit Pflanzenschutzmitteln)
- Pflegekräfte, Mediziner und Medizinerinnen, Laboranten und Laborantinnen (auch im Röntgenbereich), OP-Mitarbeiter
- Metallarbeiter und Metallarbeiterinnen
- professionelle Reinigungskräfte

Arbeitest du häufig mit chemischen Mitteln und/oder (radioaktiver) Strahlung, aber dein Beruf ist hier nicht aufgelistet? Dann suche zur Sicherheit deine Betriebs- oder Hausärztin auf.

## ZUSÄTZLICH EINNEHMEN IN VORBEREITUNG AUF ...

Um in Topform zu kommen und dafür zu sorgen, dass es sowohl deinem Körper als auch deinem Baby an nichts fehlt, ist es sinnvoll, schon vor der Empfängnis Folsäure und Vitamin D einzunehmen.

### Folsäure
Folsäure, auch bekannt als Vitamin $B_{11}$, sorgt von Anfang an für eine gesunde Entwicklung des Babys in deinem Bauch. Wenn die Mutter genug Folsäure im Körper hat, verringert sich zum Beispiel das Risiko von neurologischen

Anomalien, wie eines »offenen Rückens« oder einer Lippen-Kiefer-Gaumen-Spalte. Daher wird geraten, nicht nur in den ersten zehn Wochen der Schwangerschaft Folsäure einzunehmen, sondern schon vor der Empfängnis damit zu beginnen (siehe Seite 269). Was viele Menschen nicht wissen: Laut neuester Untersuchungen musst du Folsäure auch nicht mehr so lange einnehmen.

**Vitamin D**
Unser Körper benötigt Vitamin D, um Kalzium aus der Nahrung aufzunehmen. Immer mehr Untersuchungen zeigen, dass wir als Erwachsene, vor allem als Schwangere, mehr Vitamin D brauchen als angenommen. Auch scheinen immer mehr Menschen einen Mangel an Vitamin D zu haben. Wenn du ein Kopftuch trägst, ist das Risiko eines Vitamin-D-Mangels noch höher. Darum gilt inzwischen für alle Frauen, die schwanger werden möchten, der Rat, neben Folsäure auch Vitamin D zuzuführen (10 Mikrogramm am Tag). Wenn du mit der Einnahme wartest, bis du schwanger bist, verpasst du die ersten Wochen. In denen bist du zwar schon schwanger, weißt es aber noch nicht. Vitamin D ist auch gut für Nicht-Schwangere. Wenn du es also ab jetzt einnimmst, tust du dir etwas Gutes, aber auch deinem Baby, das vielleicht in diesem Monat entsteht.

> **Für die Papas und Mit-Mütter, die kein Baby im Bauch haben werden ...**
> Auch wenn ihr zusammen ein Kind bekommt – einer von euch beiden wird demnächst kein Baby im Bauch haben. Trotzdem ist es toll, zusammen einen gesunden Lebensstil zu wählen, denn davon profitieren alle. Wenn ihr gemeinsam gesünder lebt, hat der andere auch etwas davon. Zusammen das Rauchen aufgeben, zusammen weniger Alkohol: Es hilft, es stärkt euch, und es ist der erste Schritt in Richtung einer echten Familie.

# BYE BYE, VERHÜTUNG

Wenn du schwanger werden willst, darfst du natürlich nicht mehr verhüten. Je nachdem, wie ihr bisher verhütet habt, kannst du sofort oder erst nach ein paar Monaten schwanger werden.

## Die Pille

Beende die Einnahme der Pille nach der letzten Tablette eines Blisters. Nach der anschließenden Menstruation kann dein natürlicher Zyklus wieder in Gang kommen. Das dauert bei der einen Frau kürzer, bei der anderen länger. Manche Frauen haben ihre Regel genau vier Wochen später wieder, bei anderen dauert es ein paar Monate. Viele Ärzte raten, mit dem Schwangerwerden zu warten, bis der Körper einmal von alleine menstruiert hat. Dann weißt du, dass deine natürliche Hormonfabrik wieder funktioniert. Außerdem hat das auch einen praktischen Vorteil: Du wirst sofort wissen, wenn deine Regel überfällig ist und du schwanger bist. Benutzt zwischen dem Absetzen der Pille und deiner ersten natürlichen Periode einfach Kondome.

## Hormonstäbchen (Implanon)

Ein Hormonstäbchen ist ein Implantat, das in den Oberarm eingesetzt wird und dort kontinuierlich genau so viel Hormone freisetzt, dass du nicht schwanger wirst. Willst du aber schwanger werden, musst du zuerst das Stäbchen entfernen lassen. Danach solltest du warten, bis dein Zyklus wieder von selbst in Gang gekommen ist, du also einmal deine Periode hattest.

## Kondom

Habt ihr mit Kondomen verhütet? Dann kannst du sofort schwanger werden. Du hast keine zusätzlichen Hormone im Körper, und daher war dein Zyklus auch nie gestört.

## Dreimonatsspritze

Die Dreimonatsspritze wirkt, wie der Name schon sagt, drei Monate. Eigentlich ist das praktisch, jetzt aber nicht. Überlege dir also schon vor der nächsten Spritze, ob möglicherweise bald dein Kinderwunsch erwacht. Sollte es noch nicht so weit sein, du aber auch kein Vierteljahr warten willst, könnt ihr in der Zwischenzeit zum Beispiel Kondome benutzen.

## Spirale

Eine Spirale kann jederzeit entfernt werden, nicht nur während der Periode. Ab dem Moment, in dem sie entfernt wird, bist du nicht mehr »geschützt«. Trotzdem ist es sinnvoll zu warten, bis die Hormone (bei einer Hormonspirale) aus dem Körper verschwunden sind und du einen normalen Zyklus hast. Im

Durchschnitt ist es nach zwei Monaten so weit, aber wie das so ist mit Durchschnittswerten, weißt du ja: Die eine Frau menstruiert genau nach vier Wochen wieder, und bei der anderen dauert es ein halbes Jahr. Verwendet in der Zeit zwischen der Entfernung der Spirale und deiner ersten Menstruation Kondome.

Bei der Kupferspirale sieht es anders aus: Sie enthält keine Hormone. Sobald die Spirale raus ist, kannst du direkt schwanger werden.

> **Verhütung war bei euch nie Thema?**
> Schwanger werden, wenn ihr alleinstehend oder ein Damen- oder Herrenpaar seid, funktioniert etwas anders. Ihr müsstet andere Dinge tun und regeln, bevor ihr Mutter oder Vater werdet.

## DIE OVULATION: DEINE FRUCHTBAREN TAGE

Als du in die Pubertät kamst, hast du wahrscheinlich zur Genüge gesagt bekommen, dass du immer an Verhütung denken musst, dass du nie weißt, ob du nicht schwanger werden könntest, und dass es keine »sicheren« Tage gibt. Das ist auch nicht ganz falsch, aber eine genauere Betrachtung lohnt sich. Die Wahrheit ist, dass du nur kurz vor und kurz nach dem Eisprung, der Ovulation, fruchtbar bist. Bei einem unregelmäßigen Zyklus weißt du tatsächlich nicht genau, wann du schwanger werden könntest. Hinzu kommt, dass selbst »regelmäßige« Frauen ab und zu einen unregelmäßigen Zyklus haben können. Jetzt verstehst du, warum wir den Teenagern sagen, dass sie sich immer vor einer ungewollten Schwangerschaft schützen sollen.

Aber jetzt willst du sicher genauer wissen, wann du fruchtbar bist. Fruchtbar bist du nur an fünf bis sechs Tagen im Monat: den vier bis fünf Tagen vor deinem Eisprung und an dem Tag des Eisprungs plus einige Stunden des folgenden Tages.

## Was ist ein Eisprung?

In den Eierstöcken der Frau reifen die Eizellen, bis einmal in vier Wochen ein Ei so reif ist, dass es »springt«. In *Oje, ich wachse*-Manier könntest du sagen: Das ist der allererste Sprung im Leben deines zukünftigen Babys. In diesem Falle ist es sogar tatsächlich ein Sprung. Die Eierstöcke, die Ovarien, sind nämlich nicht direkt mit den Eileitern verbunden, sondern hängen an einer Membran unter dem Eitrichter, der am Eileiter sitzt. Das reife Ei muss also wirklich einen Satz machen. Die Eizelle springt in den Eileiter, wo sie befruchtet werden kann (siehe Seite 13).

> **Ein Ei oder doch zwei ...**
> Manchmal reift nicht nur ein Ei, sondern zwei oder mehr. Werden alle befruchtet, spricht man von einem zwei- oder mehreiigen Mehrling. Ein eineiiger Zwilling entsteht aus einer Eizelle und einer Samenzelle. Meistens teilt sich dabei die befruchtete Eizelle auf geheimnisvolle Weise vor dem zehnten Tag, wodurch aus einer Eizelle und einer Samenzelle zwei Embryos entstehen, die sich mit genau denselben Genen entwickeln (siehe Seite 326).

## Deine fruchtbaren Tage bestimmen

Zuerst wollen wir einmal festhalten: Du musst nicht wie eine Wilde rechnen und zur errechneten Stunde Sex haben, um schwanger zu werden. Es spricht einiges dafür, einfach regelmäßig miteinander zu schlafen und damit den Druck herauszunehmen. Trotzdem haben viele Paare präzise getimten Sex, damit sie möglichst schnell Erfolg haben. Und auch wenn es keine Garantien gibt, schadet ein »kontrollierter« Ansatz nicht. Grundsätzlich kannst du auf drei verschiedene Weisen deine fruchtbaren Tage bestimmen:

*1. Kenne deinen Zyklus*
Je besser du deinen Zyklus kennst, desto einfacher ist es, den Eisprung zu berechnen. Mit Zyklus ist gemeint: die Zeitspanne von Tag 1 der Menstruation bis Tag 1 der nächsten Menstruation. Im Durchschnitt (was nicht heißen muss, dass es bei dir auch so ist) findet der Eisprung am 14. Tag vor dem ersten Tag deiner nächsten Periode statt.

*2. Achte auf deinen Körper*
Wenn du deinen Körper genau beobachtest, wirst du merken, dass beim Eisprung bestimmte Symptome auftreten. Beispiele dafür sind:
- Veränderungen beim Zervixschleim (du hast dann einen anderen Ausfluss, oft ist er in der Unterhose sichtbar).
- Eine zwischen 0,2 und 0,5 Grad höhere Körpertemperatur (zu messen mit einem speziellen Thermometer, Stirn und Ohrthermometer sind nicht genau genug).
- Leichter Schmerz im Unterbauch (lerne auf diesen Schmerz bewusst zu achten).
- Zunahme des luteinisierenden Hormons (messbar mit einem Ovulationstest).
- Häufig hast du mehr Lust auf Sex (da will dir Mutter Natur ein bisschen helfen).
- Eine leichte Blutung kurz nach dem Eisprung (aber längst nicht bei allen Frauen).

Besonders Frauen mit einem unregelmäßigen Zyklus sollten ihren Körper so gut wie möglich kennenlernen, da er noch immer die besten Signale sendet. Die meisten Frauen haben rund um den Eisprung etwas Ausfluss, etwas hellen Schleim.

*3. Ovulationstest*
Ein Ovulationstest ist am zuverlässigsten. Der Test misst die Konzentration des luteinisierenden Hormons, die kurz vor dem Eisprung zunimmt und daher zuverlässig die fruchtbaren Tage angibt.

### Wenn du nicht von alleine einen Eisprung hast
Nicht alle Frauen haben jeden Monat einen Eisprung. Bei manchen springt selten oder nie eine Eizelle. In diesem Fall kannst du einen Eisprung anregen lassen (Ovulationsinduktion). Dafür sind Medikamente und/oder Injektionen nötig. Wenn es gelingt, einen Eisprung anzuregen, kannst du, wie alle anderen Frauen auch, rund um den Tag des Eisprungs herum schwanger werden.

**There's an app for that ...**
Du kannst mit einer der zahlreichen Eisprung-Apps deinen Zyklus tracken und auf Basis der eingegebenen Daten berechnen lassen, wann wahrscheinlich der nächste Eisprung ansteht. Aber bedenke bei diesen Apps: Die meisten sagen nur voraus, wann du einen Eisprung hast, doch auch in den Tagen davor bist du schon fruchtbar.

## WIE LANGE MUSS ICH WARTEN?

Wie schnell du schwanger wirst, hängt von deinen Genen, deinem Alter und deiner Lebensweise ab. Kurz: Es gibt keine definierte Anzahl von Tagen oder Monaten, die es dauert, bis du schwanger wirst. Sicher dauert es oft länger, als du dir wünschst. Ja, manche sind sofort schwanger, und die hörst du dann überall davon erzählen, wie schnell und einfach das ging. Die andere Seite der Medaille hört man nur selten. Paare, die schon ein Jahr oder länger »dabei« sind, behalten das oft für sich. Das ist verständlich, aber dadurch entsteht ein schiefes Bild. Schwanger werden ist wirklich nicht so einfach und selbstverständlich, wenn du dir die folgenden Zahlen ansiehst:

- schwanger innerhalb von 3 Monaten: 30 Prozent
- schwanger innerhalb von 6 Monaten: 70 Prozent
- schwanger innerhalb 1 Jahres: 80 Prozent
- schwanger innerhalb von 2 Jahren: 90 Prozent

Erwarte also nicht, dass du sofort schwanger wirst. Falls es doch passiert, gehörst du zu den glücklichen 30 Prozent, aber versteife dich nicht zu sehr darauf, sonst wirst du womöglich enttäuscht. Du bist nach einem Jahr immer noch nicht schwanger? Dann solltest du zu deiner Gynäkologin gehen, die mit euch überlegen wird, ob ihr vielleicht den Zyklus falsch berechnet habt oder ob ihr euren Lebensstil anpassen solltet. Oder sie überweist euch an eine spezialisierte Kinderwunschpraxis. Aber vergiss auch dann nicht: Es kann auch einfach länger als ein Jahr dauern. Manchmal lässt das perfekte Baby einfach auf sich warten.

# NA, BIST DU SCHWANGER?

# Ist es so weit? Bist du wirklich schwanger?

Bestimmt gehen dir 1000 Fragen durch den Kopf, wenn du denkst, dass »es« passiert sein könnte. Gewissheit bekommst du durch einen Schwangerschaftstest, aber den kannst du erst am ersten Tag nach der Fälligkeit deiner Periode machen. Trotzdem kann es sein, dass du schon »Veränderungen« wahrnimmst.

## SCHWANGERSCHAFT: ERSTE ANZEICHEN

Für diejenigen, die nicht bis zum Schwangerschaftstest warten können: Achtet auf euren Körper! Oft sendet er schon Signale einer Schwangerschaft aus. Oft, aber leider nicht immer. Hier kommen die häufigsten Anzeichen.

### Schmerzen in der Brust

Von Brennen bis Jucken und alles, was dazwischenliegt. Oft sitzt der Schmerz oder der Juckreiz im Bereich der Brustwarzen und direkt dahinter. Eigentlich logisch, denn der Schmerz, Juckreiz oder die andere Empfindung kommt daher, dass sich die Brüste schon jetzt auf das Stillen vorbereiten. Es ist eines der ersten Zeichen, dass sich dein Hormonhaushalt verändert. Unabhängig von dem seltsamen Gefühl fällt dir wahrscheinlich auf, dass deine Brüste geschwollen sind. Manchmal siehst du auch die Adern deutlicher durchschimmern.

Die Brüste wachsen in den kommenden Monaten weiter, aber das unangenehme Gefühl hört bald auf. Dein Körper muss sich erst an die Veränderungen in deinem Hormonhaushalt gewöhnen. Viele Frauen haben auch ein »ungewohntes« Gefühl in den Brüsten, aber das muss natürlich nicht sein. Wenn du keine Veränderungen spürst, sagt das nicht, dass du nicht schwanger bist.

### Veränderter Warzenvorhof

Manchmal kann man auch sehen, dass die Brustwarzen unter dem Einfluss von hCG, dem Hormon des ersten Trimesters (siehe Seite 279), schon ab Tag 6 der Einnistung etwas dunkler werden. Manche Frauen können das beobachten, bei anderen ist der Farbunterschied nicht so deutlich oder gar nicht sichtbar. Alles kann und nichts muss. Lies mehr über die Entwicklung deiner Brüste auf Seite 314.

### Übelkeit

Nicht umsonst wird Schwangerschaft von fast allen Menschen mit Übelkeit verbunden. Unter Übelkeit leiden mit Abstand die meisten Frauen, manche müssen sich sogar übergeben (siehe Seite 573). Auch das liegt an der Veränderung im Hormonhaushalt. Ab der Befruchtung steigt das hCG-Niveau im Blut enorm an, und dein Körper kann darauf mit Übelkeit reagieren.

### Müdigkeit

Auch die stärkste Frau kann wie aus heiterem Himmel von Müdigkeit überfallen werden, und das schon eine Woche nach der Empfängnis. Dabei geht es nicht um das Gefühl, schlecht geschlafen zu haben, sondern du wirst vom Schlaf richtig übermannt. Es fühlt sich an, als würdest du, wenn du auch nur kurz die Augen schließt, sofort in tiefen Schlaf fallen. Dieses Anzeichen wird oft einfach weggelächelt. Du weißt noch nicht einmal, ob du schwanger bist, und stellst dich jetzt schon an? Aber pass auf. Du musst die Müdigkeit ernst nehmen und alles ein wenig ruhiger angehen lassen. Zum Glück bleibt die Müdigkeit nicht lange so heftig. Nach dem ersten Trimester, manchmal auch schon früher, hat sich dein Körper an die hormonellen Veränderungen gewöhnt und alles ist wieder gut. Manchmal bleibt die Müdigkeit aber auch nach dem ersten Trimester bestehen, aber nicht so extrem (siehe Seite 547). Auch hierbei gilt: Längst nicht alle werdenden Mütter sind so extrem müde. Zieh also keine voreiligen Schlüsse, wenn du wach und topfit bist.

### Aufgeblähtes Gefühl

Ab der dritten Woche nach der errechneten Befruchtung (dem Tag, an dem eigentlich deine Regel kommen sollte) könntest du dich aufgebläht fühlen. Vergleichbar ist das mit dem Gefühl kurz vor der Periode. Daher ist diese Empfindung eigentlich kein guter Schwangerschaftsindikator.

### Einnistungsblutung

Wahrscheinlich erschrickst du, wenn du ein paar Tropfen Blut im Schlüpfer findest, aber ein paar Tröpfchen müssen nichts Schlimmes bedeuten. Die Tropfen sind nämlich nicht mit einer Menstruationsblutung zu vergleichen. Sie sind rot bis braun, manchmal auch hellrot, und werden durch die Einnistung der befruchteten Eizelle in die Gebärmutterschleimhaut verursacht. Das passiert ungefähr sechs bis zwölf Tage nach der Befruchtung, also kurz vor dem Zeitpunkt, ab dem du einen Schwangerschaftstest machen kannst. Möglicherweise hast du nicht nur eine Blutung bei der Einnistung, sondern kannst sie auch in Form eines leichten Bauchkrampfes spüren. Aber auch hier gilt: Nicht alle Frauen haben eine Einnistungsblutung.

**Bauchgefühl**
Du hast es einfach … Dieses bestimmte Gefühl, das Bauchgefühl, das dir sagt, dass du schwanger bist. Vielleicht hast du auch gar keine anderen Symptome, du weißt es aber einfach. Ist das vielleicht die erste Erfahrung mit deinem Mutterinstinkt?

## ÜBERFÄLLIGKEIT

Die Tage des Wartens liegen hinter dir. Vielleicht hast du schon das eine oder andere an deinem Körper bemerkt. Vielleicht sind die Signale auch eindeutig, aber du wagst noch nicht, ihnen zu glauben. Vielleicht stellst du dich auch ganz unnötig auf eine Enttäuschung ein. Was auch immer du fühlst, ab dem Fälligkeitstag der Periode kannst du einen Schwangerschaftstest machen. Bei einem unregelmäßigen Zyklus ist dieser Zeitpunkt schwerer zu bestimmen. Dann ist es wahrscheinlich am besten, den Test mehrfach zu wiederholen, wenn du immer noch nicht deine Tage bekommen hast.

> **Papas und Mit-Mamas**
> Leider ist es für die Elternteile, die kein Baby unter dem Herzen tragen, schwieriger, etwas zu spüren. Eigentlich ist es sogar unmöglich. Was aber nicht heißen soll, dass ihr nicht zusammen spüren könnt. Vielleicht siehst du Veränderungen, die deiner Partnerin gar nicht auffallen. Auch hilft es deiner Partnerin, darüber zu sprechen, wenn du alles mit Humor nimmst und ihr in jedem Fall deutlich machst, dass du sie bei eurem gemeinsamen Abenteuer unterstützt. Frauen, die schwanger werden wollen und noch keine Gewissheit haben, fühlen sich in den Tagen vor dem Test oft allein. Sie empfinden es als ihre Verantwortung, sollte es nicht geklappt haben. Natürlich stimmt das nicht, es fühlt sich aber so an. Zusammen könnt ihr besser mit Zweifel und Hoffnung umgehen.

## Wie der Schwangerschaftstest funktioniert

Jeder Test für zu Hause funktioniert im Prinzip gleich: Das Stäbchen misst, ob hCG im Urin ist. Dafür ist übrigens kein Morgenurin nötig. Manchmal unterscheidet sich die Art, wie der Test abzulesen ist. Bei dem einen erscheint ein Strich, bei dem anderen sind es zwei, wobei der eine nur ein Kontrollstrich ist, der anzeigt, ob der Test funktioniert hat. Der zweite Strich erscheint nur, wenn im Urin hCG zu finden ist. Und das ist es nur, wenn du schwanger bist. Wenn du also einen zweiten Strich siehst, bedeutet das, dass du schwanger bist. Manche Tests machen es dir noch leichter, bei denen liest du einfach in Worten ab, ob es geklappt hat oder nicht, und manchmal steht dort sogar, wie lange schon!

### Testen mit Zahnpasta und Zucker

Manche schwören ja darauf: Schwangerschaftstest mit Zahnpasta. Das geht so: Du mischst Morgenurin mit weißer Zahnpasta. Schäumt das Gemisch auf und wird bläulich, bist du schwanger. Nur damit keine Unklarheiten bleiben: Zuverlässig ist der Test nicht. Eine andere, lustige Art zum Zuhausetesten ist die Mischung von Morgenurin und Zucker. Schäumt das Gemisch und löst sich der Zucker nicht auf, bist du schwanger. Aber beides solltest du nur für den Spaß ausprobieren. Zahnpasta und Zucker können bei Weitem nicht mit einem medizinischen, zuverlässigen Test mithalten.

Der erste Schwangerschaftstest kam übrigens 1971 auf den Markt. Damals musste man noch stundenlang auf das Ergebnis warten. Heute kommen einem schon ein paar Minuten so lang wie Stunden vor. Stell dir mal vor, wie das früher gewesen sein muss.

## Reaktionen auf den Test

Für alle, die einen Schwangerschaftstest machen und ein positives Ergebnis erhalten, gilt dasselbe: Eine Welle von Emotionen durchrauscht sie. Wenn ihr gemeinsam versucht, schwanger zu werden, fallt ihr euch wahrscheinlich überglücklich in die Arme. Allerdings … Du wärst erstaunt, wie viele Paare noch minutenlang ungläubig auf den Test starren. Oder wie viele Paare sich zehnmal fragen, ob der zweite Strich wirklich ein Strich ist. Jede Reaktion ist einzigartig, und eines ist sicher: Diesen Moment vergesst ihr nie mehr. Genießt es, schreit vor Glück, heult und lacht. Oder genießt ihn in Stille. Tut, was ihr für richtig haltet.

Du kannst den Test auch alleine machen. Dann kannst du ihn oder sie mit einem positiven Test überraschen. Vergiss nicht, dass du dann entscheidest, dass er oder sie den Test nicht miterlebt. Andererseits kannst du dann eine besondere Art der Überraschung planen.

Hast du beschlossen, ohne Partner schwanger zu werden? Überleg dir, ob du diesen emotionalen Moment gemeinsam mit einer Freundin oder einem Familienmitglied erleben willst. Auch hierbei gilt: Hör auf dein Herz. Diesen Moment erlebst du nur einmal oder höchstens ein paarmal im Leben, also willst du ihn sicher auch genießen.

**Überraschend schwanger**
Manche müssen Himmel und Erde in Bewegung setzen, um schwanger zu werden, bei anderen geschieht es ungeplant. Aber das klingt so rational, so nüchtern. Darum nennen wir dieses Ereignis lieber »Überraschend schwanger«. Jetzt, wo du dieses Buch liest, hast du auf jeden Fall ganz klar beschlossen, dein Kind anzunehmen. Herzlichen Glückwunsch! Ja, es war nicht geplant, aber manchmal kommen die schönsten Dinge im Leben in einem Moment, wo du sie am wenigsten erwartest. Nimm dir die Zeit, diese lebensverändernde Tatsache zu verarbeiten, und vergiss nicht, es zu genießen. Du bekommst ein Baby!

### Erzählen oder nicht?

Du oder ihr wisst, dass du schwanger bist, aber werdet ihr das auch der ganzen Welt erzählen? Es klingt zwar abgedroschen, aber hier gilt: Folge deinem Herzen. Die eine Frau will, dass die besten Freunde sofort Bescheid wissen und mit ihr dieses Gefühl teilen, die andere wartet lieber die erste Zeit ab. Meistens sind damit die ersten zwölf Wochen gemeint, das erste Trimester. In diesen Wochen ist das Risiko, eine Fehlgeburt zu erleiden, nämlich viel höher als danach.

Es gibt hier kein Richtig und kein Falsch, deine Entscheidung muss nur zu dir passen. Wenn ihr zu zweit seid, solltet ihr euch einig sein, wie ihr es halten wollt.

> **Tipp der Hebamme Peggy Leijten-Machielsen:**
> Erzähle die Neuigkeit auf jeden Fall allen Menschen, die es auch dann wissen sollen, wenn etwas schiefgeht.

## Die wichtigsten Menschen in deinem Leben

Deine Mutter wird Oma, dein Vater wird Opa, deine Kinder werden Bruder oder Schwester. Mit der Ankunft eures Babys verändert sich im Leben eurer Lieben einiges. Ihnen möchtest du es vielleicht auf eine ganz besondere Weise erzählen oder sie es erraten lassen. Hier einige Möglichkeiten:

- Nicht warten, nichts planen: sofort anrufen und die Neuigkeiten überschwänglich durch die Leitung kreischen. Manche Dinge sind von sich aus schon so schön, dass sie nicht noch schöner gemacht werden müssen ☺.
- Verschenke etwas, das einen Hinweis enthält: eine Tasse mit der Aufschrift »Für die liebste Oma«, ein T-Shirt mit »Große Schwester«-Druck, ein Vorlesebuch »Opas schönste Geschichten«. Die Möglichkeiten sind endlos. Übergib das Geschenk und filme den Moment.
- Sag nichts, schenke nichts, aber gib genug Hinweise, damit die anderen den ganzen Nachmittag lang überlegen müssen. Streichle zum Beispiel ständig über deinen Bauch, verzichte deutlich auf Alkohol, sprich von »eurem neuen Leben«.
- Dreh ein Selfie-Video mit demjenigen, dem du es erzählen willst, und erzähl mitten in der Aufnahme, dass du schwanger bist. Dann hast du seine Reaktion direkt mitgefilmt.

Online findest du noch viel mehr Ideen, nutze sie und mach einen ganz besonderen Moment aus der Ankündigung.

## Die Familie wächst

Nicht nur ihr werdet wieder Mama oder Papa, eure Kinder werden auch (wieder) Bruder oder Schwester. Und das ist ein Meilenstein in ihrem Leben. Da es stark von ihrem Alter abhängig ist, gibt es keinen idealen Zeitpunkt, um es ihnen zu erzählen. Für ein Kleinkind oder Kindergartenkind sind neun Monate sehr lang. Aber alles geheim zu halten ist auch nicht ideal, denn du oder andere könnten es ausplaudern. Außerdem haben deine Kinder die feinsten Antennen. Sie wissen einfach, wenn »etwas im Busch ist«. Unabhängig vom Alter ist jedes Kind verschieden. Daher solltest du am besten auf deine Intuition vertrauen. Trotzdem gibt es einige praktische Dinge, die du dabei beachten solltest.

- Je älter die Kinder sind, desto mehr verstehen sie, aber desto ängstlicher können sie angesichts der anstehenden Veränderungen sein. Papa und Mama bald »teilen« müssen, nicht mehr die ganze Aufmerksamkeit genießen, der Wunsch, zurück in den Bauch zu können: Alle drei Reaktionen und Emotionen kommen ziemlich häufig vor. Ehrlichkeit, Gespräche und Beruhigung sind hier die beste Lösung.
- Verändere nicht sofort alles, aber fang auch nicht zu spät damit an. Manche praktischen Dinge müssen sich auch für eure Kinder verändern. Schläft das jüngste Kind noch in einem Beistellbett, obwohl es auch schon in einem normalen Bett schlafen könnte, ist es nun an der Zeit, das Beistellbett für das neue Baby zu reservieren und das Jüngste an sein eigenes Bett zu gewöhnen. Möglicherweise ist es auch praktischer, in ein anderes Zimmer umzuziehen. Wenn dein Kind gerade erst erfahren hat, dass ein Baby kommt, wartest du lieber noch ein paar Wochen mit den Veränderungen. Vorläufig ist die Information schon genug, woran es sich gewöhnen muss. Aber warte nicht bis knapp vor der Geburt. Denn dann wirkt es auf dein Kind so, als ob es etwas aufgeben oder anders machen muss, weil das Baby kommt. Oder in Kindersprache übersetzt: Jetzt kommt das Baby, jetzt muss ich … So bekommt dein Baby für alles die Schuld. Führ die notwendigen Veränderungen einfach ein, aber begründe sie nie mit der Ankunft des neuen Babys.
- Vermeide Aktion-Reaktion-Sätze. Sag nicht: Das Baby kommt, und darum musst du in ein anderes Bett. Achte auch darauf, was du im Beisein deiner Kinder zu anderen Leuten sagst. Sag nicht, dass es sich anpassen muss, weil das Baby kommt. Bezeichne dein Kind lieber als großen Helden: Er ist nun so groß, dass du ihm ein echtes Bett kaufen wirst. Das Bett dient hier nur als Beispiel, das Prinzip gilt für alle Situationen.
- Willst du abstillen? Lass uns zuerst festhalten: Du musst nicht. Trotzdem kann es sein, dass dir ein Kind an der Brust reicht. Dann musst du dein älteres Kind entwöhnen. Stell auch hier sicher, dass es für das Kind nicht so

wirkt, als ob das neue Baby es von der Mutterbrust vertreibt. Das wäre für die künftige Beziehung der beiden Geschwister sehr nachteilig. Übrigens kann es sein, dass dein Kind von sich aus nicht mehr an der Brust trinken will, weil sich die Zusammenstellung der Milch während der Schwangerschaft verändert. Die Muttermilch wird weniger süß und passt sich an die Bedürfnisse des neuen Babys an.

- Gewöhne dein Kind daran, mehr allein zu erledigen. Bald wird dir das Bücken und Aufheben schwererfallen. Dann wird dein Kind mehr selbst machen müssen. Das ist auch gut, denn ein Kind will ja auch möglichst alles selbst tun. Wenn du deinem Kind bisher bei allem geholfen hast, auch wenn es gar nicht nötig war, musst du das jetzt wirklich ändern. So verhinderst du, was oben schon beschrieben wurde: Dass das große Geschwisterkind etwas nicht mehr erhält (in diesem Fall deine Hilfe), weil ein Baby kommt. Mach es lieber anders: Deine Jüngste ist jetzt eine Heldin, weil sie viel mehr alleine kann. Damit stärkst du auch ihr Selbstvertrauen!
- Sei ehrlich und erkläre alles. Je nach Alter wird dein Kind einen riesigen Berg Fragen haben. Es gibt sehr schöne Bücher über die Geburt eines Geschwisterchens. Auch im Internet gibt es viele tolle Erklärvideos für ältere Brüder und Schwestern, die von der Schwangerschaft handeln.

> **Praktisch: Hausärztin, Apotheker und Medical ID**
> Teile deiner Hausärztin und deinem Apotheker mit, dass du schwanger bist. Sie werden es vermerken und es bei einer Behandlung und beim Verschreiben von Medikamenten beachten. Auf deinem Smartphone kannst du in deiner »Medical ID App« eintragen, dass du schwanger bist. Im Falle eines Unfalls wissen die Sanitäter, dass du schwanger bist, und können darauf Rücksicht nehmen.

### Die klugen Ratschläge und ungebetenen Berichte von anderen

Die meisten Menschen erzählen dir sofort ihre eigene Geschichte, wenn sie erfahren, dass du ein Kind erwartest. Oft hast du dann das Gefühl, in den »Elternclub« einzutreten. Du hörst bis ins Detail alles über Schwangerschaft und Geburt. Schöne Geschichten, schlimme Geschichten und Geschichten, die du nie erwartet hättest. Vergiss nicht, dass es ihre Geschichten sind, nicht deine. Bei dir kann alles anders verlaufen, also lass dir keine Angst einjagen. Das Verrückte ist nämlich, dass man die Geschichten von schönen Schwangerschaften und einfachen Geburten nur selten zu hören bekommt. Aber zum Glück sind diese Schwangerschaften und Geburten in der Überzahl!

**Google: Freund oder Feind?**
Natürlich kannst du auch in diversen Internet-Foren nach Informationen suchen, aber: Google und diese Foren verbreiten nicht nur gesicherte Informationen, sondern auch falsche oder haltlose, beunruhigende Berichte. Halte dich lieber zurück und teile oder frag nicht alles, ohne darüber nachzudenken. Google wird nicht umsonst von vielen Hebammen und Frauenärzten als Feind betrachtet.

**Unerwartete Reaktionen**
Die meisten Menschen werden sehr positiv auf deine Schwangerschaft reagieren. Aber manche Leute sagen auch einfach das Falsche. Steck dir Watte in die Ohren, lass sie reden und wirf ihnen vernichtende Blicke zu, damit sie begreifen, wie wenig hilfreich ihr Kommentar war. Oder du wählst die Holzhammermethode und sagst so etwas wie: »Auf diese Bemerkung habe ich nur gewartet.«

# NEUN MONATE BEGLEITUNG

# Die richtige Schwangerschaftsbegleitung für dich

Wahrscheinlich hast du bereits eine Frauenärztin, die dich schon vor der Schwangerschaft medizinisch betreut hat und der du vertraust. In der Regel führt sie nun auch die regelmäßigen Vorsorgeuntersuchungen während der Schwangerschaft durch. Auf Wunsch kann das aber auch eine Hebamme übernehmen. Ultraschalluntersuchungen und pränatale Tests sind allerdings der Frauenärztin vorbehalten, die dich dann gemeinsam mit einer Hebamme betreut. Wenn deine Frauenärztin Belegbetten in einer Klinik hat, kann sie später auch die Geburt leiten.

Eine Hebamme begleitet dich nicht nur während der Schwangerschaft, sondern sie ist auch noch nach der Geburt und im Wochenbett an deiner Seite und bei allen Fragen rund um Schwangerschaft und Geburt für dich da. Außerdem bieten viele Hebammen auch Geburtsvorbereitungskurse, Schwangerschaftsyoga oder Atemkurse an (siehe Seite 157).

Eine Doula bietet eine weitere Art der Begleitung an, ersetzt aber nicht die Frauenärztin oder die Hebamme. Sie ist hauptsächlich für deine emotionale Unterstützung zuständig.

> **Medizinische Betreuung**
> 
> Als werdende Mutter hast du einen Anspruch auf ärztliche Betreuung während der Schwangerschaft, bei der Geburt und einige Zeit danach. Dazu gehören mindestens zehn Vorsorgeuntersuchungen während der Schwangerschaft. Neben der Betreuung durch die Frauenärztin ist auch eine Begleitung durch eine Hebamme möglich. Auf Wunsch kann sie alle Vorsorgeuntersuchungen durchführen. Einzige Ausnahme: Ultraschalluntersuchungen und pränatale Tests.

## DIE GYNÄKOLOGIN

Ausbildung?
Medizinstudium und gynäkologische Facharztausbildung. Das Studium dauert insgesamt elf Jahre.

Aufgaben?
Eine Gynäkologin macht viel mehr, als nur Schwangerschaften und Geburten zu begleiten. Sie ist auf die weiblichen Geschlechtsorgane und alle Krankheiten, die damit zu tun haben, spezialisiert. Viele Gynäkologinnen spezialisieren sich innerhalb ihres Fachgebietes weiter. Die Spezialisierung auf Schwangerschaft und Geburt nennt sich Perinatologie. Deine Gynäkologin führt die regelmäßigen Vorsorgeuntersuchungen während der Schwangerschaft durch. Auf Wunsch kann das aber auch die Hebamme übernehmen (siehe Seite 133).

Manche Gynäkologen haben Belegbetten in Krankenhäusern, dann ist dein Arzt oder deine Ärztin auch bei der Geburt dabei. Während der Geburt trägt der Gynäkologe die Verantwortung, ist aber meist nur im Hintergrund tätig. Oft beschränkt sich seine Rolle auf die Aufsicht über die Klinikhebammen und Assistenzärzte. Die beiden Letztgenannten triffst du, wenn du in einem Kreißsaal in der Klinik entbindest. Eine Assistenzärztin befindet sich oft in der Ausbildung zur Gynäkologin. Der Wortbestandteil »Assistenz« besagt dabei nicht, dass diese Ärzte (noch) nicht viel von ihrem Fach verstehen. Assistenzärzte sind sehr gut in der Lage, eine Geburt zu begleiten: Diesen Teil der Gynäkologie beherrschen sie. Sie sind nur noch keine ausgebildeten Gynäkologen. Sowohl die Hebamme als auch der Assistenzarzt besprechen ihre Entscheidungen immer mit dem Gynäkologen.

### Die erste Vorsorgeuntersuchung
Sobald du vermutest, schwanger zu sein, solltest du einen Termin bei deiner Frauenärztin vereinbaren. Bei dieser ersten Vorsorgeuntersuchung wird die Schwangerschaft durch einen Ultraschall bestätigt, und dein Mutterpass wird ausgestellt. Ein unglaublich toller Moment! Außerdem wird dir die Gynäkologin erklären, worauf du in den nächsten Monaten achten solltest. Das erwartet dich beim ersten Termin:

- Dein Mutterpass wird angelegt und deine persönlichen Anfangswerte (Ge-

wicht, Blutdruck, Alter), deine gesundheitliche Vergangenheit sowie die deines Partners und deiner Familie werden notiert.
- Deine Urinwerte sowie der Hämoglobingehalt deines Blutes werden untersucht.
- Deine Blutgruppe und dein Rhesusfaktor werden bestimmt, außerdem wird ein Antikörpertest durchgeführt.
- Du bekommst Informationen über pränatale Untersuchungen und Blutuntersuchungen (siehe Seite 165).
- Du erfährst alles Wichtige zu deinem Lebensstil und deiner Ernährung (siehe Seite 182 und Seite 235).

Danach finden die Vorsorgeuntersuchungen alle vier Wochen statt, ab der 32. Woche alle zwei Wochen. Bei jedem dieser Termine werden folgende Werte untersucht:
- Gewicht
- Blutdruck
- Eiweiß- und Zuckergehalt des Urins
- Hämoglobingehalt
- Fundusstand (siehe Seite 138)
- Herztöne des Babys (siehe auch Seite 138)
- Lage des Babys (ab der zweiten Hälfte der Schwangerschaft)

Wie schon erwähnt können die Vorsorgeuntersuchungen auch von deiner Hebamme vorgenommen werden, ausgenommen Ultraschalluntersuchungen und pränatale Tests. Mehr Infos zur Vorsorge findest du ab Seite 137.

## Ultraschalluntersuchungen
Während deiner Schwangerschaft wird deine Frauenärztin mindestens drei Ultraschalluntersuchungen durchführen. Genauere Infos dazu findest du ab Seite 169.

## Gespräch über pränatale Tests
Während des Erstgespräches wirst du gefragt, ob du Interesse an pränatalen Tests hast. Sollte das der Fall sein, wirst du in der 9. oder 10. Schwangerschaftswoche ein Beratungsgespräch mit deiner Gynäkologin führen. Darin besprecht ihr die Möglichkeiten des pränatalen Screenings. Es wäre gut, wenn

du dich vor diesem Termin schon mal in die Möglichkeiten einliest (siehe Seite 172), über die Vor- und Nachteile Bescheid weißt und vor allem über die Konsequenzen, die aus dem Testenlassen und dem Nicht-Testenlassen folgen. Willst du wissen, ob ein erhöhtes Risiko besteht, ein Kind mit einer angeborenen Beeinträchtigung zu bekommen, oder nicht? Wenn ja, wieso? Was wirst du tun, wenn die Tests ergeben, dass dein Kind eine medizinische Anomalie aufweist? Und bist du dir mit deinem Partner einig? Deine Gynäkologin wird dir in diesem Beratungsgespräch ganz objektive Informationen geben. Nur ihr allein entscheidet, ob getestet wird oder nicht. Wenn ihr testen lassen wollt, werdet ihr bei dem Beratungsgespräch auch über die Kosten aufgeklärt und darüber, wie ihr von den Testergebnissen erfahren werdet.

**Die Gynäkologin und Bescheinigungen**
Manchmal brauchst du eine Schwangerschaftsbescheinigung. Zum Beispiel, wenn du verreist (siehe Seite 206) oder weil deine Firma deine Schwangerschafts- oder Elternzeitvertretung organisieren will. Auch für den Antrag auf Mutterschaftsgeld brauchst du ein sogenanntes »Zeugnis über den mutmaßlichen Tag der Entbindung«, das deine Gynäkologin ausstellt.

## DIE HEBAMME

### Ausbildung?
Seit Januar 2020: Bachelorstudium. Davor: dreijährige Ausbildung an einer Berufsfachschule.

### Wie findet man eine Hebamme?
Du solltest dir möglichst früh in der Schwangerschaft eine Hebamme suchen. Hier wirst du fündig:
- im Internet (zum Beispiel auf www.hebammenverband.de),
- in Hebammenpraxen und Geburtshäusern,
- in Geburtskliniken,
- über deine Frauenärztin,
- über deine Krankenkasse oder
- über Empfehlungen von Freundinnen.

### Hauptaufgabe?

Als deine wichtigste Kontaktperson neben deiner Frauenärztin begleitet dich die Hebamme durch die Schwangerschaft, bei der Geburt, im Wochenbett und bis zum Ende der Stillzeit. Freiberufliche Hebammen machen Hausbesuche oder arbeiten in eigener Praxis bzw. in einer Gemeinschaftspraxis. Klinikhebammen sind in Kliniken angestellt. Hebammen können Geburten im Krankenhaus, im Geburtshaus und zu Hause begleiten. Allerdings bietet nicht jede Hebamme Geburtshilfe an. Zudem gibt es nicht in jedem Krankenhaus die Möglichkeit, dass du von deiner Hebamme betreut wirst. Dann kümmert sich die diensthabende Klinikhebamme um dich.

### Aufgabenfelder?

- Deine körperliche und emotionale Gesundheit im Blick behalten
- Die Entwicklung und das Wachstum deines Babys überwachen
- Rat, Tipps und Informationen über alle Aspekte der Schwangerschaft, der Geburt, des Wochenbettes und der Babyernährung geben
- Ein Vertrauensverhältnis zu dir/euch aufbauen

## Das erste Gespräch

Etwas ganz Besonderes: der erste Termin bei der Hebamme. Was für ein Meilenstein! Am besten rufst du die Hebamme an, um einen Termin auszumachen, wenn du in der 5. Woche schwanger bist. Dann kannst du zwischen dem positiven Test und dem Anruf in Ruhe schauen, welche Hebammenpraxen es in deiner Nähe gibt. Meistens wird der Termin selbst dann zwischen der 8. und 10. Schwangerschaftswoche stattfinden. Da dieser Termin etwas sehr Schönes ist, bietet es sich an, dass du mit deinem Partner dorthin gehst oder mit einer Freundin oder einem Familienmitglied.

## Die Hebamme behält deine körperliche und emotionale Gesundheit im Blick

Bei jedem Termin mit der Hebamme werdet ihr zuerst besprechen, wie es dir geht. Es ist wichtig, dass du ihr dann erzählst, wo es eventuell Probleme gibt, welche Fragen du hast, worunter du leidest etc. Dasselbe gilt natürlich für die Vorsorgeuntersuchungen bei deiner Frauenärztin. Das muss auch gar nicht unbedingt ein medizinisches Problem sein, oft kann die Hebamme auch praktische Tipps geben, die dir das Leben ein wenig leichter machen. Denk daran: Niemand begegnet häufiger schwangeren Frauen als eine Hebamme oder Frauenärztin. Deswegen kennt sie auch alle Tipps und Tricks! Dies ist die Gelegenheit, alle deine Fragen loszuwerden und dein Herz auszuschütten. Am besten legst du dir schon vor den Terminen eine Liste mit Fragen an, zum Beispiel auf deinem Handy, damit du nicht vergisst, was du alles klären möchtest.

**Die Hebamme überwacht die Entwicklung und das Wachstum deines Babys**
Wenn es jemanden gibt, der von außen alle Einzelheiten deines Babys erfühlen kann, dann ist es die Hebamme. Während du auf dem Rücken liegst und sie deinen Bauch abtastet, ertastet sie auch dein Baby. Und wenn du sie fragst, erklärt sie dir auch, wie sie das tut. Während der Untersuchung kontrolliert sie:
- Das Wachstum deines Bauches. Dafür tastet sie deinen Bauch ab, während du auf dem Rücken liegst. So untersucht die Hebamme die obere Seite (Fundus) der Gebärmutter und ob sie gut mit der Schwangerschaft mitwächst.
- Ob das Baby richtig liegt, sobald es dafür groß genug ist. Ebenso überprüft sie, ob dein Baby richtig wächst, und gegen Ende der Schwangerschaft, ob es sich schon gesenkt hat.
- Den Herzschlag deines Babys. Bis zur 26. Woche tut sie das mit einem Fetaldoppler, später geht es auch mit einem hölzernen »Hörrohr«, auch wenn du die heutzutage nicht mehr sehen wirst. Du kannst solch ein Rohr aber selbst kaufen, dann können die Papas oder Mit-Mamas, die Geschwister und die Familie und Freunde das Herz des Babys auch hören. Das kleine Herz schlägt übrigens viel schneller als unseres (siehe Seite 32). Eine kleine Warnung: Ganz einfach ist das Abhören nicht. Was du da hörst, kannst du am besten mit dem Geräusch deines eigenen Herzens vergleichen, wenn du auf deinem Arm liegst und ein ganz leichtes Klopfen wahrnimmst. Das Geräusch, das du suchst, ist viel, viel leiser als zum Beispiel das Schlagen des Herzens, wenn du bei jemandem am Brustkorb lauschst.

**Die Hebamme gibt Tipps und Ratschläge zu allen Aspekten der Schwangerschaft**
Deine Hebamme ist während der Schwangerschaft deine vertraute Begleiterin. Sie gibt dir auch alle praktischen Informationen und Erklärungen, die du brauchst. Viele Praxen bieten dazu noch spezielle Treffen und Informationsveranstaltungen zu verschiedenen Themen an. Manche Frauen wollen während der Schwangerschaft besonders viele Informationen bekommen, anderen rei-

chen die 10 bis 15 Minuten während des Kontrolltermins aus. Beide Varianten sind völlig in Ordnung, wähle also, was am besten zu dir passt.

In der Schwangerschaft ist es übrigens ganz normal, dass du in peinliche Situationen gerätst. Nichts davon wird deine Hebamme überraschen: Sie hat wirklich schon alles gesehen und gehört. Bitte sie also ruhig um Rat.

### Für alle, die etwas Traumatisches erlebt haben
Während der Schwangerschaft können bestimmte Emotionen viel heftiger in den Vordergrund rücken als jemals zuvor. Sollte es in deiner Vergangenheit psychischen oder sexuellen Missbrauch gegeben haben, kann dies in der Schwangerschaft (wieder) zum Vorschein kommen.

Bitte, sprich mit deiner Hebamme über das, was passiert ist. Sie kann dich nicht nur dabei unterstützen, die passende Hilfe zu finden, sondern sich auch bei Untersuchungen und bei der Geburt darauf einstellen. Gerade jetzt könnt ihr gemeinsam an diesem Trauma arbeiten und dafür sorgen, dass du die Schwangerschaft genießen kannst und dich so gut wie möglich auf die Geburt einlässt. Darüber zu sprechen und den Missbrauch zu benennen wird dir nicht nur Vorteile für die Schwangerschaft und die Geburt bringen, sondern hilft dir auch, entspannter in die Mutter- oder Vaterschaft zu starten. Schreibe es auch in deinen Geburtsplan (siehe Seite 414).

### Das Vertrauensband zwischen dir/euch und der Hebamme
Eine Hebamme stützt sich nicht nur auf ihre Ausbildung, sie hat auch jeden Tag mit Schwangerschaften und Geburten zu tun und verfügt daher über einen reichen Erfahrungsschatz. Aber Erfahrungen und Wissen sind nicht alles: Es muss auch menschlich passen. Du musst ihr voll und ganz vertrauen, um deine Fragen stellen zu können, und dich sicher genug bei ihr fühlen, um dich ihr bei der Geburt anzuvertrauen. Dieses Vertrauensband knüpft ihr während der neun Monate der Schwangerschaftsbegleitung.

Oft hast du übrigens mit einem Hebammenteam zu tun. Das ist ganz logisch, denn eine Hebamme kann nicht tagaus, tagein rund um die Uhr bereitstehen. Meistens versucht die Praxis es so zu regeln, dass du ein und dieselbe Hebamme mehrmals hintereinander triffst. So lernt sie dich und deine Schwangerschaft kennen. Du kannst auch ab und zu einen Kontrolltermin bei einer Kollegin aus dem Team machen. Das hat nämlich auch Vorteile: So lernst du die Kollegin auch ein wenig kennen. Du kannst übrigens keine Hebamme als deine Geburtshebamme auswählen. Das wird die Hebamme sein, die gerade Dienst hat.

Auch wenn die Hebamme hauptsächlich für deine Partnerin da ist, bist du als Partner natürlich auch mehr als willkommen. Zum Glück kommen die Partner immer häufiger mit, stellen gute Fragen und besprechen ihre Unsicherheiten mit der Hebamme. Hebammen finden es wunderbar, wenn die Partner zu den Kontrollen mitkommen und aktiv am Geschehen teilhaben. Also immer heraus mit den Fragen! So kann sie euch beide beruhigen und kann noch dazu den Umstand nutzen, dass der Papa oder die Mit-Mama weniger vergesslich ist als die schwangere Frau. Sie macht dann Randbemerkungen, gibt Tipps und Ratschläge und vertraut darauf, dass er oder sie sich alles merkt.

> **Die Hebamme wechseln**
> Manchmal stimmt die Chemie zwischen einer Schwangeren und einer Hebamme einfach nicht. Das kommt vor. Es ist wichtig, dass du das in dem Fall offen ansprichst, damit ihr gemeinsam eine Lösung finden könnt. Sollte das nicht der Fall sein oder ziehst du während der Schwangerschaft um, musst du eventuell die Hebammenpraxis wechseln. Das ist eigentlich ganz einfach. Die alte Hebamme wird der neuen Hebamme deine Akte schicken, und du wirst mit der neuen Hebamme noch ein Anfangsgespräch führen. Das dauert etwas länger als 15 Minuten, damit ihr Zeit habt, euch kennenzulernen. Gib die Kontaktdaten deiner neuen Hebamme an deinen Hausarzt und deine Gynäkologin weiter. Auch manche Versicherungen wollen für die Geburt die Daten haben.

> **Tipp von Hebamme Lena van Bunderen:**
> Es ist wichtig, dass du eine Hebamme hast, mit der du dich wohlfühlst. Dass du Vertrauen zu ihr aufbaust und du rund um die Uhr, an jedem Tag der Woche, mit Fragen auf sie zukommen kannst. Das solltest du auch nutzen, wenn du es brauchst. Auf diese Weise ist ein schneller Austausch möglich und jede fühlt sich wohl dabei. Eine beruhigte Schwangere zählt für zwei (oder sind es sogar drei? ☺ ).

## Wie und wo willst du dein Kind zur Welt bringen?

Im dritten Trimester wirst du mit deiner Hebamme beziehungsweise deiner Frauenärztin deine Wünsche für die Geburt besprechen. Wo willst du gebären? Wie willst du gebären? Wenn du eine Wassergeburt wünschst: Ist die Wanne schon reserviert? Möchtest du eine Hausgeburt oder lieber ins Krankenhaus? Wer soll bei der Geburt dabei sein? Ist für das Wochenbett alles geregelt? Auf Seite 403 liest du mehr über die Möglichkeiten, die du bei der Geburt hast. Gut ist, dass du jetzt noch ein paar Wochen Zeit hast, um alles, was du vergessen hast, zu regeln.

Immer mehr Menschen machen einen Geburtsplan. Darin beschreibst du, wie deine ideale Geburt aussieht. Was deine Wünsche sind und wo deine Grenzen liegen. Der Geburtsplan geht weiter als die oben stehenden Fragen. Darin steht zum Beispiel auch, wer dein Baby hält, wenn es gerade geboren wird. Alles Wichtige, was du bei so einem Plan beachten musst, liest du auf Seite 414, aber bedenke dabei, dass sich eine Geburt nie zu hundert Prozent planen lässt und auch ganz anders ablaufen kann, als du es aufgezeichnet hast.

## Die letzten Wochen

Um dich gut vorzubereiten, wird dir die Hebamme genau erklären, wann du sie anrufen musst, sollten die Wehen einsetzen. Oft sprecht ihr dabei auch noch über deine Wünsche zur Geburt und checkt, ob für die Geburt alles bereit und im Haus ist.

Sobald du für die Geburt bereit bist, hast du regelmäßige Kontrolltermine bei deiner Hebamme beziehungsweise deiner Frauenärztin. Noch mehr als sonst achtet sie jetzt auf dich und deinen Bauch. Solange sich das Baby genug bewegt, ausreichend Fruchtwasser vorhanden ist und das Herz kräftig und regelmäßig schlägt, gehst du nach jeder Kontrolle wieder nach Hause, bis es endlich so weit ist … Sollte es nötig sein, kann deine Hebamme oder Frauenärztin dein Baby auch noch drehen (siehe Seite 457). Wenn du schon über die 40 Wochen hinaus bist, kann die Hebamme deine Fruchtblase »strippen« (siehe Seite 424).

> **Hebamme Danielle de Louw:**
> Die meisten Frauen gebären zwischen Woche 40 und 41. Eine Geburt in Woche 41 finden die meisten Frauen noch akzeptabel, aber wenn es noch länger dauert, machen sich viele Sorgen. Das kommt auch durch die Medien. Vor einigen Jahren gingen einige negative Geschichten über Hausgeburten und zu langes Warten durch die Presse. Obwohl diese Geschichten nicht der Wahrheit entsprachen, spüren wir ihre Nachwirkungen immer noch. Du kannst ohne Risiko warten, bis du in der 42. Schwangerschaftswoche bist. Ab Woche 41 kannst du aber auch die Fruchtblase sprengen lassen. Ist dein Baby nach 41 Wochen und drei Tagen immer noch nicht da, planen wir einen Kontrolltermin im Krankenhaus. Dort werden ein Ultraschall und ein EKG gemacht. Außerdem wird besprochen, was deine Wünsche sind, wenn du 42 Wochen schwanger bist. Aber meistens wird dein Baby noch davor geboren.

## Die Geburt

Und nach all den langen Monaten des Wartens ist es dann so weit. Die Geburt beginnt! Eine Hebamme wird deine Geburt begleiten. Sie beobachtet dich und hört regelmäßig die Herztöne deines Babys ab. Sie hilft dir, die Wehen zu verarbeiten, und wird regelmäßig schauen und fühlen, ob du bereit bist für die Presswehen. Das kann sie, indem sie über die Vagina mit zwei Fingern fühlt, ob der Muttermund geöffnet ist. Bei einer reifen Schwangerschaft darfst du mit einem vollständig verstrichenen Muttermund (das heißt, 10 Zentimeter geöffnet) pressen. Ausnahmen hier sind Frühgeburten, da dabei das Baby noch zu schwach ist. Die Eröffnungswehen gehen bei einer reifen Schwangerschaft über in Presswehen (siehe Seite 446). Dabei entsteht eine Urkraft, die den Drang bei dir auslöst, während der Wehen mitzudrücken. Das kann man oft auch am Bauch erkennen, da er sich reflexartig zusammenzieht und nach unten drückt. Beim Pressen überwacht deine Hebamme dich und dein Baby besonders genau. Wenn es notwendig ist, wird sie eingreifen.

Die Hebamme spielt auch direkt nach der Geburt eine Rolle. Sie hilft, die Plazenta aus dem Bauch zu holen, und sie ist die Erste, die dein Baby untersucht: Sie schaut sich dein Baby von Kopf bis Fuß an, kontrolliert die Atmung und überprüft Vitalfunktionen und Reflexe (siehe Seite 468).

## Die Hebamme und das Wochenbett

Während der ersten zwölf Wochen nach der Geburt kommt die Hebamme regelmäßig zu Besuch. Das ist natürlich auch der Fall, wenn du während der Schwangerschaft von deiner Frauenärztin betreut wurdest. Auch wenn du im Krankenhaus mithilfe einer Klinikhebamme dein Baby bekommen hast, besucht dich die Hebamme, die dich in der Schwangerschaft begleitet hat. Sie übernimmt die Nachsorge und unterstützt dich in der ersten Zeit mit dem Baby. Sie kontrolliert zum Beispiel, ob sich deine Gebärmutter wieder zusammenzieht. Die Gebärmutter sollte nach etwa sechs Wochen wieder an ihrem ursprünglichen Platz sein. Kontrolliert wird, ob sie sich wie ein harter Ball anfühlt, was bedeutet, dass keine Blutklumpen, Reste von Häuten oder der Plazenta zurückgeblieben sind. Die Hebamme kontrolliert außerdem den Blutverlust, die Nähte, falls du welche hast, und fragt nach deinem Befinden.

Die Nachsorgehebamme hilft dir auch beim Stillen. Daran musst du dich nämlich erst gewöhnen, manchmal fällt es auch schwer, und genau deswegen ist die Hilfe beim Stillen so wertvoll.

Schließlich untersucht die Hebamme auch dein Baby. Die Windeln mit großem und kleinem Geschäft, seine Gewichtszunahme, das Verhalten deines Babys, wie es trinkt, die Hautfarbe, den Nabelschnurrest etc. So unterstützt dich deine Hebamme, bis du sie nicht mehr brauchst. Als stillende Mutter kannst du bei Fragen rund um Muttermilch und Beikost, Abstillen und Stillproblemen immer deine Hebamme befragen.

### So klappt es mit deiner Hebamme

1. Sei ehrlich und verstell dich nicht. Halte nichts zurück, auch wenn du dich schämst oder glaubst, dass du dich übertrieben anstellst. .
2. Führ eine Liste mit Fragen, die du beim nächsten Termin stellen willst.
3. Im Zweifel anrufen. Immer.
4. Sei zu deinen Terminen pünktlich. Das klingt zwar überflüssig, aber leider kommen manche Frauen nicht oder nicht pünktlich zu Terminen, und das ist für die Hebamme sehr ärgerlich.

## DIE DOULA

### Name?
Eine Doula ist eine nicht medizinische Begleiterin von Schwangerschaft, Geburt und Wochenbett.

### Ausbildung?
Es gibt keine medizinische Ausbildung, und eine Doula darf keine medizinischen Ratschläge erteilen. In einer relativ kurzen Ausbildung lernt die Doula, wie sie alleinstehende Frauen oder werdende Eltern emotional und praktisch unterstützen kann, sodass sie das Beste aus Schwangerschaft und Geburt für sich mitnehmen.

### Rolle?
Früher wurdest du als gebärende Frau oft von deiner Mutter, älteren Schwestern oder von Nachbarinnen unterstützt. Auch heutzutage werden in manchen Kulturen erfahrene Frauen als Begleiterinnen eingesetzt. Eine Doula ist eine solche erfahrene und kundige Frau, die dich als Schwangere, Gebärende und Wöchnerin berät und unterstützt. Manchmal sogar noch länger.

### Vorteile?
Medizinische Begleitung bekommst du von deiner Hebamme bzw. deiner Gynäkologin und mentale Unterstützung von deinem Partner, wenn du einen hast. Warum solltest du dann auch noch eine Doula engagieren? Eine Doula kannst du als eine zusätzliche Unterstützerin und Haltgeberin ansehen, für dich und deinen Partner. Sie ist da, um dir im richtigen Moment zur Seite zu stehen und dir zur Hand zu gehen. Eine Doula ist eine echte Unterstützung. Sie nimmt euch Sorgen ab, damit du und dein Partner euch auf das konzentrieren könnt, was ihr wirklich wollt: in Ruhe euer Kind zur Welt bringen.

Auch wenn du alleinstehend bist, kann es eine gute Idee sein, eine Doula zu engagieren. Du lernst sie während der Schwangerschaft gut kennen und weißt, dass jemand Erfahrenes da ist, wenn dein Baby kommt. Die Doula bleibt während der ganzen Geburt bei dir/euch, zu Hause oder im Krankenhaus. Auch wenn die Geburt lange dauert und die Hebamme abgelöst wird, bleibt die Doula bei dir. Diese Stabilität kann unglaublich guttun.

### Aufgaben?

- Hilft dir/euch bei der Vorbereitung auf die Geburt
- Kann dich beruhigen, wenn du Angst vor der Geburt hast
- »Verteidigt« deine Wünsche und Grenzen während der Geburt
- Kann einen Beitrag zu deinem Geburtsplan leisten
- Sorgt während der Geburt für die nötige Ruhe
- Unterstützt dich mit Massagen, bei der richtigen Atmung und Gebärhaltung
- Hilft dir, während der Geburt nicht aufzugeben
- Kann einen schönen Geburtsbericht schreiben, eventuell mit Fotos

Im Gespräch mit

# Klinikhebamme Liesbeth de Winter

*Liesbeth de Winter ist seit zwölf Jahren angestellte Hebamme im Krankenhaus Admiraal De Ruyter Ziekenhuis (ADRZ) in Goes (Niederlande). Sie selbst hat zwei Kinder.*

**Findet deine Geburt im Krankenhaus statt, und du hast dich nicht für eine Beleghebamme entschieden, kümmert sich eine beim Krankenhaus angestellte Hebamme um dich.**

**Führt eine plötzliche Verlegung ins Krankenhaus, zum Beispiel wenn eigentlich eine Hausgeburt geplant war, nicht sofort zu Panik bei der Schwangeren?**

Nicht unbedingt. Auch als angestellte Hebammen sind wir bemüht, genau wie die freiberuflichen Hebammen, mit dir mitzudenken, dich zu beruhigen und gemeinsam zu schauen, woher die Angst oder Anspannung kommen.

**Gerät man bei einer Verlegung in die medizinischen Mühlen?**

Nein, das hängt von den Gründen für die Verlegung ab. Wirst du während der Geburt verlegt, erklärt dir deine Hebamme, warum sie das besser findet. Außerdem versucht sie, noch bis nach der Verlegung bei dir zu bleiben. Erst wenn du auf der Geburtsstation angekommen bist, verabschiedet sich deine Hebamme. Wir schauen sofort, wie es dir und deinem Baby geht. Danach besprechen wir mit dir die weiteren Schritte. In Notsituationen ist manchmal keine Zeit für lange Besprechungen, und wir müssen während des Erklärens sofort handeln. Wenn die Notsituation vorbei ist, besprechen wir das Geschehene ausführlich.

Hinterher hören wir häufig, dass im Krankenhaus alles gut gegangen ist. Oft erleben wir auch Erleichterung. Wenn zum Beispiel nach einer langen Nacht in den Wehen der Muttermund sich nicht weiter öffnet, können wir die Geburt mit kleinen Interventionen (wie Schmerzmitteln und/oder Wehenförderung) weiter voranbringen.

**Was kann eine Klinikhebamme, was eine freiberufliche Hebamme nicht kann?**

Die freiberufliche Hebamme kann nur eingeschränkt Schmerzmittel geben, zum Beispiel Wasserinjektionen oder Lachgas. Im Krankenhaus gibt es mehr Möglichkeiten: von Pethidine und Remifentanil bis zu einer PDA. Außerdem haben wir die Mittel, um Wehen zu fördern oder zu bremsen. Wir können das Baby über ein EKG durchgängig überwachen, was sich empfiehlt, wenn das Kind zum Beispiel ins Fruchtwasser gekotet hat oder wenn die Mutter schon einmal einen Kaiserschnitt hatte.

## Praktische Tipps

- 1. Wenn du, aus welchen Gründen auch immer, Angst vor dem Krankenhaus hast, rede frühzeitig mit deiner Hebamme oder deiner Gynäkologin darüber. Wenn sie wissen, wovor du Angst hast, können sie das berücksichtigen.

- 2. Schreib auf, was dich beschäftigt und was du brauchst, um so entspannt wie möglich in die Geburt zu gehen. Je mehr die Hebammen wissen, desto besser können sie auf dich eingehen.

- 3. Nimm ein paar persönliche Gegenstände oder Musik zum Entspannen mit in die Klinik, um eine Atmosphäre zu schaffen, in der du dich wohlfühlst.

- 4. Bedenke, dass du im Krankenhaus wahrscheinlich mit mehr Menschen zu tun haben wirst als bei einer Geburt im Geburtshaus oder zu Hause. Die Hebammen arbeiten dort in 8-Stunden-Schichten. Es ist also sehr gut möglich, dass du einen Schichtwechsel erlebst, während du Eröffnungswehen hast. Außerdem gibt es im Krankenhaus noch Krankenpfleger, Assistenzärztinnen etc. Vergiss nicht: Alle dort sind Tag und Nacht mit Geburten beschäftigt. Jeder hat das Ziel, die Geburt deines Babys für dich zu einem schönen Erlebnis zu machen.

- 5. Jedes Krankenhaus bietet Info-Veranstaltungen und Kreißsaalführungen an. Es ist gut, schon einmal die Räumlichkeiten zu besuchen, auch wenn du eine Geburt außerhalb des Krankenhauses planst. Sollten die Dinge dann anders verlaufen, als du gedacht hast, weißt du schon, wohin es dann geht.

## Sprechstunde bei

# Frauenarzt Dr. Koen Deurloo

*Koen Deurloo ist Gynäkologe am Diakonissenhuis in Utrecht. Er ist spezialisiert auf Schwangerschaften und Geburten und setzt sich für eine bessere Zusammenarbeit aller Beteiligten ein: von werdenden Eltern, Doula bis zu Hebamme und Gynäkologe.*

**Früher war früher, und jetzt ist jetzt**

Die Rollen des Gynäkologen, der Hebamme und der schwangeren Frauen haben sich stark verändert. Die Frauen werden immer besser aufgeklärt, was die Zusammenarbeit zwischen Gynäkologen, Hebammen und anderen Spezialisten verbessert. Außerdem führen Schwangere immer öfter selbst Regie. Dr. Deurloo begrüßt diese Entwicklung und berichtet von künftigen Dingen im gynäkologischen Babyland.

**Shared Care**

Als Gynäkologen arbeiten wir immer mehr mit Hebammen zusammen und teilen uns die Pflege/Behandlung auch immer intensiver. Für die Schwangere ist das viel angenehmer und für uns auch. Wir haben hier im Krankenhaus ein wunderbares Hebammenteam, das uns sogar eine Gebärwanne geschenkt hat. Davon machen wir auch immer mehr Gebrauch, denn sie lindert die Schmerzen.

**Doulas**

Auch mit den Doulas bilden wir eine Art Team, wobei sie vor allem physiologisch auf die Schwangerschaft schauen und den ganzen Prozess für die Schwangere so angenehm wie möglich gestalten. Dabei können ganz überraschende Dinge entstehen. So kam es 2017 zum ersten Mal zu einem Kaiserschnitt, bei dem die Frau das Baby selbst aus ihrem Bauch holte. Das war wirklich wunderbar.

**Präventive Versorgung**

Wir setzen in den letzten Jahren in den Niederlanden immer mehr auf präventive, patientenorientierte Versorgung. Schließlich beginnt ein gesundes Leben schon in der Gebärmutter. Mit Prävention sind gemeint: Hilfe beim Kampf gegen Übergewicht, Rauchen, Stress, Unterstützung bei Sport und Bewegung etc. Die Anzahl der Frauen mit Übergewicht steigt bei uns seit Jahren. Daher richtet sich das Augenmerk bei der Behandlung Schwangerer immer mehr auf die Prävention. Die tatsächlichen Ergebnisse können wir erst in ein paar Jahren erkennen. Aber dass ein starker Fokus auf Prävention Wirkung zeigt, sieht man zum Beispiel in Kuba. Dort ist das gesamte Gesundheitssystem viel mehr auf Prävention ausgerichtet. Die durchschnittliche Lebenserwartung liegt bei 79 Jahren, obwohl Kuba ein Entwicklungsland mit einem niedrigen BIP (Bruttoinlandsprodukt) ist. Auch bei Schwangerschaften wird dort viel präventiv gearbeitet. Anders als vielleicht erwartet, ist die Säuglingssterblichkeit in Kuba vergleichbar mit der in den Niederlanden. Zum Glück stellen wir uns hier auch immer mehr auf Prävention ein.

**Mehr Aufmerksamkeit für traumatische Erfahrungen**

Stell dir vor, dass du im Eiltempo durch das Krankenhaus geschoben wirst und dass dein Kind schnellstmöglich geholt und direkt nach der Geburt reanimiert werden muss. Das sind äußerst traumatische Erfahrungen. Das medizinische Personal muss lernen, die Schwangere standardmäßig auch nach früheren traumatischen Erfahrungen zu fragen.

**Praktische Tipps**

- Sieh das Personal im Krankenhaus als deine Unterstützer an.

- Hör gut auf die Fachkräfte, aber informiere dich auch selbst umfassend, damit du deine Sorgen und Wünsche formulieren kannst.

- Denk darüber nach, was für dich eine gute Versorgung ausmacht.

- Informiere das Personal darüber, was du wichtig findest, was du gerne willst und was du vermeiden möchtest.

- Halte dir vor Augen: Du bist einzigartig, und deine Schwangerschaft ist einzigartig.

Sprechstunde bei

# Frauenarzt Dr. Alec Malmberg

*Alec Malmberg ist Gynäkologe am Universitair Medisch Centrum (UMCG) in Groningen. Außerdem ist er Mitglied der UMCG-Arbeitsgruppe »Sieh den Menschen«, die sich mit der zwischenmenschlichen Seite der medizinischen Versorgung beschäftigt.*

**Welches ist der wichtigste Rat, den Sie Schwangeren geben können?**

Eine gute Vorbereitung hilft, keine Angst vor der Geburt zu entwickeln. Es ist wie in der Schule: Wenn du mindestens ein »Befriedigend« erreichen willst, musst du dich vorbereiten. Daher ist es wichtig, sich zu informieren: Wie läuft eine Geburt ab, und was brauche ich genau, um gut gebären zu können?

**Hilft ein Geburtsplan bei der Vorbereitung?**

Natürlich, aber es muss auch danach gehandelt werden. So kann man Traumatisierungen verhindern. Die Schwangere und ihr Partner sollten genau angeben, was sie wünschen. Es gibt Kurse, die genau dort ansetzen: Was muss zum Beispiel der Partner wissen, wenn die Geburt anders verläuft als erwartet?

**Gibt es etwas, das während einer Geburt auffällig oft zu Problemen führt?**

Ja, negative sexuelle Erfahrungen. Das kommt viel häufiger vor, als man denkt. Sie sind eine Last, die das ganze Leben negativ beeinflussen kann. Die Betroffenen haben oft wenig Vertrauen in andere Menschen, und das kann während einer Geburt ganz unerwartet sehr stark nach vorne drängen, da dabei viele Menschen um dich herum sind. Hebammen und Frauenärztinnen wollen eine Gesprächskultur über dieses Thema etablieren. Oft ist es hilfreich, schon während der Schwangerschaft daran zu arbeiten. Sinnvoll sind auch einige Kopien des Geburtsplans für das Krankenhauspersonal, wo alles Wichtige vermerkt ist. Inklusive der negativen Erfahrungen. Dann können wir während der Geburt darauf eingehen. Das ist wirklich wichtig.

**Sind Sie ein Verfechter von Schmerzlinderung bei der Geburt?**

Schmerzlinderung kann sinnvoll sein und nimmt zu, auch weil beinahe jedes Krankenhaus sie rund um die Uhr anbietet. Wir streben hier nach einer natürlichen Geburt. Aber wenn der Schmerz unerträglich wird, übernimmt der Schmerz die Kontrolle. Dann macht das Nervensystem, was es will, und die Frau gerät in eine Art Fluchtmodus. Dann haben Oxytocin und Endorphin nur noch wenige Chancen. Wenn die Frau lernt, den heftigen Schmerz zu ertragen, durchbricht sie den »Fluchtmodus«. Dann dauert die Geburt vielleicht länger, aber dadurch hat sie zusätzliche Zeit, um gut zu gebären. Aber Achtung, wenn einer Frau der Schmerz zu viel wird, heißt das nicht, dass sie sich nicht gut auf die Geburt vorbereitet hat.

## Im Gespräch mit

# Partnertrainer David Borman

*David Borman, ausgebildeter Entbindungspfleger, gibt Elternkurse für werdende Väter und Mit-Mütter. Er arbeitet als Hebammenausbilder und Kommunikationstrainer in der Geburtshilfe am Utrechter Medisch Centrum (UMC).*

Eine gute Unterstützung ist während der Schwangerschaft und der Geburt unentbehrlich. Natürlich gibt es auch medizinische Begleitung, aber ein gut vorbereiteter Partner kann ein idealer Aufpasser, Coach, Pfleger und Zuschauer sein. Dein Partner ist deine Stütze und dein Halt, damit du während der Geburt wirklich loslassen kannst. Dadurch verläuft die Geburt schneller, leichter und mit weniger Komplikationen.

**Was wollen Partner vor allem über die Schwangerschaft wissen?**

Sie wollen alles über Emotionen wissen, denn die sind bei ihren Frauen unberechenbar. Daran haben viele Partner zu knabbern. Ein Mann erzählte einmal: »Sie gibt mir die Schuld an der Hitze draußen!« Sie leidet dann nicht unter dir, sondern unter dem Wetter, und dagegen kannst du einen Ventilator oder Ähnliches besorgen. Ich erkläre auch, welche Phasen es bei einer Geburt gibt und welche Rolle der Partner oder die Partnerin dabei spielen kann und wie diese Rolle dann praktisch aussieht.

**Was ist bei einer Geburt wichtig?**

Es scheint auf der Hand zu liegen, aber das Wichtigste ist, dass die Partner wissen, was passieren wird, vor allem beim ersten Kind. Manche denken zum Beispiel, dass eine Geburt nur 3 Stunden dauert. Viele Partner wissen auch nicht, dass der Geburtsschmerz eine Funktion hat. Es herrscht große Unsicherheit. Wie kannst du während der Wehen helfen? Partner wollen ihre Frau unterstützen, wenn sie Schmerzen hat, aber sind auch verängstigt durch die Horrorgeschichten von schimpfenden und schlagenden Frauen, obwohl so etwas in der Praxis nicht so häufig vorkommt.

**Partner können also noch ziemlich viel lernen?**

Ja, längst nicht alle Partner wissen zum Beispiel, dass sie auch beim Stillen eine Rolle spielen. Oder die Geschichte, dass man mit Sex am Ende der Schwangerschaft die Wehen in Gang bringen kann. Dieses Ammenmärchen hält sich immer noch, ist aber Unsinn.

## 4 Partnerrollen

Partner können vier Rollen übernehmen, um ihre schwangere Frau so gut wie möglich zu unterstützen:

**Rolle 1: Der Aufpasser**

Du überwachst als Partner den ganzen Prozess. Dabei kann es um ganz einfache, aber essentielle Dinge gehen, die der Gebärenden helfen, sich zu entspannen, wie nicht reden bei einer Wehe, keine plötzlichen lauten Geräusche, gedämpftes Licht usw. Der Partner weiß, wie die Frau es haben will, und achtet auf diese Wünsche. Der Partner ist die Verbindung zwischen der gebärenden Frau und der Außenwelt.

**Rolle 2: Der Coach**

Viele Partner gehen nur deshalb zu Partnerabenden von Schwangerschaftskursen, weil ihre Partnerinnen das wünschen. Und dann lernen sie nicht viel mehr als mitatmen und massieren. Mein Rat: Vertiefe dich in das, was deine Frau während der Schwangerschaft und während der Geburt mitmacht. Mach dich schlau über alles, was passiert. Du bist ihr Coach und ihr Fan. Du musst als Fan auch immer daran glauben, dass alles gut geht, das hilft ihr.

**Rolle 3: Versorger**

Als Versorger kümmerst du dich um eine wahre Spitzensportlerin. Du sorgst für das richtige Essen, wenn sie das braucht, und vor allem für genügend Getränke. Außerdem tupfst du mit einem Waschlappen ihre Stirn, wenn sie das möchte. Als Versorger bist du immer aufmerksam und einsatzbereit und hilfst deiner Partnerin, wann immer es nötig ist.

**Rolle 4: Zuschauer**

Die Rolle als Zuschauer ist eigentlich immer deine Rolle, auch und vor allem bei der Geburt eures Babys. Du kannst als Zuschauer euer Live-

Event »festhalten«. Das kann tatsächlich mit Fotos passieren, ist aber auch im übertragenen Sinn gemeint: Du nimmst alles wahr. Die Gebärende steht so sehr unter dem Einfluss von Endorphinen, dass sie in einer Art Rausch ist. Sie bekommt nicht alles so mit wie du. Du kannst nach der Geburt die Puzzlestücke wieder zusammensetzen und eine gemeinsame Erinnerung schaffen.

### Praktische »Geburtstipps« für Partner

- Leg vor der Geburt schon eine wasserdichte Unterlage ins Auto. Du solltest wissen, wie du zum Krankenhaus kommst und wo du euch anmelden musst etc. Das verringert Zeitnot und Stress.

- Wenn deine Partnerin Hunger hat, biete ihr etwas Leichtes zu essen an, das ist angenehmer für sie.

- Wenn du Kaffee getrunken hast, sorg dafür, dass dein Atem wieder gut riecht. Kaffeegeruch aus dem Mund kann bei einer Frau während der Geburt Übelkeit hervorrufen.

- Die meiste Aufmerksamkeit gilt jetzt dem Wohlbefinden deiner Partnerin, aber sorg auch gut für dich selbst. Wenn du erschöpft bist oder zu wenig gegessen hast und dir schlecht wird, kannst du deiner Frau auch nicht richtig helfen. Vergiss es also nicht.

## Im Gespräch mit

# Doula Annelies Mulder

*Eine Doula bietet in den letzten Wochen der Schwangerschaft, während der Geburt und manchmal auch im Wochenbett eine nicht medizinische Unterstützung. Annelies Mulder arbeitet seit 2014 in der Region Utrecht als Doula und berichtet von ihren Aufgaben.*

Zu Großmutters Zeiten war es ganz normal, dass die Mutter, Schwester oder Freundin die Frau bei der Geburt unterstützte. Woanders ist das noch heute so. In einigen Ländern wurde diese Rolle in den letzten Jahren von den Doulas übernommen.

**Aus welchen Gründen kommen Frauen normalerweise zu dir?**

Oft sind es Frauen – und ihre Partner –, die schon eine traumatische Geburt mitgemacht haben. Meine Spezialität sind Frauen mit einer medizinischen Indikation. Außerdem begleite ich viele Frauen mit einem schwierigen Hintergrund, sei es durch psychische Beschwerden, sexuellen Missbrauch oder bei großer Angst vor der Geburt.
Traumata entstehen oft auch, weil Frauen sich bei einer früheren Geburt nicht gehört und verstanden gefühlt haben. Ich gebe den Frauen viel Wissen mit: über unser Gehirn, unser Nervensystem, die Hormone, die Funktion des Geburtsschmerzes etc. Es macht eine Menge aus, wenn sie verstehen, was in ihrem Körper passiert und warum.

**Kannst du die Geburtsangst nehmen?**

Vielen Frauen hilft es schon, wenn sie hören, dass sie Angst haben dürfen. Aber Stress spielt auch eine große Rolle. In unserer modernen Gesellschaft herrscht ein enormer Druck, sowohl im Privaten als auch in der Arbeit. Manche Frauen wollen während und nach ihrer Schwangerschaft genauso weiterleben wie bisher. Im Job sind sie es gewohnt, die Dinge unter Kontrolle zu haben, aber in der Schwangerschaft und bei der Geburt musst du die Kontrolle abgeben. *The baby comes when the baby is ready.*

**Wie arbeitest du als Doula mit dem medizinischen Personal zusammen?**

Ich mische mich nicht in medizinische Fragen ein, aber Teamwork ist wichtig. Die professionelle Versorgung ist ein durchstrukturierter Prozess. Trotzdem kannst du viel mehr entscheiden, als du denkst. Vor allem, wenn etwas schiefläuft, ist der Druck in Krankenhäusern enorm. Ich versuche, Ruhe zu bewahren und gemeinsam mit dem Kreißsaalteam zu entscheiden, welche Möglichkeiten zu den Wünschen der Frau passen. Daraus entstehen keine Probleme, das funktioniert sehr gut.

# SCHWANGERSCHAFTSKURSE

Neben der medizinischen Betreuung und der Begleitung durch eine Doula kannst du dich auch bei verschiedenen Schwangerschaftskursen informieren und begleiten lassen. Dabei sind alle gleich effektiv und gut. Es geht deshalb mehr darum, einen Kurs auszusuchen, der zu dir und euch passt. Und dem du auch gerne folgst, ohne Widerwillen. Manche Kurse richten sich nur an die schwangere Frau, bei anderen darf der Partner mitkommen. Für jeden ist etwas dabei, vom traditionellen Hechelkurs bis zum Yoga für Schwangere.

> **Hebamme Danielle de Louw**
> **Wir hören immer viele Fragen zur Geburt. Frauen bereiten sich immer besser darauf vor, merke ich. Nicht nur in unserer Praxis, sie wollen auch wissen, welche Kurse es gibt. Ich sage ihnen dann, dass es viele Möglichkeiten gibt und es darum geht, einen Kurs zu finden, der zu ihnen passt. Die eine Frau findet Yogaübungen wunderbar, die andere zu esoterisch. Wir geben den Frauen mit, dass es wichtig ist, dass sie wissen, wie sie sich bei Schmerzen gut entspannen können.**

## Yoga

Beim Yoga lernst du, wie du dich während der Geburt entspannen und loslassen kannst. Dabei werden viele Atmungs- und Entspannungsübungen gemacht. Außerdem ist Yoga eine schöne Möglichkeit, mit deinem Baby Kontakt aufzunehmen. Das Wort »Yoga« bedeutet schließlich Verbindung. Während der Schwangerschaft verbindest du beim Yoga nicht nur deinen Geist mit deinem Körper, sondern auch mit deinem Baby. Meistens besteht ein Kurs aus 10 Stunden, und du kannst ab der 12. Schwangerschaftswoche damit beginnen. Bei einigen Kursen darf dein Partner einmal mitkommen, aber ihr könnt auch einen gemeinsamen Kurs machen.

## Haptonomie

Bei der Haptonomie (der »Lehre von der Berührung«) lernst du, wie du mit deinen Händen auf deinem Bauch dein Baby berühren und bewegen kannst und somit Kontakt zu ihm herstellst. Und nicht nur du lernst, Kontakt aufzunehmen, sondern auch dein Partner. Im Kurs werden außerdem Atemübungen gelehrt, Gebärhaltungen, Übungen und Massage. Meistens wird Haptonomie nicht in Gruppenkursen erlernt, sondern man bekommt zu zweit eine »Privatstunde«. Es ist ein ganz besonderes Gefühl, sein Baby schon im Mutterleib wiegen zu können. Außerdem werdet ihr auf die Geburt vorbereitet, und dein Partner lernt, wie er dich dabei nicht nur mental, sondern auch physisch unterstützen kann. Besonders schön daran ist, dass die Stunden nicht nur auf die Mutter ausgerichtet sind, sondern auch Väter und Mit-Mütter ansprechen.

### Schwangerschaftsgymnastik

Bei der klassischen Schwangerschaftsgymnastik lernst du alles über die Atmung bei der Geburt und trainierst deine Bauch- und Beckenmuskeln. Meistens hast du ab Schwangerschaftswoche 25 zehn Wochen lang Kursstunden in der Gruppe, sodass die Teilnehmerinnen auch untereinander Erfahrungen austauschen können. Dein Partner kommt auch einmal mit zum »Hechelkurs«, wie der Kurs manchmal abschätzig genannt wird. Doch die Schwangerschaftsgymnastik bereitet dich und deinen Partner gut auf die Geburt vor.

### Schwimmen

Angenehm, entspannend und gut für Atmung und Muskeln: ein Stündchen schwimmen. In vielen Schwimmbädern wird deshalb Aqua-Gymnastik für Schwangere oder Schwangerenschwimmen angeboten. Im Wasser spürst du deinen dicken, schweren Bauch nicht so sehr, sodass du leichter an deiner Kondition arbeiten kannst. Das wird dir wiederum bei der Geburt zugutekommen. Frauen, die Probleme mit dem Becken haben, werden merken, dass der Auftrieb und das warme Wasser ihnen Linderung verschafft. So schön Schwimmen auch ist – wenn deine Fruchtblase schon geplatzt ist oder du Blut verlierst, solltest du das Schwimmbad aufgrund der Infektionsgefahr lieber meiden.

> **Hebamme Caroline Poorterman:**
> Wenn du gegen Ende der Schwangerschaft nicht mehr weißt, wie du deinen dicken Bauch tragen sollst und dein Rücken sich auch schon beschwert, kann ich nur empfehlen, dich ins Wasser »zu hängen«. Auch wenn du nicht gerne schwimmst, wird es dir guttun, die erleichternde Wirkung des Wassers zu genießen und dich tragen zu lassen.

## Stillkurs

Stillen ist das Beste für dein Baby. Wenn es dann auch problemlos mit dem Stillen klappt, sind alle zufrieden. Indem du dich gut auf das Stillen vorbereitest und lernst, wie es funktioniert, wird es einfacher. Du lernst die Techniken des Anlegens (das ist Elternsprech für die Art und Weise, wie du deinem Kind die Brust anbietest ☺) und verschiedene Stillhaltungen. Der Kurs wird von einer Laktationsberaterin abgehalten.

## Schwangerschaftstanz

Stark im Kommen ist Schwangerschaftstanz: Tanzstunden für schwangere Frauen. Der Kurs ist auf jeden Fall sehr unterhaltsam. Bei lateinamerikanischer, afrikanischer und karibischer Musik lernst du, dich mithilfe von Tanzbewegungen zu entspannen. Du lernst dabei auch deinen Körper besser kennen und wie du auf ihn hörst.

## Outdoor-Work-out für Schwangere

Das bedeutet Sport im Freien (meistens in einem Park). So kommst du an die frische Luft und trainierst gleichzeitig hart, aber nicht zu hart. Während des Kurses wirst du bei deinem eigenen Trainingslevel abgeholt, und es werden auch keine Bauchmuskelübungen gemacht. Dafür wird auf die Muskeln eingegangen, die du gerade jetzt sehr brauchst: deine Beckenmuskulatur.

## Mindfulness für Schwangere

Bei einem Achtsamkeitskurs geht es nicht um deinen Körper, sondern um das Bewusstsein für die schöne Phase in deinem Leben, in der du gerade bist. Du lernst, wie du bewusst mit Gedanken umgehen kannst, damit du deinen Stress abbauen kannst und weniger Angst vor der Geburt und dem dazugehörigen Schmerz hast. Das klingt verrückt, aber es gibt wirklich Mittel, um dem Schmerz mental zu begegnen. Und die erlernst du bei einem Mindfulness-Kurs für Schwangere.

## Hypnobirthing

Hypnobirthing wird nicht ohne Grund immer beliebter. Du besuchst diesen Kurs gemeinsam mit deinem Partner. Das Ziel bei diesen Treffen ist, sich zu entspannen, damit die Geburt so gut wie möglich beginnt und verläuft. Du lernst Entspannungs- und Atemtechniken, die dir helfen, loszulassen und mit den Wehen mitzugehen. Denn wenn du gegen sie ankämpfst, verstärkt sich der Schmerz noch. Außerdem erfährst du auch, wie du den Geburtsschmerz linderst, indem du dich durch Selbsthypnose in eine Art Trance versetzt.

## Tipp

- Manchmal werden die Kosten für Schwangerschaftskurse (zum Teil) von der Krankenkasse erstattet. Genaueres darüber findest du in deiner Versicherungspolice.

## Gespräch mit

# Linda Offereins **über das Stillen**

*Linda Offereins ist Laktationsberaterin und begleitet Frauen und ihre Partner beim Stillen. Eine gute Vorbereitung beginnt schon während der Schwangerschaft.*

Lindas sechs beste Tipps, um dich auf das Stillen vorzubereiten:

**1. Besuch einen Stillkurs**

Die Wahrscheinlichkeit, dass beim Stillen alles klappt, ist größer, wenn du dich während der Schwangerschaft schon ausführlich über das Stillen informierst. Besuch dazu einen Stillkurs bei einer Stillberaterin in deiner Nähe. So lernst du sie schon ein wenig kennen und kannst entscheiden, ob du sie später rufen willst, falls es Probleme beim Stillen gibt.

**2. Binde deinen Partner mit ein**

Die erste Zeit des Stillens verlangt den meisten Paaren einiges ab. Es ist sehr zeitaufwändig, und oft fühlst du dich dabei noch unsicher. Wenn dein Partner oder deine Partnerin dann nicht »mit an Bord« ist, wird alles noch viel beschwerlicher. Das Abenteuer Stillen müsst ihr wirklich zusammen angehen, auch der Partner sollte über die Vorteile des Stillens für Mutter und Baby Bescheid wissen. Untersuchungen haben ergeben, dass die Unterstützung des Partners in der ersten Phase entscheidend ist.

**3. Sprich mit deiner Mutter über ihre Stillerfahrungen**

Das Umfeld einer Frau bestimmt zu einem großen Teil, wie sie dem Stillen gegenüber eingestellt ist. War Stillen in ihrem Umfeld etwas ganz Normales, wird sie es wahrscheinlich auch tun wollen. Die Erfahrungen der eigenen Mutter, die für ihre Tochter meist ein Vorbild ist, spielen auch eine große Rolle. Wenn sie damals ihr Kind nicht stillen konnte, hat das einen Einfluss auf die Haltung der Tochter zum Stillen. Sie ist schließlich mit der Flasche »auch groß geworden«. Das Gegenteil gilt zum Glück ebenfalls: Wenn die Mutter erfolgreich und gern gestillt hat, hat dies einen ermutigenden und positiven Effekt auf die Tochter. In beiden Fällen ist es schön, mit der Mutter über das Thema zu sprechen und sie auf den neuesten Stand zu bringen. Denn Stillen ist heutzutage wirklich anders als vor 20 oder 30 Jahren.

### 4. Streich schon während der Schwangerschaft Milch aus

Bei einer schwangeren Frau beginnt die Milchbildung um die 20. Woche herum. Bei manchen tritt in der zweiten Hälfte der Schwangerschaft schon Milch aus den Brustwarzen aus, zum Beispiel nach einer warmen Dusche am Morgen. Andere bemerken noch nichts, oder höchstens gelbliche Körnchen (getrocknete Milch) auf ihren Brustwarzen.

Ein besonderer Moment ist, wenn du mit deinen Händen die ersten Tropfen Muttermilch ausstreichen kannst. Wenn du deine eigene Milch siehst, gibt dir das viel Vertrauen in die Fähigkeiten deiner Brüste, und das kannst du gut gebrauchen. Die Technik kannst du ganz einfach lernen. Wenn du bei YouTube »Milch mit der Hand ausstreichen« eingibst, findest du allerlei Videos mit Anleitungen.

### 5. Sei dir der Störfaktoren bewusst, die einen Start in die Stillbeziehung erschweren können

Hier ein paar Beispiele:
- Diabetes oder Schwangerschaftsdiabetes
- Schwangerschaftsvergiftung
- eine langwierige Geburt
- Schmerzmittel unter der Geburt
- eine schwierige Stillzeit bei einem früheren Kind

Wenn du weißt, dass bei dir ein Risikofaktor vorliegt, kann es sinnvoll sein, schon in den letzten drei Wochen der Schwangerschaft aktiv mit der Hand auszustreichen. Anstatt nur einige Tropfen auszustreichen, kannst du dann mehrmals am Tag mehrere Milliliter ausstreichen. Du kannst die Milch auffangen und in kleinen sterilen Behältern einfrieren. Von dieser Vorarbeit könnt du und dein Baby nach der Geburt profitieren. Das Stillen wird dann schneller in Gang kommen, und du bist schon mit der Technik vertraut. Zu Beginn des Ausstreichens in der Schwangerschaft (antenatales Ausstreichen) kann der Bauch hart werden, achte darauf. Beim Ausstreichen wird eine kleine Menge Oxytocin (das Wehen-Hormon) ausgeschüttet. Manche Frauen reagieren darauf mit häufigeren Übungswehen. In diesem Fall ist es besser, keine vorzeitige Geburt zu riskieren und das Ausstreichen auf später zu verschieben.

**6. Hol dir frühzeitig Hilfe, wenn das Stillen nicht rundläuft**

Manchmal ist eine Überweisung zum Spezialisten nötig. Deine Hebamme ist zwar dafür ausgebildet, dich beim Stillen zu begleiten, aber die Laktationsberaterin ist die Spezialistin auf dem Gebiet. Warte nicht zu lange, bis du dir Hilfe holst. Ein Besuch von ihr kann schon einen riesigen Unterschied machen.

# VON VORSORGE BIS ULTRASCHALL

# Vorsorgeuntersuchungen, pränatale Diagnostik und Ultraschall

Während der Schwangerschaft beobachten deine Hebamme oder dein Frauenarzt deine Gesundheit und die deines Babys genau. Bei jeder Kontrolle wird dein Blutdruck gemessen. An manchen Terminen wird auch Blut abgenommen, und ab dem dritten Monat wirst du bei jedem Kontrolltermin genau untersucht oder auch ein Ultraschall gemacht (dafür überweist dich deine Hebamme zu deinem Frauenarzt), um nach dem kleinen Herzen zu sehen. Eine Untersuchung des Urins oder ein Vaginalabstrich geschieht nur, wenn es einen Grund dafür geben sollte.

Neben diesen normalen Untersuchungen gibt es noch das pränatale Screening (Kombinationstest, NIPT und/oder der 20-Wochen-Ultraschall). Das sind Tests, mit denen man vor (prä) der Geburt (natal) erkennen kann, ob dein Baby eine Chromosomenanomalie aufweist oder das Risiko besteht, dass es eine hat.

Falls die Ergebnisse der pränatalen Tests auffällig sind, wird dir eine Folgeuntersuchung vorgeschlagen (Chorionzottenbiopsie oder Fruchtwasserpunktion), mit denen noch genauer geschaut wird, was eventuell nicht stimmt.

Losgelöst von den medizinischen Untersuchungen kannst du zusätzliche Ultraschallbilder machen lassen. Dabei wird nicht die Gesundheit des Kindes untersucht, sondern nur sein Äußeres, das du dann von allen Seiten bewundern kannst.

## UNTERSUCHUNGEN

Ab der 12. Woche wird dich deine Hebamme bzw. deine Gynäkologin bei jedem Besuch genau untersuchen, das Herz deines Babys abhören und deinen Blutdruck messen. Bei manchen Terminen nimmt sie dir Blut ab oder schickt dich zur Blutabnahme. Genau wie deine Gynäkologin kann auch die Hebamme alle Vorsorgeuntersuchungen durchführen. Ultraschall und pränatale Tests sind allerdings der Frauenärztin vorbehalten. Für manche Untersuchungen musst du in ein spezialisiertes Ultraschallzentrum.

## Äußerliche Untersuchung: Palpation

Bei der äußerlichen Untersuchung (Palpation) tastet die Hebamme beziehungsweise die Frauenärztin deinen Bauch ab, während du auf dem Rücken auf der Behandlungsliege liegst und den Pullover oder das T-Shirt hochgeschoben hast. Zuerst ertastet sie den Stand der Gebärmutter, indem sie vorsichtig mit zwei Händen auf deinen Bauch drückt und so den Rand der Gebärmutter erspürt. Sobald sie ihn gefunden hat, misst sie (ab der 26. Woche) den Abstand zwischen Schambein und Rand. So erfährt sie nicht nur, wie groß die Gebärmutter ist, sondern kann auch einschätzen, ob sie gleichmäßig wächst. Die Größe des Abstandes ist oft gleich der Anzahl der Schwangerschaftswochen minus vier. Wenn du also in der 28. Schwangerschaftswoche bist, misst deine Gebärmutter ungefähr 28 − 4 = 24 Zentimeter.

Im Anschluss wird die Hebamme ebenfalls vorsichtig ertasten, wie dein Baby im Bauch liegt. Je weiter die Schwangerschaft fortschreitet, desto besser kann sie es fühlen. Zuerst tastet sie oben, dann an den Seiten und zuletzt unten. Die Art, wie sie ihre Hände hält und wie sie mit ihnen tastet, wird Leopold-Handgriff genannt. Dort, wo der meiste Widerstand zu spüren ist, liegt wahrscheinlich der Rücken des Babys. Daraufhin wird die Hebamme überprüfen, ob die Vermutung stimmt, indem sie Kopf und Füße des Kindes ertastet. In den ersten Monaten der Schwangerschaft ist das natürlich noch nicht möglich.

Die Hebamme hat sehr viel Erfahrung im Ertasten von Babys im Bauch, daher ist es für sie einfacher als für dich, dein Baby zu finden. Aber es ist wunderschön, selbst dort zu tasten, wo sie gerade etwas erspürt hat, um so ein wenig bei der Hebamme abzuschauen und zu spüren, wie sich ein bestimmter Körperteil deines Babys anfühlt. So kannst du es zu Hause auch allein schneller erkennen. Gegen Ende der Schwangerschaft wird die Lage deines Babys immer genauer untersucht (siehe Seite 455) und überprüft, ob das Köpfchen schon ins Becken gerutscht ist.

Bei jeder Untersuchung durch die Hebamme oder den Gynäkologen werden auch die Herztöne deines Babys kontrolliert. Und du darfst mithören! Auch dein Blutdruck wird jedes Mal gemessen. Falls nötig, schaut der Arzt oder die Hebamme auch einmal oder mehrmals nach deinen Zucker- und Eiweißwerten (Urinuntersuchung), aber meist nur, wenn es Risikofaktoren bei dir gibt.

Ihr habt ein Recht darauf, bei jeder Untersuchung zu erfahren, wofür sie gut ist. Deine Hebamme oder deine Ärztin kann euch beraten und dabei helfen zu entscheiden, was ihr testen lassen wollt und was nicht.

## Blutuntersuchung

Zu Beginn deiner Schwangerschaft wird dein Blut auf bestimmte Krankheiten hin untersucht, und wichtige Werte werden ermittelt. Diese Blutuntersuchung gibt Auskunft über:

- deine Blutgruppe: A, B, AB oder 0, inklusive des Rhesusfaktors »positiv« oder »negativ«,
- eventuelle irregulären Antikörper (Das sind Antikörper gegen andere Blutgruppen außer A und B.),
- ansteckende Krankheiten: Syphilis (Lues), Hepatitis B oder HIV,
- Hämoglobinwert,
- Glukosegehalt (Blutzucker).

Wenn herauskommt, dass du einen hohen Blutzuckergehalt hast, wird die Frauenärztin oder Hebamme weitere Untersuchungen anberaumen und dich auf (Schwangerschafts-)Diabetes testen. Ein niedriger Hb-Gehalt lässt sich mit einer entsprechenden Ernährung oft rasch erhöhen (siehe Seite 501). Manchmal rät die Hebamme dir dann auch zu Eisenpräparaten.

Kam bei dem Test heraus, dass du eine ansteckende Krankheit hast, müssen der Arzt und die Hebamme das vor der Geburt wissen, damit sie mit dir die Möglichkeiten besprechen, ob und wie du verhindern kannst, dass sich dein Kind bei dir ansteckt.

Beim Bluttest wird auch deine Blutgruppe festgestellt. Falls du Rhesusfaktor negativ bist und dein erstes Baby Rhesusfaktor positiv, kann es bei weiteren Schwangerschaften zu Problemen kommen, weil dein Körper bei der ersten Schwangerschaft Antikörper gegen das Rhesus-positive Blut des Babys gebildet hat.

Falls dein zweites Kind auch den Rhesusfaktor positiv hat, würde dein Blut es mit den Antikörpern bekämpfen.

Zum Glück kommt es heute nicht mehr so weit. Dein Blut wird frühzeitig auf den Rhesusfaktor hin untersucht und auch das deines Babys. Denn der kann schon während der Schwangerschaft in deinem Blut nachgewiesen werden. Sollte dein Baby positiv sein, bekommst du um die 30. Woche herum eine Spritze mit Immunglobulinen, wodurch die Produktion von Antikörpern verhindert wird, die sogenannte Anti-D-Prophylaxe. Nach der Geburt bekommst du innerhalb von 24 bis 28 Stunden noch eine. Hat dein Baby wie du den Rhesusfaktor negativ, ist keine Spritze nötig, da dann auch keine Antikörper gebildet werden. Solltest du positiv sein und dein Baby negativ, passiert auch nichts weiter. Positives Blut bildet keine Antikörper gegen negatives Blut aus (nur umgekehrt). Das Blut des (biologischen) Vaters wird übrigens nicht auf den Rhesusfaktor hin untersucht.

## Urinuntersuchung

Wenn du hohen Blutdruck hast, wird deine Frauenärztin bzw. deine Hebamme eine Urinuntersuchung veranlassen. Der Urin wird auf Eiweiße untersucht. So wird kontrolliert, ob sich eine Präeklampsie (Schwangerschaftsvergiftung) entwickelt. Auch wenn du vor oder während der Schwangerschaft Drogen konsumiert hast, kann es sein, dass die Hebamme oder deine Ärztin deinen Urin darauf testen lassen will.

## Vaginaler Abstrich

Mitunter erachten die Hebamme oder die Frauenärztin einen vaginalen Abstrich als ratsam. Vorher wirst du darüber genau aufgeklärt. Wenn du mit der Untersuchung einverstanden bist, kann sie von der Hebamme, der Hausärztin oder dem Frauenarzt durchgeführt werden. Das Ergebnis zeigt, ob du eine Infektion hast, die möglicherweise die Schwangerschaft und/oder dein Baby beeinflusst. Eventuell werden dir dann noch während der Schwangerschaft oder direkt nach der Geburt Antibiotika verabreicht. Auf jeden Fall werden die Behandlungsmöglichkeiten vorher genau mit dir durchgesprochen.

## ULTRASCHALL

Bevor es Ultraschalluntersuchungen gab, konnte man nur mutmaßen, was im Bauch war, wie es aussah, ob alles dran war usw. Heute sind wir zum Glück in der Lage, all das schwarz auf weiß ganz genau zu sehen. Ein Ultraschallgerät sendet so hohe Töne aus, dass wir sie nicht hören können. Die Organe deines Babys werfen diese Töne zurück, die dann mithilfe eines Algorithmus in Bilder verwandelt werden, die du auf dem Bildschirm sehen kannst. Die Bilder deines Babys bekommst du als Ausdruck oder auf einem USB-Stick mit nach Hause. Bei diesen Untersuchungen können die Ärztinnen und Ärzte die Entwicklung und das Wachstum deines Babys gut beobachten. Übrigens machen deinem Baby diese Töne nichts aus. Um die 20. Woche herum bekommst du einen Termin für den »Großen Ultraschall«, einen weiteren pränatalen Test (siehe Seite 176). Insgesamt gibt es zwischen drei und vier Ultraschalluntersuchungen während der Schwangerschaft.

### Vitalitäts-Ultraschall

Mithilfe einer frühen Ultraschalluntersuchung kann die Schwangerschaft bestätigt werden. Außerdem erfährst du, wie lange du schon schwanger bist. Der genaue errechnete Termin wird erst später beim Terminultraschall bestimmt. Bei diesem frühen Ultraschall kannst du sogar schon das Herz deines Babys schlagen sehen. Wenn du Mehrlinge erwartest, siehst du natürlich mehrere Herzen! Diese Untersuchung wird jedoch nicht immer durchgeführt. Das hängt von der Praxis ab. In besonderen Fällen wird sie aber auf jeden Fall gemacht. Die Gründe dafür sind vielfältig: Oft wird sie bei Frauen durchgeführt, die einfach nicht glauben können, dass sie wirklich schwanger sind, bei Frauen, die schon viele Fehlgeburten erlitten haben, und bei Frauen, die mehr als die normale Menge Blut verloren haben.

### Terminultraschall

Da nicht jede Frau einen frühen Ultraschall machen lässt, ist dies vielleicht das erste Mal, dass du dein Baby sehen darfst. Ein ganz besonderer Moment! Allerdings müssen wir sagen, dass dein Baby in dieser Phase nur schwer als Baby zu erkennen ist: Es ist einfach noch klitzeklitzeklein. Der Terminultraschall wird zwischen Woche 10 und 12 durchgeführt. Die Ärztin überprüft, ob das Herz schlägt, und misst dein Baby. Anhand der Größe kann sie ziemlich genau den Geburtstermin errechnen. Manchmal offenbart der Ultraschall auch gleich mehrere Überraschungen, nämlich wenn dabei zu erkennen ist, dass du Mehrlinge bekommst.

Dieser Ultraschall wird zu Recht als einer der spannendsten angesehen. Es ist ja auch wirklich aufregend, schon so schnell nach dem Schwangerschaftstest dein Baby sehen zu können, einen errechneten Termin genannt zu bekommen und das erste »Foto« deines Babys mit nach Hause zu nehmen.

Vor der 12. Woche wird der Terminultraschall oft vaginal durchgeführt, da dein Baby noch so klein ist, dass der Schallkopf ganz nah ranmuss, um alles gut erkennen zu können. Das tut übrigens überhaupt nicht weh, weder dir noch deinem Kind. Wenn jemand anderes als dein Partner dabei ist, kannst du ihn oder sie bitten, aus Diskretion einen Schritt zur Seite zu gehen.

### Wachstumsultraschall

Von manchen Frauenärztinnen und Frauenärzten wird um die 30. Woche ein Wachstumsultraschall durchgeführt. Der Name verrät es schon: Hierbei wird das Wachstum deines Babys kontrolliert. Anhand des Ultraschalls erkennt der Arzt, ob dein Baby die altersgerechte Größe hat und ob genug Fruchtwasser vorhanden ist. Ebenso werden das Aussehen und die Lage der Plazenta bestimmt. In dem Fall, dass sie immer noch in der Nähe des Muttermundes liegt, wird ihre Lage beim nächsten Ultraschall wieder kontrolliert. Außerdem kann eine realistische Schätzung des Geburtsgewichts gemacht werden. Da dein Baby jetzt groß genug ist, um alle Körperteile gut abbilden zu können, ist es auch möglich, sie einzeln auszumessen. Beim Wachstumsultraschall werden der Kopfumfang, der Bauchumfang und die Länge des Oberschenkels gemessen. Zur Sicherheit sogar mehrmals. Manche Praxen bieten den Wachstumsultraschall standardmäßig an, andere nur nach einer Indikation, wenn zum Beispiel aus anderen Untersuchungen ersichtlich wurde, dass dein Baby zu klein oder schon zu groß ist.

### Lage-Ultraschall

Im Idealfall liegt dein Baby mit dem Kopf nach unten. Die Hebamme kann das mithilfe ihrer Hände erspüren, aber manchmal benötigt sie doch die Unterstützung des Ultraschalls. Diese Untersuchung findet um die 35. oder 36. Schwangerschaftswoche statt. Dabei wird die Kindslage kontrolliert, die Menge Fruchtwasser bestimmt und die Lage der Plazenta überprüft. Wenn die Plazenta vor dem Muttermund liegt, ist eine vaginale Geburt nicht möglich (siehe Seite 323). Liegt dein Baby nicht mit dem Kopf nach unten, werden die verschiedenen Optionen mit dir besprochen. Es ist zum Beispiel möglich, das Baby zu drehen (siehe Seite 457).

## »Baby-Watching«

Neben den medizinischen Ultraschalluntersuchungen, die die Schwangerschaft und dein Baby so sicher wie möglich begleiten sollen, gibt es noch Wunsch-Ultraschalle. Sie sind medizinisch nicht notwendig, du bezahlst sie also selbst. Einen Wunsch-Ultraschall kannst du in einer spezialisierten Ultraschallpraxis und manchmal auch beim eigenen Frauenarzt durchführen lassen. Der Vorteil eines Wunsch-Ultraschalls liegt darin, dass du ihn mehr genießen kannst. Denn dabei geht es nicht um Abweichungen und andere beängstigende Dinge. Du kannst zum Ultraschall einladen, wen du willst. Ob das die großen Geschwister sind oder Oma und Opa, die ihr Enkelkind zum ersten Mal sehen wollen. Bei diesem Ultraschall werden alle deine Fragen beantwortet und dein Baby von Kopf bis Fuß in Szene gesetzt. Dabei wird erklärt, wie du dein Baby auf einer Schwarz-Weiß-Aufnahme erkennst, du bekommst jede Menge Fotos und sogar eine Filmaufnahme der Ultraschallsitzung.

Bei jedem Ultraschall werden auch die Geschlechtsteile abgebildet. Du kannst also während eines Wunsch-Ultraschalls auch das Geschlecht deines Babys erfahren. Es gibt verschiedene Wunsch-Ultraschallformen: 2D, 3D und HD Live (auch 4D genannt). Ein 2D-Ultraschall ist schwarz-weiß. Dabei siehst du eigentlich den »Querschnitt« deines Babys und seinen Körper von innen. Daher werden medizinische Ultraschalluntersuchungen auch immer in 2D und Schwarz-Weiß gemacht. Den Ärzten geht es nämlich nicht um ein möglichst hübsches Portrait, sondern um die anatomischen Details deines Kindes und deiner Gebärmutter. Ein 3D-Ultraschall ist wie ein 2D-Ultraschall, nur mit Extrafarbe und -tiefe. Du siehst dein Kind dabei dreidimensional von außen und nicht, wie bei einem 2D-Ultraschall, »in das Baby hinein«. Du siehst keine Organe, sondern ein Baby, wie du es auch nach der Geburt sehen wirst. Um ein gutes 3D-Bild zu bekommen, muss dein Baby aber ein wenig mitmachen. Wenn bei einem 2D-Ultraschall eine Hand vor seinem Gesicht liegt, ist das nicht so schlimm, bei einem 3D-Ultraschall allerdings schon. HD-Live-Ultraschalle werden auch 4D-Ultraschalle genannt, da sie aus bewegten 3D-Bildern bestehen. Das vierte D ist also die bewegte Dimension. Sowohl 3D- als auch 4D-Ultraschallaufnahmen werden zwischen Woche 24 und 30 am schönsten.

> **Die Nub-Theorie: Mit zwölf Wochen schon das Geschlecht erfahren?**
> Es gibt eine Möglichkeit, schon sehr früh in der Schwangerschaft, sobald sich die Geschlechtsteile ausdifferenzieren, zu erkennen, ob es ein Junge oder ein Mädchen wird. Basis ist die Nub-Theorie, mit deren Hilfe man mit 75-prozentiger Sicherheit das Geschlecht des Kindes vorhersagen kann. Nicht alle gynäkologischen Praxen bieten diese vaginalen Ultraschalluntersuchung an. Übrigens muss nicht nur der Frauenarzt oder die Frauenärztin genau wissen, wo er oder sie suchen muss, dein Baby muss auch mitmachen. Der »Nub« deines Babys muss sehr gut zu sehen sein. Der Nub, der Stummel, ist ein kleiner Vorsprung im Genitalbereich, den sowohl Jungen als auch Mädchen bis einschließlich der 11. Woche aufweisen. Danach entwickeln sich die Nubs unterschiedlich weiter: Beträgt der Winkel zwischen dem Nub und der Wirbelsäule mehr als 30 Grad, ist das Baby höchstwahrscheinlich ein Junge. Liegt der Nub in einem Winkel von weniger als 30 Grad zur Wirbelsäule, verläuft er parallel dazu oder ist er nach unten gerichtet, ist es vermutlich ein Mädchen.
> Du kannst dir schon denken, dass der Nub bei einem so kleinen Wesen schwierig zu erkennen ist. Aber keine Sorge, die Geschlechtsorgane entwickeln sich ab jetzt in rasendem Tempo, und wenn du eine Woche länger wartest, kannst du schon mit 95 Prozent Sicherheit das Geschlecht deines Babys erfahren. Aber jetzt geht's auf die Suche nach dem Nub ...

## PRÄNATALES SCREENING

Es gibt verschiedene pränatale Screenings, zum Beispiel Kombinationstest (ETT), NIPT und strukturelle Ultraschalluntersuchung (besser bekannt als der 20-Wochen-Ultraschall). Jede Schwangere kann sich, unabhängig von ihrem Alter und Gesundheitszustand, für eine Form der Pränataldiagnostik entscheiden. Wenn du nicht zu einer Risikogruppe gehörst, kann es sein, dass du einen Teil der Kosten selbst tragen musst.

## Testen oder nicht testen?

Du kannst dich für pränatale Tests entscheiden, du musst aber nicht. Du hast die freie Wahl. Längst nicht jede Schwangere lässt ein pränatales Screening oder eine vorgeburtliche Diagnostik durchführen. Deine Hebamme oder dein Gynäkologe wird dich fragen, ob du darüber informiert werden möchtest oder nicht. Du hast nämlich auch das Recht, es nicht zu wissen. Wenn ihr beschlossen habt, euch informieren zu lassen, wird ein Beratungstermin ausgemacht. Dabei werden eure medizinische Familienanamnese und eventuelle andere Besonderheiten in Betracht gezogen. Wichtig ist, dass du schon vorher mit deinem Partner oder mit einer anderen Vertrauensperson darüber gesprochen hast, damit du gut vorbereitet bist. Du und dein Partner müsst aufgrund dieser Informationen entscheiden, welchen Test ihr machen lassen möchtet und was euch sinnvoll und richtig erscheint.

Testen oder nicht testen, alles hat Vor- und Nachteile. Dabei sind die Vorteile, die der eine darin sieht, nicht unbedingt die Vorteile des anderen. Darum ist nur eines wichtig: Folge deinem eigenen Willen und fälle wohlüberlegte Entscheidungen. Deine Hebamme bzw. deine Frauenärztin ist die kompetenteste Person, die du zu den Vor- und Nachteilen befragen kannst.

### Tipp von Hebamme Terry de Leur:

Das Wichtigste ist, dass du dir, gemeinsam mit deinem Partner, überlegst, was ihr tun werdet, falls das Screening eine »Abweichung« aufdeckt. Willst du Bescheid wissen, wenn dein Kind ein Syndrom hat, damit ihr euch darauf einstellen könnt? Willst du die Schwangerschaft in diesem Fall lieber abbrechen? Oder willst du es eigentlich gar nicht wissen? Wenn du hierauf eine Antwort hast, ist es einfacher, erst gar keinen Test machen zu lassen.

Jede Zelle, mit Ausnahme der Geschlechtschromosomen, besteht aus 23 Chromosomenpaaren. Bei manchen Menschen ist dies aber anders. Das nennen wir dann Chromosomenabweichung. Die bekanntesten Abweichungen, auf die deswegen in der Schwangerschaft auch getestet wird, sind das Downsyndrom, das Edwardssyndrom und das Patausyndrom.

**Das Downsyndrom (Trisomie 21)** – Normalerweise haben Menschen zwei Chromosomen 21. Ein Mensch mit Downsyndrom hat drei Chromosomen 21. Daraus folgt eine geistige Beeinträchtigung, bei der das Spektrum von leicht bis schwerwiegend beeinträchtigt reicht. Während der Schwangerschaft kann nicht herausgefunden werden, wie sehr das Kind eingeschränkt sein wird. Außerdem verläuft die körperliche Entwicklung bei Menschen mit Downsyndrom langsamer, und sie haben ein erhöhtes Risiko, körperliche Einschränkungen zu entwickeln. Im Gegensatz zu Kindern mit Edwards- oder Patausyndrom kann ein Mensch mit Downsyndrom ein glückliches und langes Leben führen, wenn es auch mit geistigen und körperlichen Einschränkungen einhergeht.

**Das Edwardssyndrom (Trisomie 18)** – Hierbei hat das Baby nicht zwei, sondern drei Chromosomen 18, was zu weitreichenden Folgen für seine körperliche und geistige Gesundheit führt. Die meisten Babys mit Trisomie 18 sind körperlich so schwach, dass sie während der Schwangerschaft oder kurz nach der Geburt sterben. Manchmal überlebt ein Baby einige Wochen oder Monate. Das Edwardssyndrom kommt viel seltener vor als das Downsyndrom.

**Das Patausyndrom (Trisomie 13)** – In diesem Fall gibt es drei statt zwei Chromosomen 13. Genau wie beim Edwardssyndrom sind Babys mit dem Patausyndrom körperlich, aber auch geistig sehr eingeschränkt. Oft sterben die Babys noch im Mutterleib, direkt nach der Geburt oder wenig später. Auch das Gehirn dieser Kinder weist Entwicklungsstörungen auf. Babys mit Patausyndrom leiden oft an Epilepsie und sind, genau wie Babys mit Edwardssyndrom, bei der Geburt oft (zu) klein.

## DER KOMBINATIONSTEST

Dieser Test besteht aus einer Blutuntersuchung, bei der zwei Hormone im Blut der Mutter untersucht werden, und einer Nackentransparenzmessung mithilfe eines Ultraschallgerätes. Bei der Untersuchung wird eine dünne Flüssigkeitsschicht im Nacken des Babys gemessen, die sogenannte »Nackenfalte«. Ist die Nackenfalte dicker als bei anderen Föten, besteht ein erhöhtes Risiko, dass das Baby das Downsyndrom hat.

**Fakten zum Kombinationstest**
Die Blutuntersuchung kann zwischen Woche 9 und Woche 14 stattfinden; die Nackenfaltenmessung zwischen Woche 11 und Woche 14.

- Dieser Test ist etwas weniger zuverlässig als der NIPT. Dabei wird die Wahrscheinlichkeit berechnet, mit der dein Baby eines dieser Syndrome hat.
- Bei Frauen mit Übergewicht könnte dieser Test nicht zufriedenstellend durchgeführt werden.
- Bei der Nackenfaltenmessung können auch andere Erkrankungen ans Tageslicht kommen.
- Dieser Test kann auch bei Mehrlingen durchgeführt werden. Jedes Baby bekommt dann eine Auswertung.
- Weder der Ultraschall noch die Blutuntersuchung sind für die werdende Mutter riskant.
- Nach der Auswertung des Bluttestes und der Nackenfaltenmessung wird das Risiko auf Down-, Edwards- oder Patausyndrom berechnet. In die Berechnung fließen dein Alter und die bisherige Dauer der Schwangerschaft mit ein.

## DER NIPT

Der NIPT (der nicht invasive pränatale Test) wird auch oft NIP-Test genannt. Dabei wird das Blut der Mutter untersucht. In ihrem Blut findet sich auch ein wenig DNA der Plazenta, die fast immer dieselbe ist wie die des Babys. So können auch Babys Gene untersucht werden.

**Fakten über den NIPT**

- Die Blutuntersuchung kann ab der 11. Schwangerschaftswoche durchgeführt werden.
- Es können dabei auch andere Abweichungen in der Plazenta festgestellt werden, sehr ernste bis weniger gravierende.
- Ein Teil der Plazenta kann Trisomie 21 aufweisen, aber dein Baby nicht. Das führt möglicherweise zu einem falschen Testergebnis. Die Wahrscheinlichkeit ist aber sehr gering.
- Der NIPT kann bei Mehrlingen nicht durchgeführt werden.
- Der Test gibt eine beinahe, aber keine volle 100-prozentige Sicherheit.
- Die Blutuntersuchung ist für dich und dein Baby ungefährlich.
- Standardmäßig wird beim NIPT auf Down-, Edwards- und Patausyndrom getestet. Du kannst den NIPT eventuell auch mit Nebenbefunden machen lassen. Dann wird dabei in der Plazenta und bei der Mutter auch nach anderen Chromosomenabweichungen gesucht.

Nach zwei Wochen bekommst du das Testergebnis. Da der NIPT keine 100-prozentige Sicherheit gibt, werden bei einem erhöhten Risiko bezüglich eines der drei Syndrome noch eine Chorionzottenbiopsie oder eine Fruchtwasserpunktion gemacht. Wenn du oder ihr das wollt, natürlich.

## DIE GROSSE ULTRASCHALLUNTERSUCHUNG

Ungefähr in der Mitte der Schwangerschaft (zwischen der 18. und der 21. Schwangerschaftswoche) wird eine ausführliche Ultraschalluntersuchung durchgeführt. Während beim Kombinationstest oder beim NIPT nach Chromosomenabweichungen gesucht wird, stehen beim 20-Wochen-Ultraschall andere Dinge im Fokus. Fast alle Körperteile deines Babys haben sich schon gebildet und können daher angeschaut werden. Ursprünglich war diese Untersuchung dazu da, einen offenen Rücken (Spina bifida) zu erkennen, aber es gibt noch viel mehr dabei zu sehen. Betrachte diesen Ultraschall als Pendant zur Hauptuntersuchung beim Auto: Alle Teile werden kontrolliert.

Der große Ultraschall zeigt, ob dein Baby bestimmte körperliche Abweichungen aufweist, ob genügend Fruchtwasser vorhanden ist und ob dein Kind gut wächst. Es handelt sich dabei also um eine echte ärztliche Untersuchung und kein »Baby-Watching«. Möglicherweise wird dabei »etwas« gefunden. Darum ist es nicht sinnvoll, deine Kinder zum Termin mitzunehmen oder den 20-Wochen-Ultraschall irgendwie zwischen zwei Geschäftstermine zu quetschen.

> **Hebamme Caroline Poorterman:**
> Der 20-Wochen-Ultraschall verlangt viel Aufmerksamkeit vom Durchführenden. Wenn sich das Baby bewegt, ist äußerste Konzentration gefragt, um das Herz und die umliegenden Gefäße abzubilden. Es kann deshalb sein, dass während der Untersuchung ab und zu nicht gesprochen wird. Das muss dich aber nicht beunruhigen, das ist ganz normal!

Der große Vorteil des 20-Wochen-Ultraschalls ist, dass dabei Abweichungen entdeckt werden können, die später über Leben und Tod entscheiden. Wenn zum Beispiel jetzt schon festgestellt wird, dass etwas mit einer Herzklappe deines Babys nicht stimmt, kann das Krankenhaus schneller richtig reagieren, falls dein Baby nach der Geburt plötzlich blau anläuft. Dann muss nicht lange nach der Ursache gesucht werden. Der große Ultraschall unterscheidet sich also von den Untersuchungen, die auf genetische Abweichungen ausgelegt sind.

## Was genau wird untersucht?

Beim 20-Wochen-Ultraschall werden unter anderem Herz, Gehirn, Nieren, Magen, Darm, Rücken, Blase, Arme, Beine, Skelett und Schädel deines Babys untersucht. So können bei dieser Untersuchung folgende Abweichungen gefunden werden:

- Herzfehler
- offener Rücken
- offener Schädel
- zu kleiner Schädel
- Wasserkopf
- fehlende/missgebildete Nieren
- fehlende/missgebildete Arme oder Beine
- Magenverschluss
- Lippen-Kiefer-Gaumen-Spalte (auch »Hasenscharte« genannt)
- Missbildungen des Darms

- Bruch oder Loch im Zwerchfell
- Bruch oder Loch in der Bauchwand
- und … ob es ein Mädchen oder ein Junge wird

Der 20-Wochen-Ultraschall ist eigentlich nicht dafür da, das Geschlecht herauszufinden, aber die meisten Ärzte und Ärztinnen werden dir deine Frage gerne beantworten. Gesetzt den Fall, dass du es wissen willst. Das solltest du aber vorher mit deinem Partner besprochen haben. Bei diesem Ultraschall gibt es unglaublich viel zu sehen, aber eine 100-prozentige Sicherheit, dass dein Kind gesund ist, kann auch er nicht geben.

> **Tipp von Hebamme Caroline Poorterman:**
> Wenn ihr wirklich nicht wissen wollt, ob es ein Junge oder ein Mädchen wird, solltet ihr das der Ärztin vor jedem Ultraschall sagen. So weiß sie Bescheid und wird sich nicht verplappern.

Zum Glück gehen die allermeisten Eltern in spe nach dem großen Ultraschall mit einem rundum zufriedenen und guten Gefühl nach Hause. Alles, wonach geschaut werden konnte, ist in Ordnung, und ihr könnt ganz beruhigt den zweiten Teil der Schwangerschaft angehen. Leider gilt das nicht für alle. Vielleicht war beim Ultraschall etwas nicht deutlich zu erkennen, weil dein Baby so lag, dass es nicht abgebildet werden konnte. Dann bekommst du einen neuen Termin, um noch einmal nachzuschauen. Wird vermutet, dass etwas nicht in Ordnung sein könnte, wirst du an eine Praxis für Feindiagnostik oder Pränatalmedizin überwiesen. Manchmal wird dann auch eine Fruchtwasserpunktion oder eine Blutuntersuchung (siehe Seite 180) angeboten.

> Im Moment wird erforscht, ob eine frühere Form von struktureller Ultraschalluntersuchung um die Wochen 12 bis 14 herum Vorteile bringt. Viele Abweichungen, die beim 20-Wochen-Ultraschall festgestellt werden, sind nämlich schon bei einem 13-Wochen-Ultraschall erkennbar. Bei früherer Feststellung ist mehr Zeit für Folgeuntersuchungen und mehr Zeit zum Nachdenken über einen möglichen Schwangerschaftsabbruch.

## PRÄNATALE DIAGNOSTIK

Wenn bei einem pränatalen Screening ein erhöhtes Risiko auf eine Chromosomenabweichung festgestellt wird, kommst du für zwei Arten von pränataler Diagnostik in Betracht: Chorionzottenbiopsie oder Fruchtwasserpunktion. Manchmal kannst du auch direkt die pränatale Diagnostik wählen, ohne erst ein Screening durchführen zu lassen. Unter anderem in folgenden Fällen:
- Mutter oder Vater sind Träger einer Chromosomenabweichung.
- Mutter und/oder Vater haben bereits ein Kind mit einer Chromosomenabweichung.
- Mutter oder Vater haben eine DNA-Abweichung, wodurch das Baby ein erhöhtes Krankheitsrisiko aufweist.
- In der direkten Verwandtschaft kommen bestimmte angeborene Abweichungen vor.
- Der Kombinationstest oder der NIPT weisen ein erhöhtes Risiko für eines der drei Syndrome auf.
- Nach der Feindiagnostik sieht der Gynäkologe Bedarf an weiteren Untersuchungen.

## CHORIONZOTTENBIOPSIE

Bei der Chorionzottenbiopsie wird ein wenig Gewebe aus der Plazenta entnommen.

### Fakten zur Chorionzottenbiopsie
- Bei einer vaginalen Chorionzottenbiopsie wird mit einer kleinen Zange oder einem Schlauch über die Vagina etwas Gewebe aus der Plazenta entnommen.
- Manchmal wird das Gewebe mithilfe einer Nadel durch die Bauchdecke entnommen.
- Du wirst nicht betäubt, und nur der Einstich kann kurz schmerzhaft sein.
- Der Test muss zwischen Woche 11 und Woche 14 der Schwangerschaft durchgeführt werden.
- Das Ergebnis steht innerhalb von zwei Wochen fest.

- Wenn du das willst, kann dabei auch das Geschlecht des Babys bestimmt werden.
- Eine Chorionzottenbiopsie birgt ein kleines Risiko einer Fehlgeburt. Darum wird sie nur gemacht, wenn es wirklich nötig ist.
- Bei der Punktion durch die Bauchdecke sinkt das Risiko einer Fehlgeburt.
- Eine Chorionzottenbiopsie bringt mehr Sicherheit als ein NIPT oder ein Kombinationstest, aber manchmal ist dennoch eine Fruchtwasserpunktion nötig.

## FRUCHTWASSERPUNKTION

Bei einer Fruchtwasserpunktion wird, ab der 15. Schwangerschaftswoche, mit einer hohlen Nadel ein wenig Fruchtwasser (15-20 Milliliter) aus dem Bauch entnommen. Die Menge produzierst du einfach wieder nach, dein Baby erleidet durch die Punktion keinen Mangel an Fruchtwasser. Das Wasser enthält genetisches Material deines Babys, das im Labor untersucht werden kann. Mit dem Ultraschallgerät wird vorab geschaut, welche Stelle sich für die Punktion am besten eignet.

Nach der Punktion musst du dich ein paar Tage schonen und darfst nicht schwer heben. Genau wie bei einer vaginalen Chorionzottenbiopsie kannst du ein Ziehen verspüren, so als ob deine Tage kommen. Das ist aber kein Grund zur Besorgnis.

Das Ergebnis liegt nach ungefähr drei Wochen vor. Auch bei einer Fruchtwasserpunktion wird auf deinen Wunsch hin das Geschlecht des Babys bestimmt.

### Vor- und Nachteile
Diese Untersuchung liefert annähernd 100-prozentige Sicherheit. Dieser Test hat den Nachteil, dass ein kleines Fehlgeburtsrisiko besteht, auch wenn es geringer ist als bei der Chorionzottenbiopsie (0,3 gegenüber 0,5 Prozent). Es kann auch passieren, dass du ein wenig Fruchtwasser oder Blut verlierst oder es zu einer Infektion kommt. Der Vorteil ist die große Sicherheit: Dies ist der zuverlässigste Test. Der größte Nachteil dieses Tests liegt darin, dass er erst später in der Schwangerschaft durchgeführt werden kann und dann eine eventuelle Abtreibung nicht mehr möglich ist.

## WAS, WENN DEIN BABY WIRKLICH EINE ANOMALIE AUFWEIST?

Wenn aus einem der Tests hervorgeht, dass dein Baby eine Anomalie aufweist, werden die Konsequenzen für deine Schwangerschaft und für dein Kind im Krankenhaus oder in der Praxis mit dir besprochen. Dort wirst du umfänglich über die medizinischen und psychosozialen Aspekte der Abweichung aufgeklärt. Empfehlenswert ist in einem solchen Fall die Kontaktaufnahme mit der entsprechenden Patientenvereinigung. Dort findest du Eltern, die dasselbe mitgemacht haben wie du gerade.

Manchmal hast du die Möglichkeit, über einen Schwangerschaftsabbruch nachzudenken. Möglicherweise ist dein Baby nicht lebensfähig. Dann kannst du dich für eine Abtreibung entscheiden oder dafür, das Baby auszutragen. Auch wenn dein Baby lebensfähig ist, aber ein hohes Risiko für eine ernsthafte Anomalie besteht, kannst du die Schwangerschaft beenden. Gerade jetzt, wo du schon so weit bist, ist diese Diagnose eine schreckliche, schmerzhafte Erfahrung, und auf alle, die vor dieser Entscheidung stehen, wartet eine schwierige Zeit. Sprich darüber. Mit Leidensgenossen, mit deinen Lieben, mit deiner Hebamme oder mit einer Psychologin.

# DEIN LEBEN ALS SCHWANGERE

## Ja oder nein?

Du hast also den Test gemacht. Du weißt, dass du schwanger bist, und jetzt schwirren dir sicher unzählige Fragen im Kopf herum. Sie gehen alle in die Richtung »Was darf ich noch?« und »Was darf ich nicht mehr?«. Es ist gut, dass du dir darüber schon Gedanken machst, denn die erste Zeit ist meistens entscheidend, auch wenn du da noch gar nicht in einer gynäkologischen Praxis warst. Aber lass uns eines festhalten: Dein Leben geht in den kommenden Monaten trotzdem weiter. Natürlich bist du schwanger und musst deshalb hier und da eine Gewohnheit ändern oder ganz lassen, aber es wird nicht alles anders.

Hier findest du einige praktische Informationen mit Dos und Don'ts für dein Leben als Schwangere. Bei manchen Dingen hast du dir sicher schon gedacht, dass du sie jetzt nicht mehr tun kannst, andere werden dich überraschen. Du musst die Liste natürlich nicht auswendig lernen, aber lies sie durch, damit du ungefähr weißt, worauf du in den kommenden Monaten achten musst. Kurz bevor du in Urlaub fährst, kannst du den Abschnitt über das Reisen dann noch einmal durchlesen.

> **Eine wichtige Warnung**
> Für alle, die jetzt in Panik geraten: Lasst euch nicht entmutigen. Eigentlich ist alles, was hier steht, ziemlich logisch, ganz einfach umzusetzen und hat meistens wenig Einfluss auf deinen Alltag. Das Letzte, was wir wollen, ist, dir das Gefühl zu geben, dass du ab jetzt alles irgendwie anders machen musst, denn das stimmt einfach nicht. Trotzdem ist es sinnvoll, diese Erläuterungen durchzulesen.

> **Noch eine wichtige Warnung**
> An die werdenden Eltern, die nicht viel von Verboten und Regeln halten: Ja, ihr habt Recht, früher durfte man als Schwangere viel mehr. Ja, es wirkt vielleicht übertrieben, wenn in manchen Ländern sogar vor neuen Möbeln und den Dämpfen, die sie absondern, gewarnt wird. Und ja, man muss es ja auch gemütlich haben. Aber nein, das Argument, dass Schwangerschaften früher auch nicht ständig in Fehlgeburten endeten, kann so nicht durchgehen. Mehr als jemals zuvor verwenden wir Produkte, die Chemikalien enthalten, auch da, wo du sie nicht erwartest. Mehr als jemals zuvor bereisen wir die ganze Welt und schmieren uns weiß der Kuckuck was auf die Haut, um sie noch schöner zu machen. Wer ließ sich in der Generation unserer Großeltern Botox spritzen und machte Ferien in Thailand? Früher kann man absolut nicht mit heute vergleichen.

## DOS UND DON'TS

Grob gesagt kannst du alle täglichen Einflüsse auf dein Leben in drei Bereiche einteilen:
- in Haus und Garten: Seite 185
- in und auf deinem Körper: Seite 191
- in deiner Umgebung: Seite 199

> **Legende Icons:**
>
> (!) = Achtung          (≣) = Lies das Etikett
>
> (✗) = Verboten         (☼) = Prima
>
> (✓) = Erlaubt          (💡) = Leichte Anpassung nötig

> **Beauty und mehr**
> Natürlich wollen wir als Schwangere kugelrund gut aussehen, pflegen unseren Körper mit Cremes, kümmern uns um unsere Zähne (Tipp: in diesen Monaten besonders gründlich) und gehen mit unserem durch die Schwangerschaft bedingten Mega-Schopf zum Friseur. Alle Stoffe, die wir dafür verwenden, dringen durch unsere Haut in unseren Körper ein. Über den Einfluss dieser Stoffe auf uns liest du mehr im Kapitel »Kugelrund gut aussehen!« auf Seite 211.

## HAUS UND GARTEN

Wie du später lesen wirst, darfst du während der Schwangerschaft fast alles ganz normal weitermachen. Du solltest dein Leben auch gar nicht neun Monate lang aufs Abstellgleis schieben, denn dann käme dir die Zeit sehr lang vor. Und trotzdem ist bei einigen Dingen Vorsicht geboten.

### Starke Haushalts- und Putzmittel

Im Prinzip sind alle Putzmittel ungefährlich für dein Baby. Nur bei ganz aggressiven Produkten, bei denen du es schon riechen kannst, ist Vorsicht geboten, wie zum Beispiel Terpentin, Chlor, Ammoniak etc. Die enthalten dieselben Lösungsmittel, die auch in Lack, Klebstoff und Pinselreiniger verwendet werden. Im Zweifel liest du am besten das Etikett. (Bitte frag jetzt nicht Google, denn du weißt nie, ob du eine vertrauensvolle Quelle gefunden hast.) Bist du dir nicht sicher, heißt die Faustregel: lieber nicht verwenden und einatmen. Bitte einfach jemand anderes, das Putzen oder Streichen damit für dich zu übernehmen.

- Handschuhe – Zieh vor der Putzaktion zur Sicherheit Gummihandschuhe an.
- Haushaltsessig – Bist du doch misstrauisch, was Putzmittel angeht, kannst du auch einfach den klassischen Haushaltsessig verwenden. Natürlich und wirkungsvoll.
- Belüftung – Sorg dafür, dass das Zimmer beim Putzen gut belüftet ist, vor allem, wenn die Putzmittel stark riechen.

- Sprühdosen – Vermeiden. Nimm lieber Flaschen mit einer Pumpe, denn Sprühdosen können Treibgase enthalten, die lange in der Luft bleiben.
- Natürliche Alternativen – Es gibt zahlreiche biologische, natürliche Putzmittel auf dem Markt. Sie sind nicht so belastend für Mensch und Umwelt. Vielleicht ist jetzt eine gute Gelegenheit, um sie auszuprobieren. So kannst du dich während der Schwangerschaft schon daran gewöhnen, natürlichere Produkte zu benutzen, wenn dein Baby geboren ist.

In der westlichen Welt ist man sehr vorsichtig mit chemischen Substanzen und (daher) auch mit Reinigungsmitteln. Ein Produkt kommt erst auf den Markt, wenn ausführlich getestet wurde, ob es schädlich ist oder nicht. Wir als Erwachsene vertragen eine gewisse Dosis, und die wird als Untergrenze festgelegt. Solch eine Menge kann der menschliche Körper aufnehmen, ohne dass seine Gesundheit Schaden nimmt. Trotzdem warnt die WHO (World Health Organisation) vor dem Häufungseffekt. Wenn du von vielen chemischen Produkten jeweils ein wenig aufnimmst (zum Beispiel über Dämpfe und über die Haut), kann es zusammengerechnet zu viel werden: 1 + 1 ist dann 3. Eine schwangere Frau kann zum Beispiel zu viele chemische Stoffe aufnehmen, wenn sie neben dem Haushalt auch bei ihrer Arbeit mit Chemikalien in Kontakt kommt (siehe Seite 390).

Ab und zu wirst du noch hören, dass du in der Schwangerschaft nicht mit Chlor oder Ammoniak in Berührung kommen darfst. Das stimmt aber so pauschal nicht. Und trotzdem. Sicher ist nur, dass bei normalem, nicht intensivem Gebrauch und guter Belüftung kein negativer Einfluss auf dein Baby festgestellt werden kann. Aber geh bei diesen Dingen lieber auf Nummer sicher. Informiere dich, und wenn das nicht geht (oder du es nicht willst), trage wenigstens Handschuhe, lüfte gut, verwende die Mittel nur selten und in kleinen Mengen und vermeide es, sie einzuatmen.

Eines ist sicher: Misch Ammoniak oder Chlor nie mit etwas anderem! Vielleicht denkst du, dass sowas doch sowieso nicht vorkommt, aber hast du dabei schon mal an Urin und Chlor gedacht? Die zwei Stoffe reagieren heftig miteinander. Spüle deshalb deine Toilette gut, wenn du Chlorreiniger verwendet hast. Wirklich schädlich ist es zwar nicht, wenn Urin und Chlor in Kontakt kommen, und so viel Gas wie bei einem chemischen Experiment entsteht auch nicht, aber gesund ist es trotzdem nicht.

## Antibakterielle Seife

⚠ (✗?) In antibakterieller Seife ist Triclosan enthalten, ein Stoff, der Bakterien tötet. Immer mehr Studien zufolge kann Triclosan negative Auswirkungen auf den menschlichen Körper haben. Im US-Bundesstaat Minnesota ist die Verwendung von Triclosan in Seife inzwischen verboten. Studien haben ergeben, dass der Stoff deinem Baby schaden kann. Wie stark die Wirkung ist und ob deswegen eine Verbraucherwarnung ausgesprochen werden sollte, ist bisher noch nicht bekannt. Aber du kannst dir ja selbst Gedanken machen, ob du das Risiko eingehen willst. Gründliches Händewaschen mit normaler Seife (20 Sekunden lang) tötet auch die meisten Bakterien und Viren ab.

## Pestizide

⚠ ✗ Schädlingsbekämpfungsmittel, sogenannte Pestizide, schützen Pflanzen gegen Krankheiten und schädliche Insekten. Viele dieser Mittel können während Schwangerschaft, Stillzeit und sogar der ganzen fruchtbaren Jahre einer Frau schädlich sein. Der Rat ist daher eindeutig: Verwende eine biologische Alternative, die es mittlerweile auch schon gibt. Oder platziere einen Igelkorb mit Igelfutter in deinem Garten. In kürzester Zeit hast du so einen Igel in deinem Garten, der alle Schnecken frisst. Auch Vögel sind verrückt nach unliebsamen Insekten, ebenso wie Marienkäfer, deren Leibspeise Blattläuse sind. Fütterst du die Vögel regelmäßig, nimmt wahrscheinlich auch die Zahl der Insekten ab.

Hast du ungebetenen, tierischen Besuch zu Hause? Dann solltest du in deinem gegenwärtigen Zustand lieber sichergehen und jemand anderes die Bekämpfung überlassen. Sorg für ausreichende Belüftung und lies zuerst das Etikett. So weißt du, worauf du achten musst.

Arbeitest du in der Landwirtschaft, im Gartenbau, in einer Gärtnerei oder als Schädlingsbekämpferin, ist die Situation natürlich anders. Dann hast du jeden Tag mit schädlichen Stoffen zu tun und musst, gemeinsam mit deinem Arbeitgeber, Maßnahmen ergreifen (siehe Seite 389).

Über den Effekt, den Pestizide auf uns haben, die wir mit der Nahrung zu uns nehmen, gehen die Meinungen auseinander und fußen oft auf unterschiedlichen Fakten. In aller Kürze: Man (will heißen, Forschende und ÄrztInnen) ist sich nicht einig. Die einen sagen, du kannst bedenkenlos essen, was im Laden angeboten wird, die anderen empfehlen biologisch erzeugte Lebensmittel (siehe Seite 239).

### Küchengerätschaften aus Aluminium

⚠️ Aluminium ist Bestandteil von zahlreichen Stoffen, die wir zu uns nehmen, von Nahrung über Wasser bis Luft. Es schadet auch nicht, solange es nicht zu viel wird. Inzwischen wissen wir, dass durch das Kochen in Aluminiumtöpfen Aluminium ins Essen übergeht, vor allem bei säurehaltigen Gerichten. Darum sind rostfreie Edelstahltöpfe besser geeignet. Das gilt übrigens für alle, aber für Schwangere ganz besonders. Allerdings musst du jetzt nicht auf alles verzichten, was in Aluminiumtöpfen oder -pfannen zubereitet wurde. Sieh es als eine zusätzliche Warnung und behalte es im Hinterkopf, wenn du neues Kochgeschirr kaufst.

### Antihaftbeschichtung

✅ ⚠️ Eine Antihaftbeschichtung besteht aus Teflon. An sich ist Teflon, solange es korrekt benutzt wird, nicht schädlich. Das heißt, es darf nicht zu heiß werden und keine Kratzer oder Beschädigungen aufweisen. Ist die Schicht beschädigt, können sich Teflonteilchen lösen und in der Speiseröhre zu Verletzungen führen. Wenn du Lebensmittel bei hoher Temperatur brätst, wird Teflon freigesetzt, weil es dann schmilzt. Das ist für niemanden gut und ganz bestimmt nicht für dein ungeborenes Baby. Entsorge also eine beschädigte Teflonpfanne und brate nicht bei zu hohen Temperaturen.

### Mikrowelle, Handys und WLAN

✅ Immer noch machen Schauermärchen über elektromagnetische Strahlung die Runde. Natürlich wird über die Nachteile solcher Strahlung nachgedacht, da noch keine Langzeitstudien zu all den relativ neuen Geräten verfügbar sind. Trotzdem können wir dich jetzt schon beruhigen: Bisher hat keine einzige Studie ergeben, dass diese Art von Strahlung irgendeinen Effekt auf dich oder dein Baby hat.

Das Wort »Strahlung« ist dabei verwirrend. Es gibt nämlich zwei Arten von Strahlung: ionisierende und nicht ionisierende Strahlung. Ionisierende Strahlung ist sehr energiereich. Röntgenstrahlen und radioaktive Strahlen sind ionisiert (siehe Seite 306). Nicht ionisierende Strahlung weist hingegen nur wenig Energie auf. Nicht ionisierend sind Handystrahlung, Mikrowellenstrahlung oder das allgegenwärtige WLAN. Der Energiegehalt nicht ionisierender Strahlung ist so gering, dass dadurch eigentlich kein Schaden entstehen kann.

Untersuchungen bezüglich der Strahlungseffekte auf eine Schwangerschaft bei Menschen gibt es nicht, aber seit der Einführung dieser Art von strahlungsaussendenden Geräten gibt es nicht mehr Fehlgeburten als vorher. An Nagetieren sind Experimente durchgeführt worden, aber auch dort wurden keine negativen Effekte entdeckt. Es gibt also keinen Grund, sich Sorgen zu machen.

## Anstreichen

✓ 💡 Und da ist er schon: der Nestbautrieb. Jetzt noch kurz das ganze Haus – und natürlich das Kinderzimmer – tipptopp in Ordnung bringen, bevor das Baby kommt. Oder vielleicht wirst du, mit Blick auf den geplanten Familienzuwachs, in eine größere Wohnung umziehen, und die benötigt noch ein wenig Farbe. Im Internet liest du überall, dass du während der Schwangerschaft keine Wandfarbe verwenden darfst, und wenn, dann nur Farbe auf Wasserbasis. Das ist aber nicht die ganze Wahrheit.

Die Vorsicht gegenüber dem Anstreichen liegt in der Vergangenheit begründet. Früher enthielt Wandfarbe noch viele Chemikalien, die nicht gut für ein ungeborenes Kind waren. Das hat sich aber geändert. In den meisten Wandfarben für den Hausgebrauch sind heute keine Chemikalien mehr enthalten, die so viele Dämpfe abgeben, dass dein Baby davon Schaden nimmt. Aber abschließende Untersuchungen dazu gibt es nicht. Es ist nämlich sehr schwierig zu bestimmen, in welchem Maße jemand den beim Streichen freigesetzten Stoffen und Dämpfen ausgesetzt ist. Um auf Nummer sicher zu gehen, wird Schwangeren in den meisten Ländern dazu geraten, Farbe auf der Basis von Öl, Blei oder Quecksilber zu vermeiden. Sei vor allem vorsichtig mit Farbe, die du für einen Spottpreis in Ländern bestellst, die andere Sicherheitsvorschriften haben als wir.

Der Rat ist eigentlich: Wenn möglich, solltest du die Malerarbeiten in Auftrag geben. Geht das nicht, halte dich an folgende Tipps:

- Verwende am besten Farbe auf Wasserbasis.
- Checke das Etikett und die Sicherheitshinweise.
- Verlass, wenn möglich, die Räume oder die Wohnung, wo angestrichen wird.
- Wenn du selbst anstreichen musst: Verwende Handschuhe und trag Kleidung mit langen Hosenbeinen und Ärmeln.

- Sorg für ausreichend Belüftung: Türen und Fenster öffnen.
- Streich nicht stundenlang am Stück. Mach regelmäßig Pausen und geh in der Zeit an die frische Luft.
- Lagere Nahrungsmittel und Getränke außerhalb des Raumes, der gestrichen wird.

Wohnst du in einem Haus, das vor 1960 gebaut wurde, und lässt du es anstreichen oder renovieren? Verlass dann während der Arbeiten das Haus, oder meide die Räume, in denen alte Farbe entfernt wird. Aus alter Farbe kann nämlich Blei freigesetzt werden.

### Gartenarbeiten

Für viele von uns ist nichts so entspannend, wie zu gärtnern und mit den Händen in der Erde zu wühlen. Das kannst du auch weiterhin tun, wenn du folgende Punkte beachtest:
- Hör auf deinen Körper: Wenn er dir sagt, dass es jetzt reicht mit dem Bücken, Hinhocken und den anderen anstrengenden Haltungen, dann reicht es auch.
- Trag Gartenhandschuhe. Es gibt eine Gefahr, vor der du dich beim Gärtnern vor allem schützen sollst: In der Erde oder in Pflanzen können Toxoplasma-gondii-Parasiten versteckt sein (siehe Seite 246 für die lauernden Gefahren). Toxoplasma gondii wird vor allem über die Ausscheidungen von jungen Katzen verbreitet. Du bist auch dann gefährdet, wenn in deiner Umgebung gar keine Katzen leben. Jede Art von Erde, auch Blumenerde, kann damit verunreinigt sein. Indem du Handschuhe trägst und hinterher deine Hände gründlich wäschst, kannst du das Risiko, dich damit zu infizieren, eindämmen.

### Katzenklo säubern

Da der Toxoplasma-gondii-Parasit vor allem in den Ausscheidungen von Katzen vorkommt, ist es jetzt gefährlich für dich, das Katzenklo zu säubern. Bitte jemand anderes, diese Aufgabe zu übernehmen. Wenn das wirklich nicht geht, trag dabei Handschuhe und wasch dir hinterher gründlich die Hände. Vergiss auch nicht, unter deinen Fingernägeln gründlich sauber zu machen. Dort können sich Parasiteneier sehr gut verstecken. Du solltest ab jetzt das Katzenklo täglich reinigen, denn die Parasiteneier sind erst nach 48 Stunden ansteckend. Dass du durch die Katzenklogerüche Toxoplasmose bekommen kannst, ist allerdings ein Märchen.

### Bücken und Heben

✓ ❗ Bleib während der Schwangerschaft in Bewegung, aber hör auf deinen Körper. Sorg dafür, dass du nicht zu schwer hebst. Schmerzen beim Bücken sind ein Warnsignal. Bewege dich weiterhin, aber achte genau auf die Signale deines Körpers, zum Beispiel auf einen harten Bauch und Rücken- oder Hüftschmerzen (siehe Seite 479).

## DEIN KÖRPER

Dein Körper kommt mit Stoffen in Kontakt, von denen man manchmal hört oder liest, dass sie schädlich für dein Baby sein könnten. Um dich zu beruhigen: Meistens ist es nicht so schlimm, und du kannst durch ganz kleine Veränderungen einen rundum gesunden Körper bekommen und behalten.

### Beim Zahnarzt

✓ ❗ Wenn du schwanger bist, ist es besonders wichtig, dein Gebiss behandeln zu lassen. Die Lust vieler Frauen auf Süßes und die Tatsache, dass sie weniger gründlich putzen, weil die Zahnbürste jetzt schneller den Würgereflex auslösen kann, führt oft zu Zahnproblemen. Auch die Hormonveränderungen setzen deinen Zähnen zu. Deshalb brauchen sie in der Schwangerschaft wirklich besonders viel Pflege und TLC: *tender love and care* (siehe Seite 230). Wenn deine Zahnärztin oder dein Zahnarzt weiß, dass du ein Kind erwartest, wird sie oder er dich und dein Ungeborenes nie in Gefahr bringen. So würde ein Zahnarzt bei Schwangeren oder Stillenden niemals eine Füllung mit Quecksilber machen, da dies verboten ist. Solche Füllungen gibt es sowieso fast nicht mehr, auch nicht bei anderen Patienten. Du kannst natürlich auch weiterhin eine Betäubungsspritze bekommen. Nur das Ersetzen von Amalgamfüllungen ist in der Schwangerschaft keine gute Idee. Ein Röntgenbild deines Gebisses ist dagegen kein Problem, da die Strahlung dabei deinen Bauch nicht erreicht.

### Rauchen und Drogen

⊗ ⊗ Bei vielen Warnungen und Verboten kannst du dich fragen, ob das nicht ein wenig übertrieben ist. Bei Drogenkonsum oder Rauchen nicht. Beides ist in der Schwangerschaft strikt verboten, ohne Ausnahme. Durch Rauchen oder Drogenkonsum schadest du der Gesundheit deines Kindes massiv. Du riskierst ein niedriges Geburtsgewicht, das Risiko des plötzlichen Kindstods steigt, dein Kind könnte sein ganzes Leben lang an den Folgen der süchtig machenden Stoffe in den Drogen oder des Nikotins leiden, und sein IQ verringert sich. Und das ist leider noch nicht alles: Es gibt zahllose weitere negative Folgen für dein Baby. Auch die alte Binsenweisheit, dass drei Zigaretten über den Tag verteilt nicht in die Plazenta gelangen, ist Unsinn. Der einzige Rat, den man hier geben kann, ist: Aufhören.

Jeder, der mal geraucht hat oder drogenabhängig war, weiß, dass dies leichter gesagt ist als getan. Darum raten wir auch dazu, Hilfe zu holen. Das ist kein Zeichen von Schwäche, sondern ein Zeichen, dass du eine gute werdende Mutter bist. Und an die Papas in spe: Passivrauchen ist auch sehr schädlich für Mutter und Kind. Rauche daher nie in der Nähe deiner schwangeren Partnerin, oder hör (auch) damit auf.

Ein Ansporn: Viele Menschen, Männer und Frauen, schaffen den Absprung, wenn ein Baby unterwegs ist. Sie haben schließlich den besten Grund, den es geben kann: die Gesundheit ihres Kindes. Einfach wird es nicht, aber es ist sicher die Mühe wert. Der Stress und das nervöse Gefühl beim Entzug sind übrigens nach zehn Tagen wieder weg.

Auch schwangere Nichtraucherinnen müssen aufpassen: Meidet Räume mit viel Rauch.

### Alternative Therapien

Alternative Heilmethoden, Naturheilkunde, alternative Therapien: Du hast sicher schon von einigen gehört oder auch schon einige ausprobiert. Dass du gerade jetzt, wo du schwanger bist, mit einer alternativen Therapie beginnst, ist gar nicht so abwegig. Du bekommst ja immer mehr Beschwerden, willst aber so wenig Medikamente wie möglich zu dir nehmen. Dann scheint eine alternative Therapie eine ausgezeichnete Möglichkeit zu sein. Das kann auch wirklich so sein, aber lies vorher diese Tipps durch:

- Erzähle dem Therapeuten, dass du schwanger bist. Manche Eingriffe oder Behandlungen dürfen dann nämlich nicht durchgeführt werden.
- Nimm keine Mittel zu dir, die du nicht kennst und die du nicht überprüfen kannst.
- Schau dir vor der Entscheidung ganz genau die Referenzen der Therapeutin an.

Achtung: Die Effektivität alternativer Therapien ist nicht vollständig belegt, und sie sind nicht Teil der regulären (Schul-)Medizin. Das bedeutet nicht, dass sie nutzlos sind, sondern, dass du deine Beschwerden und Probleme auch immer mit deiner Hebamme oder deiner Ärztin besprechen solltest.

## Homöopathie

✓ ! Die Homöopathie basiert auf dem Prinzip, dass ein Stoff, der einen Menschen krank macht, ihn auch wieder gesund machen kann. In der Schwangerschaft wird die Homöopathie oft zu Rate gezogen, um zum Beispiel etwas gegen die Übelkeit zu unternehmen. Oft auch mit Erfolg. Vereinfacht gesagt gibt es zwei Arten von Homöopaten: klassische Homöopathen und homöopathische Ärztinnen und Ärzte. Die Letzteren haben auch eine schulmedizinische Ausbildung absolviert und sich danach auf Homöopathie spezialisiert.

Für homöopathische Mittel brauchst du kein ärztliches Rezept, sie sind frei verkäuflich. Aber Vorsicht: Obwohl sie pflanzlich sind, kannst du homöopathische Mittel nicht einfach so einnehmen. Sie können sehr stark sein und manchmal sogar schädlich für dein Baby. Lies darum immer zuerst den Beipackzettel, dann weißt du, ob du das Mittel beruhigt einnehmen kannst. Wenn du in eine homöopathische Praxis gehst, musst du die Schwangerschaft angeben. So kannst du sicher sein, keine schädlichen Mittel verschrieben zu bekommen.

## Akupunktur und Akupressur

✓ ! Diese chinesischen Heilverfahren gehen von Energiebahnen und Energiepunkten aus, die sich über den ganzen Körper erstrecken und miteinander in Verbindung stehen. Bei der Akupunktur werden feine Nadeln an bestimmten Punkten gesetzt, die dafür sorgen, dass dort die Energie besser fließen kann. Bei der Akupressur werden keine Nadeln gesetzt, sondern an bestimmten Stellen Druck ausgeübt. Schwangere suchen häufig bei Übelkeit und geschwollenen Gliedmaßen Hilfe bei der Akupunktur, aber auch später in der Schwangerschaft, um zum Beispiel den Gebärmutterhals reifen zu lassen. In einer guten Praxis weiß man, was in der Schwangerschaft mit Akupunktur und Akupressur behandelt werden darf und was nicht.

## Bioresonanz

✓ Bioresonanz basiert auf dem Gedanken, dass jede Zelle, jeder Teil unseres Körpers eine bestimmte Frequenz hat. Mit einer speziellen Messapparatur kann diese gemessen und dabei auch festgestellt werden, wo Schwingungen »falsch laufen«. Daraufhin wird die Therapeutin versuchen, die Schwingungen anzupassen, wodurch die Beschwerden verschwinden. Nach der Behandlung musst du zu Hause oft mehrere Tage Kügelchen (Globuli) einnehmen, die mit der richtigen Schwingung für deine Beschwerden hergestellt wurden. Diese Kügelchen enthalten keine Wirkstoffe, sondern bestehen aus einer Zuckerart. Manche Frauen setzen bei Übelkeit auf die Bioresonanz-Therapie, andere, weil sie unter Pickeln, Pusteln oder Juckreiz leiden. Bioresonanz hat keinen negativen Einfluss auf die Schwangerschaft und ist nicht schädlich für das Baby. Die Wirkung ist allerdings wissenschaftlich nicht erwiesen.

## Reflexologie

✓ ❗ Fußreflexologie oder Fußreflexzonenmassage hat ihren Ursprung in Fernost. Laut den Reflexologen weisen deine Füße verschiedene Reflexpunkte auf, die mit deinen Organen, Gliedmaßen, Emotionen und deiner Haut verbunden sind. Indem auf bestimmte Punkte Druck ausgeübt wird, kann der Körper geheilt werden. Fußreflexzonenmassage wird oft von schwangeren Frauen für sich entdeckt. Es ist eine schöne Art, Beschwerden zu lindern. Aber so harmlos, wie die Therapie auch wirkt, falsch eingesetzt kann sie durchaus schädlich sein. Manche Reflexpunkte dürfen während der Schwangerschaft nämlich nicht behandelt werden. Wähle daher immer eine gut ausgebildete Reflexologin. Während der Schwangerschaft kann Reflexologie unter anderem bei Sodbrennen, Karpaltunnelsyndrom (siehe Seite 536), Übelkeit und Schwellungen an Beinen, Füßen und Armen helfen. Die Resultate werden allerdings nicht durch wissenschaftliche Untersuchungen gestützt. Trotzdem gibt es Hinweise, dass die Fußreflexzonenmassage für Entspannung sorgen kann, die Blutzufuhr zu bestimmten Körperteilen verbessert, Angst verringert und während der Geburt Schmerz lindert.

Wenn du den Fußreflexologen aufsuchst, erzähle ihm gleich am Anfang, dass du schwanger bist, damit er keinen Punkt behandelt, der nicht behandelt werden darf.

## Orthomolekular-Medizin

✓?❗? In der orthomolekularen Medizin wird angenommen, dass Krankheiten geheilt oder vermieden werden können, indem man dafür sorgt, dass der Körper keine Mängel hat. Oft werden dabei Nahrungsergänzungsmittel mit verschiedenen Vitaminen und Mineralien verabreicht. Wenn du schwanger bist, wird dabei auch auf deine Darmflora geachtet. Dort liegt nämlich die Basis für dein Immunsystem. Und eigentlich nicht nur für deins, sondern auch für das deines Babys, da es während der Geburt deine Darmflora übertragen bekommt und während der Schwangerschaft von deinem Abwehrsystem profitiert.

Orthomolekulare Medizin kann in vielen Fällen gut wirken, aber nicht jeder findet sie gut. Durch die relativ hohe Dosierung der Mineralien und Vitamine wird die empfohlene Tagesdosis (TD oder RDA) deutlich überschritten. Manche behaupten, diese Überschreitung würde unterstützend wirken, andere halten sie für nutzlos oder sogar schädlich. Willst du dich orthomolekular behandeln lassen, wähle eine Therapeutin, die einen guten Ruf hat und sich mit Schwangerschaften auskennt.

## Hypnotherapie

✓ Die Hypnotherapie verleiht dir mehr Kontrolle über deinen Geist, indem du lernst, dich in eine Art »Trance« zu versetzen. Damit ist nicht diese gruselige Hypnose gemeint, bei der dir andere Menschen Befehle geben können, auch wenn du das überhaupt nicht willst. Bei der Hypnotherapie geht es um eine Art Trance, in der du dich vollständig entspannst und auf eine Sache konzentrierst. Alle anderen Gedanken verschwinden aus deinem Kopf. Der Körper befindet sich dabei in einem Zustand der Hyperreaktivität. Bei Schwangeren kann Hypnotherapie bei allerlei Beschwerden helfen. Einsatzgebiete sind Bauchkrämpfe, Muskelverspannungen und Reizdarmsymptome. Außerdem geben sehr viele Frauen an, dass ihnen Hypnotherapie (Hypnobirthing) bei der Geburt sehr geholfen hat, Angst und Schmerzen zu begegnen.

## Osteopathie

✓ Auch Osteopathen gehen davon aus, dass der Körper als Einheit zu betrachten und alles miteinander verbunden ist. Deshalb kommt es vor, dass deine Halsbeschwerden in der Nähe deines Herzens behandelt werden. Ein Osteopath beurteilt nach einem ausführlichen Anamnesegespräch die Ausrichtung deiner Wirbel und deines Körpers. Auf Basis der Befunde wird entschieden, wo die Behandlung stattfindet. Dies geschieht, indem auf bestimmte Stellen Druck ausgeübt wird oder indem mit bestimmten Handgriffen mehr Platz im Körper geschaffen wird. Gib vor einer Behandlung unbedingt an, dass du schwanger bist. Ein Osteopath benötigt diese Information, um die richtige Diagnose stellen zu können, und wird gewisse Behandlungen in diesem Fall in geringerem Umfang oder gar nicht durchführen.

Osteopathie ist sehr hilfreich bei Rücken- oder Hüftschmerzen, aber auch bei wiederkehrenden Blasenentzündungen oder Beschwerden mit dem veränderten Hormonhaushalt. Unabhängig von konkreten Erkrankungen oder Schmerzen kann ein Osteopath dir auch bei der Vorbereitung auf die Geburt helfen, indem er »den Weg freimacht«.

### Massagen und ätherische Öle: Siehe Seite 217

---

**Hygiene**
1. Sorg dafür, dass du gesund bleibst.
2. Wasch deine Hände regelmäßig (und mindestens 20 Sekunden lang), auf jeden Fall vor und nach der Zubereitung von Essen, nach dem Toilettengang und nach dem Wickeln deines Babys.
3. Halte dich von Kranken fern, auch von Kindern mit typischen Kinderkrankheiten.
4. Benutze kein Besteck und keine Gläser von anderen.
5. Wasch deine Hände, nachdem du Kontakt mit Tieren hattest.

JA ODER NEIN?

Im Gespräch mit

# Yvonne Baars **über Hypnobirthing**

Yvonne Baars begleitet mithilfe von HypnoBirthing® Schwangere auf dem Weg zur Geburt und bildet künftige Hypnobirthing-Coaches aus.

Beim Hypnobirthing lernst du, wie du deine bewussten und unbewussten hinderlichen Gedanken in positive Gedanken umprogrammieren kannst. Gemeinsam mit deinem Geburtspartner erfährst du unter anderem alles über Geburt, effektive Atemtechniken, die Kommunikation deiner Wünsche und über Visualisierung für eine sanfte Geburt.

**Körperliche Prozesse werden von (un)bewussten Gedanken beeinflusst**

Für eine sanfte Geburt ist es am allerwichtigsten, Vertrauen in deinen Körper zu haben. Aber unbewusst und bewusst denkst du an all die Horrorgeschichten von schmerzhaften Geburten und Frauen, die den Schmerz herausschreien. Solche Geschichten, Geräusche und Bilder speichern wir in unserem Unterbewusstsein. Und das Unterbewusste beeinflusst zu 90 Prozent unser Verhalten.
Durch negative Gedanken gerät dein Körper in einen »Stresszustand«: Zusätzliches sauerstofffreies Blut fließt zu Lunge, Herz und in die Arme und Beine, um zu flüchten, zu kämpfen oder zu erstarren. Dein Körper unterscheidet nämlich nicht zwischen echter Gefahr und Angstgedanken. Aber bei einer Geburt willst du weder flüchten noch kämpfen. Für eine sanfte Geburt brauchen vor allem deine Gebärmutter und dein Kind besonders viel sauerstoffreiches Blut.

**Dein Unterbewusstsein neu programmieren**

Beim Hypnobirthing lernst du, deine bewussten und unbewussten Gedanken in positive Gedanken zu verändern. Das geschieht während des Coachings, aber du bekommst auch Audiodateien mit nach Hause, wo du alleine oder mit deinem (Geburts-)Partner daran arbeitest. Gemeinsam mit den richtigen Visualisierungen rufen die Audiodateien positive Assoziationen mit einer schönen und natürlichen Geburt auf. Tatsächlich »programmierst du dein Unterbewusstsein um«. Du kannst es mit angeleiteter Meditation oder einer Art tiefem Fokussieren vergleichen, bei dem du dich negativen Triggern und Gedanken verschließt.

**Die Regie bei deiner Geburt**

Laut laufenden Untersuchungen entstehen Geburtstraumata dort, wo die Frau, oder das Paar, die Kontrolle über die Geburt verliert. Hypnobirthing lehrt dich, wie du bewusste Entscheidungen triffst und dich entspannt mit der Geburt mitbewegst, wohin auch immer sie sich entwickelt.

Dein (Geburts-)Partner lernt, wie er dich so unterstützt, dass du in den tiefentspannten Fokus kommst und ihr die Kontrolle über die Geburt behaltet. Der Partner spielt dabei eine entscheidende Rolle.

## DEINE UMGEBUNG

Auch aus deiner Umgebung gelangen Stoffe über deinen Körper zu deinem Baby. Von Feinstaub aus dem offenen Kamin bis zu Matsch und Mist auf dem Kinderbauernhof.

### Tipp: Pflanzen, Sauerstoff und Luft

- Wusstest du, dass es Pflanzen gibt, die Feinstaub filtern? Koniferen und Lupinen können das. Sie sind ideal für den Garten, wenn dort mehr Feinstaub ist, als dir lieb ist. Auch Zimmerpflanzen können Wunder vollbringen, denn Pflanzen absorbieren $CO_2$ und produzieren $O_2$. Außerdem gibt es Zimmerpflanzen, die die Luft filtern. Das heißt: Begrüne dein Haus. Wähle keine giftigen Pflanzen, die später in einem unbeobachteten Moment von deinem Baby gegessen werden könnten.

#### Kamine, Kachelöfen und Grills: Feinstaub

(!) (💡) Vor einem prasselnden Feuer lässt es sich unbeschwert entspannen, es sei denn, es treten Gase aus, oder es entsteht zu viel Ruß, weil der Schornstein nicht gut genug zieht. Eigentlich muss es jedes Jahr gemacht werden, aber dieses Jahr sollte der Schornstein wirklich gereinigt werden.

Holzöfen und BBQs produzieren auch viel Rauch, wobei Feinstaub entstehen kann, der für dein Baby schädlich ist. Meide daher Rauchwolken, die von Holzöfen und Grillstellen etc. ausgehen.

#### Lärm

(!) (✗) Eigentlich klingt dieses Festival oder jenes Konzert verlockend, aber jetzt gehst du lieber nicht hin. Die Anzahl von Babys, die mit einem Hörschaden zur Welt kommen, nimmt enorm zu. Das liegt unter anderem an dem Lärm, den sie im Bauch schon ertragen mussten. Ja, dein Baby ist vom geräuschdämpfenden Fruchtwasser umgeben, aber das nützt kaum etwas. Die Dämpfung beträgt nur 5 Dezibel, und das ist nicht viel. Lärm verursacht direkt Schäden am Gehör, daher musst du jetzt wirklich aufpassen. Das gilt nicht nur für die Musik auf einem Konzert, sondern für jegliche Art von Lärm um dich herum.

### Renovierung

(!) (×) (💡) Aktiv selbst renovieren und schwanger sein ist natürlich keine gute Kombination. Du brauchst aber auch nicht nur zuzuschauen und deinen Partner alles machen zu lassen. Wenn du die folgenden Punkte beachtest, kannst du prima deinen Teil zur Arbeit beitragen. Aber wenn dein Körper sagt, dass es nicht mehr geht, musst du auf ihn hören. Sei nicht dickköpfig und fühl dich nicht in deiner Ehre als selbstständige Frau gekränkt, wenn du etwas nicht schaffst oder bei etwas Hilfe brauchst. Jetzt darfst du, ohne dass es dir als Schwäche ausgelegt wird, einfach sagen, wenn es nicht mehr geht.

- Nichts Schweres heben. Wenn du schwanger bist, ist schnell etwas zu schwer, darauf solltest du wirklich achten. Du bist jetzt viel anfälliger für Verletzungen am Rücken oder der Hüfte.
- Hängt viel Staub in der Luft oder liegt er auf der ganzen Baustelle, solltest du einen Atemschutz tragen, damit du den Staub nicht die ganze Zeit einatmest.
- Vermeide zur Sicherheit Malerarbeiten. Wenn du anstreichen willst oder musst, halte dich an die Tipps auf Seite 189.
- Vermeide, soweit möglich, starke Chemikalien wie Ammoniak, Terpentin, Lösungsmittel und andere flüchtige chemische Stoffe.
- Lies bei jedem »Mittel«, das du verwendest, zuerst das Etikett und achte auf die Warnhinweise.
- Habt ihr in eurem Haus noch Bleileitungen? Dann lasst sie ersetzen. Wasser, das durch diese Leitungen fließt, enthält Blei. Blei ist ungesund für ungeborene Babys, Neugeborene und Kinder bis sechs Jahre. Es beeinträchtigt die Hirn- und Nervenzellenentwicklung.
- Willst du etwas schleifen? Schleif niemals Farbe von vor 1960 ab, denn darin könnte Blei enthalten sein (siehe Seite 190).
- Regelmäßig lüften: So können Staub, Gerüche und Dämpfe deine Wohnung oder dein Haus verlassen.
- Und noch einmal: Überlass das Malern, wenn möglich, deinem Partner, Freunden oder einem Fachmann.

## Streichelzoo

⚠️ 💡 Wenn du schon Kinder hast, gehst du mit ihnen vielleicht regelmäßig in den Streichelzoo oder in den Wildpark, um die Tiere zu beobachten und zu streicheln. Jetzt musst du dabei ein wenig vorsichtig sein. Tiere wie Schafe oder Ziegen können Krankheiten übertragen, die für dein Baby gefährlich sind. Auch Tiere, die völlig gesund aussehen, können infiziert sein. Das Risiko ist in der Lämmerzeit am größten. In der Plazenta der Tiere können Listeria-Bakterien, Chlamydophila oder Bakterien, die Q-Fieber verursachen, leben (siehe Seite 244). Bei der Geburt des Lamms fällt die Plazenta ins Stroh, und dabei werden die Bakterien freigesetzt. Sie können im Stall lange überleben. Meide daher lieber Ställe oder Gehege, in denen Tiere gebären.

Aber auch außerhalb der Lämmerzeit können Tiere zum Beispiel die Toxoplasmose-gondii-Parasiten übertragen. Streichle daher lieber keine Tiere und berühr das Stroh aus dem Stall und das Futter nicht. Bleib auf Abstand. Und auch wenn du kein Tier angefasst hast, solltest du dir nach einem Besuch im Streichelzoo oder Wildpark die Hände waschen. Fast alle Krankheiten aus dem Streichelzoo geraten über die Hände in den Mund. Außer Q-Fieber, das sich über die Luft verbreitet. Zum Glück ist Q-Fieber eher selten. Sollte es doch ausgebrochen sein, werden Warnschilder aufgestellt.

Wenn du in einem (Streichel-)Zoo oder Wildpark arbeitest, ist es wahrscheinlich schwierig, das Ausmisten der Ställe mit Lämmern und Schafen zu vermeiden. Versuch es trotzdem und meide auch andere freilaufende Tiere wie Katzen, Vögel und Hunde. Wasch deine Hände regelmäßig und sehr gründlich (auch unter den Nägeln), benutze Handschuhe und berühr mit den Händen nicht dein Gesicht. Wasch deine Kleidung besonders häufig und zieh verdreckte (infizierte) Schuhe schon außerhalb des Hauses aus.

## Fahrgeschäfte

💡 Am Eingang aller Attraktionen im Freizeitpark, die für Schwangere gefährlich sind, stehen deutlich sichtbare Warnhinweise: Die Frau mit dem sehr dicken Bauch und einem roten Balken darüber bedeutet dabei nicht, dass du nur dann nicht reindarfst, wenn dein Bauch schon sehr groß ist. Nein, es gilt für die ganze Schwangerschaft. Da allen Fahrgästen Schwindel und Blutdruckschwankungen drohen, wird auch in den ersten Schwangerschaftsmonaten davon abgeraten. Außerdem kann dir als Schwangerer auch schneller schlecht werden. Und das musst du wirklich nicht haben.

**Schwimmen: siehe Seite 158.**

**Sex: siehe Seite 348**

**Tauchen**
ⓧ Ins tiefe Wasser abtauchen, wo ein anderer Druck herrscht und Stickstoffblasen im Körper entstehen, ist jetzt wirklich nicht sehr vernünftig. Der Stickstoff kann in die Plazenta gelangen und dadurch zum Beispiel ein Blutgefäß deines Babys blockieren. Außerdem passt ein Bleigürtel nicht so recht um einen dicken Bauch.

## FORTBEWEGUNG

☼ Natürlich verbringst du die neun Monate nicht nur zu Hause. Da ist der Weg zur Arbeit, zu Freunden und Familie oder vielleicht sogar noch die eine Urlaubsreise, bevor das Baby kommt. Das ist alles kein Problem, wenn du nur einige Dinge beachtest. Und (ich wiederhole mich) wenn du gut auf deinen Körper und seine Grenzen hörst. Sei dir immer bewusst, dass du als Schwangere manchmal einfach etwas »schwammig« im Kopf sein kannst, was zu einem verminderten Reaktionsvermögen führt. Sei also immer besonders wachsam im Straßenverkehr, egal, wie du dich fortbewegst.

**Fahrrad**
✓ 💡 Fahrradfahren ist eine wunderbare Möglichkeit, in Bewegung zu bleiben. Dein Körper macht dabei andere Bewegungen und beansprucht andere Muskeln als beim Gehen. Aber es ist wichtig, dass die Kraft dazu nur aus deinen Beinen kommt und nicht aus Becken oder Hüfte. Die beiden müssen beim Radfahren gerade bleiben. Falls dein Sattel dafür zu hoch ist, musst du ihn einfach runtersetzen. Ein niedrigerer Sattel hilft auch beim Auf-und-ab-Steigen. Und wo wir gerade beim Technischen sind: Überprüf auch noch einmal die Bremsen.

Querfeldeinstrecken auf dem Mountainbike solltest du jetzt allerdings nicht mehr fahren, da hier das Risiko zu stürzen zu groß ist und die Erschütterungen zu stark.

Gegen Ende der Schwangerschaft kann es sich übrigens so anfühlen, als ob du auf Babys Köpfchen sitzt. Dann ist dein Baby wahrscheinlich schon ins Becken gerutscht. Aber keine Sorge, du sitzt nicht wirklich auf dem Kopf deines Babys. Trotzdem kann es unbequem sein. Dann lässt du das Fahrrad einfach stehen. Aber jede Frau ist anders, und manche empfinden Fahrradfahren am Ende der Schwangerschaft als wohltuend für das Becken. Manchmal ist es sogar angenehmer als Gehen.

## Motorroller

✓ ❗ Wenn du langsam fährst und die Kontrolle behältst, kannst du natürlich auch Roller fahren. Am besten steuerst du selbst, denn als Beifahrerin siehst du nicht, was als Nächstes passiert, und kannst dich weniger gut auf eine Bremsung an einer Ampel oder eine Kurve einstellen. Bedenke aber, dass du auf einem Roller anfällig für Verletzungen bist. Je schneller du fährst, desto heftiger wird auch ein Sturz.

## Auto: Sicherheitsgurt

✓ Solange du noch keinen deutlichen Bauch hast, wird dir der Sicherheitsgurt keine Probleme bereiten. Aber sobald der Bauch wächst, sitzt der Gurt nicht mehr wie früher. Für manche Frauen ist das nur störend, für andere sogar schmerzhaft. Wenn du den Gurt richtig anlegst, vermeidest du viele Beschwerden. Es stimmt übrigens nicht, dass du den Gurt irgendwann nicht mehr brauchst, weil er mehr Schaden anrichten würde als nützen. Du musst dich immer anschnallen. Ohne Gurt bringst du dich und dein Baby in Gefahr.

So trägst du den Sicherheitsgurt richtig und sicher:

- Der untere Gurt darf nicht über den Bauch laufen, sondern muss darunter liegen.
- Der obere Gurt darf auch nicht über den Bauch laufen, sondern darüber, zwischen den Brüsten und über die Schulter. Nicht am Hals.
- Sorge dafür, dass zwischen Bauch und Lenkrad noch 25 Zentimeter Platz ist. Wenn du dann nicht mehr an die Pedale reichst, ist der Zeitpunkt gekommen, das Auto stehen zu lassen.

### Auto: Bleib in Bewegung

✓ Mit Bewegung kannst du Bein- und Rückenproblemen vorbeugen oder sie lindern. Auch wenn du im Auto sitzt. Fährst du auf einer langen Reise selbst? Dann solltest du öfter als alle 2 Stunden eine Pause einlegen, um frische Luft zu schnappen und Dehn- und Streckübungen zu machen. Bist du Beifahrerin? Dann kannst du deine Füße während der Fahrt immer mal wieder etwas anheben und im Kreis drehen. Oder halte deine Knie im rechten Winkel und rolle deine Füße (sitzend) so weit, dass du auf den Zehenspitzen stehst und wieder zurück auf die Hacke. Du solltest deine Beine auf jeden Fall nicht übereinanderschlagen, denn das ist wirklich schlecht für die Durchblutung.

Nacken- und Schulterübungen sind auch zu empfehlen, wenn du länger im Auto sitzt. Eine ganz einfache, aber effektive Übung geht so: Lass deinen Kopf in Richtung deiner rechten Schulter sinken und lege die rechte Hand auf den Kopf. Das Gewicht der Hand dehnt die Nackenmuskeln bereits genug, du brauchst nicht zu ziehen oder zu drücken. Dann ist die andere Seite dran.

### Auto: Ein- und Aussteigen

💡 So einfach, wie es vor der Schwangerschaft war, so schwierig ist es jetzt … Das Auto ist so niedrig, und dann ist da auch noch das Lenkrad im Weg. Du kannst dir das Leben wirklich erleichtern, indem du mit beiden Beinen auf dem Boden bleibst und dich zuerst seitlich auf den Autositz setzt wie auf einen normalen Stuhl. Danach hebst du die Beine an und drehst dich in das Auto hinein. Beim Aussteigen machst du das Gleiche, nur umgekehrt. Solltest du raue Hosen tragen, kannst du vor dem Einsteigen einen glatten Schal auf den Sitz legen. Dann dreht es sich leichter.

### Boot fahren und surfen

✓ / ✗ Nichts ist so entspannend, wie mit dem Boot hinauszufahren. Zumindest, wenn das Wasser ruhig ist und kein Seegang herrscht. Aber es könnte sein, dass du jetzt empfindlicher bist, was das Schwanken des Bootes angeht, und dir schneller übel wird, vor allem im ersten Trimester. Wie stark du reagierst, kann sich von Tag zu Tag ändern. Manche Frauen sind mal ganz schnell seekrank, mal gar nicht.

Anders sieht es bei schnellen Motorbooten aus, die beim Fahren häufig auf das Wasser aufsetzen. Das ist nun wirklich nicht angebracht. Auf der »Verboten-Liste« steht eine Fahrt im Sportboot zwar nicht, aber du kannst dir sicher denken, dass solch eine heftige Bewegung nicht gut für deinen Körper und für dein Baby ist. Fahr jetzt lieber nicht mit einem Speedboot oder Bananenboot. Segeln und Surfen kannst du dagegen weiterhin gehen, wenn du eine geübte Seglerin oder Surferin bist. Sei nur vorsichtig bei starkem Wind, damit du nicht plötzlich sehr viel Kraft dabei aufwenden musst. Auch solltest du dich jetzt nicht ins Trapez hängen, da du dabei manchmal die Schläge des Bootes mit dem Körper auffangen musst.

### Am Flughafen: Security- und Body-Scan

Am Flughafen gibt es zwei Arten von Scans: das Metalldetektor-Tor, durch das du hindurchläufst, und den Body-Scan, der auch »Nacktscanner« genannt wird. Beide sind unbedenklich. Es tritt zwar Strahlung aus und trifft den Körper, aber die ist so gering, dass sie dir nicht schadet. Manchmal wird dein Körper auch mit dem Handscanner abgesucht, wenn der Metalldetektor Alarm gegeben hat. Auch das ist nicht gefährlich.

### Im Flugzeug

Du kannst ganz beruhigt eine Flugreise machen. Führe den Anschnallgurt im Flugzeug dabei, genau wie im Auto, unter deinem Bauch hindurch. Gönn dir einen Sitzplatz mit zusätzlicher Beinfreiheit und am Mittelgang. Da sitzt es sich am bequemsten, vor allem wenn du einen großen Bauch hast und oft aufstehen musst, um dir die Beine zu vertreten oder zum WC zu gehen. Auch beim Fliegen gilt: Mach ab und zu Beinübungen. Vor allem, wenn die Reise länger als 4 Stunden dauert, denn dann kann der Blutkreislauf beeinträchtigt werden. Als Schwangere hast du ein leicht erhöhtes Thromboserisiko (Blutgerinnsel in den Adern), vor allem bei längeren Flugreisen. Durch gelegentliche Dehnübungen, Beinevertreten und viel Wassertrinken verringerst du das Risiko wieder.

Die meisten Fluggesellschaften nehmen dich nicht mehr mit, wenn du in der 36. Schwangerschaftswoche und darüber bist. Bei einer Zwillings- oder Mehrlingsschwangerschaft sogar schon vier Wochen vorher nicht mehr. Der Grund ist einfach: Du könntest ab dieser Woche jederzeit Wehen bekommen, und eine Geburt kann sehr schnell gehen. Frag bei der Fluggesellschaft nach, bis zu welcher Woche du mitfliegen darfst.

Hast du bestimmte Beschwerden wie hohen Blutdruck oder Diabetes oder hattest du schon eine Fehlgeburt, solltest du mit deiner Hebamme oder Frauenärztin überlegen, ob eine Flugreise überhaupt vernünftig ist.

## Tipp: Nimm immer eine Fit-to-fly-Bescheinigung mit

- Auf einer Fit-to-fly-Erklärung (Flugtauglichkeitsbescheinigung) steht unter anderem, in welcher Schwangerschaftswoche du bist. So verhinderst du, dass die Fluggesellschaft sich weigert, dich zu befördern, weil sie eine baldige Geburt fürchtet. Eine Fit-to-fly-Erklärung darf nicht älter als fünf Tage sein und muss von einem Arzt ausgefüllt werden. Deine Hebamme darf sie nicht für dich unterschreiben, denn sie kann nicht bestätigen, dass du vollständig »fit« (also gesund) bist. Das ist Aufgabe der Ärztin. Oft haben Airlines ihre eigenen Formulare, die du dann ausfüllen lässt.

## Tipp: Medizinische Hilfe im Ausland

- Bitte alle, die dich im Urlaub behandeln, ihre Befunde und eventuellen Verschreibungen oder Eingriffe aufzuschreiben, damit deine Hebamme und dein Gynäkologe später genau wissen, was passiert ist. Mindestens ebenso wichtig ist, deine Hebamme zu informieren, wenn du im Ausland medizinische Hilfe brauchst. Sie kann dir sagen, was du darfst und was nicht und worauf du achten sollst.
- Nimmst du Medikamente ein? Dann solltest du auf Reisen einen Medikamentenpass dabeihaben. Den bekommst du in der Apotheke. Auf dem Pass, der allerdings kein gültiges Ausweisdokument ist, wird der Wirkstoffname deines Medikamentes angegeben. Solltest du deine Medikamente verlieren, kann ein Arzt oder Apotheker vor Ort genau gesehen, was du benötigst.
- Es gibt einige Situationen, in denen du im Ausland medizinische Hilfe suchen solltest: Bei mehr als 38,5 Grad Fieber, Beschwerden im Zusammenhang mit Tropenkrankheiten, starkem Durchfall, Austrocknungserscheinungen und Blutverlust.

> **Tipp von Hebamme Caroline Poorterman:**
> Bitte deine Hebamme bzw. Gynäkologin für die Reise um eine Kopie deiner Schwangerschaftskarte. Sollte dann etwas passieren und die behandelnde Ärztin hat Fragen zu deiner Schwangerschaft, kann sie auf die Angaben auf der Karte zurückgreifen. Die sind dann allerdings auf Deutsch, daher musst du sie eventuell vor Ort selbst übersetzen.

## Wohin geht die Reise?

😊 ❗ Das ist vielleicht die wichtigste Frage, wenn du schwanger verreisen willst. Ein Babymoon ist total in Mode: eine schöne Reise, eine Art Honeymoon, bevor das Baby kommt. Fantastisch! Genießen, dass ihr Eltern werdet. Dein Reiseziel solltest du aber sehr sorgfältig auswählen. Willst du lange fliegen? Ist die medizinische Versorgung im Urlaubsland gewährleistet? Sind für diese Reise Impfungen nötig und darfst du jetzt geimpft werden? Kommen in dem Land Krankheiten vor, die du besser nicht kriegen solltest? Impfempfehlungen und Krankheitsherde können sich von Tag zu Tag verändern. Erkundige dich deshalb am besten bei deiner Ärztin, wenn es um eine Auflistung der empfohlenen Impfungen und mögliche gesundheitliche Risiken geht.

Wähle jetzt kein Reiseziel, das höher als 2000 bis 3000 Meter liegt. Ab dieser Höhe ist der Sauerstoffanteil in der Luft verringert, und das bekäme dir jetzt nicht gut. Denk auch daran, dass ein Jetlag dir jetzt mehr zusetzen würde als vor der Schwangerschaft. Dasselbe gilt für eine durchgetaktete Rundreise.

## Impfungen

❗ Fährst du in den Urlaub? Überprüfe rechtzeitig, ob du für dein Urlaubsland bestimmte Impfungen benötigst. Die meisten Impfungen können auch in der Schwangerschaft gemacht werden. Ausnahmen sind Impfungen mit »Lebendimpfstoffen«, wie die gegen Gelbfieber. Es ist übrigens besser, im Monat vor der Schwangerschaft keine Gelbfieberimpfung oder MMR-Impfung (Masern, Mumps, Röteln) mehr zu bekommen. Zum Glück wissen die Ärzte genau Bescheid, was sie in der Schwangerschaft tun und lassen sollten.

## Reise(rücktritts)versicherung

✓ Bevor du eine Reise antrittst, kann immer viel passieren. Überprüfe, bevor du eine Reiserücktrittsversicherung abschließt, ob alle Kosten abgedeckt sind. Checke außerdem, ob auch dein Baby inbegriffen ist. Solltest du im Ausland eine Frühgeburt haben, ist dein Baby dann mitversichert und werden die medizinischen Kosten übernommen? Das Risiko, dass so etwas passiert, ist zwar klein, aber du solltest alle Eventualitäten klären.

Bist du ungeplant schwanger geworden und hattest schon eine Reise in ein Land gebucht, in das du nun lieber nicht reisen solltest? Ein Land, in dem Gelbfieber, Malaria oder das Zika-Virus vorkommen? Dann ist es besser, die

Reise abzusagen und ein anderes Ziel zu wählen. Die dadurch entstehenden Kosten trägt die Reiserücktrittsversicherung, wenn du bei der Buchung noch nicht wusstest, dass du schwanger bist.

### Was isst du im Urlaub?

Die allgemeinen Richtlinien mit Hinweisen zu Nahrungsmitteln findest du auf Seite 249. Speziellere Hinweise gelten für Länder und Gebiete, in denen der Begriff »Nahrungsmittelhygiene« etwas weiter gefasst wird als hierzulande. Dort ist das Risiko einer Verunreinigung wirklich hoch. Meide diese Reiseziele oder sorg dafür, dass alles, was du isst, vollständig durchgegart ist, und lass es nicht kalt werden. Gemüse und Obst zu waschen reicht nicht aus, denn oft ist gerade das Wasser verunreinigt. Schäle deshalb alles Obst und Gemüse, das nicht gekocht werden kann. Und wasch es selbst, lass es nicht die Marktleute machen, die eventuell schmutzige Hände haben.

Experimentiere auch nicht mit Nahrungsmitteln, die du noch nicht kennst. Wenn du scharfes Essen nicht gewohnt bist, ist dies nicht der Moment, mit Chilis anzufangen. Nimm immer einen sicheren Snack mit, wenn du herumreist oder einen Städtetrip machst. Gibt es dann einmal nicht Sicheres zu essen, kannst du immer noch auf den Snack zurückgreifen. Bade auch nicht in Wasser, von dem du nicht weißt, welche Bakterien, Parasiten oder Tiere darin leben. Und zu guter Letzt: Vertrau auf deine Augen und deinen Instinkt und geh kein Risiko ein.

### Wasser im Ausland

Wasser hat in vielen Ländern eine andere Qualität als bei uns. Checke daher vor Abreise die Wasserqualität und trink, wenn nötig, nur Wasser aus Flaschen. Achtung: Kontrolliere, ob die Flaschen noch ungeöffnet sind, bevor du sie kaufst. Manchmal werden sie mit Leitungswasser einfach wieder aufgefüllt. Achte auch immer auf den Wasserhahn: Wasser, so sauber wie es auch sein mag, das aus einem rostigen, grün angelaufenen oder dreckigen Hahn kommt, ist nicht zum Trinken geeignet. Und vermeide auch Eiswürfel, denn du weißt nie, aus was für einem Wasser sie bestehen. In manchen Ländern sind es genau diese unschuldigen Eiswürfel, die die meisten Lebensmittelvergiftungen bei Touristen verursachen.

## DEET und andere Insektenabwehrmittel

⚠ DEET ist ein Mittel zum Auftragen auf die Haut, das gegen Insekten hilft, zum Beispiel gegen Mücken, Stechfliegen und Zecken. Aufgrund der gesteigerten Durchblutung der Haut sind Schwangere übrigens besonders beliebte Opfer von Mücken und Co. Allerdings wird vor allem in den ersten drei Monaten von der Verwendung von DEET abgeraten. Bist du schon weiter als drei Monate und reist in ein Malariagebiet, verwende DEET ausschließlich auf unbedeckten Körperteilen und wähle eine geringe Konzentration (20 bis 30 Prozent).

Bissen und Stichen kannst du auch anders vorbeugen. Schlaf unter einem Moskitonetz und bedeck deinen Körper (lange Hose, Socken, Shirt mit langen Ärmeln), sodass Zecken keine Chance haben. Kontrolliere nach einer Wanderung deinen Körper auf Zecken und entferne sie sofort. Knibble nicht an ihnen herum, sondern drehe sie mit einer speziellen Zeckenzange heraus. Der Kopf der Zecke muss mit herauskommen.

### Ich packe meinen Koffer und nehme mit …
- Insektenschutz
- Sonnenschutz
- Paracetamol ohne Kodein
- ORL/WHO-Trinklösung
- digitales, rektales Thermometer
- Zeckenzange
- Pinzette
- Nagelbürste

### Tipp von Hebamme Caroline Poorterman:
Wenn du anfällig für vaginale Pilzinfektionen bist, kannst du mit deiner Ärztin besprechen, ob du eine Pilzkur für den Fall der Fälle auf die Reise mitnehmen solltest. Es ist immer besser, eine dabeizuhaben, als mit großem Aufwand eine Apotheke suchen zu müssen.

Da deine Immunabwehr während der Schwangerschaft nicht so stark ist wie sonst, bist du für Krankheiten wie Reisedurchfall anfälliger. Gefährlich wird es, wenn du dadurch austrocknest. Wenn du durch Erbrechen und/oder Durchfall viel Flüssigkeit verlierst und kaum etwas bei dir behalten kannst von dem, was du trinkst, wird dadurch die Blutzufuhr zur Plazenta verringert, und sie kann dein Baby nicht mehr ausreichend versorgen. Du solltest dies vermeiden, indem du besonders auf Hygiene und deine Nahrung achtest. Nimm zur Sicherheit auch ORL/WHO-Trinklösung mit, um eine Austrocknung zu lindern oder zu vermeiden. Gelingt dir das mit der Trinklösung nicht, musst du dir medizinische Hilfe holen.

Übrigens kannst du auf Reisen auch am Gegenteil leiden: Verstopfung. Trink daher viel sauberes Wasser, iss ballaststoffreiche Nahrungsmittel und vermeide »weiße« Produkte wie weißen Reis, Weißbrot etc. Wähl lieber die gesünderen Vollkornvarianten, die die Verdauung ankurbeln.

**Sonne, Sonnenschutz, Aftersun:** Siehe Seite 220

# KUGELRUND
## GUT AUSSEHEN!

# Beauty, Körperpflege & Schwangerschaft

Neun Monate lang wohnt jemand in dir, wächst jemand in dir. Das bedeutet Hochleistungssport für deinen Körper. Darum darfst du ihn jetzt hemmungslos verwöhnen und ihm jede Menge Extras gönnen. Hierbei gilt, dass manche Verwöhnmöglichkeiten jetzt unvernünftig wären, während andere Extras, die du dir sonst nicht gönnst, gerade in diesen Monaten zu empfehlen sind. Nutze dieses Wissen und genieß einen herrlichen Moment für dich.

> **Wir liefern die Fakten, und du entscheidest**
> In diesem Kapitel präsentieren wir dir allerlei Wissenswertes über Beauty und Körperpflege, sodass du einfach hier nachschlagen kannst, ob das, was du machen (lassen) willst, jetzt empfehlenswert oder unproblematisch ist. Das alles soll dir keine Angst machen, auch wenn du manchmal etwas über mögliche Risiken liest. Denn das ist der springende Punkt: Es sind »mögliche« Risiken. Das große Problem ist, dass wir von sehr vielen Produkten einfach nicht wissen, ob sie schädlich sind, schädlich sein können und wie groß der Schaden dann ist. Auch wissen wir manchmal nicht, ab welcher Menge etwas schädlich wird. Hinzu kommt, dass ungeborene Babys unterschiedlich auf Reize reagieren. Nachgewiesen wurden auch individuelle Empfindlichkeiten gegenüber bestimmten Stoffen. Oft laufen die Untersuchungen zu bestimmten Dingen noch, oder es wurde bisher nur an Tieren getestet, aber die Effekte auf den Menschen kennen wir noch nicht.
> Wie du mit den Erkenntnissen über mögliche Auswirkungen umgehst, ist ganz dir überlassen. Wir informieren dich über die »Eventuells« und die »Es-ist-noch-nicht-ganz-raus-Abers« und du entscheidest, was du damit machst.

## DAS PERFEKTE OUTFIT

### Umstandsmode
Dein ganzer Körper wächst, nicht nur dein Bauch. Man könnte meinen, dass du daher deine Kleidung auch zwei oder drei Größen größer kaufen musst. Aber das ist bei Umstandsmode meist nicht der Fall. Bei fast allen Marken

behältst du einfach deine alte Größe. Umstandsmode passt sich deinem veränderten Körper an, nicht nur am Bauch. Schwangerschaftshosen werden so genäht, dass der wachsende Bauch hineinpasst, und die Stoffe, die über dem Bauch liegen, sind besonders anschmiegsam und weich. Shirts und Blusen sind extralang, damit sie über den Bauch fallen. Jeans sitzen oft besonders tief und verfügen über ein verstellbares Bauchband. Dadurch passen sie sich immer schön an, und du kannst sie bis zum Tag der Geburt tragen.

Aber wusstest du, dass solch eine Hose auch noch Tage und Wochen nach der Geburt passt? Du hast nach der Geburt nämlich nicht sofort wieder deinen alten Umfang zurück und passt leider nicht wieder in deine sexy Skinny Jeans. Das kann sogar noch Monate dauern. Egal, wie viele Werbekampagnen in den sozialen Medien dir auch versprechen, dass du in »no time« wieder deine alte Figur zurückbekommst: Glaub das bloß nicht. Es dauert mindestens sechs Wochen, bis deine Bauchmuskeln wieder an Ort und Stelle sind. Und es ist sogar ungesund, in ein paar Wochen, koste es, was es wolle, wieder einen straffen Bauch zu haben. Vergiss also diese Insta-Crash-Programme für einen perfekten After-Baby-Body. Eine Umstandshose ist auch wunderbar für den Umstand »frischgebackene Mutter« geeignet.

Manche Schwangeren passen schon am Ende des 3. Monats nicht mehr in ihre alte Hose. Die Skinny Jeans, die vorher so leicht über die Hüften glitt, kriegst du jetzt vielleicht nicht weiter als bis über die Knie. Andere Frauen tragen bis zum 7. Monat ihre normale Kleidung. Und wieder andere wechseln irgendwann dazwischen die Garderobe. Denk daran, dass du solch ein besonderes Kleidungsstück kaufst, weil du darin gut aussehen willst und weil es dir passt. Und nicht, um damit zu betonen, dass du schwanger bist oder dass ein schnellwachsender Bauch ein Zeichen von Gesundheit ist. Jeder Bauch wächst in seinem eigenen Tempo.

Kauf dir auch nicht schon vorsorglich Umstandsmode. Du weißt schließlich nicht, wie sich dein Körper und dein Bauch entwickeln werden. Trägst du den Bauch hoch oder tief? Trägst du nur nach vorne oder rundherum? Da sind alle Bäuche verschieden. An dem Tag, an dem du vor deinem Schrank stehst und nichts mehr passt, solltest du Umstandskleidung einkaufen gehen. Warte aber nicht zu lange. Wenn du dir dein Outfit genau zur richtigen Zeit anschaffst, kannst du es so lange wie nötig genießen.

Möglicherweise bemerkst du im ersten Trimester einen deutlichen Unterschied zwischen morgens und abends, als ob sich dein Bauch im Laufe des Tages aufbläht. Dann scheint »ein Gummi durchs Knopfloch« oder »einfach den Knopf offen lassen« eine gute Lösung zu sein, ist es aber natürlich nicht. Dein Bauch benötigt Ruhe, Komfort und Raum, und eine Schwangerschaftshose bietet dir das alles und kann dabei sogar super aussehen.

## Tipps

- Willst du dein volles Dekolleté betonen, trag einen V-Ausschnitt.
- Indem du einen Gürtel über der Bluse lose unter deinem Bauch trägst, lenkst du den Fokus auf die Rundung an deinem Unterbauch und weg von den Hüften.
- Wähle anliegende Kleidung. Formlose Klamotten sind selten schmeichelhaft. Und du brauchst deinen schönen wachsenden Bauch doch nicht zu verstecken!
- Eine große, lange Kette steht dir jetzt sehr gut und betont deinen Bauch und dein Dekolleté.
- Setze auf Accessoires. Da deine Schwangerschaftsgarderobe wahrscheinlich weniger umfangreich ist als deine normale, wirst du öfter dasselbe anhaben. Wenn diese Stücke vielseitig zu kombinieren sind und du sie mit verschiedenen Accessoires trägst, siehst dein Outfit jeden Tag toll und anders aus.

## Schuhe

Die goldene Regel bei Schuhen lautet: Trag, was dir gut passt. Dabei solltest du Neun-Zentimeter-Pfennigabsätze und Schuhe ohne Fußbett eher meiden. Durch zu hohe Absätze wird der Blutkreislauf gestört, du gehst weniger sicher und riskierst dicke Knöchel, wodurch die Schuhe auch nicht mehr schön aussehen. Außerdem bedeuten hohe Schuhe eine zusätzliche Belastung für deinen Rücken, der es so schon nicht leicht hat. Wahrscheinlich überrascht es dich, dass auch völlig flache Schuhe ohne viel Halt nicht zu empfehlen sind, vor allem nicht, wenn du schon Rückenprobleme hast.

Am besten sind Schuhe mit ganz wenig Absatz oder Sportschuhe mit einer gut gepolsterten Sohle. Natürlich weißt du selbst am besten, welche Schuhe gut für dich sind. Und wenn du trotzdem gerne in Flipflops läufst, da deine Sprunggelenke und Füße so dick sind, dass sie nicht mehr gut in Schuhe passen, dann kannst du das auch tun, außer, du bekommst davon Rückenschmerzen. Auf deinen Körper zu hören ist auch hier wieder der beste Tipp! Gut zu wissen: Deine Füße können in der Schwangerschaft eine halbe bis ganze Größe wachsen. Das »Wachstum« ist eigentlich ein Auseinanderdriften der Fußknochen. Manchmal bleibt die neue Schuhgröße, manchmal bildet sie sich nach der Geburt zurück.

## Schwangerschafts-BH

Deine Brüste wachsen, und wahrscheinlich sieht man das schon sehr gut. Aber wusstest du, dass deine Brüste in der Schwangerschaft mehrere hundert Gramm schwerer werden können? Unter Einfluss der Hormone bereitet sich das Bindegewebe auf das Stillen vor. Die Form deiner Brüste kann jetzt auch anders sein als vor der Schwangerschaft. Das sind alles gute Gründe, dich und deinen Busen mit einem neuen BH zu verwöhnen. Dein alter BH dehnt sich jetzt sicher schon sehr. Aber er unterstützt nicht so, wie du es bräuchtest. Außerdem ist ein Schwangerschafts-BH darauf ausgerichtet, dass deine Brüste jetzt auch empfindlicher sind und bis zum Tag der Geburt noch an Umfang zunehmen. Der größte Unterschied zu normalen BHs ist der, dass Schwangerschafts-BHs aus besonders dehnbaren Materialien genäht und auch die Träger bequemer und breiter sind. Außerdem werden sie mit mehreren Haken geschlossen. Alles, damit deine Brüste (und damit auch dein Rücken) ausreichend unterstützt werden.

## Bügel-BHs

Ammenmärchen: In der Schwangerschaft darfst du keine Bügel-BHs tragen. Unsinn. Es gibt spezielle Bügel-BHs für Schwangere, die dem wachsenden Drüsengewebe in der Brust angepasst sind. Normale Bügel-BHs können dieses Gewebe tatsächlich einengen. Das ist zwar nicht lebensgefährlich, kann aber sehr schmerzhaft sein.

## Brustvergrößerung in der Schwangerschaft

Während der Schwangerschaft kannst du dir deine Brust nicht vergrößern lassen, da sich die Brüste gerade entwickeln. Eine Brustvergrößerung ist nur machbar, wenn die Brüste »im Ruhezustand« sind und du mindestens vor sechs Monaten abgestillt hast. Sind die Brüste schon vor der Schwangerschaft vergrößert worden, ist Schwangerwerden kein Problem. Trotzdem ist es sinnvoll, nach einer Brustvergrößerung zunächst sechs Monate zu verhüten. Wenn du schwanger bist, schwellen die Brüste nämlich an, und dann ist es wichtig, dass die Implantate gut sitzen und die Narben vollständig verheilt sind. Du kannst mit einer vergrößerten Brust ganz normal stillen.

## DEIN KÖRPER: TUN, LASSEN, AUFPASSEN

### Massagen

Dein Körper macht während der Schwangerschaft so einiges mit. Der beste Rat ist und bleibt (und der Effekt wird immer noch unterschätzt): Bleib in Bewegung und hör auf deinen Körper. Verhindere, dass sich dein Körper »festfährt«. Eine Massage kann dann Wunder wirken. Eine gute Schwangerschaftsmassage ist abgestimmt auf die Veränderungen in deinem Körper und wirkt nicht nur entspannend, sondern auch präventiv. Dein Körper bleibt damit schön beweglich. Wichtig ist aber, dass die Masseurin oder der Masseur sich mit Schwangerschaften auskennt und bestimmte Massagetechniken nicht anwendet.

Echte Schwangerschaftsmassagen sind mehr als nur angenehm. Sie können manche Beschwerden wirklich lindern oder sogar in Luft auflösen. Einmal sind das die typischen Beschwerden wie Verspannungen in Nacken, Rücken oder Schultern, Schmerzen im Becken oder schwere Beine. Aber auch gegen geschwollene Knöchel und Wassereinlagerungen kann eine Massage helfen. Und das sind nur Beispiele für körperliche Beschwerden. Zum anderen wirkt eine gute Schwangerschaftsmassage auch Wunder, wenn du sehr ausgelaugt bist und einen Moment der Ruhe brauchst. Sobald du dich auf die spezielle Schwangerschaftsmassageliege legst (wo dein Bauch bequem in einem Loch in der Liege ruht, sodass du endlich wieder auf dem Bauch liegen kannst), entspannst du dich sofort. Such dir aber auf jeden Fall eine Massagepraxis, die sich auf Schwangerschaften spezialisiert hat. Dort werden Massagen im zweiten und dritten Trimester angeboten.

**Tipp von Hebamme Caroline Poorterman:**
Ein Gutschein für eine Schwangerschaftsmassage ist ein tolles Geburtstagsgeschenk. Schreib ihn auf deinen Wunschzettel.

## Ätherische Öle

☺ ... ⚠/❌ Während der Schwangerschaft wird vom Gebrauch ätherischer Öle für gewöhnlich abgeraten. Nicht, weil sie alle schädlich sind, manche sind sogar gerade jetzt gut gegen typische Beschwerden. Abgeraten wird, weil längst nicht alle Öle für die Schwangerschaft geeignet sind. Da viele Menschen sich nicht mit der Wirkweise von ätherischen Ölen auskennen, werden alle Öle über einen Kamm geschoren und pauschal von ihrer Verwendung abgeraten. Hier können wir dir zum Glück genau erklären, welche Öle du wann benutzen oder besser nicht benutzen kannst.

Sei während der ersten drei Monate vorsichtig mit: Rose, Jasmin, Ylang Ylang, Süßem Majoran, Muskatellersalbei, Engelwurz (Angelica).

Vermeide während der ganzen Schwangerschaft intensive Öle wie Salbei, Zitronengras, Basilikum, Ysop, Immergrün, Oregano, Anis, Rosmarin, Nelken, Thymian, Bohnenkraut, Myrrhe, Birke, Wacholder, Zimt, Kampfer, Fenchel, Niaouli, Muskatnuss, Estragon, blaue Kamille, Myrrhe, Atlaszeder, Verveine/Eisenkraut, Pfefferminz.

Angenehm können sein: Lavendel, Jojoba, Ringelblume, Sandelholz, Kamille, Geranie.

> **Achtung:** Öle können angenehm und hilfreich sein. Besonders wenn du weißt, wie du sie kombinieren kannst. Aber such dir fachkundige Hilfe, bevor du sie verwendest, zum Beispiel von deiner Hebamme, und vertraue deinem Körper. Wenn du dich dabei unwohl fühlst oder dir der Geruch unangenehm oder zu intensiv ist: aufhören.

## Feuchtigkeitscreme gegen Juckreiz und Schwangerschaftsstreifen

✓ Wenn du schwanger bist, ist deine Haut häufig trockener als früher. Dadurch juckt sie schneller (siehe auch Seite 571). Hinzu kommt noch, dass die Leber durch die hormonelle Umstellung die Gallensäuren nicht mehr so gut abführt und sie deshalb ins Blut übergehen und die Nervenenden reizen. So entsteht der berüchtigte Juckreiz während der Schwangerschaft. Du kannst den Juckreiz nicht ganz verhindern, aber du kannst ihn abschwächen, indem du deine Haut mit Feuchtigkeit versorgst. Creme dich morgens und abends mit unparfümierter Bodylotion, Jojobaöl oder Kokosöl ein. Besteht der Juckreiz weiterhin und ist er wirklich unangenehm oder spürst du ihn hauptsächlich an den Handflächen und Fußsohlen, solltest du deine Hebamme oder deinen Arzt darauf ansprechen. In Ausnahmefällen ist dies ein Hinweis auf eine Schwangerschaftscholestase (siehe Seite 532).

Übrigens stimmt es leider nicht, dass du durch das Eincremen keine Schwangerschaftsstreifen bekommst. Diese Dehnungsstreifen entstehen in einer tieferen Hautschicht, die du mit Lotion oder Öl nicht erreichst.

### Ein warmes Bad

Gönn dir ab und zu ein warmes Bad. Warmes Wasser entspannt die Haut. Außerdem wirkt warmes Wasser beruhigend, wodurch du wieder etwas mehr zu dir finden kannst. Das Wasser sollte angenehm warm, aber nicht zu heiß sein. Das bedeutet, dass du dich dabei wohlfühlst, dein Puls sich nicht durch die Hitze erhöht, und dass du beim Baden nicht schwitzt. Du hast keine Badewanne? Eine ausgiebige warme Dusche kann auch Wunder wirken.

> **Tipp von Hebamme Carlijn van Esch**
> Stell dir einen Hocker in die Dusche, auf dem du sitzen kannst, oder leg dich öfter mit einer Wärmflasche auf die Couch oder ins Bett. Beides hilft beim Entspannen.

### Peeling

Durch ein Peeling bekommst du eine strahlende Haut. Du entfernst dabei alte, tote Hautzellen und regst die Zellerneuerung an. Dadurch, dass die alte, blockierende Hautschicht entfernt wird, nimmt deine Haut die Pflegeprodukte besser auf. Wenn du schon vorher Peelings verwendet hast: Einfach weitermachen. Und wenn nicht: Jetzt ist der Moment, dir diesen Luxus zu gönnen. Allerdings kann dein Körper jetzt auch so empfindlich sein, dass sich ein normales Bodypeeling nicht gut anfühlt. Dann kannst du ein besonders mildes Peeling oder ein Gesichtspeeling verwenden. Peelings sollten nicht schmerzhaft sein, gerade nicht in der Schwangerschaft.

## Sonne & Vitamin D

☀ ✓ 💡 Vitamin D ist eines der am meisten unterschätzten Vitamine. Schwangeren Frauen wird empfohlen, täglich 10 Mikrogramm Vitamin D einzunehmen. In diesem Fall ist gesunde Ernährung nämlich nicht genug: Wir brauchen die Sonne, um Vitamin D zu produzieren. Und da liegt das Problem: Nicht jedes Land ist mit 300 Sonnentagen im Jahr gesegnet. Deshalb musst du Vitamin D zuführen, vor allem wenn du eine dunklere Haut hast, die im Verhältnis mehr Vitamin D benötigt. Wenn du ein Kopftuch trägst und deinen Körper draußen immer bedeckt hältst, ist die Fläche an Haut, die mit der Sonne in Kontakt kommt, viel zu klein, um genügend Vitamin D zu produzieren. Dann ist es besonders wichtig, zusätzlich Vitamin D einzunehmen.

Und wenn die Sonne sich zeigt: Genieße sie hauptsächlich im Schatten und mit Vorsicht. Denn Sonnenstrahlen sind schädlich, wenn sie zu intensiv auf deine Haut treffen. Vor allem, wenn du schwanger bist und sich dein Hormonhaushalt und die Pigmentierung verändert haben. Deine Haut ist dann noch empfindlicher. Du könntest jetzt von zu viel Sonne eine sogenannte »Schwangerschaftsmaske« (Melasma) bekommen, vor allem dann, wenn die Haut der Sonne ungeschützt ausgesetzt ist. Also Eincremen, am besten mit Lichtschutzfaktor 50 (siehe Seite 220). Schöne Hüte und modische Kappen halten ebenfalls die Sonne vom Gesicht fern. Trotzdem solltest du einen hohen Lichtschutzfaktor verwenden, denn die UV-Strahlung dringt auch durch den Schatten deines Hutes oder deiner Kappe.

Es ist ganz normal, wenn du die Sonne jetzt nicht mehr so gut verträgst wie früher, dass dir schneller warm wird oder du mit Hautirritationen darauf reagierst. Achte auf deinen Körper. Ein dicker Bauch verbrennt schneller, deshalb solltest du ihn nicht direkt der Sonne aussetzen. Von dem erhöhten Hautkrebsrisiko ganz zu schweigen, wenn du dich zu oft und zu lange ungeschützt in der Sonne aufhältst. In der Schwangerschaft bist du wirklich am besten im Schatten aufgehoben.

> **Tipp von Hebamme Carlijn van Esch:**
> Hör immer auf deinen Körper; jeder Körper ist anders und reagiert individuell. Wenn du auf deinen Körper hörst und ihm vertraust, weißt du, was du darfst und was nicht.

### Sonne & Schutz

✓ Vor allem jetzt, wo deine Haut besonders empfindlich ist und sich die Pigmentierung verändert, ist es wichtig, sie vor den Auswirkungen der Sonne zu schützen. Also eincremen. Selbst wenn du im Schatten liegst. Mach es dir zur Gewohnheit, im Sommer täglich Sonnencreme mit einem hohen Lichtschutzfaktor zu verwenden (und mehrmals nachzucremen, der Schutz hält nicht den ganzen Tag). Damit vermeidest du unerwünschte Pigmentflecken (siehe Seite 224).

Verwende keinen Sonnenschutz in Sprayform, solche Produkte enthalten Nanopartikel, die du einatmen könntest. Auch von Produkten mit Oxybenzon (auch Benzofenon-3 genannt) wird abgeraten. Nimm besser eine Sonnencreme mit Tinosorb, Zinkoxid oder Titaniumoxid, die du leicht auftragen kannst.

### Sommer & Schwangerschaft

✓ 💡 Im Sommer hochschwanger zu sein kann wirklich an die Substanz gehen. Die folgenden Tipps bringen Erleichterung:

- Trink mindestens 2 Liter Wasser am Tag. Ja, das liest man überall, denn es stimmt wirklich. Kontrolliere, ob dein Urin eine normale Farbe hat. Ist er dunkler als gewohnt, musst du mehr trinken.
- Bleib im Kühlen. Wahrscheinlich ist das nicht so einfach, wenn die Außentemperatur über 30 Grad steigt, aber ein kühles Fußbad hilft auch schon, vor allem, wenn du unter geschwollenen Knöcheln leidest. Deinen Nacken kannst du mit einem feuchten Tuch kühlen. Aber pass auf, dass der Lappen nicht eiskalt ist. Durch die Kälte ziehen sich die kleinen Blutgefäße zusammen, wodurch du Kopfschmerzen bekommen kannst. Ein kühler, feuchter Umschlag im Nacken ist also in Ordnung, aber nicht zu lange. Abkühlung bringt es auch, wenn du deine Unterarme unter fließendes kühles Wasser hältst.
- Eine Klimaanlage oder ein Ventilator kühlt den Raum, in dem du sitzt. Er sollte dabei nicht direkt auf dich gerichtet sein.
- Arbeite nicht zu viel. Du solltest zwar in Bewegung bleiben, dich aber nicht anstrengen, vor allem nicht bei großer Hitze. Ruh dich aus, wenn die Sonne hoch am Himmel steht, und mach einen Spaziergang, wenn sie wieder tiefer steht oder schon untergegangen ist und die Temperaturen zurückgehen.

- Sei zurückhaltend beim Salzen, denn Salz bindet Wasser. Wenn du zu viel Salz zu dir nimmst, schwemmst du wortwörtlich auf. Viel Salz im Essen ist generell nicht gesund.
- Trag Kleidung aus Baumwolle und anderen atmungsaktiven Stoffen. Die sitzt meist auch sehr bequem.
- Du kannst auch in Flüssen und Seen schwimmen, aber achte darauf, dass sie nicht von Blaualgen befallen sind. Wenn deine Fruchtblase gesprungen ist oder du eine Blutung hast, solltest du allerdings besser nicht schwimmen gehen.

**Tipp von Hebamme Carlijn van Esch:**
Dadurch, dass in der Schwangerschaft mehr Blut durch deinen Körper fließt, ist dir öfter warm. Bleib daher im Sommer lieber im Schatten oder in der kühlen Wohnung. Dann verbrennst du auch nicht so leicht und entwickelst keine Schwangerschaftsmaske.

## Solarium

Auch was den Besuch eines Solariums angeht, gilt: Es wird weder klar davon abgeraten, noch wird es eindeutig als ungefährlich eingestuft. Trotzdem raten Hebammen davon ab, denn du kannst davon viel schneller Pigmentflecken bekommen, die nicht mehr weggehen. Außerdem ist noch nicht erwiesen, ob dein Baby davon etwas mitbekommt. Kurz gesagt: Jetzt lieber nicht auf die Sonnenbank.

## Sauna, Whirlpool und Hottub

Für viele Leute bedeutet ein Tag mit Wellness und Sauna das Nonplusultra an Entspannung. Herrlich, wenn man einfach mal nichts machen muss. Nur lesen, lecker essen, plaudern und natürlich von den Vorteilen der Sauna profitieren. Saunieren hat einen positiven Einfluss auf deine Durchblutung, auf die Qualität deines Schlafes, deinen Feuchtigkeitshaushalt, und durch das Schwitzen verlierst du über die Haut allerlei Giftstoffe. Alles Gründe, warum du dir regelmäßig einen Saunatag gönnen solltest, und das (mit kleinen Anpassungen) auch während der Schwangerschaft.

Wenn du eine regelmäßige Saunagängerin bist, kannst du auch nach dem ersten Trimester weiterhin in die Sauna gehen. Setz dich aber nach unten oder in die Mitte, meide die Hitze weiter oben und bleib nicht länger als 10 Minuten in der Sauna. Lege dich nicht auf den Rücken, denn dabei könnte dich die Hitze sofort übermannen. Bleib lieber sitzen oder lehn dich nur etwas zurück. Setz dich immer auf dein Handtuch, nicht mit dem nackten Po auf Holz oder Stein. So verhinderst du eine Infektion, zum Beispiel mit Herpes genitalis. Während der gesamten Schwangerschaft solltest du übrigens vorsichtig mit Hitze sein, also nicht nur in der Sauna, sondern auch im Whirlpool oder im Hottub. Geh lieber nicht in Wasser, das wärmer ist als 38 Grad. Wenn die Fruchtblase schon geplatzt ist, darfst du gar nicht mehr in die Sauna oder in den Whirlpool oder Ähnliches, weil das Risiko einer Infektion dann viel zu groß ist.

**Tattoo & Henna**

Sich in der Schwangerschaft ein Tattoo stechen zu lassen ist keine gute Idee. Erstens ist die Infektionsgefahr dabei größer, und zweitens ist deine Haut durch den veränderten Hormonhaushalt anders als früher. Dadurch kann das Tattoo anders aussehen, als du es erwartet hast. Außerdem ist deine Haut jetzt ein wenig gedehnt, da nicht nur dein Bauch und deine Brüste runder werden. Deshalb kann sich das Tattoo wieder verformen, wenn du nicht mehr schwanger bist und deine Haut wieder straff ist. Beim Tätowieren gelangt Tinte in die Blutbahn der Mutter. Ob das für sie und das Baby schädlich ist, kann niemand sagen. Aber besser ist, du wartest mit dem Tattoo bis nach der Geburt.

Du kannst aber mit brauner Henna-Farbe ein (vorläufiges) Tattoo machen lassen. Henna ist komplett natürlich und ungefährlich. Achtung aber bei schwarzem Henna: Das empfiehlt sich jetzt nicht. Schwarzes Henna ist schwarz, weil Farbstoff hinzugefügt wurde, und der kann zu allergischen Reaktionen führen.

**Bauchnabelpiercing**

Wenn du ein Bauchnabelpiercing hast, entsteht an dieser Stelle während der Schwangerschaft enorm viel Spannung. Der kleine Stab kann zu Irritationen führen, weil er zu klein und zu hart ist. Zum Glück gibt es spezielle Schwangerschaftspiercings. Die sind länger und flexibler. Aber auch sie können am Ende der Schwangerschaft unbequem werden. Sobald du merkst, dass auch das Schwangerschaftspiercing stört, die Haut an der Stelle rot wird oder juckt, musst du es entfernen. Wenn dein Bauch sich nach der Geburt wieder ein wenig gefestigt hat, kannst du das Piercing mit einem »insertion pin« wieder einsetzen. Klappt das nicht, solltest du dir Hilfe beim Piercer holen.

Wahrscheinlich wird dich deine Frauenärztin bitten, das Piercing während einer Ultraschalluntersuchung zu entfernen. Das Metall kann das Bild stören und das Ultraschallgerät beschädigen.

## GESICHT, KOSMETIK & PARFUM

Höchstwahrscheinlich kann man dir an der Nasenspitze ansehen, dass du schwanger bist. Die Hormone stecken nämlich in deinem ganzen Körper, nicht nur im Bauch. Während der Schwangerschaft nimmt zum Beispiel die Durchblutung der Haut enorm zu. Mit positiven und negativen Folgen …

### Dein natürlicher Schimmer: Der Baby-Glow

Der Glanz deiner Haut, der ganz ohne Highlighter entsteht, dieses gewisse Etwas in der Schwangerschaft. Kommt dir das bekannt vor? Dann hast du ihn, den »Baby-Glow«. Ein Privileg, das manche Frauen neun Monate lang, aber vor allem im zweiten Trimester, genießen können. Leider nicht alle. Dafür haben Schwangere ohne Baby-Glow einen anderen Vorteil: Da der Glow durch die Hormone und die gesteigerte Durchblutung verursacht wird, haben sie weniger Probleme mit den überschüssigen Hormonen. Diese zu große Menge an Hormonen verursacht nämlich auch allerlei Schwangerschaftsbeschwerden und nicht nur den Glow!

### Grüner Concealer gegen rote Äderchen

Durch die gute Durchblutung deiner Haut und durch die Tatsache, dass mehr Blut in deinem Körper kreist, kannst du jetzt Blutgefäße entdecken, wo früher keine waren. So haben manche Frauen ein spinnenförmiges Aderngeflecht auf der Haut, der Spinnennävus (Naevus araneus) (siehe Seite 509). Verhindern kann man das Auftauchen der Äderchen nicht, und sie verschwinden auch nicht in allen Fällen nach der Schwangerschaft wieder. Dann kannst du sie mit einer Laserbehandlung entfernen lassen. Aber bis dahin lassen sie sich nur abdecken. Verwende dafür einen grünen Concealer: Grün ist die Komplementärfarbe von Rot und verdeckt rote Flecken und Äderchen auf der Haut.

### Pigmente: Cremen und abdecken

In der Schwangerschaft verändert sich unter dem Einfluss der Hormone Progesteron und Östrogen die Pigmentierung der Haut. Du wirst feststellen, dass sich deine Pigmentflecken verdunkeln, auch die Sommersprossen. Möglicherweise bekommst du auch neue Sommersprossen (siehe Seite 553) oder andere Pigmentflecken im Gesicht. Das ist ganz normal. Vor allem auf Stirn, Wangen, unter den Augen und rund um den Mund können neue Flecken entstehen. Dieses Phänomen nennt man »Schwangerschaftsmaske«. Das Einzige, was du dagegen tun kannst, ist Eincremen mit hohem Lichtschutzfaktor, aber auch das wird die Bildung nicht ganz verhindern. Nach Schwangerschaft und Stillzeit kannst du mit einer hydrochinonhaltigen Creme die Flecken etwas aufhellen. Übrigens verschwinden sie nach der Schwangerschaft meist von alleine. Wenn sie dich stören, kannst du sie bis dahin einfach mit Make-up abdecken.

### Pickel-Alarm!

Die erhöhte Talgproduktion sorgt nicht nur für einen Baby-Glow, sondern verursacht häufig auch Pickel. Der überschüssige Talg kann nämlich die Poren verstopfen. Was du vorbeugend und nachsorgend gegen Pickel tun kannst, liest du hier:

- Verwende nur sanfte Produkte für dein Gesicht. So mild wie möglich.
- Wenn du zu Pickeln neigst, solltest du die Haut nicht peelen. Durch das Peeling wird die schon irritierte und empfindliche Haut verletzt und reagiert dann noch heftiger.
- Verwende Pflegeprodukte, die Vitamin C, Niacinamide oder Süßholzwurzel enthalten. Sie wirken Rötungen und Pickeln entgegen und sind ungefährlich in der Anwendung. Achte aber darauf, dass genug von den Inhaltsstoffen drin ist. Lies das Etikett durch. Werden die drei als Hauptinhaltsstoff genannt, stehen die Chancen gut, dass sie auch wirken. Andernfalls sind sie nur in einer zu geringen Dosis enthalten und helfen nicht.
- Meide in der Schwangerschaft Pflegeprodukte mit Vitamin A und/oder Retinol. Eine zu hohe Dosis dieser Wirkstoffe kann Fehlbildungen bei deinem Baby verursachen.

## Hautpflege selbst gemacht

Manche schwören darauf: natürliche, essbare (!) Produkte für die Haut. Deine Haut ist immerhin dein größtes Organ, und über sie nimmst du genauso viele Stoffe auf wie über den Mund. Eines ist sicher: Diese Produkte sind völlig unbedenklich, angenehm in der Herstellung und herrlich in der Anwendung.

**Lippenpeeling** – Vermenge 2 Teelöffel Zucker mit 1 Teelöffel Honig und 1 Teelöffel Mandelöl. Schon fertig. Deine Lippen werden sich damit nicht mehr spröde, sondern superweich anfühlen.

**Körperpeeling** – Misch Zucker mit zerdrückten Erdbeeren und etwas Honig zu einer zähen Masse. Peele damit dein Gesicht. Der Zucker entfernt die toten Hautzellen und die Erdbeeren peelen dein Gesicht. Der Honig sorgt für Feuchtigkeit, und gemeinsam verleiht das gesunde Trio deiner Haut einen prächtigen Glanz.

**Make-up-Entferner** – Mit Kokosöl kannst du ganz einfach dein Make-up entfernen und gleichzeitig deine Haut pflegen. Kokosöl ist übrigens nicht flüssig, sondern kommt als weiche Masse ins Haus. Erst durch Berührung mit der Haut wird es flüssig und lässt sich verreiben.

## DEIN GESICHT: DOS, DON'TS UND AUFGEPASST

### Künstliche Wimpern

(?) Absolut verführerisch: Wimpernextensions. Aber immer öfter geht es bei diesem Thema auch um die negativen Folgen. Bekannt ist, dass beim Verlängern der Wimpern das Risiko für Infektionen und Milben steigt, vor allem, wenn die künstlichen Wimpern nicht gut genug gereinigt werden. Manche Ärztinnen und Ärzte raten daher auch von Anklebewimpern ab. Über die Risiken während einer Schwangerschaft ist nicht viel bekannt. Man weiß aber, dass sich die Extensions in der Schwangerschaft viel öfter ablösen. Die Haut steht unter dem Einfluss von Hormonen, wodurch der Kleber offenbar nicht mehr so gut hält.

### Parfum

✓ Kannst du auf einmal dein Lieblingsparfum nicht mehr riechen? Was du früher gerne gerochen hast, verursacht dir jetzt manchmal Übelkeit. In der Schwangerschaft ist dein Geruchssinn ausgeprägter. Du kannst Gerüche wahrnehmen, die dir früher nie aufgefallen sind. Dadurch kann es durchaus sein, dass dir deine gewohnten Düfte nun unangenehm sind. Noch dazu hat sich deine Haut durch die Hormone verändert, wodurch das Parfum jetzt anders reagiert als früher. Manche Quellen behaupten, Parfum wäre nicht gut für dein Baby. Das stimmt aber nur, wenn dein Parfum Phthalate enthält. In einem guten Duft gibt es die nicht, da sie schon seit Jahren verboten sind. Aber in den Parfums, die du für wenig Geld in fernen Ländern bestellst, können noch Phthalate enthalten sein.

### Cremes

✓ Im Prinzip kannst du in der Schwangerschaft alle Gesichtscremes verwenden. Meist eignet sich eine milde Creme am besten, da deine Haut jetzt empfindlicher sein kann. Greif lieber zu einer Feuchtigkeitscreme, denn durch die Hormone kann deine Haut schnell austrocknen. Indem du eine Creme mit Lichtschutzfaktor wählst, verhinderst du die Bildung von Pigmentflecken. Denn die entstehen auch, wenn du nur draußen unterwegs bist, dafür muss die Sonne gar nicht stark scheinen. Deshalb solltest du im Frühjahr und Sommer immer eine Tagescreme mit Lichtschutzfaktor verwenden. Benutzt du eine Antifaltencreme? Dann solltest du auf die Menge an Retinol achten, die sie enthält. Während der ersten Schwangerschaftsmonate solltest du Retinol lieber meiden, da es in hoher Konzentration bei deinem Baby zu Behinderungen führen kann. Ein besonders hoher Retinolgehalt, der während der Schwangerschaft Risiken birgt, muss auf der Verpackung angegeben sein.

### Botox

✗ Jetzt noch schnell den Filler setzen lassen, oder lieber doch nicht? Über die Risiken von Botox in der Schwangerschaft ist noch zu wenig bekannt, um eine eindeutige Aussage darüber treffen zu können. Und in der westlichen Welt gilt: Wenn wir die Risiken nicht einschätzen können, wird vom Einsatz abgeraten. Und das zu Recht, denn hier geht es um dein Baby. Die meisten Kliniken geben an, dass du erst vier Wochen nach der letzten Botoxbehandlung schwanger werden darfst. Während der Schwangerschaft setzen gute Ärzte kein Botox.

**Nagellack & Nagellackentferner**

Manche Kosmetika, unter anderem Nagellack und Nagellackentferner, enthalten Lösungsmittel, die auch in Klebstoff, Farbe, Spiritus und Pinselreiniger zu finden sind. Dabei ist nicht sicher, ob sie im ersten Trimester nicht doch schädlich sind. Immer mehr Untersuchungen zeigen, dass Nagellack möglicherweise schädlich für dein Baby ist. Aber du musst deswegen nicht neun Monate ohne Lack vor die Tür. Es gibt zahlreiche Marken, die du ohne Bedenken verwenden kannst. Oft steht der Hinweis »lösungsmittelfrei« explizit auf der Verpackung. Hast du trotzdem Zweifel, solltest du überprüfen, ob einer dieser Stoffe in deinem Lack enthalten ist: Toluol, Dibutylphthalat, Kampfer, Formaldehyd, Triphenylphosphat, Ethyl-Tosylamid und Blei. In diesem Fall solltest du den Lack jetzt nicht auftragen.

Während der Schwangerschaft solltest du außerdem einen Nagellackentferner ohne Aceton verwenden. Es ist noch nicht erwiesen, dass Aceton schädlich ist, aber sicher ist sicher. Mit einem Entferner ohne Aceton vermeidest du mögliche negative Einflüsse. Lackier dir die Nägel nur in gut belüfteten Räumen.

# HAARPFLEGE

Während sich in deinem Körper alles entwickelt, wächst und unglaublich aktiv ist, ruht ein äußerer Teil völlig: deine Haare. Unter Einfluss der Hormone befinden sich deine Haare in einer neunmonatigen Ruhephase. Das bedeutet, dass in dieser Zeit auch keine Haare ausfallen. Den vollen Haarschopf, den du in der Schwangerschaft entwickelst, hast du dieser Ruhephase zu verdanken. Aber wir warnen dich schon einmal vor: Nach der Geburt ist es mit der Ruhe vorbei. Dann wird die Pause wieder wettgemacht, du wirst in kurzer Zeit viele Haare verlieren. Aber du wirst keine Glatze bekommen. Du verlierst nur die Haare auf einmal, die während der gesamten Schwangerschaft nicht ausgefallen sind. Wenn du stillst (und daher noch mit ganz vielen anderen Hormonen als während der Schwangerschaft zu tun hast), dauert es oft etwas länger, bis du die nicht ausgefallenen Haare verlierst.

Nicht nur auf dem Kopf hast du jetzt auf einmal viel mehr Haare, sondern auch an Körperstellen, wo sie nicht so willkommen sind. Zum Glück bleiben sie nicht immer da. Ungefähr sechs Monate nach der Geburt ist deine Körperbehaarung wieder so wie früher.

**Glänzendes oder fettiges Haar**

Dein Haar verändert sich, genau wie deine Haut, durch die zusätzliche Talgproduktion. Wenn der Einfluss nur gering ist, wird dein Haar natürlich glänzend. Dann hat es noch nie so schön ausgesehen wie jetzt. Aber wenn der Einfluss stärker ist und zu viel Talg produziert wird, ist dein Haar sehr schnell fettig. Daran kannst du nichts ändern, aber du kannst die dafür geeigneten Haarpflegeprodukte verwenden.

## Tipps von Friseurin Laura Jacobs

- Verwende für dein »Schwangerschaftshaar« geeignete Produkte. Hattest du immer trockenes Haar, und ist es jetzt fettig? Dann mach es nicht noch fettiger, indem du weiter dein altes Shampoo benutzt, sondern kauf eines, das für dein jetziges Haar geeignet ist. Außerdem kann sich ein gutes Trockenshampoo wirklich bezahlt machen. Damit hast du im Handumdrehen weniger Probleme mit fettigem Haar. Stell dein altes Shampoo und deinen alten Conditioner zur Seite, bis du merkst, dass du dein altes Haar zurückhast.
- Ist dein Haar durch die Schwangerschaft besonders trocken und verfilzt? Verwende dann ein paar (wirklich nicht mehr) Tropfen Haaröl. Es schützt dein Haar beim Föhnen und verhindert, dass es strohig wird.
- Ein Termin im Friseursalon ist natürlich auch gut, um kurz zu entspannen und einen Moment für sich zu haben. Außerdem bekommst du dort praktische Tipps für dein »Schwangerschaftshaar«.
- Gönn dir kurz vor dem errechneten Geburtstermin noch einen Besuch beim Friseur. Du willst schließlich auf den ersten Baby-und-Mama-Fotos umwerfend aussehen.

# DEIN HAAR: DOS, DON'TS UND AUFGEPASST

### Körperbehaarung: Rasieren, Waxen, Lasern
✓ – ✗ Und dann sind sie plötzlich da: mehr Haare. Vor allem, wenn du dunklere Haare hast, können sie wirklich stören. Du kannst deine Beine rasieren, wie du das früher auch gemacht hast. Wenn deine Haut jetzt besonders empfindlich ist, verwendest du am besten einen besonders milden Rasierschaum. In der Schwangerschaft kannst du dir deine Haare auch mit Wachs oder Harz entfernen (lassen). Ja, auch da unten. Ein Vorteil dabei ist, dass du nach solch einer professionellen Enthaarung länger Ruhe hast. Vielleicht willst du dir auch vor der Geburt eine Enthaarung gönnen. Dann kannst du dir sicher sein, dass du rundherum gepflegt aussiehst. Das tust du übrigens nur für dich selbst, für deine Hebamme oder die Gynäkologin brauchst du es nicht zu tun. Versuch nicht, dich selbst mit Harz oder Wachs zu enthaaren. Das klappt nicht, da dein Bauch jetzt im Weg ist. Und das Letzte, das du willst, ist Wachs auf den falschen Körperstellen.

Lasern ist eine weitere professionelle Enthaarungsmethode. Damit wirst du deine Körperhaare definitiv los. Aber während der Schwangerschaft wird davon abgeraten, weil das Haarwachstum durch die Hormone völlig aus dem Gleichgewicht ist. Mit Lasern wartest du besser bis nach der Schwangerschaft.

### Haarspray
✓ Manchmal hört man, dass Haarspray in der Schwangerschaft verboten sei. Das ist aber nicht (mehr) wahr. Früher enthielten manche Haarsprays Phthalate, die Schäden im Erbgut verursachen können. Inzwischen sind diese Stoffe gesetzlich verboten, und solange du dein Haarspray oder andere Kosmetika nicht aus Kostengründen aus fernen Ländern einfliegen lässt, besteht keine Gefahr. Allerdings ist Treibgas in der Sprühflasche, daher solltest du lüften, wenn du Haarspray verwendest.

### Koloration
✓ ! 💡 Die einen sagen, dass eine Haarkoloration »im Prinzip« nicht schaden kann, die anderen behaupten, dass alles, was in die Haut einziehen kann, schädlich ist. Die Wahrheit liegt, wie immer, irgendwo in der Mitte. Du kannst dein Haar färben lassen, aber mit natürlicher Haarfarbe. In natürlicher Haarfarbe ist kein Peroxid, Ammoniak oder PPD enthalten. High- und Lowlights

kommen nicht in Kontakt mit deiner Kopfhaut und sind dadurch die bessere Alternative. Allerdings riecht auch natürliche Haarfarbe stark. Frag deine Friseurin deshalb, ob du am Fenster oder an der Tür sitzen darfst, wo gut gelüftet werden kann (aber nicht im Durchzug). So gehst du kein Risiko ein, vor allem nicht im ersten Trimester.

Erzähl deinem Friseur, dass du schwanger bist. Denn auch, wenn es offiziell ein Ammenmärchen ist: Jede Friseurin und sehr viele Mütter wissen, dass die Farbe in der Schwangerschaft anders wirken kann als gedacht. Die Hormone beeinflussen also auch das Maß und die Art und Weise, wie dein natürliches Haar auf künstliche Farbe reagiert.

**Dauerwelle**

(!) ((x)?) Viele Frauen sagen, dass alles, was mit einer Strukturveränderung der Haare zu tun hat, so wie eine Dauerwelle, in der Schwangerschaft nur sehr kurz hält. Eine Dauerwelle zieht sich jetzt schnell wieder raus. Außerdem wird bei einer Dauerwelle mit starken Chemikalien gearbeitet, die die Struktur deines Haares verändern sollen. Es ist fraglich, ob das jetzt vernünftig ist. Auch hier gilt: Die negativen Einflüsse sind zwar nicht bewiesen, aber jetzt ist nicht der Moment, um Risiken einzugehen.

**Keratinbehandlungen**

(!) ((x)?) Diese chemielastigen Keratinbehandlungen, die so sehr stanken, dass der Friseur eine Atemschutzmaske dabei tragen musste, gibt es heute zum Glück nicht mehr. Aber es gibt leichtere Varianten, bei denen (ja, wir kennen es bereits) nicht sicher ist, ob sie schädlich sind oder nicht. Sicher ist, dass es nicht »die« Keratinbehandlung gibt, denn es wird dabei unterschiedlich viel Formaldehyd verwendet. Viel davon ist sicherlich schädlich. Da »viel« ein dehnbarer Begriff ist und »ein wenig« ebenfalls, solltest du dein Geld vielleicht lieber in ein Glätteisen oder eine Straightening-Bürste investieren.

## DEIN GEBISS IN DER SCHWANGERSCHAFT

Sogar deine Zähne bekommen mit, dass du schwanger bist. Zum Glück entspricht das Altweibergeschwätz, dass jedes Kind dich einen Zahn kostet, nicht der Wahrheit. Solange du dich besonders gut um deine Zähne kümmerst. Eigentlich gibt es nur einen gravierenden Effekt der Schwangerschaft auf die Zähne: Die Hormone beeinflussen das Zahnfleisch. Bei Schwangeren, die sich häufig übergeben müssen, kann die Magensäure außerdem die Zähne angreifen.

### Säureangriff auf deine Zähne

Keine Säure ist so stark wie Magensäure. Das ist auch gut so, denn sie sorgt dafür, dass all unser Essen auch verdaut und die Nährstoffe freigesetzt werden. Magensäure (siehe Seite 480) ist so sauer, dass deine eigenen Zellen absterben, wenn sie mit ihr in Kontakt kommen. Auch dein Gebiss kann durch die Magensäure ernsthaft geschädigt werden.

> **Zahnpflege bei Morgenübelkeit**
> 1. Putze dir nach dem Erbrechen nicht gleich die Zähne! Die Magensäure kommt beim Spucken an die Zähne und macht den Zahnschmelz angreifbar. Wenn du dann sofort putzt, kannst du den empfindlichen Zahnschmelz erst recht schädigen, indem du die Säure in die Zähne einmassierst.
> 2. Spüle deinen Mund sofort gründlich mit Wasser aus. Im Gegensatz zu Zahnbürste und Zahnpasta schadet Wasser deinen Zähnen nicht und entfernt Magensäurereste aus deinem Mund. Spül und gurgle einige Male gründlich.
> 3. Als Schwangere solltest du eine weiche Zahnbürste verwenden und nicht zu fest andrücken beim Putzen.

## DEIN GEBISS: DOS, DON'TS UND AUFGEPASST

### Zahnarzt und Prophylaxe

✓ Geh weiter wie gewohnt regelmäßig zu deinen Zahnarztterminen. Und falls du bisher nicht ein- bis zweimal im Jahr zur Kontrolle gehst, solltest du jetzt damit anfangen. Deine Zahnärztin kann den Zustand deines Gebisses prüfen. Sag ihr, dass du schwanger bist. So kann sie bei einer möglichen Behandlung darauf Rücksicht nehmen.

Eine Expertin für Prophylaxe reinigt und poliert deine Zähne so gründlich, wie du es selbst nicht hinbekommst. Außerdem kann sie auch dein Zahnfleisch untersuchen, bei dem es in der Schwangerschaft zu den meisten Problemen kommt (siehe Seite 588).

### Zahnarzt: Röntgenaufnahmen und Betäubung, siehe Seite 306

### Zahnpasta

✓ Du kannst in diesen neun Monaten wie gewohnt Zahnpasta und Mundspülung verwenden. Der Rat, kein Fluorid zu verwenden, hat eigentlich nichts mit der Schwangerschaft zu tun. Es gibt grundsätzlich eine Diskussion über die Vor- und Nachteile, wobei immer mehr Menschen die positiven Eigenschaften von Fluorid anzweifeln. Deine Zahnärztin kann dir auch dabei helfen, Zahnfleischentzündung und Parodontitis (gefährlich für dein Baby) zu vermeiden und zu behandeln (siehe auch Seite 588).

### Bleaching (mit Wasserstoffperoxid)

✗ Auch hier kann man nicht sicher ausschließen, dass das Wasserstoffperoxid beim Bleichen der Zähne über den Mund nicht doch den Fötus erreicht und ihm schaden kann. Dafür müssten Versuche an ungeborenen Babys vorgenommen werden, und das will natürlich niemand. Es gilt also der Rat: jetzt gerade nicht.

# Deine Schwangerschaft feiern

*Was gibt es Schöneres, als deine Schwangerschaft zu feiern und kurz innezuhalten bei dem Gedanken daran, dass ihr bald das allerschönste Menschlein auf die Welt bringen werdet? Von Gender Reveal Party bis Baby Shower und Babymoon ... All diese Trends kommen aus den USA und sollen das Leben von Mamas und Papas in spe noch schöner machen.*

**Gender Reveal Party**

Wenn du weißt, ob du einen Jungen oder ein Mädchen erwartest, kannst du das natürlich sofort in allen sozialen Netzwerken teilen oder jedem per Anruf oder WhatsApp mitteilen. Du kannst dafür aber auch eine spezielle Party organisieren: die Gender Reveal Party. Lade Freunde und Familie ein, aber verrate nicht sofort alles. Wenn du dein ganzes Haus rosa dekorierst, ist die Überraschung sofort weg. Dekoriere also neutral und bitte alle, auf ein Mädchen oder einen Jungen zu wetten. Hier ein paar weitere Ideen für eine unvergessliche Party:

- Kauf einen Gender Reveal Ballon: Das ist ein undurchsichtiger Ballon, in den du vor dem Aufpusten rosa oder blaues Konfetti gibst. Dann mit Helium füllen (aber bitte gerade jetzt das Gas nicht zum Spaß einatmen) und während der Feier steigen lassen. Dann lässt du ihn platzen, und alle wissen Bescheid.
- Back einen Rührkuchen und färbe ihn mit ein paar Tropfen rosa oder blauer Lebensmittelfarbe. Hülle den Kuchen in Rollfondant oder Marzipan, sodass die Farbe von außen nicht zu sehen ist. Beim Anschneiden gibt es dann das große Aha!
- Kauf eine spezielle Konfettikanone oder eine Piñata mit blauem oder rosa Konfetti.

Das sind natürlich nur einige Ideen, du kannst selbst entscheiden, wie verrückt und aufwändig du das Geschlecht deines Babys verkündest. Der Piñata zu Leibe rücken, den Ballon platzen lassen oder den Kuchen anschneiden kannst du auch nur mit deinem Partner und/oder deinen älteren Kindern. Auf diese Weise beziehst du sie in die Schwangerschaft mit ein, und es wird direkt ein wenig gefeiert, dass sie einen Bruder oder eine Schwester bekommen.

**Baby Shower**
Eine Baby Shower organisierst du nicht selbst. Traditionell schmeißen diese Party deine Freundinnen für dich. Auch Männer feiern immer öfter eine Baby Shower. Eins ist dabei gleich: Du weißt nicht was, wann wie genau gemacht wird.

**Babymoon**
Wenn ihr Eltern werdet, verändert sich euer Leben tiefgreifend. Es wird eine wunderbare Veränderung sein, aber trotzdem kann man auch den Moment feiern: Noch einmal voll und ganz die Zweisamkeit genießen, noch einmal einen besonderen Urlaub zu zweit verbringen. Keinen Honeymoon, sondern einen Babymoon. Qualitytime für euch und ganz viel Entspannung. Da du im ersten Trimester manchmal Probleme mit den typischen Schwangerschaftsbeschwerden hast und das Risiko für eine Fehlgeburt erhöht ist und weil dein Bauch im dritten Trimester zu groß sein wird, empfiehlt sich für solch eine Reise das zweite Trimester. Aber denk daran, dass du schwanger bist. Manche ferne Länder kommen deshalb als Reiseziel nicht in Frage (siehe Seite 207). Du musst auch nicht weit weg: Es geht schließlich nur um die gemeinsame Zeit. Deshalb könnt ihr auch einen ganz entspannten Urlaub auf Balkonien oder in »Bad Mein Garten« machen.

**Wenn das nichts für dich ist**
Die eine lässt keine Party aus und geht völlig darin auf, Spiele zu erfinden, zu dekorieren und die schönste Babymoon-Suite zu buchen, während die andere damit gar nichts anfangen kann. Beides ist völlig in Ordnung. Du zelebrierst deine Schwangerschaft auf deine ganz eigene Weise. Wenn du keine Baby Shower willst, solltest du deinen Freunden offen sagen, dass sie dir damit keine Freude machen würden. Du wärst nämlich nicht die Erste, die auf einmal »Überraschung!«-Rufe hört und sich denkt: »Oh nein, bitte nicht ...«

# SCHWANGER-SCHAFT &
# ERNÄHRUNG

# Von »gesund« bis »jetzt nicht zu empfehlen«

Du hast wahrscheinlich schon vieles zum Thema Ernährung in der Schwangerschaft gehört: was du essen, trinken und einnehmen darfst und was nicht. Wenn du nur eine Generation früher schwanger gewesen wärst, würdest du vieles noch »dürfen«, was du jetzt nicht mehr »darfst«. Hier liest du alle Empfehlungen aus weltweiten Studien über den Einfluss deiner Ernährung auf dein Baby. So bist du aus vertrauenswürdiger Quelle mit den neuesten Erkenntnissen versorgt und erfährst auch, was ins Reich der Ammenmärchen gehört.

**Du musst nun alles und darfst nichts mehr – Falsch!**
Das ist eines dieser Ammenmärchen. Eigentlich kann man dieses Kapitel in einem Satz zusammenfassen: Wenn du gesund lebst und rohe tierische Produkte meidest, kann gar nichts passieren. Warum wird dann immer so betont, was erlaubt ist und was nicht?

Ganz einfach: Wir sind erwachsen und können einige Fehltritte in Sachen Essen und Trinken vertragen. Auch wenn diese Fehltritte nicht gesund sind, wird uns dieses eine Mal nicht gleich umbringen. Sind wir einmal betrunken, dann haben wir am nächsten Tag einen Kater. Wenn wir einen Tag lang nur Pizza und Pommes zu uns nehmen, werden wir nicht sofort krank und leiden nicht unter Mangelerscheinungen. Wir sind stark, wir haben Reserven und erholen uns schon wieder.

Für dein Baby gilt all dies aber nicht. Bei ihm ist alles noch fragil, das Immunsystem noch nicht ausgereift, und sein ganzes Gewebe ist neu und verletzlich. Etwas Ungesundes trifft dein Baby zehnmal so hart und verursacht viel größere Schäden und häufig auch Langzeitfolgen. Und die werden oft immer noch unterschätzt. Vor drei Generationen, als eine Schwangere noch mehr »durfte«, wussten die Menschen noch nicht so viel über das verletzliche Leben in ihrem Bauch. Sie waren sich der Folgen ihres Handelns nicht bewusst, denn sie waren einfach noch nicht bekannt.

Heute wissen wir es besser. Und wenn du über etwas Bescheid weißt, ist es auch einfacher, etwas dagegen zu tun. Du weißt schließlich, wofür du es tust. Darum liest du hier in den jeweiligen Unterkapiteln, welche Folgen bestimmte Nährstoffe (möglicherweise) für dein Baby haben. Jeden Tag kommen neue Erkenntnisse dazu. Manchmal sind die Untersuchungen noch nicht abgeschlossen, aber die Ergebnisse weisen schon in eine bestimmte Richtung. Auch von diesen Erkenntnissen liest du hier, damit du dir eine eigene Meinung bilden kannst.

Ein zweiter Grund, warum uns von so vielen Dingen abgeraten wird, ist unser veränderter Lebensstil. Unser Land ist nicht mehr abgeschottet. Wir reisen viel öfter und weiter, und unser Nahrungsangebot ist vielfältiger geworden. Ein paar Generationen zurück ernährte man sich noch ganz anders. Damals wurden noch keine unpasteurisierten Schimmelkäse aus dem Ausland gegessen. Und wer hatte früher schon von Gojibeeren und Chiasamen gehört?

Dazu kommt, dass die Produkte von damals anders waren als die Produkte heute. Auch die Nahrungsmittelherstellung hat sich verändert: Sie ist effizienter und effektiver geworden. Die Masttiere werden durch moderne Techniken schneller groß, wodurch wir sie schneller schlachten können und mehr Fleisch erhalten. Außerdem bekommen sie anderes Futter als damals auf der Weide. Wir halten und schlachten sie auch auf andere Weise, wodurch bei den Tieren während ihres Lebens und bei der Schlachtung mehr Stresshormone ausgeschüttet werden. Fleisch kommt in der Regel nicht mehr von dem Kleinbauern in der Nähe mit Tieren auf der Weide, sondern hauptsächlich aus der Fleischindustrie.

Nicht nur das Fleisch hat sich drastisch verändert, sondern auch Gemüse, Obst, Nüsse und Hülsenfrüchte. Damit die Ernte nicht zerstört wird, spritzen wir Gift gegen Insekten und Unkraut. Wir wollen den Boden möglichst effektiv nutzen, wodurch er mitunter immer weniger Mineralien enthält. Mineralien, die wir aber zu uns nehmen müssen, weil sie lebenswichtig sind. Über den Einfluss der Nahrungsmittelindustrie auf die Qualität unserer Nahrung ließe sich noch viel schreiben. Die eine Studie widerspricht dabei der nächsten. Trotzdem gibt es einen eindeutigen Trend hin zu der Erkenntnis, dass mithilfe von künstlichen Zusätzen massenhaft produzierte Lebensmittel nicht so gut sind wie Lebensmittel, die die Natur selbst erzeugt.

### Nicht für zwei essen

Du bist schwanger. Dir darf es jetzt an nichts mangeln, also ran an den Speck. Sorry, aber das ist nun wirklich nicht Sinn der Sache. Du brauchst in der Schwangerschaft nicht für zwei zu essen. Die gesündeste Ernährung als Schwangere ist eine gesunde und abwechslungsreiche Kost in normalen Portionen. Gut, im zweiten Trimester steigt dein Bedarf an täglichen Kalorien um ca. 350 Kilokalorien. Im dritten Trimester noch einmal um 115 Kilokalorien Das entspricht einem reichlich belegten Butterbrot. Kein Problem, oder? Und wenn du in der Schwangerschaft nicht mehr so aktiv bist, weil du zum Beispiel nicht mehr so viel Sport treibst, nicht mehr arbeitest oder viel ruhen sollst, sinkt dein Energiebedarf auch wieder.

### Hast du eine Essstörung? Such dir Hilfe

Manche Frauen leiden an Anorexie oder Bulimie. Diese Erkrankungen können wir hier nicht in einem Absatz erklären oder gar behandeln. Bei dem Versuch würden wir das Problem verharmlosen. Und das darf nicht geschehen. Wer an Anorexie oder Bulimie leidet, leidet sein Leben lang. Dabei ist sicher das Letzte, was du willst, dass es deinem Baby dadurch schlecht geht. Und das lässt sich auch verhindern. Hausärzte, Psychologinnen oder spezialisierte Ernährungsberater können dir fachkundig helfen, damit dein Baby in diesen neun Monaten keinen Mangel erleidet.

### Ein neuer Ernährungsstil

Wenn du gesund und abwechslungsreich isst und genug Wasser trinkst (mindestens 2 Liter am Tag), ermöglichst du deinem Baby den besten Start. Wähle natürliche statt raffinierter und verarbeiteter Produkte und iss täglich etwa 300 Gramm Gemüse. Sei zurückhaltend bei Fleisch und Wurst. Koch selbst und meide Fast Food. Das alles ist leicht gesagt, aber seien wir mal ehrlich: Viele Erwachsene (vor allem, wenn sie noch kinderlos sind) ernähren sich nicht so.

Die nicht schwangeren Partner können selbstverständlich essen, was sie wollen, aber das ist natürlich der Partnerin gegenüber nicht sehr fair und nicht sehr motivierend für sie. Du willst doch auch so gut wie möglich für dein Kind sorgen, damit es ihm an nichts mangelt. Das heißt: Weil eine schwangere Frau gesund essen muss, »muss« der Partner das auch. Sieh es als eine gute Gelegenheit, dich an eine neue, viel bessere Ernährungsweise zu gewöhnen. Du wirst merken, dass du während der Schwangerschaft nicht nur deine Sicht auf eure Ernährung änderst, sondern auch deine Einstellung zu anderen Aspekten des Lebens. Ein Sprichwort besagt: Bekommst du ein Kind, wirst du als Vater oder Mutter neu geboren. Und das beginnt mit der Ernährung.

> **Smoothies und Säfte: Die tägliche Gemüseration**
> Wir wissen alle, dass Gemüse und Obst gesund sind, aber 300 Gramm sind auf dem Teller wirklich viel. Wirf doch einfach alles in den Mixer, und – schwupps – hast du deine Vitaminration schon getrunken (Gemüse und Obst vorher sehr gut waschen).
> Brauchst du noch mehr Geschmack? Dann gib ein wenig Ingwer, Minze oder Basilikum hinzu. Doch zu heftig? Dann kannst du auch Obst dazugeben, bis das Ganze schön süß ist. Aber halte dich an die Empfehlung, nicht mehr als zwei Stück Obst am Tag zu essen (das gilt natürlich nicht für Beeren oder Weintrauben). Mehr Obst ist nicht immer gut, da es viel Fruktose enthält. Das ist auch Zucker, selbst wenn er in seiner natürlichen Form daherkommt.

## Biologische Lebensmittel, nachhaltig essen und Plastik vermeiden

Häufig erlebt man, dass sich werdende Eltern in der Schwangerschaft biologisch ernähren, über die Nachhaltigkeit von Lebensmitteln nachdenken, ihre Einstellung zur artgerechten Haltung überdenken und Plastik mit kritischeren Augen betrachten. Was ein Kind nicht alles mit dir anstellt, auch wenn es erst ein paar Millimeter groß ist.

Biologische Nahrungsmittel werden ohne künstliche Vernichtungsmittel (Gifte) produziert, ohne Kunstdünger und ohne den Zusatz von synthetischen Konservierungsmitteln, Duft- und Farbstoffen oder künstlichen Aromen hergestellt. Kaufst du Biolebensmittel, verhinderst du, dass beim Essen Giftstoffe in deinen Körper gelangen. Abgesehen davon schmecken Biolebensmittel auch wirklich besser, sind aber auch oft etwas teurer.

## Gelüste: Der unerklärliche Drang

Auf einmal ist klar: Du wirst nur dann glücklich, wenn du jetzt, genau JETZT, eine Stange Sellerie in Honig tunkst und sie mit einem Sahnehäubchen versehen aufisst. Dann ist dein Leben perfekt. Du kannst gar nicht anders. Wie eine Süchtige suchst du in allen Schränken nach den überlebensnotwendigen Zutaten für deine Schwangerschaftsgelüste. Dein Partner fragt sich, ob er da auch mitmachen muss: Cravings, Fressattacken oder auch Schwangerschaftsgelüste. Woher sie kommen, weiß keiner, aber sie sind ganz normal.

Fast jede Schwangere bekommt irgendwann Heißhunger auf irgendetwas. Dieser Drang ist unerklärlich. Manchmal brauchst du etwas Ausgefallenes, manchmal etwas ganz Banales. Die Intensität dieser Esslust ist allerdings nicht normal. Und so verlockend es sich auch anfühlt, gib dem Drang nicht zu oft nach. Du musst in der Schwangerschaft nicht für zwei essen oder snacken.

Die genaue Ursache der Gelüste ist nicht bekannt. Man vermutet eine Kombination mehrerer Faktoren: Dein Hormonhaushalt ist völlig durcheinandergeraten, du bist viel emotionaler als früher, und möglicherweise kann dein Körper jetzt Mängel oder Bedürfnisse besser wahrnehmen als vorher.

### Wie du Heißhunger vermeidest

- Trink ausreichend Wasser (mindestens 2 Liter) – so vermeidest du Hungergefühle, und gesund ist es auch noch. Vor allem, wenn man bedenkt, dass du während der Schwangerschaft mehr Flüssigkeit benötigst. Als Faustregel gilt dabei: Trink 35 Milliliter pro Kilo Körpergewicht. Indem du genug Flüssigkeit zu dir nimmst, beugst du auch verschiedenen Schwangerschaftsbeschwerden wie Muskelkrämpfen, Verstopfung und Kopfschmerzen vor oder milderst sie.
- Iss regelmäßig und vor allem langsam Verdauliches, dadurch vermeidest du das Aufkommen eines Hungergefühls, da dein Magen nie ganz leer ist und dein Körper mit Verdauen beschäftigt ist. Langsam verdauliches Essen wurde nicht raffiniert oder industriell hergestellt. Die Zusammenstellung ist daher so ursprünglich wie möglich und wurde bei der Produktion nicht verändert. Eine industrielle Verarbeitung geht oft zu Lasten des Nährwertes. Koch zum Beispiel Vollkornreis anstelle von weißem Reis. Dunkles Brot ist übrigens nicht dasselbe wie Vollkornbrot. Es ist lediglich gemalzt, also viel zu stark verarbeitet, und hat dadurch seine Superkraft verloren. Du kannst auch Hafer-

flocken wählen, die sind gut sättigend. Lass die Süßigkeiten liegen und greif lieber bei süßem Obst zu. Übrigens ist auch Fruchtsaft verarbeitet. Es fehlen Schale und Ballaststoffe. Ein Glas Fruchtsaft ist natürlich erlaubt, aber ein Glas Apfelsaft ersetzt keinen Apfel. Außerdem enthält Saft sehr viel Zucker.
- Iss deine Müdigkeit nicht weg. Manchmal überfällt dich die Müdigkeit, und dann glaubst du, dass du Chips oder Süßes brauchst, um wieder wach zu werden. Lass es lieber. So schlecht es vielleicht gerade passen mag, du musst die Müdigkeit einfach zulassen. Schlechte Laune und Müdigkeit kann man mit schnellem Zucker nicht wegessen. Außerdem sorgt Zucker nur für ein kurzes Energie-Hoch, auf das ein ausgeprägtes Energie-Tief folgt, das noch tiefer ist als die ursprüngliche Müdigkeit.
- Mehr Tipps stehen auf Seite 515.

SCHWANGERSCHAFT & ERNÄHRUNG

Im Gespräch mit

# Foodbloggerin Dosia Brewer

## »Overnight Oats« mit Banane, Zimt und Beeren

*Ein gesundes und einfaches Rezept für schwangere Frauen sind Overnight Oats. Die Haferflocken musst du nicht kochen. Sie weichen über Nacht ein, während du schläfst, und nehmen dabei alle Aromen der weiteren Zutaten auf. Morgens musst du dann nur noch das Obsttopping anrühren und darüber geben.*

**Für 1 Schale:**
- 1 reife Banane
- 45 g Haferflocken
- 175 ml Pflanzenmilch deiner Wahl
- ¼ TL Zimt + etwas Zimt zum Bestreuen
- Saft und Abrieb von ¼ Biozitrone
- 2 TL Agavendicksaft (optional)
- 100 g Blaubeeren, Himbeeren oder andere Beeren der Saison
- 20 g gehobelte und geröstete Mandeln

Die Hälfte der Banane schälen, die andere in der Schale lassen. Die Bananenhälfte grob zerquetschen und mit Haferflocken, Pflanzenmilch, Zimt und etwas Zitronensaft vermengen. Nach Belieben mit etwas Agavendicksaft süßen. Über Nacht (oder mindestens 4 Stunden) im Kühlschrank durchziehen lassen. Die Schnittfläche der zweiten Bananenhälfte mit etwas Zitronensaft bestreichen.
Am nächsten Tag die zweite Hälfte der Banane in Scheiben schneiden und mit den Beeren und dem restlichen Zitronenabrieb mischen und nach Belieben Zitronensaft und Agavendicksaft zufügen. Die eingeweichten Haferflocken in eine Schale geben und das Obst darauf verteilen. Mit Mandeln und Zimt bestreuen.

## ERNÄHRUNG: DARAUF SOLLTEST DU ACHTEN

Unsere Nahrung ist die direkteste Form der Nährstoffzufuhr. Gesundes Essen und gesunde Getränke sind auch gesund für dein Baby. Sie versorgen es mit den nötigen Nährstoffen, die seinen kleinen Körper groß und stark werden lassen. Eigentlich lassen sie den kleinen Körper sogar erst entstehen, denn unter anderem dank der Nährstoffe können sich die verschmolzenen Zellen entwickeln und zu einem perfekt geformten, süßen Baby werden. Das Essen und Trinken, das über die Mutter zum Baby gelangt, hat die Kraft, einen gesunden Körper auszubilden. Aber natürlich gibt es auch Ausnahmen. Manche Lebensmittel, die für uns nicht ungesund sind, können deinem Kind schaden. Dein Baby ist zwar ein Mini-Mensch in spe, aber sein Körper unterscheidet sich noch sehr von unserem.

### Achtung: Eine wichtige Warnung
Auf den folgenden Seiten steht geschrieben, was du nicht mehr darfst und worauf du jetzt achten musst. Und es ist völlig verständlich, dass du schon beim Betrachten all dieser Seiten denkst, dass du dich auch einfach an eine Infusion hängen könntest oder am besten gar nichts mehr isst. Aber eigentlich geht es nur um ein paar wenige Grundsätze:
- **Sorg dafür, dass deine Hände und Nägel bei der Zubereitung von Essen blitzsauber sind und dass du hygienisch arbeitest.**
- **Nimm keine rohen tierischen Produkte zu dir: kein rohes Fleisch, aber auch keine Rohmilchprodukte. (Achte auch darauf, dass dein Essen nicht über das Schneidebrett oder das Messer damit in Verbindung kommt.)**
- **Wasch Obst und Gemüse und erhitze Sprossen vor dem Verzehr.**
- **Iss nicht zu viel Innereien.**
- **Konsumiere keinen Alkohol und keine Drogen und rauche nicht**

### Warum du manches besser nicht isst
Du hast sie sicher schon irgendwo entdeckt: die Listen mit Nahrungsmitteln und Getränken, die du jetzt besser nicht zu dir nimmst. Aber warum stehen diese Lebensmittel auf der Liste? Grob gesagt sind drei Umstände dafür verantwortlich:

- Lebensmittel können mit bestimmten schädlichen Bakterien, Viren oder Parasiten belastet sein. Wenn du diese Lebensmittel zu dir nimmst, können sie dein Baby krank machen, Behinderungen verursachen oder sogar zu einer Fehlgeburt führen. Das bedeutet übrigens nicht, dass die Nahrung von sich aus mehr schädliche Krankheitskeime enthält, sondern dass sie einen guten Boden für diese Keime bildet.
- Gefährlich können auch Produkte sein, die aufgrund von mangelnder Hygiene bestimmte Bakterien oder Parasiten aufweisen. So etwas geschieht, wenn Lebensmittel auf demselben Schneidebrett geschnitten werden, im Kühlschrank zu nah aneinanderliegen oder über die Hände mit Krankheitserregern in Kontakt kommen.
- Manche Produkte sind von sich aus, unabhängig von möglichen Krankheitserregern, nicht gut für dich. Sie enthalten zum Beispiel eine so hohe Konzentration von Nährstoffen, dass dein Baby sie schlecht verarbeiten kann. Produkte wie Speck, Leber oder Lakritz darfst du zwar essen, aber nicht zu viel.
- Einige Lebensmittel enthalten Schwermetalle, die deinem Baby schaden können, so zum Beispiel einige Fische wie etwa Rotbarsch, Hecht, Heilbutt, Seeteufel, Steinbeißer oder Thunfisch (siehe Seite 253).

### Hebamme Danielle de Louw:
**Wir merken, dass sehr viele Frauen beim Googeln auf viele unzuverlässige Informationen stoßen, die ihnen oft nur Angst machen.**

**Irgendwo steht zum Beispiel, dass Zimt gefährlich sein kann, und dann wagen es die Frauen nicht mehr, irgendetwas mit Zimt zu essen. Wobei Schwangere Zimt ruhig essen dürfen, nur nicht in übertriebener Menge. Aber das macht ein normaler Mensch sowieso nicht.**

### Bakterien, Parasiten, Viren

Um es deutlich zu sagen: Ohne Bakterien würden wir sterben. Aber das gilt nicht für alle Bakterien. Einige machen uns auch krank, und für ein ungeborenes Kind sind sie sogar lebensbedrohlich. Die gefährlichsten Bakterien sind Listerien, Salmonellen, E.-coli-Bakterien und der Toxoplasma-gondii-Parasit.

## Listerien

Bei manchen Dingen kann man sich schon fragen, ob die geltenden Regeln nicht übertrieben sind, aber für Listerien gilt das nicht. Listeria monocytogenes kommt auf rohen tierischen Produkten vor (Fleisch, Fisch, Rohmilch, Rohmilchprodukte und rohe Eier). Natürlich wissen wir, dass rohes Fleisch Bakterien enthält, darum garen wir es und töten damit die Bakterien. Listerien sind sehr viel gefährlicher und schwieriger zu bekämpfen. Sie wachsen sogar im Kühlschrank, wenn er wärmer ist als 4 Grad. Normalerweise verhindert die Kälte das Bakterienwachstum, aber nicht das von Listerien. Sei also vorsichtig beim Verzehr von Resten: Iss sie nicht kalt, sondern erhitze sie wieder gut. Reste, die du nicht durcherhitzen kannst, wie zum Beispiel angemachten Salat, musst du wegwerfen. Auch dann, wenn sie im Kühlschrank aufbewahrt wurden.

Und dann hat dieses Bakterium noch eine gefährliche Eigenschaft: Alle Lebensmittel, die erhitzt wurden (wobei alle Bakterien abgetötet wurden) und dann abkühlen, können erneut von Listerien befallen werden.

Listerien tötest du ausschließlich, indem du das Lebensmittel vollständig durcherhitzt, denn sie vertragen keine Temperaturen über 70 Grad. Fleisch und Fisch musst du deshalb kräftig anbraten, dämpfen oder backen und warm essen. Die meisten Milchprodukte sind pasteurisiert und auch ohne nochmaliges Erhitzen sicher (siehe Seite 254).

---

**Listeriose in der Schwangerschaft**
Als schwangere Frau steigt dein Risiko, an einer Listeriose (Infektion mit Listerien) zu erkranken. Der Grund dafür ist der veränderte Hormonhaushalt in der Schwangerschaft, der das Immunsystem schwächt. Wenn du den Verdacht hast, mit Listerien verunreinigte Lebensmittel zu dir genommen zu haben, sprich mit deiner Hebamme oder deinem Frauenarzt darüber. Sie können entscheiden, ob du dein Blut darauf untersuchen lassen solltest.

---

## Salmonellen

Das Salmonellenbakterium lebt im Darm von Tieren, insbesondere von Geflügel und Schweinen. Da die Bakterien im Darm gefunden werden, sind sie auch im Kot: Der entsteht schließlich im Darm. Nachdem sie das Tier mit dem Kot verlassen haben, sterben die Bakterien nicht ab. Alles, was mit dem Kot in Berührung kommt, kann sie weiterverbreiten. Auch Menschen können Träger von Salmonellen sein und die Bakterien an andere weitergeben. Mit anderen Worten: Durch den Kot verbreiten sich die Bakterien; sie können also nicht nur in Fleisch, sondern auch auf rohen Eiern, rohem Gemüse und rohem Obst sitzen.

Die Salmonellenbakterien können jeden, der mit ihnen in Kontakt kommt, krank machen, aber schwangere Frauen sind besonders gefährdet, weil sie schneller erkranken und dann durch das Erbrechen und den Durchfall auch noch schneller austrocknen. Außerdem sind die Folgen einer Infektion für ein ungeborenes Kind viel schwerwiegender als für andere Menschen.

## Tipp

- Trockne deine Hände in einer öffentlichen Toilette nicht an einem Handtuch ab. Du weißt schließlich nie, wer dort vorher (möglicherweise ohne sich die Hände richtig gewaschen zu haben) seine Hände drangehabt hatte.

### Die E.-coli-Bakterien

Das Bakterium Escherichia coli ist ein gutes Beispiel für eine Bakteriengruppe, die Tiere und Menschen zum Leben brauchen. Dank dieses Spitzenbakteriums haben andere schädliche Bakterien im Dickdarm keine Chance. Nur leider produzieren einige Formen des Bakteriums E. coli ein Toxin, das außerhalb des Dickdarms gefährlich sein kann: wenn sie den Dickdarm verlassen und im Stuhl landen. Jeder kann durch die E.-coli-Bakterien krank werden, aber für Erwachsene ist dieses Bakterium selten wirklich bedrohlich. In den meisten Fällen leiden sie an Durchfall, Bauchschmerzen und Übelkeit. Aber schwangere Frauen werden schneller und schwerer krank davon. Die E.-coli-Bakterien breiten sich sehr leicht aus und sind deshalb auch in vielen Spültüchern vorhanden und (was vielleicht sogar noch ekliger ist) auf fast jedem Handy zu finden. Hygiene ist das Zauberwort, um keine gesundheitlichen Probleme zu bekommen.

### Der Toxoplasmose-Parasit

Dieser Parasit kommt hauptsächlich im Darm junger Katzen vor. Dort, wo diese Katzen ihr Geschäft machen, lebt auch der Parasit. Daher kann Erde, in die Katzen ihre Haufen vergraben, infiziert sein und damit auch das Gemüse und das Obst, das dort wächst. Ebenso findet sich der Parasit auf und in rohen tierischen Produkten. Abgesehen von Nahrungsmitteln kommt der Parasit auch im Garten, im Sandkasten oder im Katzenklo vor (siehe Seite 190). Infizierst du dich mit dem Toxoplasmose-Parasiten, kannst du eine Toxoplasmose entwickeln. Im Gegensatz zu anderen Erkrankungen wird die Toxoplasmose oft nicht sofort erkannt. Manche Menschen tragen den Erreger sogar in sich und wissen nichts davon. Eventuell fühlen sie sich schlapp und haben erhöhte Temperatur, beides Anzeichen für eine langandauernde Toxoplasmose. Für schwangere Frauen ist eine Infektion viel riskanter. Wasch also regelmäßig und gründlich deine Hände und gare Lebensmittel komplett durch. Vor allem in der Frühschwangerschaft kann eine Toxoplasmose eine Fehlgeburt auslösen. Aber auch später in der Schwangerschaft kann eine Infektion zu einer Totgeburt oder Fehlbildungen führen, vor allem der Augen.

**Bauchschmerzen, Übelkeit, Schwindel, plötzliches Unwohlsein?**
Ruf deine Hebamme oder deine Frauenärztin an. Punkt. Kein Risiko eingehen. Recherchiere nicht selbst, ob du eventuell eine Nahrungsmittelvergiftung hast. Das ist kein Fall für Doktor Google.

### Infektionen durch Bakterien, Viren und Parasiten vorbeugen

Denkst du jetzt, dass überall Gefahr lauert und du dazu verdammt bist, neun Monate lang sterile Nahrung zu dir zu nehmen? Zum Glück nicht. Die obigen Erklärungen sollen dich wirklich nicht verunsichern oder abschrecken, sondern dir mit Informationen dienen, damit du die Liste mit verbotenen Lebensmitteln besser verstehst.

Einer Infektion mit diesen Bakterien, Viren und Parasiten vorzubeugen ist eigentlich ganz einfach:

*Hygieneregel 1* – Wasch deine Hände nach dem Toilettengang, vor dem Kochen, nachdem du rohes Fleisch oder (lebende) Tiere angefasst oder die Küche und das Bad geputzt hast. Und vergiss dabei nicht, auch die Nägel zu reinigen. Du solltest dir auch einfach zwischendurch immer mal wieder die Hände waschen. Schließlich berührst du den ganzen Tag Dinge, die verunreinigt sein könnten, zum Beispiel Geländer oder Türklinken.

*Hygieneregel 2* – Beuge Kreuzinfektionen vor. Rohes Fleisch darf nicht mit denselben Dingen in Berührung kommen wie andere Lebensmittel. Verwende deshalb auch immer ein eigenes Schneidebrett für rohes Fleisch und schneide nicht verschiedene Sorten Fleisch auf einem Brett. Außerdem sollten Bretter, Messer und Gabeln immer sofort mit Spülmittel und heißem Wasser abgewaschen werden. Wasch danach auch wieder deine Hände. Schmeiß die Verpackung von rohem Fleisch sofort in den Mülleimer und leg sie nicht auf die Arbeitsplatte, denn so könnten die Keime von der Arbeitsplatte aus auf andere Dinge übergehen und schlussendlich über die Berührung mit den Fingern in deinem Mund landen.

*Küchenregel 1* – Gare Fleisch und Fisch vollständig durch. Parasiten, Viren und Bakterien kommen nur in rohem oder unvollständig erhitztem Fleisch vor. Sobald du dein Fleisch durchgarst und sofort aufisst (damit es nicht zu sehr abkühlt und eine Wiederverunreinigung möglich wird), hast du alle eventuell anwesenden Keime getötet. Beachte dabei, dass die Mikrowelle nicht gleichmäßig erhitzt: Ein Teil des Gerichtes kann gut durcherhitzt sein, während es ein anderer Teil noch nicht ist.

*Küchenregel 2* – Überprüfe deine Lebensmittel auf rohe tierische Inhaltsstoffe. Manchmal stecken sie in Produkten, wo du sie nicht vermuten würdest, wie zum Beispiel in kleinen weißen Weichkäsen, weichgekochten Eiern oder selbst gemachter Mayonnaise. Diese Lebensmittel solltest du jetzt natürlich meiden. Weichkäse aus pasteurisierter Milch darfst du essen. Auf dem Etikett steht es vermerkt. Siehe auch Seite 254 und 274.

*Küchenregel 3* – Wasch Gemüse und Obst gründlich unter fließendem Wasser, auch wenn auf der Verpackung steht, dass sie schon gewaschen sind. Du kannst natürlich vorsichtshalber auch alles schälen, aber oft stecken gerade direkt unter der Schale viele Vitamine und Ballaststoffe.

*Küchenregel 4* – Überbrühe Sprossen mit kochendem Wasser.

> **Jetzt weißt du, warum es all diese Regeln gibt. Aber keine Sorge: Im Alltag wird es dir nicht wirklich schwerfallen, sie einzuhalten. Versprochen!**

## GANZ KONKRET: ESSEN ODER NICHT ESSEN?

Hier findest du eine Liste von Lebensmitteln, die du während deiner Schwangerschaft nicht bedenkenlos konsumieren solltest. Die Liste ist aufgeteilt in Lebensmittel, die absolut verboten sind, Lebensmittel, von denen du nicht zu viel zu dir nehmen solltest, Lebensmittel, zu denen noch geforscht wird oder wo sich die Forschungsergebnisse widersprechen, und Lebensmittel, bei denen du jetzt aufpassen solltest. Eventuell unterscheiden sich die Lebensmittel hier von denen auf anderen Listen. Das ist unter anderem der Tatsache geschuldet, dass die Auflistung nicht nur auf national geltenden Hinweisen beruht, sondern auch auf denen aus anderen westlichen Ländern wie den Niederlanden, Großbritannien, den Vereinigten Staaten und Australien.

> **Vegetarisch, vegan, flexitarisch, pescetarisch und omnivor**
> Wir essen alle pflanzliche Lebensmittel: von Gemüse bis Obst, von Bohnen bis Nüsse. Die einen ergänzen dies mit Käse und Ei, die anderen noch mit einem Stück Fisch (die Pescetarier) und wieder andere mit Fleisch und Fisch. Je häufiger du Fleisch und Fisch isst, desto mehr Hinweise und Warnungen musst du beachten. Veganerinnen haben es am leichtesten: Sie müssen nur auf gute Hygiene und, wie sie es immer tun, auf komplette und ausgewogene Mahlzeiten achten und zusätzliches Vitamin $B_{12}$ einnehmen (siehe Seite 270/272). Vegetarierinnen müssen sich etwas stärker anpassen: Ab jetzt verzichten sie auf Rohmilchkäse und (halb)rohe Eier.

### Schwangere Vegetarierinnen oder Veganerinnen

Früher wurde immer wieder in Frage gestellt, dass ein ungeborenes Baby ausreichend versorgt wird, wenn die Mutter sich vegetarisch oder vegan ernährt. Heute wissen wir: Bei einer gesunden und vollwertigen vegetarischen oder veganen Ernährungsweise mangelt es deinem Baby an nichts. Als Vegetarierin oder Veganerin erreichst du viel schneller deine tägliche Ration Obst und Gemüse. Früher war noch nicht so bekannt, wie ein vollwertiges Menü ohne tierische Eiweiße aussehen kann. Das hat sich geändert. Ebenso wissen alle Veganer, dass sie tatsächlich Vitamin $B_{12}$ ergänzen müssen. Für eine gesunde Ernährung in der Schwangerschaft ist also nur eine angepasste Zubereitungsweise nötig.

## FLEISCH/FLEISCHPRODUKTE

In diesem Kapitel liest du, von welchen Lebensmitteln in der Schwangerschaft abgeraten wird und warum das so ist. Im Allgemeinen gilt: Kein rohes Fleisch oder aus rohem Fleisch hergestellte Produkte essen und Fleisch vollständig durcherhitzen. Nicht medium oder blutig, sondern alles *well done*.

### Rohe (und getrocknete) Fleischwaren

(×) Das Wort roh sagt es bereits: nicht essen. Rohe Fleischwaren sind zum Beispiel: Bacon, Rohschinken, Parmaschinken, Serranoschinken, geräuchertes Fleisch, Salami, Iberico-Schinken, Schwarzwälder Schinken, Roastbeef, Filet Americain, Prosciutto und andere Trockenfleischwaren.

Viele rohe, geräucherte oder getrocknete Fleisch- und Wurstwaren bestehen aus Schinken. Das bedeutet nicht, dass alle Schinkenarten jetzt gefährlich sein können, sondern nur die rohen und geräucherten Schinken. Räucherschinken ist nämlich nicht ausreichend erhitzt. Du musst rohen Schinken aber nicht die kommenden neun Monate lang meiden. Sobald Schinkenstücke oder -scheiben vollständig durcherhitzt wurden, wie zum Beispiel auf einer Pizza, sind sie nämlich nicht mehr roh, und du kannst sie ruhig essen.

### Geräuchertes Fleisch

Geräuchertes Fleisch kann, muss aber nicht, roh sein. Wenn es vollständig durchgeräuchert ist, ist es nicht mehr roh, und du kannst es essen. Aber längst nicht alle Räucherwaren sind nicht mehr roh. Oft dient das Räuchern nur der Geschmacksentwicklung und zur Konservierung, und es werden nicht alle Bakterien dabei abgetötet. In Deutschland wird daher von Räucherwaren abgeraten.

### Gebratene oder gekochte Fleisch- und Wurstwaren

(✓) Sie wurden vollständig durcherhitzt und können deswegen unbesorgt von Schwangeren gegessen werden. Beispiele sind Kochsalami, gekochter Schinken, Hähnchenfilet, Putenbrust und gebratene Hackfleischbällchen. Bitte hier nicht die rohen Geflügelbrüste mit den Aufschnittvarianten verwechseln. Putenbrustscheiben sind sicher, sollten aber trotzdem so frisch wie möglich und so lange wie möglich vor Ablauf des Haltbarkeitsdatums verspeist werden. In vielen anderen Ländern wird Schwangeren übrigens grundsätzlich vom Verzehr von Hähnchen- und Putenbrust abgeraten. Dass dies bei uns nicht der Fall ist, liegt daran, dass der Aufschnitt aus zusammengefügtem und gepresstem Hähnchen- oder Putenfilet besteht, das vorher in einer Salzlösung mit Phosphaten und Nitritsalzen gepökelt wird. Deshalb enthalten die Aufschnitte jedoch ziemlich viel Salz und sollten nur in kleinen Mengen gegessen werden.

> **Fleisch und Wurst lagern**
> Auch wenn Fleisch- und Wurstwaren durchgegart wurden, können sie ab dem Moment, wo sie abkühlen, wieder infiziert werden. Darum gilt der Hinweis, angebrochene Wurst- und Fleischpackungen nicht länger als vier Tage im Kühlschrank zu lagern (bei 4 Grad oder weniger) und gut zu verschließen, um eine Verunreinigung zu verhindern.

## Luftgetrocknete Wurst

(×) Luftgetrocknete Wurst wurde nicht erhitzt, sondern, wie der Name sagt, an der Luft getrocknet. Anders ausgedrückt: Hier haben Listerien freie Bahn. Beispiele für luftgetrocknete Wurst sind: Salami, Chorizo, Mettwurst und Cervelatwurst. Verzichte in der Schwangerschaft lieber auf diese Wurstsorten. Du kannst sie aber in der Lasagne oder auf der Pizza mitbacken.

## Speck: in Maßen

(!) Speck, solange er vollständig durcherhitzt wurde, enthält keine schädlichen Keime mehr. Aber er ist sehr salzig und daher nur in Maßen zu empfehlen. Zu viel Salz kann zu Bluthochdruck führen (siehe Seite 502).

## Leber: in Maßen

(!) Leber ist in gebratener Leber, Leberwurst, Schmierwurst und Leberpastete enthalten. Sie alle sind reich an Vitamin A. Der Körper braucht dieses Vitamin, aber zu viel davon ist schädlich, vor allem für ein Ungeborenes, denn es erhöht das Risiko von angeborenen Fehlbildungen. Innereien solltest du generell nur in Maßen konsumieren.

Was Pastete und andere leberhaltige Aufschnitte betrifft, gehen die Meinungen in verschiedenen Ländern auseinander. Wir sehen ein Butterbrot mit Leberwurst (maximal 15 Gramm pro Tag) nicht als Problem an.

### Fertiggerichte

⚠️ 💡 Gemeint sind damit Fleischsalat, fertige Mahlzeiten oder Hotdogs. Es gelten die gleichen Hinweise wie für alle zubereiteten Fleischsorten: Das Fleisch kann infiziert sein. Darum sollte es vollständig durcherhitzt und warm gegessen werden.

### Tartar und Carpaccio

❌ Tartar oder Mett ist durch den Fleischwolf gedrehtes, rohes Fleisch. Also: nicht essen! Auch kein Hacksteak. Und das aus dünnen Scheiben rohen Fleischs bestehende Carpaccio ebenfalls nicht.

### Rotes Fleisch

❌ + 💡 = ✅ Rotes Fleisch, wie Beefsteak, muss vollständig durchgegart sein, um Toxoplasmose-Bakterien keine Chance zu geben. Aber wenn du dein Steak mindestens 48 Stunden bei -12 Grad Celsius (oder kälter) im Tiefkühler aufbewahrst und sofort nach dem Auftauen brätst und umgehend isst, kannst du es gefahrlos auch rosa genießen. Im Restaurant solltest du kein rotes Fleisch bestellen oder es vollständig durchbraten lassen.

## FISCH

Fisch darf weiter auf deinem Speiseplan stehen, aber kein roher Fisch oder Fisch, der schon zubereitet ist und danach gekühlt wurde. Denn bei Fisch kommen die Listerien noch schneller zurück als bei Fleisch.

Fisch muss, damit er sicher ist, auf mindestens 63 Grad erhitzt und warm gegessen werden. Reste kannst du im Kühlschrank (der auf 4 Grad oder weniger eingestellt sein muss) aufbewahren. Du kannst die Reste noch essen, wenn sie nicht älter als einen Tag sind und vorher wieder auf über 70 Grad erhitzt werden. Das kannst du mit einem Fleischthermometer überprüfen.

### Fetter Fisch

✅ ⚠️ Nicht-Vegetarierinnen wird empfohlen, höchstens ein- bis zweimal in der Woche vorzugsweise fetten Fisch zu essen. Gemeint sind damit zum Beispiel Atlantischer Lachs, Hering oder Sardinen. Diese Fische sind voller guter Fette, sie können aber auch Dioxine enthalten (die in allen Fischen zu finden sind).

### Hering, Sushi und roher Fisch
ⓧ Es gilt: keine rohen tierischen Produkte in der Schwangerschaft, also auch kein Hering, Sushi oder roher Thunfisch.

### Räucherfisch und vakuumierter Fisch aus der Kühltheke
ⓧ Bei geräuchertem, verzehrfertigem Fisch kann nicht mit Sicherheit gesagt werden, ob die Listerien nach dem Räuchern verschwunden sind und der abgekühlte Fisch nicht wieder verunreinigt wurde. Deshalb lieber Finger weg, solange du schwanger bist.

### Frischer Fisch, Schalen- und Krustentiere
ⓧ Wenn du angeln gehst, weißt du nicht, was in dem Wasser steckt, aus dem du den Fisch ziehst. Verunreinigungen kannst du nicht immer mit bloßem Auge erkennen. Es kommt noch vor, dass der Quecksilber- und Dioxingehalt des Wassers von Flüssen und Seen zu hoch ist und dass diese Gifte dann auch in dem Fisch oder den Schalen- und Krustentieren stecken, die du fängst. Beides ist schädlich für ungeborene Babys.

### Raubfische
ⓧ Auch bei Raubfischen (egal, ob frisch oder in der Dose) wird oft ein erhöhter Gehalt von Quecksilber und Dioxin festgestellt. Daher wird von ihnen auch abgeraten. Raubfische sind zum Beispiel Schwertfisch, Hecht, Zander, Hai, Aal, Thunfisch und Makrele.

### Weniger fette Fische und Schalen- oder Krustentiere
⚠ Die anderen als die oben genannten Fische kannst du ganz normal essen, wie Kabeljau, Seelachs und Seezunge. Zu den ungefährlichen Schalen- und Krustentieren gehören Krebse, Garnelen und Krabben, solange sie vollständig durchgegart sind. Iss daher keinen Krabbencocktail, da hier die Krabben gekocht und wieder abgekühlt, also möglicherweise wieder verunreinigt, sind.

> **Scharf essen ist kein Problem**
> Solange du und dein Darm damit zurechtkommen, spricht nichts gegen scharf gewürztes Essen. Bedenke nur, dass du jetzt eher zu Sodbrennen neigst, aber das merkst du ja selbst. Hör einfach auf deinen Körper. Chilis enthalten übrigens sehr viel Vitamin C. Scharfes Essen wird manchmal auch als Mittel angeführt, um die Geburt einzuleiten, aber das klappt nur, wenn die Geburt sowieso schon kurz bevorsteht. Davor schadet es jedenfalls nicht.

## MILCH & MILCHPRODUKTE

Von rohen tierischen Produkten wird dir jetzt unbedingt abgeraten: Verwende daher auch keine Rohmilch(produkte), da sie von Listerien befallen sein können. Wenn du die meidest, ist bei Milchprodukten weiter nichts zu beachten.

### Milch in Karton oder Flasche aus dem Supermarkt

✓ 🏷 Die Milch, die du im Supermarkt kaufst, ist in der Regel pasteurisiert: Die schädlichen Bakterien sind also abgetötet. Lies zur Sicherheit das Etikett.

### Rohmilchkäse

⚠ 🏷 Vermeide in der Schwangerschaft Käse aus roher Milch. Oft sind das die kleinen weißen Käse, aber das ist kein Ausschlusskriterium: Auch manche Hartkäse sind aus Rohmilch. Ob du den Käse kaufen solltest oder nicht, erfährst du auf dem Etikett. Produkte mit dem Vermerk »Rohmilch«, »unpasteurisierte Milch« oder »au lait cru« sind tabu. Steht dort »pasteurisiert«? Dann ist alles gut. Auch wenn du Rohmilchkäse zum Beispiel als Käsesauce zubereitest (und dabei vollständig durcherhitzt), ist er ungefährlich.

Bis vor Kurzem galt, dass Hartkäse für Schwangere unschädlich sei, da der Säuregehalt darin die Listerien töte. Inzwischen weiß man es besser. Auch bei Hartkästen gilt: Etikett lesen. »Etikett« ist übrigens wirklich das Zauberwort. Gibt es keins, zum Beispiel auf einem Markt, solltest du den Käse besser nicht essen. Denn du weißt nicht, aus welcher Milch er hergestellt ist, wie lange er in der Sonne gelegen hat, wie die hygienischen Bedingungen bei der Herstellung waren etc.

## Ziegen- und Schafsmilch

(!) (🧀) Bis vor Kurzem hatte man noch nie Listeriabakterien in Ziegen- oder Schafsmilch gefunden, auch nicht in roher Milch und daher auch nicht in Käsen aus roher Schafs- oder Ziegenmilch. Daher standen diese Käse auch auf der Liste der sicheren Lebensmittel. In letzter Zeit sind die Bakterien aber doch auf verschiedenen Ziegen- und Schafshöfen aufgetaucht. Wahrscheinlich durch das Silieren (Haltbarmachen des Futters). In der Silage können sich die Bakterien vermehren. Das ist wieder ein Beispiel dafür, dass wir durch Eingriffe in die Natur auch unsere Lebensmittel verändern. Daher mehren sich in jüngster Zeit die Warnungen vor Schafs- und Ziegenmilch. Pasteurisierte Ziegenmilch und Produkte daraus sind aber noch immer völlig sicher.

## Eis & Milchshakes

(✓) (!) Bei uns werden Softeismaschinen gründlich und regelmäßig gereinigt, sodass Schwangere bedenkenlos Softeis genießen können. Anders könnte es in Urlaubsländern aussehen, in denen die Maschinen eventuell nicht hygienisch einwandfrei sind. Vor allem bei alten oder selten benutzten Softeismaschinen ist das Risiko erhöht. Dasselbe gilt für Milchshakes.

Verpacktes Eis oder Speiseeis kannst du problemlos essen, natürlich in Maßen. Bei nicht industriellem, selbst gemachtem Speiseeis, das aus einem Wagen heraus an der Straße verkauft wird, sieht die Sache anders aus. Da weißt du einfach nicht, wie lange der Wagen an der Straße steht und inwieweit die Sonne schon für ein vermehrtes Bakterienwachstum sorgen konnte. Industriell hergestelltes Eis ist auch deswegen unbedenklich, weil es aus pasteurisierter Milch gemacht wird.

> ### Eine Frage der Kultur?
> Es ist ein Irrglaube, dass Menschen aus Ländern, in denen viel Rohmilchkäse gegessen wird, an Listerien gewöhnt sind und sie ihnen nichts ausmachen. Ein ungeborenes Baby ist ein ungeborenes Baby, und der kulturelle Hintergrund spielt dabei keine Rolle. Das Argument, dass die Großmütter früher auch Rohmilchkäse gegessen haben, ist ebenso wenig gültig. Es ist gut möglich, dass Frauen damals ein Baby verloren haben, weil es zu einer Listeriose (Infektion durch Listerien) kam, ohne dass sie es wussten. Eine Listeriose verläuft manchmal unbemerkt, aber der Schaden bei Schwangeren ist trotzdem gravierend.

### Eier
✓ ⚠ Genau wie Fleisch und Milch sind Eier tierische Produkte und dürfen in der Schwangerschaft nicht roh verzehrt werden. Auch weichgekochte Eier und Spiegeleier mit flüssigem Eigelb gelten hierbei noch als roh. Rohe Eier finden sich ebenfalls in selbst gemachter Mayonnaise und rohem Teig. Rohe Eier sind zwar längst nicht so gefährlich wie rohes Fleisch oder roher Fisch, aber trotzdem sind sich alle Seiten einig: In der Schwangerschaft solltest du auf rohe oder weichgekochte Eier verzichten.

### Fleischersatz
✓ Ohne Bedenken kannst du alle Arten von Fleischersatz zu dir nehmen. Behalte nur den Salzgehalt im Auge.

## GEMÜSE UND OBST

Alle Gemüse- und Obstsorten sind unbedenklich, wenn du sie gründlich wäschst (und im Zweifel auch schälst), selbst zubereitest und nicht in Kontakt bringst mit Schneidebrettern, Arbeitsplatten oder Besteck, die möglicherweise durch tierische Produkte verunreinigt worden sind. Sprossen bilden hier allerdings eine Ausnahme.

### Sprossen
💡 Ausnahmen bestätigen die Regel. Sprossen (von Gartenkresse, Soja, Luzerne, Brokkoli, Bockshornklee, Rotkohl, Rucola, Radieschen, Senf und Knoblauchschnittlauch) sind unglaublich gesund. Sie enthalten viel Eiweiß, Vitamine und Mineralien und haben mitunter genauso viele Nährstoffe wie ausgewachsene Pflanzen. Aber um keimen zu können, brauchen Sprossensamen Feuchtigkeit und Wärme. Leider ist das auch das ideale Klima für Bakterien wie E. coli, Salmonellen und Listerien. Auch der Toxoplasmose-Parasit ist verrückt nach Wärme und Feuchtigkeit. Keimsprossen sind während der Schwangerschaft zwar sehr gesund, du musst sie aber vor dem Verzehr waschen und erhitzen, indem du sie mit kochendem Wasser überbrühst.

## Unreife Papayas

✓ Papayas, vor allem unreife, enthalten einen Stoff, der höchst gebärmutterstimulierend wirkt. Aber Wehen oder eine Fehlgeburt können davon nicht ausgelöst werden. Dazu müsstest du so unglaublich viele Papayas essen, wie ein Mensch gar nicht vertragen kann. Daher kannst du ruhig Papayas genießen.

## Abgepackte und fertige Salate

✓ ! ▦ Grundsätzlich ist Salat sehr gesund, aber bei abgepackten Salaten weißt du nie so genau, wie gründlich er gewaschen wurde. Hinzu kommt, dass sich durch die Feuchtigkeit in der Verpackung schnell schädliche Keime und Bakterien bilden können und der vorgewaschene Salat an Vitaminen eingebüßt hat. Deshalb ist von Fertigsalaten eher abzuraten. Bereite deinen Salat lieber selbst frisch zu, das ist gesünder.

## Erdnüsse und Nüsse

✓ In Nüssen stecken nur gute Dinge, und jede Nussart liefert einen speziellen Nährstoff. So enthalten Haselnüsse viel Vitamin E, Macadamianüsse jede Menge Zink, und Walnüsse sind die einzige pflanzliche Quelle von Omega-3-Fettsäuren, die die Gehirnentwicklung deines Babys stimulieren. Sonnenblumenkerne können sich rühmen, besonders viel Eisen, Zink und Magnesium zu enthalten. Wusstest du, dass Esskastanien sehr viel Folsäure enthalten und daher besonders in den ersten Schwangerschaftswochen empfehlenswert sind? Oder Mandeln: Bei vielen Frauen helfen ein paar rohe Mandeln gegen Übelkeit.

Aber vorsichtig: Das gilt für rohe Nüsse. Nicht für geröstete oder gesalzene Nüsse, denn bei der Verarbeitung können Nährstoffe verloren gehen. Erdnüsse enthalten relativ wenige Nährstoffe, dafür aber viel Fett. Gut zu wissen: Mandeln gehören offiziell zu Obst, und Erdnüsse sind Hülsenfrüchte. Da sie, was den Nährstoffgehalt angeht, sehr an Nüsse erinnern, werden sie oft mit ihnen gemeinsam genannt.

### Genuss von Erdnüssen und Weizen
Laut neuesten Erkenntnissen verringert sich bei kleinen Kindern das Risiko von Allergien und Asthma, wenn die Mutter während der Schwangerschaft Erdnüsse und Weizen zu sich genommen hat.

### Avocados

✓ Avocados sind durch und durch gesund. Warum gibt es dann trotzdem eine Warnung für Schwangere vor fertig gekaufter Guacamole? Weil die darin enthaltenen Avocados während des Herstellungsprozesses von Guacamole oder anderen Aufstrichen und Dips (mit kurzen Haltbarkeitsdaten) mit Listerien verunreinigt werden könnten. Daher gilt: Genieß deine Avocados am besten frisch und pur oder als selbst gemachte Guacamole. Denn Avocados sind dank ihrer gesunden Fette sehr zu empfehlen. Außerdem können sie auch gegen Morgenübelkeit helfen.

---

**Säfte für das Extra an Vitaminen**

Wasch alles Obst und Gemüse gründlich – wirklich gründlich. So verhinderst du eine Infektion mit Listerien. Saft stellst du am leichtesten mit einer Saftpresse oder einem Entsafter her, am besten mit eine »Cold Press« oder »Cold Screw«. Bei diesen Varianten wird der Saft mit Druck und nicht über eine hohe Umdrehungszahl und Reibungswärme aus dem Obst und Gemüse gepresst. Durch die Wärme gehen nämlich Vitamine und Mineralien verloren. Verwendest du für deinen Saft einen Standmixer, bewahrst du sogar noch alle Ballaststoffe.

---

## ZUCKER & FAST FOOD

### Schnell etwas zwischendurch

⚠ (✗?) Heutzutage gibt es zahlreiche gesunde Formen von Fast Food, zum Beispiel Bowls (aber bitte ohne rohen Fisch) oder Falafel. Hier geht es aber um die klassische Form von Fast Food: Pommes, Burger und Konsorten. Dass diese Snacks keine Nährstoffe enthalten und nur aus der Lust heraus und als Magenfüller gegessen werden, wissen wir natürlich alle. Trotzdem steht Fast Food in unserem Land nicht auf der »Verboten-Liste«. Wir gehen vorerst davon aus, dass ab und an eine Portion Pommes oder eine Currywurst nicht so schlimm sein können. Trotzdem ist das eine fragwürdige Annahme. Denn wie oft ist »ab und an«? Und ab wann wird es doch gesundheitsschädlich?

Dasselbe gilt auch für zugefügten Zucker. Natürlich schmeckt es dann besser, aber Zucker besitzt keinerlei Nährwert. Alles, was du jetzt isst oder trinkst, gelangt auch zu deinem Baby. Der natürliche Zucker in Obst ist zwar gesund (siehe Seite 256), aber auch ihn solltest du nicht im Übermaß konsumieren. Ungesund sind zugesetzte Zucker, wie Haushaltszucker und Kandis, aber auch Alternativen wie Sirup oder Karamell. Nicht alle zugefügten Zucker sind gleich schlecht, unraffinierter Zucker ist besser als raffinierter. Trotzdem ist es ratsam, all diese zugefügten Zucker zu reduzieren oder, noch besser, ganz auf sie zu verzichten.

Nicht nur dein Kind spürt während der Schwangerschaft den negativen Einfluss von Fast Food und Zucker, sondern auch du. Dein Kind, weil es noch so empfindlich ist, und du, weil Fast Food und Zucker in der Schwangerschaft noch stärkere Auswirkungen auf deinen Körper haben. Sie stören dein natürliches Darmgleichgewicht. Und dein Darm hat es sowieso schon schwerer als früher, da er nun für zwei arbeiten muss und auch noch unter Platzmangel leidet. Während der Schwangerschaft bist du anfälliger für Blähungen und Verstopfung. Isst du minderwertige Nahrung mit viel Fett und Zucker, bekommst du auch noch Sodbrennen.

Nein, Fast Food und Zucker sind während der Schwangerschaft noch nicht verboten, aber das könnte sich in naher Zukunft ändern.

**Fast Food, Zucker & Schwangerschaft: Neue Erkenntnisse**

(!) (×?) Hier findest du einige aktuelle Forschungsergebnisse aus aller Welt. Sie führen nicht zu einer fertigen Ja-oder-nein-Antwort, verschaffen dir aber neue Einsichten. Mit ihnen kannst du selbst entscheiden, wie du dich ernähren möchtest.

- Wenn du während der Schwangerschaft viel Fast Food und Zucker konsumierst, wirst du dicker. Das ist allgemein bekannt. Aber wusstest du auch, dass die zusätzlichen Kilos schwerwiegende Folgen für deine Schwangerschaft haben können? Extreme Gewichtszunahme in der Schwangerschaft kann zu Prä-Eklampsie (hoher Blutdruck in der zweiten Hälfte der Schwangerschaft in Verbindung mit Eiweiß im Urin) führen, dein Baby kann ein unnormal hohes Geburtsgewicht haben, das Risiko einer Frühgeburt steigt, ebenso wie das einer Behinderung oder sogar einer Fehl- oder Totgeburt. Keine Sorge: Wenn du nur ein bisschen zunimmst, weil du dich doch etwas zu sehr verwöhnst und ab und zu deinen Gelüsten nachgibst, ist das nicht schädlich. Hier geht es um Frauen, die wirklich ein Kilo nach dem anderen zunehmen, weil sie zu viel ungesundes Fast Food und Zucker konsumie-

ren. Wie viele Extrakilos in der Schwangerschaft normal sind, kannst du auf Seite 319 nachlesen.
- Das Baby kann während der Schwangerschaft eine Vorliebe für fettes Essen im späteren Leben entwickeln. Dieses Experiment wurde nur mit Ratten gemacht, aber alles weist darauf hin, dass dasselbe auch für Menschen gilt. Je öfter du in der Schwangerschaft fett isst, desto höher ist die Wahrscheinlichkeit, dass dein Kind später (auch als Erwachsener) lieber zu fetthaltigen Lebensmitteln greift und dadurch ein höheres Risiko für Adipositas entwickelt. Das Gegenteil wurde auch bewiesen: Babys von Müttern, die sich während der Schwangerschaft abwechslungsreich und gesund ernährten, bevorzugten auch im Erwachsenenalter gesundes Essen.
- Kinder von Müttern, die während der Schwangerschaft viel zugesetzten Zucker zu sich nahmen, hatten zwischen ihrem siebten und neunten Lebensjahr ein erhöhtes Risiko, Allergien oder Asthma zu entwickeln.

Die Frage ist natürlich: Was ist »viel«? Das lässt sich leider nicht in Ziffern ausdrücken. Was wir aber wissen, ist, dass alle zugesetzten Zucker ungewünschte Nebeneffekte haben. Dabei ist es einerlei, ob es um Würfelzucker oder Zuckeraustauschstoffe geht.

> **Trinkfrühstück als Zuckerbombe**
> Hast du morgens ein flaues Gefühl im Magen und willst nichts Festes zum Frühstück essen? Kommt dann noch Zeitnot dazu, weil du zur Arbeit musst? Dann scheint es eine perfekte Lösung zu geben: Trinkfrühstück. Aber das steckt leider voller Zucker und ist deshalb nicht empfehlenswert.

### Lakritze

(!) In einigen Lakritzsorten ist viel Süßholz enthalten. Süßholz kann, vor allem in der Schwangerschaft, zu Bluthochdruck führen (siehe Seite 502). Darum wird empfohlen, nicht mehr als fünf Stück Lakritz am Tag zu essen, und das ist schon ganz schön viel. Lies auf dem Etikett nach, ob deine Lakritze Süßholz enthalten. Zu viel Lakritze kann auch den IQ deines Babys negativ beeinflussen. Forscher in Finnland haben jüngst herausgefunden, dass Kinder von Müttern, die in der Schwangerschaft mehr als 250 Gramm Lakritz am Tag gegessen hatten, später beträchtliche Verhaltensauffälligkeiten zeigten und einen niedrigeren IQ hatten. 250 Gramm sind auch einfach viel zu viel. Das wäre eine kleine Tüte, und das jeden Tag!

Unabhängig von der Frage, ob Süßholz enthalten ist, stecken in Lakritze natürlich jede Menge Zucker oder Zuckeraustauschstoffe, mit denen du vorsichtig sein solltest. Bei salzigem Lakritz musst du ebenfalls aufpassen, um nicht zu viel Salz zu dir zu nehmen. Aber bei niedrigem Blutdruck kann ein Stück salziges Lakritz ab und zu guttun. Genieß es, aber in Maßen.

## Pfefferminzbonbons

✓ ⚠ An Pfefferminzbonbons scheiden sich die Geister. Die einen empfehlen sie gegen Übelkeit oder Sodbrennen, die anderen raten von ihnen ab, da sie zu Frühgeburten führen können. Die Wahrheit liegt in der Mitte. Eine enorm große Dosis Pfefferminz kann tatsächlich Wehen auslösen. Aber dazu müsstest du den ganzen Tag eine Packung nach der anderen essen. Du kannst also ohne Bedenken ab und zu ein Pfefferminzbonbon lutschen, wenn du möchtest.

## Muskatnuss, Zimt, Zimtgebäck & Pfeffernüsse

✓ ⚠ Eigentlich ist der Begriff »Zimt« nicht ganz korrekt, denn es gibt zwei Arten von Zimt, die aus verschiedenen Stoffen hergestellt werden. Echter Zimt, Ceylon-Zimt, wird aus der innersten Rinde der Zimtbaumes Cinnamomum verum gewonnen. Er ist völlig unbedenklich, auch während der Schwangerschaft. Die Geschichten, die bezüglich der Gefahr von Zimt in der Schwangerschaft die Runde machen, beziehen sich auf die billige Variante, den Cassia-Zimt, der vom Baum Cinnamomum cassia kommt und viel Cumarin enthält. Dieser Stoff kann während der Schwangerschaft schaden, vor allem in größeren Mengen.

Ceylon-Zimt ist milder und teurer, darum wird in der Lebensmittelindustrie meistens Cassia-Zimt verwendet. Manche Hersteller schreiben auf die Verpackung, welche Variante sie verwenden. Es ist nicht so, dass du gar keinen Cassia-Zimt zu dir nehmen solltest. Achte nur auf die Menge. Cumarin, das in Cassia-Zimt vorkommt, wird in der Medizin als Blutgerinnungshemmer verwendet. Obwohl bisher kein direkter Zusammenhang zwischen der Cumarinaufnahme über die Nahrung und dem Baby nachgewiesen wurde, wird vom Konsum einer zu großen Menge Zimt abgeraten. Die Grenze liegt dabei aber so hoch, dass bei Süßwaren mit Zimt die Zuckergrenze früher erreicht wird. Was den Cumaringehalt angeht, könntest du zwölf Zimtplätzchen oder drei Honigwaffeln essen. In dem Ammenmärchen von den verbotenen Pfefferkuchen steckt also doch ein Stückchen Wahrheit. Trotzdem gibt es kein Verbot.

Sei auch sparsam mit Muskatnuss. Aber auch hier gilt: Du müsstest schon sehr viel zu dir nehmen, damit der enthaltene Stoff wirklich schädlich ist.

## GETRÄNKE

### Kaffee

(!) Durch zu viel Koffein in der Schwangerschaft kann das Geburtsgewicht deines Babys zu niedrig sein, womit zahlreiche andere Probleme zusammenhängen, die dein Kind in späteren Jahren bekommen kann. Außerdem erhöht Koffein das Risiko einer Fehlgeburt. Koffein ist übrigens nicht nur in Kaffee, sondern auch in Tee, Kakao (wenn auch in geringerem Maße), Cola und in einigen Schmerzmitteln enthalten. Für Kaffee gilt: Beschränke dich vorläufig auf eine Tasse am Tag, oder trink koffeinfreien Kaffee.

### Grüner Tee und Kräutertee

(✓) (!) Kräuter verwenden wir nicht nur, um Gerichte damit abzurunden, sondern auch wegen ihrer kraftvollen Wirkung, die im menschlichen Körper Wunder vollbringen kann. Kräuter sind stark – und für einen schwangeren Körper können sie mitunter zu stark sein. Sei daher vor allem vorsichtig mit Fenchel-, Anis- und Süßholztee und beschränke dich auf ein bis zwei Tassen am Tag. Von Ginsengtee und dem regelmäßigen Genuss von Baldriantee wird in der Schwangerschaft generell abgeraten. Außerdem ist jetzt nicht die Zeit für Abnehmtees. Diese enthalten nämlich oft Sennablätter, die den Darm anregen, was Wehen auslösen kann.

Grünen Tee kannst du unbesorgt trinken. Ein paar Tassen am Tag können nicht schaden, aber auch hier macht die Dosis das Gift: Eine Überdosis kann dazu führen, dass der Ductus botalli (eine Gefäßverbindung, die nur ungeborene Kinder haben und die die Sauerstoffzufuhr beeinflusst) geschlossen wird, wodurch dein Baby zu wenig Sauerstoff bekommt.

## Koffein

In Kaffee, aber auch in Tee, Kakao und Cola ist Koffein. Wenn du schwanger bist, solltest du koffeinhaltige Getränke und Lebensmittel vermeiden oder wenigstens begrenzen. Grüner Tee enthält zum Beispiel 20 bis 30 Milligramm Koffein. Zum Vergleich: Abhängig von der Stärke enthält eine Tasse Kaffee 40 bis 100 Milligramm Koffein. Auch in klassischem schwarzem Tee steckt mehr Koffein als in grünem Tee, nämlich 60 bis 80 Milligramm.

**Tipp von Hebamme Jorien Wapperom:**
Rooibostee ist lecker und enthält kein Koffein.

## Energydrinks

(x) In Energydrinks ist viel Zucker und eine große Menge Koffein enthalten. Daher solltest du jetzt auf sie verzichten. Manchmal hört man trotzdem, dass ein einziger nicht schaden kann, aber aktuelle Untersuchungen deuten darauf hin, dass es einen Zusammenhang gibt zwischen Energydrinks und Fehlgeburten. Geh also kein Risiko ein. Oft drucken die Hersteller sogar selbst einen Hinweis auf das Etikett, der vom Genuss in der Schwangerschaft abrät. Mehr gibt es dazu nicht zu sagen.

## Erfrischungsgetränke

(!) Achtung bei Erfrischungsgetränken. Sie enthalten viel Säure, wodurch du Magenprobleme bekommen könntest, und unglaublich viel Zucker. Cola enthält auch noch Koffein. Und die Light-Varianten sind nicht viel besser. Zusammengefasst heißt das: Ab und zu ja, aber Wasser ist tausendmal gesünder.

## Alkohol

(x) Wenn du vor einer Generation schwanger gewesen wärst, hättest du noch ein Gläschen am Tag trinken »dürfen«. Inzwischen ist der Rat eindeutig: keinen Tropfen Alkohol. Die Folgen von Alkohol in der Schwangerschaft werden jetzt erst wirklich erkannt. Alkohol beeinflusst die Gehirnentwicklung und das Wachstum deines Babys. Sogar das eine Gläschen kann schon diesen Effekt haben. Wir listen hier die möglichen Folgen von Alkohol für dein Baby, das sogenannte fetale Alkoholsyndrom, auf.

Alkohol:
- beeinträchtigt das Wachstum der Körperzellen,
- kann Körperzellen abtöten,
- schädigt möglicherweise das Rückenmark,
- erhöht das Risiko einer Fehl-, Früh- oder Totgeburt,
- führt zu Schädelfehlbildungen, wie einem zu kleinen Kopf oder einem zu schmalen Gesichtsschädel mit kleinen Augenhöhlen,
- verursacht physische oder mentale Probleme (bei starkem Alkoholkonsum ein Leben lang),
- verursacht Wachstumsprobleme im späteren Leben,
- verursacht Verhaltens- und Lernauffälligkeiten,
- verursacht Behinderungen.

Geh also kein Risiko ein und verzichte auf Alkohol.

> **Wenn abstinent bleiben nicht einfach ist**
> Manchen Schwangeren fällt es sehr schwer, abstinent zu bleiben. Wenn du dazu gehörst, sprich mit deinem Haus- oder Frauenarzt oder mit deiner Hebamme und bitte ihn oder sie um Hilfe, oder nimm direkt Kontakt mit einer Spezialklinik auf. Dies ist deine Chance, denn nun geht es um euch beide, um dich und dein Baby. Niemand verurteilt dich, alle wollen dir helfen.

## SUPERFOODS

### Superfoods in getrockneter Form
(?) Superfoods sind sehr beliebt, beispielsweise getrocknete und damit stark konzentrierte Beeren oder Samen, wie Chiasamen und Gojibeeren. Einerseits sind Superfoods unglaublich alt. Schon in grauer Vorzeit aßen Krieger Chiasamen, um mehr Kraft und Energie zu bekommen. Andererseits sind sie als Teil unserer Alltagsernährung noch recht neu. Wir wissen einfach noch nicht ge-

nug über die Langzeiteffekte dieser konzentrierten Superfoods. Darum bitte vorsorglich nicht konsumieren. Der gesunde Effekt ist zudem noch nicht bewiesen.

**Getränke mit Aloe vera**
(?) ... (x) Sie sehen unschuldig und heilend aus, und vielleicht sind sie das auch. Das Problem ist, dass wir das nicht genau wissen. Wir wissen aber, dass manche Menschen Getränke mit Aloe vera nicht vertragen, und um kein Risiko einzugehen, wird deshalb vom Genuss dieser Getränke in der Schwangerschaft abgeraten.

---

**Jetzt keine Diäten**

Wenn du schwanger bist, brauchst du nicht für zwei zu essen, aber du solltest auch keine Diät machen, um das eine Fettpölsterchen noch loszuwerden. Diäten sind schädlich für dein Baby, weil dabei Toxine (Giftstoffe) aus dem überschüssigen Fettgewebe freigesetzt werden. Diese Toxine gelangen auch zur Plazenta und damit zu deinem Baby.

Wenn du starkes Übergewicht hast, wird deine Hebamme oder dein Frauenarzt das mit dir besprechen. Bei einem BMI von mehr als 30 wird geraten, in der Schwangerschaft maximal 6 Kilo zuzunehmen. Dabei kannst du Unterstützung bekommen. Zum Beispiel durch eine Ernährungsberatung, bei der du lernst, auf eine für dich und dein Baby gesunde Weise dein Gewicht zu reduzieren. Am besten ist es natürlich, wenn du das noch vor der Schwangerschaft schaffst.

---

# NÄHRSTOFFE, VITAMINE UND MINERALIEN

Um gesund durch die Schwangerschaft zu kommen und deinem Baby einen optimalen Start ins Leben zu ermöglichen, brauchst du alle Nährstoffe, Vitamine und Mineralien, die zu einer gesunden und ausgewogenen Ernährung gehören. Das gilt übrigens genauso, wenn du nicht schwanger bist.

## Tipp: Regenbogen-Ernährung

- Iss bunter, iss dich durch alle Farben. So weißt du, dass du dich in Bezug auf Obst und Gemüse ausgewogen ernährst. Jede Sorte Obst und Gemüse versorgt dich mit ganz unterschiedlichen Vitaminen und Mineralien. Kommen täglich alle Farben auf deinen Teller, dann kann nichts schiefgehen.

## EIWEISSE

Eiweiße benötigen wir für die Zellteilung und damit für Wachstum und Erneuerung. Es gibt zwei Arten von Eiweißen: Die eine kann dein Körper selbst produzieren, die andere Art, die essentiellen Aminosäuren, musst du über die Nahrung zuführen. Eine andere Einteilung ist die in pflanzliche und tierische Eiweiße. Zu Unrecht wird manchmal behauptet, Eiweiß könne nur aus tierischen Produkten gewonnen werden. Pflanzen enthalten auch Eiweiße, nur nicht in so konzentrierter Form wie tierische Produkte. Um aus Pflanzen die volle Bandbreite an essentiellen Aminosäuren gewinnen zu können, ist eine Kombination von Gemüse und Getreide nötig. Zusammen sind sie noch dazu unglaublich gesund. Mit dieser Kombination hast du eine Zwei-in-eins-Lösung zur Hand, die dir und deinem Baby sehr guttut. Du isst nicht nur Eiweiße, sondern erreichst damit auch viel schneller die empfohlene tägliche Ration Vitamine.

### Hebamme Ellen Tiel Groenestege:
Eiweiße haben noch einen Vorteil: Sie sorgen schneller für ein sättigendes Gefühl. Viel eher als zum Beispiel Kohlenhydrate. Das gilt vor allem im Vergleich mit »weißen« Kohlenhydraten, die keine Ballaststoffe mehr enthalten. Greif lieber zur »vollen« Variante – Vollmilch und Vollmilchjoghurt – anstelle der Halbfettvariante.

Beispiele für tierische Eiweißquellen sind:
- Fleisch, inklusive Geflügel
- Fisch (in geringerem Maße als Fleisch)
- Milch
- Käse (Rohmilchkäse vermeiden)
- Eier

Beispiele für pflanzliche Eiweißquellen sind:
- Getreide (Brot, Haferflocken, aber auch Mais)
- Nüsse
- Hülsenfrüchte (Erbsen, Bohnen, Linsen) und Produkte daraus
- Fleischersatz (Seitan, Tempé, Tofu)
- Gemüse wie Süßkartoffeln, Spinat, Brokkoli, Rosenkohl, Mais

Wenn du schwanger bist, brauchst du besonders viel Eiweiß (im Durchschnitt 10 Gramm am Tag extra), damit sowohl die Bildung als auch die Versorgung der Plazenta und damit das Wachstum des Kindes gesichert ist. Aber mach dir keine Sorgen, in westlichen Ländern bekommt jeder, der sich vollwertig ernährt, automatisch genug Eiweiß über die Nahrung.

## FETTE

Gute Fette sind ein unentbehrlicher Bestandteil der Ernährung und sind unter anderem in Fisch, Nüssen und Pflanzenölen enthalten. Fette erfüllen in unserem Körper vier Funktionen:
- Fette sind Brennstoff. Sie sorgen für die Energie zum Leben.
- Fette bilden eine Reserve, die uns und unsere Organe vor Kälte schützt. In Zeiten der Not (Hunger, Mangel, Krankheit etc.) kann dein Körper auf die Reserve zurückgreifen. Die Fettschicht auf unserem Körper hat also wirklich eine Funktion. Sie wird erst dann zum Problem, wenn du zu viele Reserven anlegst, mit anderen Worten, wenn du dick wirst. Das Baby in deinem Bauch steht vor der entgegengesetzten Herausforderung, da es noch keine Fettreserven anlegen kann. Zum Glück bekommt es noch alle Nährstoffe von dir und ist noch nicht von seinem eigenen Körper abhängig. Deswegen ist es wirklich notwendig, das Baby mit wichtigen Nährstoffen zu versorgen.

Nach der Geburt kann dein Kind nicht mehr über deine Nährstoffe verfügen. Auch deswegen haben Babys schnell ein Hungergefühl und weinen. Dann müssen sie rasch gefüttert werden. Babys haben nur einen kleinen Magen und verwenden alles, was sie bekommen, sofort für das Wachstum. Sie brauchen also häufig »Brennstoff«. Nicht umsonst ist Muttermilch und Milchpulver so fetthaltig.

- Manche Vitamine sind nur in Fett löslich, zum Beispiel die Vitamine A, D, E und K. Um diese Vitamine im Körper zu transportieren, brauchen wir ebenfalls (gute) Fette.
- Fette dienen als eine Art Baustein bei der Zellbildung. In unserem Körper sterben ständig Zellen ab und müssen neu gebildet werden. Bei deinem Kind ist das Verhältnis zwischen Abbau und Neubildung natürlich anders: Es bildet noch viel mehr Zellen, als absterben.

Du brauchst also gute Fette, aber du musst während der Schwangerschaft deshalb keine zusätzlichen Fette zu dir nehmen. Was bei einer nicht schwangeren Frau Gesundes auf den Teller kommt, ist auch für eine Schwangere ausreichend. Worauf du als Einziges achten solltest, ist die Menge an Omega-3-Fettsäuren. Die findest du zum Beispiel in Fisch. Wenn du einmal die Woche fetten Fisch isst, hast du genug Omega-3-Fettsäuren aufgenommen. Wenn du keinen Fisch isst, kannst du täglich ein Butterbrot mit Margarine, die Omega-3-Fettsäuren enthält, essen. Oder du nimmst ein Omega-3-Präparat ein.

## KOHLENHYDRATE

Die meiste Energie beziehen wir aus Kohlenhydraten. Im Körper werden Kohlenhydrate in Glukose (Zucker) umgewandelt, und Glukose liefert Energie. Kohlenhydrate findest du in:

- Brot
- Reis
- Kartoffeln
- Nudeln
- Hülsenfrüchten
- Gemüse und Obst (in etwas geringerem Maße)

> **Vollkornprodukte, Ballaststoffe und Verstopfungen vorbeugen**
> Entscheide dich bei Nudeln am besten für die unverarbeitete, vollwertige Variante – das heißt für Vollkornnudeln. Sie enthalten nämlich noch die wertvollen Ballaststoffe. Ballaststoffe sind auch Kohlenhydrate, aber in der Schwangerschaft bekommen sie noch eine sehr wichtige Funktion: Indem du genügend Ballaststoffe zu dir nimmst, beugst du Verstopfungen vor (siehe Seite 493). Als Schwangere solltest du ungefähr 30 Gramm Kohlenhydrate pro Tag zu dir nehmen. Und weil man das schlecht abwiegen kann: Wenn du Vollkornbrot isst und deine tägliche Portion Obst und Gemüse, reicht das bereits aus. Eine Avocado liefert schon ein Viertel des Tagesbedarfs an Ballaststoffen.

## VITAMINE

Unser Körper braucht Vitamine. Egal, um welchen Körperprozess es auch geht, überall spielen Vitamine eine Rolle. Gesunde und ausgewogene Mahlzeiten (mit denen du auch wirklich auf die 300 Gramm pro Tag an Gemüse und Obst kommst) enthalten verschiedene Vitamine in ausreichender Menge. Vitamine sind immer wichtig, aber eine schwangere Frau muss besonders darauf achten, dass sie mit genügend Vitaminen versorgt ist. Manche Vitamine spielen während der Schwangerschaft eine besondere Rolle.

### Folsäure

In der Schwangerschaft solltest du unbedingt ein Folsäurepräparat nehmen. Die Menge, die du jetzt benötigst, kannst du nicht allein über die Nahrung zu dir nehmen. Ein Mangel an Folsäure kann bei ungeborenen Babys zu einem offenen Rücken, einem offenen Schädel und einer Lippen-Kiefer-Gaumen-Spalte führen. Da es vier Wochen dauert, bis das Plus an Folsäure vom Körper aufgebaut wird, solltest du am besten noch vor der Schwangerschaft mit der Einnahme von Folsäure beginnen. Wenn du die 10. Schwangerschaftswoche geschafft hast, solltest du die Einnahme beenden. Ab dieser Zeit kannst du mit einer gesunden und abwechslungsreichen Ernährung genügend Folsäure aus deiner Nahrung gewinnen.

## Vitamin B$_6$

Vitamin B$_6$ spielt eine Rolle beim Stoffwechsel sowie beim Ab- und Aufbau von Aminosäuren. Aminosäuren sind die Bausteine für Eiweiße. Außerdem ist Vitamin B$_6$ für die Ausschüttung von Hormonen, das Wachstum, die Blutbildung, das Nervensystem und das Immunsystem wichtig. Ein Mangel an Vitamin B$_6$ kann Reizbarkeit, Nervosität und sogar Niedergeschlagenheit verursachen. Das allmächtige Vitamin ist enthalten in:

- tierischen Produkten wie Fleisch, Eiern, Milch, Milchprodukten und Fisch
- Getreide
- Kartoffeln
- Hülsenfrüchten
- Avocados

Avocados sind reich an Folsäure und enthalten außerdem Vitamin B$_6$. Vitamin B$_6$ begünstigt wiederum die Aufnahme von Folsäure, unterstützt während der Schwangerschaft die Widerstandsfähigkeit und verringert bei vielen Frauen die Morgenübelkeit.

## Vitamin B$_{12}$

Vitamin B$_{12}$ wird von Mikroorganismen gebildet und steckt hauptsächlich in Fleisch, Fisch, Eiern und Milchprodukten. Heutzutage wird Fleisch- und Milchersatzprodukten häufig Vitamin B$_{12}$ zugesetzt, aber überprüf das besser auf dem Etikett. Ein Mangel an Vitamin B$_{12}$ entsteht nicht von heute auf morgen, und du wirst ihn auch so schnell nicht wieder los. Darum ist es wichtig, dass du eine Unterversorgung vermeidest und dafür sorgst, dass du jeden Tag genug Vitamin B$_{12}$ zu dir nimmst. Ein Mangel kann das Nervensystem (und dessen Bildung) und die Entwicklung deines Babys negativ beeinflussen. Früher wurde Vitamin-B$_{12}$-Mangel mit Vegetarismus und Veganismus in Verbindung gebracht, aber heutzutage (wahrscheinlich durch die Verarmung unserer Nahrung) sind auch Menschen, die Fleisch essen, betroffen. Um einem Mangel vorzubeugen, gibt es Schmelztabletten mit Vitamin B$_{12}$, die den täglichen Bedarf decken.

## Vitamin C

Vitamin C sollte eigentlich Vitamin »Immunsystembooster« heißen. Kein anderes Vitamin tut unserem Abwehrsystem so gut. Nicht umsonst greifen wir nach frischem Orangensaft, wenn wir krank werden. Weniger bekannt ist, dass Vitamin C essentiell ist, wenn es um die Aufnahme von Eisen ins Blut geht, vor allem bei pflanzlichem Eisen. Das kann der Körper nur schwer aus der Nahrung gewinnen, wenn nicht gleichzeitig Vitamin C aufgenommen wird. Darauf solltest du immer achten. Isst du pflanzliches Eisen? Dann sollte auch immer eine Vitamin-C-haltige Zutat in deiner Mahlzeit sein. Ist dir das zu kompliziert? Das wirkt nur so. Trink einfach zum Essen einige Schlucke frischen Orangensaft oder iss als Nachtisch etwas Obst. Wenn die folgenden Lebensmittel in deiner Mahlzeit enthalten sind, brauchst du nicht zusätzlich auf eine Vitamin-C-Quelle zu achten:

- Erdbeeren, Zitrone, Guave, Kiwi, Limette, Papaya, Hagebutte, Orangen, schwarze Johannisbeeren
- Blumenkohl, Brokkoli, rote Paprika, Rosenkohl, Spinat, Chicorée
- Schnittlauch, Koriander, Kresse

## Vitamin D

Vitamin D sorgt indirekt für starke Knochen: Mithilfe von Vitamin D nimmt unser Körper Kalzium besser auf, sodass er den Knochen kein Kalzium entziehen muss. Dieses Vitamin wird auch oft das »Sonnenvitamin« genannt, denn die Reaktion unserer Haut auf die Sonne setzt die Produktion von Vitamin D in Gang. Vitamin D wird einigen Streichfetten zugesetzt, zum Beispiel Margarine und Halbfettmargarine.

Während der Schwangerschaft benötigst du besonders viel Vitamin D, da dieses Vitamin für den Aufbau von Babys Knochen verantwortlich ist. Es ist praktisch unmöglich, genügend Vitamin D über die Haut oder über das eine Margarinebutterbrot aufzunehmen. Darum wird dazu geraten, während der Schwangerschaft und Stillzeit auf ein Vitamin-D-Präparat (10 Milligramm/Tag) zurückzugreifen.

Immer mehr Untersuchungen ergeben, dass die Mehrheit der nicht schwangeren Frauen einen Vitamin-D-Mangel aufweisen. Genau wie bei Folsäure scheint die gängige Untergrenze zu niedrig zu sein und müsste eigentlich angehoben werden.

## Cholin

Das Vitaminoid Cholin kann von Erwachsenen selbst produziert werden, von Neu- und Ungeborenen aber noch nicht. Darum hat die Natur dafür gesorgt, dass Muttermilch viel Cholin enthält. Milchpulver wird es entsprechend zugesetzt. Wenn du ausgewogen isst, hast du keinen Mangel an Cholin, auch nicht in der Schwangerschaft. Du musst es auch nicht in Tablettenform einnehmen. Trotzdem ist es sinnvoll zu verstehen, was dieser Stoff jetzt gerade für dein Baby und für deine Schwangerschaft bedeutet.

Cholin spielt eine sehr wichtige Rolle bei der Übermittlung von Reizen an das Gehirn. Außerdem hat Cholin eine blutdrucksenkende Wirkung. Das ist gut so, denn schwangere Frauen leiden oft an hohem Blutdruck. Praktischerweise ist das Wundergemüse Avocado neben seiner beachtlichen Dosis Folsäure, Vitamin $B_6$ und Ballaststoffe auch noch reich an Cholin.

> **Vitaminpräparate – wofür eigentlich?**
> Wenn du schwanger bist, solltest du (vom aufkommenden Kinderwunsch an bis einschließlich zur 10. Schwangerschaftswoche) Folsäure und Vitamin D einnehmen. Bist du Vegetarierin oder Veganerin, zusätzlich auch noch Vitamin $B_{12}$. Mehr brauchst du wirklich nicht zuzuführen, solange du dich gesund und abwechslungsreich ernährst. Fürchtest du, dass deine Ernährung doch nicht ganz so ausgewogen und gesund ist, kannst du dich auch für ein Multivitaminpräparat für Schwangere entscheiden. Darin sollte kein Vitamin A enthalten sein. Lies dazu die Liste der Inhaltsstoffe. Vitamin A wird auch Retinol, Retinal, Retinyl-Acetat oder Retinyl-Palmitat genannt. Achte darauf auch bei Fischölpräparaten, denn zu viel Vitamin A erhöht das Risiko auf angeborene Fehlbildungen.

## MINERALSTOFFE

Mineralien sind Stoffe aus der Erde, die wir über pflanzliche Nahrung zu uns nehmen. In der Schwangerschaft spielen vor allem Kalzium, Kalium und Eisen eine wichtige Rolle. Kalzium sorgt dafür, dass deine Knochen stark bleiben. Wenn du nicht genügend Kalzium zuführst, nimmt sich der Körper nämlich das Kalzium aus deinen Knochen und leitet sie an dein Baby weiter. Als Schwangere brauchst du also besonders viel Kalzium, das du mit einer gesunden und abwechslungsreichen Ernährung bekommst. Reicht die Versorgung nicht aus, kann das zur Folge haben, dass du im Alter brüchige Knochen bekommst.

Kalium ist nötig, um den Blutdruck auf einem gesunden Niveau zu halten. Ein zu hoher Blutdruck kann die Nährstoffzufuhr zu deinem Baby behindern. Außerdem beugt Kalium schwangerschaftsbedingten Muskelkrämpfen vor.

Viele Frauen leiden unter Eisenmangel, auch wenn sie nicht schwanger sind. Eisen ist jedoch wichtig, damit die roten Blutkörperchen den Sauerstoff in die Zellen transportieren können, und ein Mangel an Eisen führt zu Blutarmut. Bei Blutarmut leidest du unter einem watteartigen Gefühl im Kopf, Schwindel und Müdigkeit. Während der Schwangerschaft produziert dein Körper zusätzlich 2 Liter Blut, und das schneller, als die Produktion der roten Blutkörperchen hinterherkommen kann. Das ist die Ursache für den zu niedrigen Hb-Werte (siehe Seite 500). Zum Glück wird dein Eisenwert in der Schwangerschaft regelmäßig überwacht. Eisen ist vor allem in Fleisch und grünem Gemüse enthalten ( je grüner, desto eisenhaltiger). Auch Nüsse, Tomaten und Aprikosen enthalten Eisen. Dieses Mineral spielt auch zu Beginn der Schwangerschaft eine wichtige Rolle bei der Bildung der Plazenta.

Auch Zink ist in der Schwangerschaft wichtig. Es unterstützt das Wachstum deines Babys und dein eigenes Abwehrsystem. Außerdem kann es Hautproblemen vorbeugen oder sie lindern. Zink steckt unter anderem in rotem Fleisch (gut durchgegart), Hühnchen, Nüssen, Vollkorn- und Milchprodukten.

Magnesium dient dem gesunden Knochenaufbau deines Babys und kann bestimmten Schwangerschaftsbeschwerden wie Muskelkrämpfen entgegenwirken.

### Kalzium und Vitamine ins Essen mischen

**Kalzium und Vitamine sind, vor allem jetzt, sehr gesund, und du kannst sie ganz einfach zu dir nehmen, wenn du sie deinen Mahlzeiten beigibst. Verwende zum Beispiel Tahin (Sesampaste) zum Würzen. Oder Hefeflocken, die durch ihren nussigen Geschmack leicht jeder herzhaften Speise zugegeben werden können und dir eine Extraportion B-Vitamine liefern.**

Sei besonders vorsichtig mit Zucker und Schokolade, da sie dem Körper Kalk und Kalzium entziehen. Sie hemmen die Aufnahme von Kalzium im Blut und führen dazu, dass du schon aufgenommenes Kalzium wieder über die Blase ausscheidest. Auch ein Überschuss an Eiweißen (Ei, Fleisch, Fisch) und tierischen Fetten kann zu Kalkverlust über den Urin führen! Tierische Fette in Käse, Fisch oder Fleisch, aber auch Phosphor, der nicht nur in Fleisch, sondern auch in Erfrischungsgetränken und Milchprodukten steckt, bremsen die Kalziumaufnahme im Körper.

### Dein bester Freund, das Etikett

**LIES DAS ETIKETT 1** – Einfacher kann man es nicht ausdrücken. Steht dort »aus Rohmilch«, »au lait cru« oder »unpasteurisierte Milch«? Dann ist das Lebensmittel für dich ungeeignet.

**LIES DAS ETIKETT 2** – Um jetzt nicht ständig nur noch Verpackungen zu lesen und dem Wahnsinn anheimzufallen, solltest du wissen, dass Inhaltsstoffe nach der anteiligen Menge aufgelistet sind. Der ganz oben in der Liste angegebene Stoff ist also der, von dem am meisten in dem Produkt vorkommt, vom letzten am wenigsten.

**LIES DAS ETIKETT 3** – Der Satz »mit extra…« macht ein Lebensmittel noch nicht zu einem gesunden Produkt.

VON »GESUND« BIS »JETZT NICHT ZU EMPFEHLEN«

Im Gespräch mit

# Ernährungsexpertin Dr. Sara Pauwels

*Die Wissenschaftlerin Sara Pauwels hat in Zusammenarbeit mit der Königlichen Universität Leuven, dem Universitätsklinikum Leuven und dem Flämischen Institut für Technische Forschung (VITO) den Einfluss des Ernährungsmusters und des Lebensstils von beiden biologischen Eltern sowohl vor als auch während der Schwangerschaft erforscht.*

**Molekulares Gedächtnis als Software und DNA als Hardware**

Unser genetisches Material, die DNA, kann als Hardware angesehen werden. Ernährung und Lebensstil funktionieren wie eine Software oder, komplizierter ausgedrückt, wie ein »molekulares Gedächtnis«. Dieses Gedächtnis kann bestimmte Gene aktivieren oder deaktivieren. Die Wissenschaftlerin untersuchte, welchen Einfluss die Ernährung vor und während der Schwangerschaft auf die Software hat und ob es einen Zusammenhang mit möglicher Adipositas im späteren Leben gibt.

**Wann ist gesunde Ernährung besonders wichtig?**

Die ganze Frühschwangerschaft ist eine empfindliche Phase, aber auch die Zeit vor der Befruchtung spielt eine wichtige Rolle. Damit meine ich die Ernährung und den Lebensstil von Mutter und Vater. Die Samenzellen verändern sich alle drei Monate, darum ist es wichtig, dass der Vater schon einige Monate vor der Befruchtung einen gesunden Lebensstil pflegt. Ich sage nicht umsonst: »Du bist, was deine Eltern aßen.«

**Wie sehen eine ideale Ernährung und ein idealer Lebensstil vor der Schwangerschaft aus?**

Ab drei Monate vor der Befruchtung sollten beide Eltern gesund leben. Schränkt den Konsum von Alkohol und Tabak so weit wie möglich ein, bewegt euch ausreichend und esst gesund und abwechslungsreich. Die Ernährung ist bei jedem verschieden. Ich bin eine Verfechterin personalisierter Ernährung, denn jeder

Körper ist anders. Manche gewinnen viel Energie aus einer Brotmahlzeit, andere werden danach müde. Orientiert euch an den allgemeinen Richtlinien, aber hört auch auf euren Körper: Ernährt euch so, wie es euch am besten bekommt.

**Gibt es Frauen, die besonders auf Mängel achten sollten?**

Veganerinnen wird empfohlen, Vitamin $B_{12}$ einzunehmen und auf ihren Eisenwert zu achten. Nach einer Magenverkleinerung oder wenn Teile des Darms entfernt wurden, nimmt der Körper im Verhältnis zu früher weniger Vitamine und Mineralien auf. Weiterhin benötigen Schleier tragende Frauen häufig Vitamin D. Aber ansonsten gilt: Iss gesund und abwechslungsreich, mehr ist wirklich nicht nötig.

# DAS SIND DIE HORMONE

# Die Welt der Hormone

In einer Schwangerschaft dürfen sie nicht fehlen: die Hormone. Während der Schwangerschaft verändert sich an deinem Hormonhaushalt so schnell und so viel wie sonst nie in deinem Leben. Dein Körper muss sich im Eiltempo auf das Wachstum deines Babys und auf die Geburt vorbereiten. Neun Monate lang ist ein ganzes Hormonteam schwer damit beschäftigt, deinen Körper so anzupassen, dass sich darin ein Baby optimal entwickeln kann und gesund zur Welt kommt.

## SCHWANGERSCHAFT & HORMONE

Vereinfacht ausgedrückt sind Hormone Stoffe, die der Körper selbst herstellt, um verschiedene Funktionen zu regeln. Gemeint sind Körpertemperatur, Blutdruck, Verdauung, aber auch Gefühle und Verhalten. Dein Körper ist dein ganzes Leben lang voller Hormone, aber während der Schwangerschaft sind es mehr. Und andere. Ohne Hormonveränderungen hättest du keinen Zyklus, du wärst nicht fruchtbar und könntest nicht schwanger werden.

### Hormone & Schwangerschaftsbeschwerden

In jeder Schwangerschaftsphase schüttest du andere Hormone aus, oder die ausgeschüttete Hormonmenge ändert sich. Das hängt mit den momentanen Bedürfnissen zusammen, sei es nun während der Einnistungsphase oder bei der Geburt.

- Ob der neue Hormonhaushalt viel oder wenig Beschwerden bereitet, unterscheidet sich von Frau zu Frau und von Schwangerschaft zu Schwangerschaft.
- Art und Ausmaß der Beschwerden im Zusammenhang mit Hormonen sagen nichts über die Qualität der Schwangerschaft aus. Hast du keine Beschwerden, dann ist das gut, mach dir keine Sorgen. Du hast einfach Glück.

## HCG

### Was ist das?

Schon ab der Befruchtung verändert sich der Hormonhaushalt. Bevor du schwanger bist, wird deine Gebärmutter jeden Monat aufs Neue größer, bis bei deiner Menstruation das zusätzliche Gewebe wieder abgebaut wird.

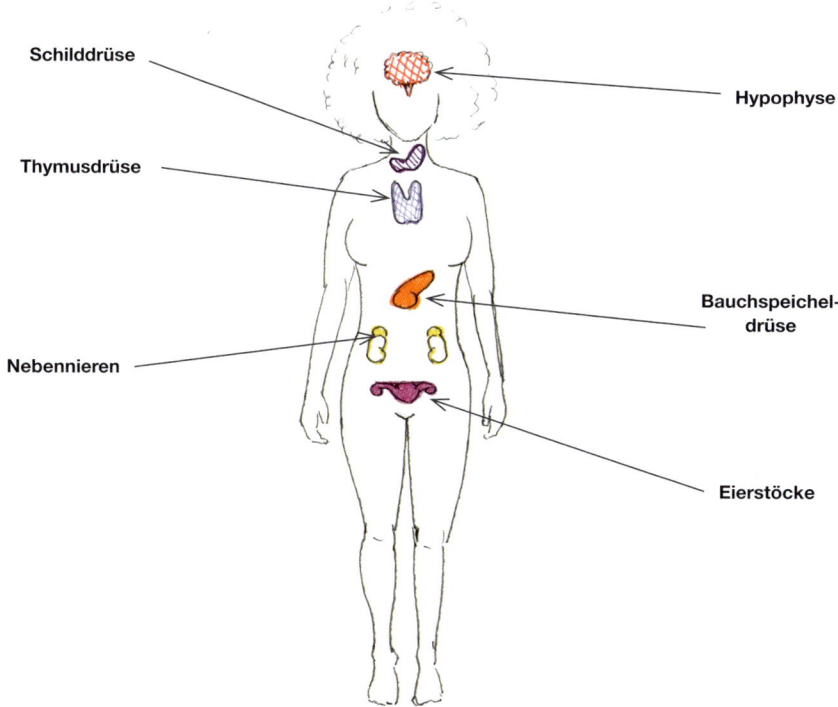

Um zu verhindern, dass dein Körper das Gewebe auch nach der Befruchtung abstößt, wodurch du deine Regelblutung bekommen würdest, beginnt der Körper sofort nach der Einnistung der Eizelle mit der Ausschüttung des Hormons hCG (humanes Choriongonadotropin). HCG sorgt außerdem dafür, dass der Gelbkörper (Corpus luteum) nicht abgestoßen wird.

Während des Eisprungs löst sich die Eizelle aus dem Follikel, einer Art Hülle, in der das Ei reift. Nach dem Eisprung bleibt ein kleiner Teil davon zurück, der sogenannte »Gelbkörper«, in dem die Eizelle gesessen hat. Wird die Eizelle nicht befruchtet, stirbt der Gelbkörper ab. Wurde sie befruchtet, regt der Gelbkörper die Ausschüttung der Hormone Östrogen und Progesteron an. Progesteron verhindert, dass die Gebärmutterschleimhaut abgestoßen wird.

Außerdem sorgt der Gelbkörper dafür, dass bestimmte Hormone ausgeschüttet werden, die die Menstruation ausbleiben lassen. Zusammenfassung: Der Gelbkörper, das hCG und das Progesteron sorgen in den ersten Wochen dafür, dass die Gebärmutterschleimhaut intakt bleibt. Und der Schwangerschaftstest, den du am Anfang der Schwangerschaft gemacht hast, reagierte auch auf das hCG in deinem Urin.

### Wann ist es da?
In den ersten neun bis zwölf Wochen verdoppelt sich die Menge an hCG alle zwei bis drei Tage. Danach nimmt die Ausschüttung wieder ab.

### Schwangerschaftsbeschwerden
Häufig vorkommende Schwangerschaftsbeschwerden, die durch das hCG verursacht werden, sind:
- Übelkeit
- häufiger Harndrang
- empfindliche Brüste
- Müdigkeit
- Schwindel
- Kopfschmerzen
- Stimmungsschwankungen

All diese Probleme gehen im ersten Trimester häufig auf das Konto des hCG. Die Beschwerden, die unter anderem – denn oft ist es ein Zusammenspiel verschiedener Hormone – vom hCG verursacht werden, verschwinden nach dem ersten Trimester meist komplett, da sich die Menge an ausgeschüttetem hCG dann wieder verringert. Das soll aber nicht heißen, dass sie danach überhaupt nicht mehr vorkommen. Später gehen sie auf andere Hormone und Veränderungen zurück. Oft leiden Frauen aber nur im ersten Trimester so extrem an Müdigkeit.

## Progesteron

**Was ist das?**

Eigentlich ist Progesteron immer im Körper vorhanden, denn dank dieses Hormons und anderer, hast du einen Zyklus. Nach dem Eisprung sorgen die Hormone LH und FSH dafür, dass du Progesteron ausschüttest. Und das Progesteron sorgt wiederum für die Ausschüttung von LH und FSH. Wirst du nicht schwanger, sinkt dein Progesteronspiegel wieder. Die Hormone arbeiten also zusammen, und dein Körper reguliert die Ausschüttungen sehr clever, ohne dass du etwas dafür tun musst.

Progesteron:
- erzeugt deine Glücksgefühle. Wenn du deine Regel bekommst, nimmt die Menge an Progesteron in der Woche davor ab. Viele Frauen (und ihr Umfeld) bemerken das an ihrer schlechteren Stimmung kurz vor den »Tagen«.
- sorgt dafür, dass sich die Eizelle in die Gebärmutter einnisten kann, ohne abgestoßen zu werden.
- ermöglicht, dass der Embryo durch die Drüsen der Gebärmutter ernährt wird, bis die Nahrungszufuhr über die Nabelschnur verläuft.
- unterstützt die Entwicklung des Schleimpfropfs, der verhindert, dass sich ein zweites Ei einnistet. Der Schleimpfropf ist sozusagen der Korken, der dein Baby vor der Außenwelt beschützt.
- fördert die Durchblutung und weitet unter anderem die Blutgefäße (die während der Schwangerschaft besonders viel Blut transportieren müssen). Außerdem gelangt durch das Progesteron mehr Blut in deine Gebärmutter und weniger Blut in den Rest deines Körpers. Dadurch wird dein Blutdruck niedriger, und dir kann schwindelig werden. Progesteron erhält während der Schwangerschaft außerdem die Gebärmutterwand in einem sehr guten Zustand.
- stimuliert die Entwicklung von Drüsengewebe und Milchdrüsen. Dein Körper schüttet während der Schwangerschaft auch schon Hormone aus, die ihn auf die Geburt vorbereiten. Um eine Frühgeburt zu verhindern, bremst Progesteron diese »Geburtshormone« etwas aus.

## Progesteron: Der »Schlaffmacher«

Seit Beginn der Schwangerschaft erschlafft in deinem Körper alles. Dafür verantwortlich sind natürlich auch die Hormone, unter anderem das Progesteron. Nach den ersten Monaten verstärkt sich die Erschlaffung noch mehr. So sorgt das Progesteron zusammen mit anderen Hormonen dafür, dass deine Beckenbänder immer lockerer werden, damit dein Baby geboren werden kann. Deswegen kannst du auch Schmerzen im Becken bekommen (siehe Seite 581). Progesteron lässt leider nicht nur schwangerschaftsrelevante Körperteile erschlaffen, sondern auch die Muskeln in deinem Darm und in deiner Blase, wodurch du zu Verstopfung oder Blasenschwäche neigst (siehe Seite 493 und 527).

### Wo kommt es her?

Progesteron wird in den Nebennieren und in den Eierstöcken gebildet (im Gelbkörper, dem übrig gebliebenen Säckchen, aus dem die Eizelle »gesprungen« ist). Da es solch ein wichtiges Hormon ist, übernimmt die Plazenta seine Bildung nach ungefähr drei Monaten vom Gelbkörper.

### Wann ist es da?

Progesteron tritt fast während der gesamten Schwangerschaft als eine Art »Oberbeschützer« auf. Während des Großteils der Schwangerschaft steigt der Progesteronspiegel, aber am Ende nimmt er wieder ab. Im zweiten und dritten Trimester scheint Progesteron für die meisten Schwangerschaftsbeschwerden verantwortlich zu sein. Vielen Frauen bereitet das plötzliche Absinken zum Ende der Geburt Probleme. Es kann auch kurz nach der Geburt zu Niedergeschlagenheit und Depressionen führen (siehe Seite 506).

### Schwangerschaftsbeschwerden

Diese häufig vorkommenden Schwangerschaftsbeschwerden (siehe Seite 479) sind unter anderem auf das Progesteron zurückzuführen:
- Sodbrennen (in den ersten Wochen durch das Erschlaffen des Magenpförtner-Muskels)
- häufiger Harndrang (durch eine schlaffere Blase)
- Verstopfung (durch einen schlafferen Darm)
- Schwangerschaftsdemenz (durch die hemmende Wirkung auf einige Gehirnareale)

- Zahnfleischbluten
- Krampfadern
- geschwollene Füße
- Muskelkrämpfe
- Übelkeit
- mehr und volleres Haar (Na ja, zählt das wirklich zu den Beschwerden?)
- Schmerzen im Becken
- Schwindel
- Müdigkeit
- niedrigerer Blutdruck
- Stimmungsschwankungen

## Östrogen

Was ist das?

Das dritte wichtige Schwangerschaftshormon ist Östrogen. Eigentlich müsste es »die Östrogene« heißen, denn es handelt sich dabei um eine Gruppe von drei Hormonen, die alle eine eigene Funktion haben: Östradiol, Östriol und Östron. Östradiol wird von deiner Leber in Östron und Östriol umgewandelt.

- Von den drei Östrogenen kommt Östradiol – unabhängig von einer Schwangerschaft – am häufigsten vor. Dieses Hormon ist wichtig für deine Fruchtbarkeit und deine Knochendichte.
- Östriol wird vor allem in der Schwangerschaft gebildet, und zwar bis zu 1000-mal mehr als davor und danach.
- Östron ist das während der fruchtbaren Jahre bei Frauen am wenigsten vorkommende Hormon. Erst nach der Menopause wird es verstärkt gebildet.

Obwohl auch Jungen und Männer Östrogen ausschütten, gilt es als das weibliche (Geschlechts-)Hormon. Während der Schwangerschaft hat Östrogen klare eigene Funktionen, aber es macht dich auch empfindlicher gegenüber anderen Schwangerschaftshormonen.

Hier liest du, was Östrogen während der Schwangerschaft alles leistet:
- Östrogen schickt die Eierstöcke in eine Pause.
- Es unterstützt das Wachstum der Gebärmutter und die Bildung der Blutgefäße in der Plazenta.

- In einer späteren Phase stimuliert Östrogen zusammen mit Progesteron und HPL die Entwicklung der Milchgänge und -drüsen in deinen Brüsten.
- Genau wie manch andere Hormone macht Östrogen deinen Körper weicher, vor allem dein Becken.
- Östrogen hilft beim Anlegen einer eisernen Reserve. Mit ihm kann dein Körper zusätzliches Fett und Wasser einlagern.
- Es unterstützt schon ziemlich früh die Entwicklung bestimmter Organe deines Babys, zum Beispiel der Nebennieren. Die Nebennieren produzieren dann auch selbst wieder Hormone. So bringt Östrogen bei deinem Baby einige hormonelle Prozesse in Gang.
- Gegen Ende der Schwangerschaft trägt Östrogen dazu bei, dich empfindlicher für Oxytocin zu machen (siehe Seite 286). Dadurch zieht sich deine Gebärmutter zusammen, und du bekommst (Vor-)Wehen.
- Östrogen ist beteiligt an der Ausschüttung von Endorphin, dem Wohlfühlhormon, und wirkt schmerzlindernd.

### Einfluss auf deine Haut

Östrogen kann auch auf deine Haut Einfluss nehmen, sowohl im positiven als auch im negativen Sinne. Manchen Schwangeren verleiht es einen schönen Glow, da die Haut zusätzliche Feuchtigkeit erhält. Aber es kann auch Nachteile bringen, wie Schwangerschaftsakne und -streifen. Außerdem ist deine Haut durch das Östrogen empfindlicher gegenüber Sonnenlicht, sodass du eine Schwangerschaftsmaske entwickeln kannst.

### Wann ist es da?

Während der gesamten Schwangerschaft steigt der Östrogenspiegel an, genauer gesagt der Östriolspiegel.

### Wo kommt es her?

Nach ein paar Wochen übernimmt die Plazenta die Östrogenproduktion vom Gelbkörper. Östrogene werden in verschiedenen Körperteilen gebildet, unter anderem in den Eierstöcken, in der Nebennierenrinde und (während der Schwangerschaft) in der Plazenta.

Schwangerschaftsbeschwerden
Einige häufig vorkommende Beschwerden, die durch Östrogen (mit)verursacht werden:
- Heißhunger
- Krampfadern
- Übelkeit
- Stimmungsschwankungen
- verringerte Libido
- Schwangerschaftsakne
- Schwangerschaftsmaske
- Ausfluss

## HPL

### Was ist das?

Das Humane Plazentalaktogen (HPL) ist keines der bekannten Hormone, trotzdem ist es wichtig. HPL wird relativ schnell nach der Einnistung der Eizelle in der Gebärmutter ausgeschüttet. Auch dieses Hormon sorgt dafür, dass die Eizelle nicht abgestoßen wird. In diesem Fall geht es nicht um deine eigene DNA (wie beim Progesteron), sondern um die »fremde« DNA des Kindsvaters, die akzeptiert werden muss. Außerdem fördert dieses Hormon zusammen mit anderen das Wachstum deines Babys. Es beeinflusst den Zuckerstoffwechsel deines Kindes und sorgt dafür, dass es die wichtigen Nährstoffe erhält. Ist eine Mutter zum Beispiel mangelernährt, verschafft dieses Hormon dem Baby Vorrang, wenn es um die Verteilung der nötigen Nährstoffe und Reserven geht, damit es möglichst unbeeinträchtigt weiterwachsen kann – zur Not auch auf Kosten der Mutter.

Eine andere wichtige Aufgabe des HPL ist die Hemmung des Muttermilch bildenden Hormons Prolaktin bis zur Geburt.

### Wann ist es da?

HPL ist schon in den ersten Schwangerschaftswochen in deinem Körper nachweisbar. Nach der Schwangerschaft verschwindet es wieder.

### Mögliche Beschwerden durch HPL
HPL kann für einen unausgeglichenen Insulinhaushalt verantwortlich sein. Es verursacht zum Beispiel eine Insulinresistenz. Dadurch entwickeln manche Frauen einen Schwangerschaftsdiabetes. 5 bis 10 Prozent der Schwangeren erkranken daran.

## Oxytocin

### Was ist das?
Oxytocin wird auch das »Kuschelhormon« genannt. Jeder Mensch schüttet bei positivem zwischenmenschlichem Kontakt Oxytocin aus, zum Beispiel beim Kuscheln, beim Sex, aber auch bei einfachen Berührungen und sogar bei Augenkontakt. Oxytocin hat nicht nur physische Effekte, du fühlst dich dadurch auch sicherer und geborgener. Schön zu wissen ist, dass du dieses Hormon jahrelang ausschütten kannst, wenn du deinen Partner siehst. Dieses besondere Hormon spielt also vor, während und nach der Schwangerschaft eine wichtige Rolle, und – ganz wichtig – während der Geburt.

### Dein Leben mit Oxytocin
*Vor der Schwangerschaft* – Sich verlieben.

*Schwanger werden* – Beim weiblichen Orgasmus wird Oxytocin ausgeschüttet, was beim Transport der Samenzellen hilft. Samenzellen enthalten übrigens auch Oxytocin.

*Vor der Geburt* – Wenn der Kopf deines Babys gegen den Gebärmutterhals drückt, schüttet dein Körper Oxytocin aus. Es sorgt dafür, dass sich deine Gebärmutter zusammenzieht: Du bekommst Wehen.

*Während der Geburt* – Da dieses Hormon stoßweise ausgeschüttet wird, kommen die Wehen auch in Wellen, und du kannst dich in den Pausen kurz erholen. Es wird stoßweise freigesetzt, weil es mit einem anderen Hormon, Endorphin, zusammenarbeitet, das schmerzlindernd wirkt.

*Kurz nach der Geburt:*
- Das Zusammenziehen der Gebärmutter dauert unter dem Einfluss von Oxytocin noch an: Du hast Nachwehen. Deine Gebärmutter muss sich schließlich langsam auf ihre alte Größe zusammenziehen.
- Oxytocin sorgt dafür, dass sich die eingerissenen Blutgefäße nach der Geburt schließen. Dadurch verringert sich der Blutverlust. Auch die Gebärmutter »erholt« sich dadurch schneller.

*Stillen* – Jetzt löst das Oxytocin den sogenannten Milchspendereflex in deinen Brüsten aus, wodurch deinem Baby Milch zur Verfügung gestellt wird. Das Hormon bildet die Milch nicht, aber es unterstützt ihre Zufuhr zu den Brustdrüsen. Stillende Frauen spüren oft, dass sich dabei ihre Gebärmutter zusammenzieht, da das Stillen zusätzliches Oxytocin freisetzt.

*Babyzeit* – Oxytocin spielt eine wichtige Rolle für die Mutter-Kind-Beziehung. Viel Körperkontakt mit deinem Baby erhöht deinen Oxytocinspiegel und stärkt eure Bindung. Das gilt übrigens auch für deinen Partner.

*Und für dein Baby* – spielt Oxytocin eine wichtige Rolle bei der Entwicklung des Gehirns. Das Hormon koppelt soziale Interaktion an ein angenehmes Gefühl.

*Nach der ersten Geburt* – ist dein Hormonhaushalt lebenslang verändert. Ab diesem Moment bist du zum Beispiel emotionaler, wenn es um dein Kind oder deine Kinder geht, und reagierst empfindlicher auf die Geräusche deines Babys. Daher erwacht die biologische Mutter oft schneller als der Partner, wenn das Baby weint.

### Wann ist es da?
Schon während der Schwangerschaft schüttet dein Körper mehr Oxytocin aus. Da dieses Hormon ziemlich lange keine Funktion hat, wird es vom Progesteron ausgebremst, damit du keine Frühgeburt erleidest. Am Ende der Schwangerschaft sinkt der Progesteronwert, und der Oxytocinwert im Blut steigt.

Oxytocin wird auch nach der Schwangerschaft weiterhin ausgeschüttet, wenn du stillst.

**Wo kommt es her?**
Oxytocin wird im Gehirn (Hypothalamus) gebildet.

**Oxytocin hat auch Einfluss auf:**
- postnatale Depression bei Oxytocinmangel (auch künstliches Oxytocin)
- Nachwehen

**Oxytocin und Adrenalin**
Adrenalin, das Stresshormon, kann die Ausschüttung von Oxytocin verringern. Bei viel Stress und Angst bei der Geburt kann es passieren, dass du weniger Wehen hast und die Eröffnungsphase länger dauert. Darum ist es wichtig, dass du dich auf die Wehen einlässt und dich, so ironisch es auch klingt, so gut es geht, entspannst.

Dass Adrenalin dem Oxytocin bei den Wehen entgegenwirkt, sieht man auch im Tierreich. Wenn ein Säugetier Wehen hat und Gefahr droht, steigt der Adrenalinspiegel, und der des Oxytocins nimmt ab, die Wehen stoppen (vorübergehend). So kann sich das Tier zuerst in Sicherheit bringen. Wir können davon etwas lernen: Du musst dich sicher fühlen, um gebären zu können. Darum ist es auch so wichtig, dass du während der Geburt sagst, was du willst und was nicht. Dann fühlst du dich gut, und das Oxytocin kann umso besser arbeiten.

**Prolaktin**

Das Hormon Prolaktin ist für deinen Körper auch kein Unbekannter: Du hast es schon vor der Schwangerschaft ausgeschüttet. Selbst Männer produzieren eine geringe Menge davon. Während der Schwangerschaft regelt dieses Hormon die Versorgung der Plazenta. Dadurch hat es auch eine Funktion für den Wasser- und Salzhaushalt deines Babys. Dein Körper bildet unter dem Einfluss von Prolaktin im Laufe der Monate mehr Milchdrüsen und -gänge, es steigert die Durchblutung deiner Brüste und stimuliert die Bildung des Kolostrums, der ersten Muttermilch, die dein Baby nach der Geburt bekommt.

## Stillen und Prolaktin

Nach der Geburt regt Prolaktin die Milchbildung an. Bei jedem Stillen wird dieses Hormon in besonders großer Menge freigesetzt, sodass du Milch für die nächste Stillmahlzeit produzierst. Es ist sinnvoll, auch nachts zu stillen, weil dann mehr Prolaktin als tagsüber in deinem Blut ist. Prolaktin verschwindet aber auch wieder: Sobald das Stillen zur Routine geworden ist, nimmt der Einfluss des Hormons ab. Bereitet das Stillen Schwierigkeiten, nimmt auch die Prolaktinausschüttung ab und verringert die Milchproduktion.

## Nach der Geburt nicht erschrecken

Bei einem gerade geborenen Baby kann eine milchige Flüssigkeit aus den Brustwarzen austreten. Das ist kein Grund zur Sorge. Das kommt vom Prolaktin, das dein Baby, egal, ob Mädchen oder Junge (!), noch kurz vor der Geburt von dir bekommen hat.

### Wann ist es da?
Prolaktin wird schon ziemlich zu Beginn der Schwangerschaft gebildet. Erst, wenn das Stillen gut eingespielt ist, nimmt die Prolaktinmenge im Blut wieder ab. Während der Schwangerschaft bremst HPL die Produktion aus, da du dann ja noch nicht stillst.

### Wo kommt es her?
Prolaktin wird im Gehirn in der Hypophyse gebildet.

## Relaxin

Der Name lässt schon vermuten, dass dieses Hormon etwas mit Entspannung zu tun hat. Das stimmt, es geht aber vor allem um eine physische Entspannung. Denn Relaxin und Progesteron sorgen gemeinsam dafür, dass deine Beckenbänder und dein Muttermund lockerer (entspannter) werden. Dadurch kann dein Baby leichter auf die Welt kommen.

### Wo kommt es her?
Wenn du nicht schwanger wirst, bildet der Gelbkörper das Relaxin. Wenn du schwanger bist, produziert vor allem deine Gebärmutter besonders viel Relaxin. Männer bilden in ihrer Prostata übrigens auch eine kleine Menge davon.

**Wann ist es da?**
Besonders viel Relaxin wird im ersten und dritten Trimester ausgeschüttet.

**Schwangerschaftsbeschwerden**
Relaxin kann folgende Beschwerden verursachen:
- Inkontinenz
- Schmerzen im Becken

### LH und FSH

Das luteinisierende Hormon (LH) und das follikelstimulierende Hormon (FSH) sind während der Schwangerschaft nicht besonders wichtig, sondern eher in der Zeit davor.

**Luteinisierendes Hormon (LH)**
Wörtlich übersetzt bedeutet luteinisierend »gelb färbend«, und das tut das Hormon gewissermaßen auch. Nachdem das LH deinen Eisprung stimuliert hat, unterstützt es nämlich die Bildung des Gelbkörpers (des Säckchens, aus dem die Eizelle gesprungen ist). Dabei handelt es sich eigentlich um eine Hormondrüse, die selbst Progesteron und Östrogen ausschüttet. Durch das Progesteron nimmt die LH-Produktion ab, sodass keine weitere Eizelle freigesetzt wird. Wenn du schwanger bist, sinkt dein LH-Wert. Dann wird der Gelbkörper vom hCG erhalten. Das Zusammenspiel der Hormone ist kompliziert und faszinierend.

Mit einem Ovulationstest bestimmst du den LH-Wert. Wenn es mit der Schwangerschaft nicht klappt, haben du oder dein Partner vielleicht zu niedrige LH-Werte. Denn auch Männer schütten dieses Hormon aus. Es unterstützt unter anderem die Produktion von Testosteron.

Das luteinisierende Hormon wird im Gehirn, genauer gesagt in der Hypophyse ausgeschüttet.

**Follikelstimulierendes Hormon (FSH)**
FSH unterstützt gemeinsam mit dem luteinisierenden Hormon die Entwicklung des Follikels und der Eizelle. Genau wie das LH stimuliert FSH außerdem die Produktion anderer Hormone, die du in der Schwangerschaft benötigst.

Bei Männern stimuliert das FSH die Bildung der Samenzellen. Sowohl bei Männern als auch bei Frauen kann ein Mangel an FSH zu Unfruchtbarkeit führen.
Genau wie LH wird FSH im Gehirn (Hypophyse) gebildet.

**Stresshormone**

Es gibt zwei weitere Hormone, die in der Schwangerschaft von Bedeutung sind: Cortisol und Adrenalin. Diese Hormone sind sowohl bei Männern als auch bei Frauen zu finden und haben mehrere Funktionen. Sie sorgen unter anderem dafür, dass dein Körper bei drohender Gefahr optimal funktioniert. Aber wenn kein »Feind« in der Nähe ist und sich keine Naturkatastrophe ereignet, brauchst du davon keine Extraportion. Die würde nur schaden.
Leider werden diese Hormone aber auch bei anhaltendem Stress ausgeschüttet. Das kann für deine Gesundheit schädlich sein, aber auch für die deines Babys. Manche behaupten, dein Hormonhaushalt hätte einen lebenslangen Einfluss auf dein Kind. Wenn alles glatt verläuft, du nur ab und zu ein wenig Stress in der Schwangerschaft hast, ist das zum Glück kein Problem. Ein wenig Anspannung hier und da sorgt sogar für ein gutes Gleichgewicht. Aber sollte die Mutter über längere Zeit unter Anspannung und Stress leiden, können die Folgen gravierend sein, vor allem für das Kind (siehe Seite 355 für mehr Informationen über Stress).

**Cortisol**
Cortisol ist zwar kein Geschlechtshormon, beeinflusst aber trotzdem deine Schwangerschaft und vor allem dein Baby. Cortisol wird von der Nebennierenrinde ausgeschüttet, und zwar dann, wenn du gestresst bist. Über die Plazenta erreicht es auch dein Baby.
Cortisol versetzt den Körper in einen Alarmzustand. Dein Blutdruck steigt, dein Herz schlägt schneller, deine Atmung beschleunigt sich, und deine Muskelspannung nimmt zu. Aber wenn du schwanger bist, gelangt (in einer Stresssituation) durch das Cortisol weniger Blut zu deinem Baby. Das darf nicht zu lange dauern, denn anhaltender Stress und Anspannung sind nicht nur schlecht für dich, sondern auch für dein Kind. Dauerhafter Stress kann schlimme Folgen haben. Er würde die Entwicklung deines Babys bremsen und das Risiko erhöhen, dass es bei der Geburt ein zu niedriges Gewicht auf-

weist. Ein zu hoher Cortisolspiegel hat großen Einfluss auf dein Immunsystem und auf das deines Babys. Zum Teil erklärt das auch, warum du in stressigen Zeiten anfälliger für Krankheiten bist.

**Adrenalin**
Adrenalin und Cortisol sind Hormone, die auch unabhängig von Schwangerschaft und Fruchtbarkeit ausgeschüttet werden, und zwar in den Nebennieren. Genau wie Cortisol steht auch Adrenalin in Zusammenhang mit Stress. Adrenalin ist ein Kampf-und-Flucht-Hormon: Es versetzt den Körper in die Lage zu kämpfen oder zu flüchten. Durch dieses Hormon bist du zum Beispiel aufmerksamer, atmest öfter, und es wird sauerstoffreiches Blut in deine Muskeln geschickt. Bei andauerndem Stress schüttet dein Körper durchgängig zu viel Adrenalin aus.

**Adrenalin und die Geburt**
Wenn du viel Adrenalin ausschüttest (zum Beispiel, wenn du sehr ängstlich oder wütend bist oder starke Schmerzen hast), gelangt das Hormon fast sofort auch zu deinem Baby. Das kann Folgen nach sich ziehen. Untersuchungen zeigen, dass das Kind dadurch zu früh geboren werden kann und im Wachstum hinterherhinken würde. Adrenalin hemmt auch die Produktion von Oxytocin (dem Geburtshormon), sodass du nicht nur schlechter schläfst, sondern es auch häufiger zu Komplikationen bei der Geburt kommt, da die Wehen eventuell wieder abnehmen.

Manche denken, durch das Adrenalin wären sie besser gegen den Geburtsschmerz gewappnet – es wird ja schließlich bei starken Schmerzen ausgeschüttet. Aber das ist nicht der Fall: Adrenalin führt sogar dazu, dass du noch mehr Schmerz empfindest, da die Wirkung der Endorphine (Schmerzlinderung) abgeschwächt wird.

## Woher kommen die Hormone?

Manche Schwangerschaftshormone werden während der Schwangerschaft im Gelbkörper gebildet, andere in der Plazenta, in den Nebennieren oder in der Hypophyse (der Glandula pituitaria oder der Hirnanhangdrüse). Die Hypophyse ist eine kleine Drüse, die unten am Gehirn anliegt (hinter deinen Augenhöhlen, in einer Ausbuchtung der Schädelbasis). Die Hypophyse schüttet LH, FSH und Prolaktin aus. Auch Oxytocin kommt aus der Drüse, aber sie dient dem Oxytocin nur als »Lagerplatz«. Es wird nämlich im Hypothalamus gebildet, einem ganz anderen Teil des Gehirns, der knapp oberhalb der Hypophyse liegt.

Andere Schwangerschaftshormone werden von der Plazenta freigesetzt, zum Beispiel Östrogen, hCG, HPL, Relaxin und Progesteron (in erster Instanz wird Progesteron vom Gelbkörper gebildet).

## Männer und Hormone

*1. Männer werden weicher.*
Ja, das stimmt. Nach der Geburt sinkt das Testosteronniveau bei Männern, wodurch sie eine Zeit lang »weicher« werden.

*2. Manche Männer bekommen Schwangerschaftssymptome.*
Viele werdende Väter leiden wirklich an einem veränderten Hormonhaushalt. Das nennt sich Couvade-Syndrom. Diese Männer entwickeln diverse Schwangerschaftsbeschwerden bis hin zu Wehen. Lange glaubte man, dass sie einfach besonders stark »mitleiden« und dass dies rein psychologisch zu erklären ist. Aber mittlerweile geht aus einigen Untersuchungen auch hervor, dass sich der Hormonhaushalt heterosexueller Männer tatsächlich verändern kann, wenn die Partnerin schwanger ist. Dabei zeigt sich ein niedriger Testosteron- und Östradiolspiegel. Woher das kommt, ist noch nicht geklärt. Manche Forscher vermuten, dass es mit den Geruchshormonen (Pheromonen) der Frau zusammenhängt. Warum Männer darauf reagieren und welche Funktion dies hat, ist nicht bekannt.

Auch nach der Geburt kann der Partner laut einiger Untersuchungen hormonelle Veränderungen durchmachen. Dabei geht es unter anderem um das »Kuschelhormon« Oxytocin. Wissenschaftler bestätigen, dass der Partner der biologischen Mutter mehr Oxytocin im Blut hat, wenn er ihr Baby »in den Händen hält«, viel mit ihm spielt und auf das Kind aufpasst. Oxytocin verstärkt die Bindung ebenso wie den Versorgerinstinkt.

## In der Sprechstunde bei

# Endokrinologin Dr. Romana Netea-Maier

*Dr. Romana Netea-Maier arbeitet in der Endokrinologie (Hormonwissenschaft) der Radboud Universitätsklinik in Nijmegen/Nimwegen.*

Das Wort »Hormone« kommt in diesem Buch – gelinde gesagt – ziemlich häufig vor. Allerlei »Schwangerschaftsprozesse« in deinem Körper oder in dem deines Babys sind von Hormonen abhängig, und deine Schwangerschaft als Ganzes scheint von Hormonen reguliert zu werden. Zeit, darüber etwas mehr zu erfahren.

**Welche Hormonprobleme kommen während der Schwangerschaft am häufigsten vor?**

Die meisten Probleme bereitet die Schilddrüse, auch außerhalb der Schwangerschaft. Vielleicht hattest du damit schon vor der Schwangerschaft Probleme, und die kommen jetzt wieder zum Tragen. Aber manchmal ist es auch genau andersherum: Manche Krankheiten, die mit der Schilddrüse zusammenhängen, werden in der Schwangerschaft besser.

**Also ist die Schilddrüse jetzt besonders wichtig?**

Die Schilddrüse ist immer wichtig, aber in der Schwangerschaft auch für dein Baby. Dann wächst die mütterliche Schilddrüse um ungefähr 10 Prozent. Solange die Schilddrüse des Kindes noch nicht entwickelt ist, greift es auf die der Mutter zurück. Diese schüttet nämlich Hormone aus, die das Baby unbedingt braucht. Allerdings haben manche Frauen bestimmte Antikörper gegen ihr eigenes Schilddrüsengewebe im Blut. Dadurch werden sie nicht so schnell schwanger oder erleiden Fehlgeburten.

**Mutter und Kind arbeiten hormonell zusammen. Wie funktioniert das?**

Die Plazenta bildet Östrogene und Progesteron. Das Baby kann selbst kein Progesteron bilden und bekommt es über die Mutter. Auf der anderen Seite kann die Plazenta von sich aus kein Östrogen ausschütten, da sie die dafür nötigen chemischen Stoffe nicht hat. Jetzt wird es interessant, denn für die Östrogenproduktion braucht die Mutter ihr Kind. Das Baby liefert bestimmte Androgenvorläufer, männliche Hormone, die jeder Mensch in seinen Nebennieren produziert. Und die Plazenta verwandelt sie dann in Östrogene, von denen sich die Mutter bedienen kann.

**Kann die Frau einen Überschuss an Hormonen in der Schwangerschaft haben?**

Davon kann nur bei einer IVF die Rede sein, sonst nicht. Normalerweise hat die Frau eine Art Regulierungssystem in einem Teil ihres Gehirns, der Hypophyse. Das sorgt dafür, dass sie während der Schwangerschaft keinen Zyklus hat und auch keine Überproduktion bestimmter Hormone.

# MEDIZINISCHE
## FAQS

# Medikamente

Zur Einnahme von Medikamenten gibt es nur einen Rat: »Fragen Sie Ihren Arzt oder Apotheker.« Die wissen genau, welches Medikament du jetzt nehmen darfst und welches nicht. Darum ist es auch so wichtig, der Apothekerin und der Hausärztin sofort mitzuteilen, dass du schwanger bist. Dann wird diese Information im System hinterlegt, damit du auch von keinem Mitarbeiter falsche Medikamente ausgehändigt bekommst. Auch nicht, falls du – was wir nicht hoffen wollen – plötzlich ins Krankenhaus musst und nicht selbst mitteilen kannst, dass du schwanger bist.

**Schmerzmittel: Paracetamol ohne Kodein**

Während der neun Monate hast du sicher irgendwann irgendwo Schmerzen, die du normalerweise mit Schmerzmitteln bekämpfen würdest. Jetzt ist das anders. Die meisten Schmerzmittel sind jetzt wirklich nicht geeignet, zum Beispiel NSAR (nicht steroidale Antirheumatika wie Ibuprofen, Naproxen, Diclofenac) und Aspirin. Diese Mittel solltest du jetzt aus deinem Medizinschränkchen verbannen. Sie gelangen in dein Blut und können die Plazenta passieren. So gelangen sie auch in den Blutkreislauf deines Babys. Aber für dein Baby sind sie viel zu stark und können ihm ernsthaft schaden. Das Risiko einer Fehlgeburt steigt ebenso wie das von Herzfehlern, Gastroschisis (eine Fehlbildung, bei der die Bauchdecke nicht geschlossen ist), Blutgerinnungsstörungen, einer gestörten Nierenfunktion und vielen anderen Schäden.

Nur Paracetamol bleibt als Schmerzmittel übrig. Dieses Mittel darfst du in der Schwangerschaft einnehmen, aber nur ohne den Wirkstoff Kodein. Auch Kodein gelangt über die Plazenta in das Blut deines Babys. Bei längerfristiger Einnahme kann dein Kind davon sogar »abhängig« werden, sodass es nach der Geburt einen Entzug durchmacht. Außerdem kann Kodein Frühgeburten auslösen. Es bleibt also nur Paracetamol ohne Kodein übrig. Das darfst du nehmen, aber so wenig wie möglich.

## Aspirin

Kopfschmerzen? Nimm ein Aspirin ... oder besser nicht? Es gibt kein Verbot von Aspirin in der Schwangerschaft. Es wird sogar oft als Mittel gegen hohen Blutdruck in der Schwangerschaft (siehe Seite 502) und bei einer drohenden Frühgeburt verschrieben. Trotzdem warnen wir hier davor, und zwar weil neue Untersuchungen einen Zusammenhang zwischen der Einnahme von Aspirin in der Schwangerschaft und neurologischen Problemen oder Fehlentwicklungen im autistischen Spektrum oder Konzentrationsproblemen beim Kind nahelegen. Alles sehr beunruhigend. Nimm bei Schmerzen also lieber Paracetamol ohne Kodein und Aspirin nur auf ausdrücklichen Rat deiner Ärztin oder Hebamme.

## Nasenspray

Am besten fährst du, wenn du in der Schwangerschaft nur Nasenspray verwendest, das für Babys geeignet ist. Die sind völlig ungefährlich, da sie nur Wasser und Salz enthalten. Sie wirken etwas schlechter als andere mit zum Beispiel Xylometazolin. Aber dieses Mittel steht im Verdacht, die Durchblutung der Plazenta einzuschränken. Doch auch dieses Risiko ist eher klein. Wenn ein Nasenspray mit Kochsalz nicht ausreichend hilft, kannst du mit deiner Hebamme zusammen überlegen, ob du nicht doch für eine Woche ein stärkeres Nasenspray verwenden kannst. Ein längerer Gebrauch ist aber wirklich nicht empfehlenswert.

## Krank in der Schwangerschaft

Unabhängig von den typischen Schwangerschaftsbeschwerden kannst du natürlich auch »normal« krank werden. Das Risiko zu erkranken ist sogar größer als vor der Schwangerschaft, und die Krankheiten dauern auch länger an. Dein Immunsystem schiebt in dieser Zeit sowieso schon Überstunden und ist einfach nicht so stark wie sonst.

## Antibiotika in der Schwangerschaft

Das Beste ist, in der Schwangerschaft davon so wenig wie möglich einzunehmen. Aber manchmal geht es nicht anders, und dir wird ein Antibiotikum verschrieben. Das geschieht, wenn dein Arzt die Gefahren bei Nichteinnahme höher einschätzt als die Gefahren bei Einnahme. Es sind noch nicht alle Spätfolgen von Antibiotika in der Schwangerschaft erforscht, daher sind wir bei manchen Mitteln zurückhaltend. Bekannt ist, dass das Antibiotikum Chinolen zu Missbildungen beim Baby führen kann. Daher wird es Schwangeren nicht verschrieben. Auch Streptomycin, ein Mittel gegen Tuberkulose, wird nicht verschrieben, da es das Gehör des ungeborenen Kindes schädigen kann. Die folgenden Antibiotika können im Einzelfall aber verschrieben werden.

- Amoxicillin: Das ist das am häufigsten verschriebene Antibiotikum, da man weiß, dass es während der Schwangerschaft ungefährlich ist. Amoxicillin wird oft bei Blasen- oder Lungenentzündung verordnet.
- Clindamycin: ein Mittel gegen Nasennebenhöhlenentzündung, Halsentzündung oder Bronchitis
- Benzylpenicillin und Pheneticillin: bei Streptokokkeninfektionen
- Erythromycin: zum Beispiel bei Geschlechtskrankheiten
- Flucloxacillin: bei Furunkeln, Wundinfektionen und anderen schweren Hautinfektionen

Wenn du ein Antibiotikum verschrieben bekommst, ist es wichtig, die Einnahme genau einzuhalten und nicht vorher zu beenden. Brichst du die Therapie ab, weil die Beschwerden weg sind, haben manche Bakterien vielleicht überlebt und vermehren sich wieder, wodurch du erneut krank wirst und wieder Tabletten nehmen musst.

## Infektionen und ansteckende Hautkrankheiten

Auch wenn du schwanger bist, kannst du dir natürlich ein Virus oder ein Bakterium einfangen und eine Infektionskrankheit bekommen. Windpocken, Masern, Ringelröteln, Drei-Tage-Fieber, Röteln: Bei all diesen Krankheiten erscheinen rote Flecken auf der Haut, oft entsteht auch ein Juckreiz, und du kannst an ihnen erkranken, wenn du sie vorher noch nicht hattest und nicht geimpft bist. Daneben gibt es auch noch weitere Infektionskrankheiten wie

Keuchhusten, Lippenherpes, Gürtelrose und A-Streptokokken-Infektionen. Solltest du an einer davon erkrankt sein oder eines deiner Kinder rote Flecken auf der Haut haben, kläre zuerst beim Arzt ab, um welche Krankheit es sich genau handelt. Besprich danach mit deiner Gynäkologin oder deiner Hebamme, was du nun am besten tun kannst. Selbst Doktor spielen und anhand von Fotos entscheiden, was du hast, ist jetzt wirklich keine gute Idee.

## CMV (Humanes Cytomegalievirus)

CMV ist ein Herpesvirus, das dauerhaft in deinem Körper bleibt, sobald du es dir einmal eingefangen hast. Mehr als die Hälfte der Bevölkerung trägt das CMV in sich. Die Symptome einer Infektion damit sind nicht spezifisch: Du kannst Fieber bekommen, und deine Lymphknoten vergrößern sich. In ganz seltenen Fällen kommt es zu einer Lungenentzündung. Das Virus überträgt sich nur über Körperflüssigkeiten, zum Beispiel Urin, Nasensekret und Speichel, also nicht über die Luft. Kleine Kinder haben mehr Viren in ihrem Urin als Erwachsene. Viele Frauen haben sich schon lange vor der Schwangerschaft mit dem Virus infiziert, und dann ist es auch nicht weiter schlimm.

Anders ist es, wenn sich eine Frau in der Schwangerschaft zum ersten Mal infiziert. Dann besteht die Möglichkeit, dass sich auch der Fötus ansteckt, der mehr oder weniger starke Schäden (Taubheit) und geistige Einschränkungen davontragen kann. Manchmal werden diese Behinderungen schon bei der Geburt bemerkt, manchmal entstehen sie erst in den ersten Lebensjahren. Sollte es Anlass zur Sorge geben, kann der Arzt in deinem Blut und nach Woche 21 auch im Fruchtwasser nachweisen, ob eine CMV-Infektion bei dir und deinem Baby vorliegt. Nach der Geburt wird dann ein Urin- oder Speichelabstrich gemacht. Ein Gynäkologe wird die Diagnose CMV-Infektion bestätigen oder verwerfen. Falls dein ungeborenes Baby ernsthafte Behinderungen aufweisen sollte, könnte ein Schwangerschaftsabbruch beschlossen werden. Aber merk dir: Das Risiko, dass du dich in der Schwangerschaft zum ersten Mal mit diesem Virus infizierst, ist wirklich sehr gering, und nur bei der Erstinfektion ist das Virus auf dein Baby übertragbar.

Auf alle Fälle gibt es Vorsorgemaßnahmen:
- Vermeide Kontakt mit Körperflüssigkeiten, insbesondere von kleinen Kindern, und vermeide Kontakt mit Gegenständen, die mit Körperflüssigkeiten in Berührung kommen: Windeln, Schnuller, Beißringe, Besteck und Becher.

- Kontakt mit den Körperflüssigkeiten deiner eigenen Kinder kannst du natürlich nicht vermeiden. In diesem Fall ist gute Handhygiene (mindestens 20 Sekunden Hände waschen mit einer geeigneten Seife und unter den Fingernägeln bürsten) sinnvoll, um die Ansteckungsgefahr zu minimieren. Handhygiene ist in der Schwangerschaft eigentlich immer wichtig, auch wenn du noch keine eigenen Kinder versorgst.
- Geh davon aus, dass jeder Mensch das Virus in sich tragen kann. Es wäre also falsch, nur im Umgang mit jemandem, der gerade krank ist, vorsichtig zu sein.

### Grippe und Keuchhusten

Für manche Menschen ist eine Grippeimpfung empfehlenswert, zum Beispiel weil sie bei einer möglichen Erkrankung große Risiken eingehen oder aus beruflichen Gründen besser keine Grippe bekommen sollten. Soweit bekannt, gibt es keinen Grund, die Grippeimpfung in der Schwangerschaft auszulassen.

Wenn du dich im dritten Trimester gegen Keuchhusten impfen lässt, gelangen die Antikörper gegen diese schwere Erkrankung über die Plazenta zu deinem Baby. So ist dein Baby bis zu seiner eigenen Impfung im Alter von zwei Monaten ebenfalls geschützt.

Übrigens ist es ganz normal, dass eine Grippe in der Schwangerschaft länger dauert und heftiger ausfällt. Dein Immunsystem ist schließlich nicht mehr so stark. Aber sieh es mal so: Du baust während der Grippe schon eine große Extraportion Abwehrkräfte gegen dieses Virus auf. Sich in aller Ruhe auszukurieren ist das Einzige, was du dann tun kannst. Sollten die Beschwerden überhandnehmen, kannst du eine Paracetamol-Tablette ohne Kodein und Koffein nehmen.

> **Hebamme Caroline Poorterman:**
> Rechne bei einer einfachen Erkältung mit der doppelten oder dreifachen Zeit, bis du dich wirklich wieder gesund fühlst. Durch deine verminderten Abwehrkräfte kann es lange dauern, bis du deine Energie zurückhast.

## Lippenherpes (Herpes labialis)

Lippenherpes ist nicht nur unangenehm und schmerzhaft, sondern für ein neugeborenes Baby auch gefährlich. Wenn du während der Schwangerschaft Lippenherpes bekommst, ist das nicht bedenklich. Du bildest Antikörper dagegen, sodass dein Baby nicht infiziert wird. Anders sieht es aus, wenn du im Moment der Geburt zum ersten Mal Lippenherpes hast. Dann hast du nämlich noch keine Antikörper gebildet und diese also auch noch nicht an dein Baby weitergegeben.

## Tipps

- Hast du zur Geburt zum ersten Mal in deinem Leben Lippenherpes? Wasch dann sehr regelmäßig deine Hände.
- Für Mütter, Väter und Mit-Mütter, Brüder und Schwestern gilt: nicht mit dem Baby schmusen und es nicht küssen, wenn ihr Lippenherpes habt.
- Für alle anderen gilt: nicht zu Besuch kommen, bis der Lippenherpes ganz abgeheilt ist.
- Auch mit Lippenherpes darfst du natürlich stillen. Eventuell könntest du dabei zur Sicherheit einen Mundschutz tragen.

## Scharlach und Borkenflechte an Mund und Kinn (A-Streptokokken-Infektion)

Borkenflechte erkennt man an den Bläschen, gelben Verkrustungen sowie Wunden und roten Flecken rund um Mund oder Nase. Meistens wird Borkenflechte durch den *Staphylococcus aureus* verursacht, aber in einigen Fällen auch durch *Staphylococcus pyogenes*. Scharlach äußert sich mit rauen roten Flecken am ganzen Körper, die aber nicht jucken. Bevor die Flecken erscheinen, hat der erkrankte Mensch meist mehrere Tage Fieber gehabt, unter Übelkeit gelitten und musste sich vielleicht auch übergeben. Solche Symptome können sehr leicht mit denen einer Grippe verwechselt werden. Die Wahrscheinlichkeit, als Schwangere an Scharlach oder Borkenflechte zu erkranken, ist genauso hoch wie bei Nicht-Schwangeren. Für dein Baby birgt eine Gruppe-A-Streptokokken-Infektion zum Glück kein besonderes Risiko. Für eine Wöchnerin kann eine Infektion jedoch Folgen haben. Wenn die Geburt stattfindet, während du an Scharlach oder Borkenflechte leidest, steigt dein Risiko, an Kindbettfieber zu erkranken, vor allem nach einem Dammriss, -schnitt oder Kaiserschnitt.

## Tipps

- Vermeide intensiven Kontakt (mehr als 4 Stunden am Tag oder 20 Stunden pro Woche) mit Menschen, die an Borkenflechte oder Scharlach erkrankt sind.
- Schlaf nicht im selben Zimmer wie jemand mit Borkenflechte oder Scharlach.
- Kontaktiere deine Hausärztin, wenn bei dir Verdacht auf Scharlach oder Borkenflechte besteht.

### Gürtelrose und Windpocken

Gürtelrose ist sehr schmerzhaft, daher ist diese Krankheit während der Schwangerschaft sicher kein Zuckerschlecken. Die gute Nachricht ist, dass Gürtelrose dir oder deinem Baby nicht weiter schadet.

Wenn du noch nie Windpocken hattest und nicht dagegen geimpft bist, kannst du während der Schwangerschaft daran erkranken. Windpocken bergen ernsthafte Risiken für die Schwangere und das Baby. Solltest du mit einem Windpockenpatienten in Kontakt gekommen sein und die Krankheit selbst noch nicht gehabt haben, nimm sofort Kontakt mit deiner Frauenärztin auf. Dann überlegt ihr gemeinsam, wie groß das Risiko einer Ansteckung ist und welche Schritte nun eingeleitet werden sollten.

> **Hebamme Caroline Poorterman:**
> **Beim ersten Gespräch fragen wir die Frauen, ob sie schon einmal Windpocken hatten. Bei einem klaren »Nein« oder »Weiß ich nicht« nehmen wir Blut ab und überprüfen es auf Antikörper. In mehr als 90 Prozent der Fälle kommt heraus, dass die Frau doch geschützt ist.**

## Masern, Mumps, Röteln (Rubella)

Fast alle Menschen sind durch die MMR-Impfung vor Masern, Mumps und Röteln geschützt. Aber wenn du nicht geimpft bist und die Krankheit vor der Schwangerschaft noch nicht hattest, kann es gefährlich werden. Falls du keine MMR-Impfung erhalten hast, solltest du das deiner Hebamme und deinem Frauenarzt sagen.

*Masern* – Ungeborene Kinder scheinen keine negativen Folgen zu erleiden, wenn die Mutter Masern hat. Bei kleinen Babys, die an Masern erkranken, kommt es jedoch häufiger zu Komplikationen. Solltest du nicht geimpft sein und Kontakt mit Masernerkrankten gehabt haben, kontaktiere bitte sofort deine Hebamme oder deinen Frauenarzt.

*Röteln* – Für die Schwangere sind Röteln eigentlich nie gefährlich, und sie bringen auch keine Nachteile mit sich. Anders ist es beim ungeborenen Kind. Das kann das kongenitale Rubellasyndrom entwickeln, das Abweichungen bei den Organen verursachen kann. Welche Organe das sind, hängt unter anderem von der Phase der Schwangerschaft ab und davon, welche Organe gerade angelegt werden, wenn es zur mütterlichen Erkrankung kommt. Auch hierbei gilt: Wenn du nicht geimpft bist und Kontakt zu jemandem mit Röteln hattest, kontaktiere sofort deine Hebamme. Außerdem kann es vernünftig sein, die Impfung sechs Wochen nach der Geburt nachzuholen. Damit vermeidest du Probleme bei einer erneuten Schwangerschaft.

*Mumps* – Mit seinen grippeähnlichen Symptomen und seinen stark angeschwollenen Lymphknoten verursacht Mumps sehr selten Komplikationen. Es gibt Hinweise darauf, dass Mumps in den ersten Wochen der Schwangerschaft zu einem erhöhten Fehlgeburtsrisiko führt, aber die Wahrscheinlichkeit ist sehr gering. Nach den ersten Schwangerschaftswochen birgt Mumps für Mutter und Kind keine zusätzlichen Gefahren mehr.

## Heuschnupfen und Heuschnupfenmedikamente

Viele Menschen leiden darunter: niesen, rote Augen und eine laufende Nase. Die Heuschnupfensaison hat begonnen. Möglicherweise reagierst du jetzt, weil du schwanger bist, anders auf Pollen. Manchmal bleibt die Allergie einfach aus, manchmal verändert sich nichts, aber leider ist sie meistens heftiger. Besprich mit deinem Arzt, ob du deine Medikamente weiterhin nehmen kannst. Falls nicht, kann er dir ein Ersatzmedikament verschreiben. Sollten dir frei verkäufliche Mittel ausreichen, lies zuerst den Beipackzettel. Die meisten kannst du bedenkenlos einnehmen, aber Vorsorge ist besser als Nachsorge. Noch besser wäre, wenn du die folgenden Tipps ausprobierst und dadurch gar nichts einnehmen musst:

- Meide Wiesen und vor allem frisch geschnittenes Gras.
- Schließ die Fenster und Türen deines Schlafzimmers. Frische Luft ist zwar gesund, aber wenn beim Lüften zu viele Pollen hereinkommen, für dich nicht mehr.
- Trag draußen eine Sonnenbrille, auch wenn es eigentlich nicht nötig ist. Dadurch schützt du deine Augen ein wenig.
- Reib dir nicht die Augen. Reiben bringt die Pollen direkt ins Auge.
- Trockne deine Wäsche nicht an der frischen Luft, wenn Pollenflug herrscht.
- Spül deine Augen mit physiologischer Kochsalzlösung aus. Das schadet überhaupt nicht. (Das Salzwasser kannst du mit Tränen vergleichen, es befeuchtet die Augen.)
- Ein absoluter Geheimtipp ist ein Vernebler, der Kochsalz in die Atemluft vernebelt.

## Röntgenaufnahmen

Im Gegensatz zur Strahlung, die von Handys, Mikrowellen oder WLAN-Routern ausgesendet wird, ist Röntgenstrahlung ionisierend (siehe Seite 188). Eine Röntgenuntersuchung wird daher auch so weit wie möglich vermieden. Sollte während der Schwangerschaft ein Körperteil geröntgt werden müssen, der sich nicht in der Nähe des Bauches befindet, kann dies mit einigen zusätzlichen Sicherheitsmaßnahmen gemacht werden. Die Strahlung erreicht dein Kind dann nicht, und es gibt keine negativen Folgen.

Muss von einem Körperteil in der Nähe des Bauches ein Röntgenbild gemacht werden, wird zuerst überlegt, ob eine sichere Diagnose nicht auch ohne Röntgen zu stellen ist. Oder die Untersuchung wird auf die Zeit nach der Geburt verschoben. Sollte trotzdem eine Aufnahme nötig sein, werden die Ärzte, so gut es geht, Rücksicht auf deine Schwangerschaft nehmen. Auch dann ist das Risiko minimal. Das Einzige, was du tun musst, ist bei der Radiologie anzugeben, dass du schwanger bist. Sicherlich steht es in deiner Akte, aber es kann nicht schaden, wenn du es noch einmal erwähnst.

## Computertomographie

Bei einer Computertomographie wird noch mehr Strahlung freigesetzt als bei einem Röntgenbild. Darum wird es normalerweise kein CT geben, wenn du schwanger bist. Manchmal ist es aber medizinisch notwendig. Dann geht es nicht anders, zum Beispiel in lebensgefährlichen Situationen. In solchen Fällen wird ein CT gemacht.

## MRT

Im Gegensatz zur gängigen Meinung funktioniert ein MRT nicht mit Strahlung, sondern mit Magnetismus. Ein MRT wird vorsorglich nicht vor der 12. Woche gemacht. Und am besten auch nicht danach, es sei denn, es ist wirklich unumgänglich.

MEDIZINISCHE FAQS

Sprechstunde bei

# Hausärztin Alexandra Bouman

*Die Allgemeinmedizinerin Alexandra Bouman leitet gemeinsam mit ihrem Mann eine Hausarztpraxis in Eerbeek. Sie stellt fest, dass viele schwangere Frauen dieselben Fragen umtreiben. Außerdem weiß sie, dass sie manchmal besonders aufmerksam sein müssen, zum Beispiel bei der Selbstmedikation.*

**Ist es schlimm, wenn ich noch geraucht, getrunken oder Drogen genommen habe, als ich noch nicht wusste, dass ich schwanger bin?**

Diese Frage wird uns regelmäßig gestellt. Du kannst die Zeit natürlich nicht zurückdrehen, aber meistens ist es nicht sehr schädlich, auch wenn es natürlich von der Droge, der Regelmäßigkeit und der konsumierten Menge abhängt. Wenn du dir darüber Sorgen machst, solltest du mit deinem Frauenarzt darüber sprechen.

**Wieso muss ich angeben, welche Medikamente ich regelmäßig einnehme?**

Viele Medikamente sind in der Schwangerschaft unschädlich, aber nicht alle. In manchen Cremes gegen Ekzeme stecken zum Beispiel auch Hormone. Medikamente wie Antidepressiva darfst du nicht einfach so absetzen. Du solltest besser in der Sprechstunde mit deiner Ärztin klären, was für dich und dein Baby besser ist: die Medikamente weiter nehmen oder absetzen.

**Kann ich gängige Medikamente, wie Schmerzmittel, einfach einnehmen?**

Frag zuerst deinen Arzt oder Apotheker. Denn alles gelangt zum Baby. Auch bei Schmerzmitteln musst du daher vorsichtig sein. Das einzige sichere Schmerzmittel ist Paracetamol ohne Kodein und ohne Koffein, aber nicht mehr als die angegebene Tagesdosis.

**Ist eine Grippe oder Erkältung schädlich?**

An sich kann eine Grippe nicht viel Schaden anrichten, aber wenn du hohes Fieber hast, solltest du deinen Arzt kontaktieren. Hohes Fieber kann auf eine Lungen- oder Mandelentzündung hindeuten. Das solltest du in der Schwangerschaft besser vermeiden oder schnell behandeln lassen, damit dein Körper möglichst schnell gesund wird und die Abwehr wieder funktioniert.

**Muss ich besonders bei Kinderkrankheiten aufpassen?**

Die meisten Frauen haben alle Kinderkrankheiten selbst schon durchgemacht oder sind gegen sie geimpft. Bei manchen Krankheiten, zum Beispiel bei Röteln, musst du jedoch besonders aufpassen. In dem Fall sollte überprüft werden, ob du Antikörper im Blut hast.

**Muss ich Orte mit einem hohen Infektionsrisiko meiden?**

Ich würde als Schwangere Länder meiden, in denen das Zika-Virus vorkommt oder für die ich eine Malariaprophylaxe brauche. Informiere dich vor der Buchung beim Gesundheitsamt oder beim Hausarzt.

**Wie kann meine Hausärztin bei psychischen Beschwerden wie Ängsten oder depressiven Gefühlen helfen?**

Solltest du psychische Probleme haben, such dir möglichst schnell Hilfe, damit die Beschwerden nicht chronisch oder schlimmer werden. Dein Hausarzt kann hier die erste Anlaufstelle sein und die weiteren Schritte mit dir besprechen. Denn manchen Menschen fällt es leichter, sich zunächst einmal an den vertrauten Hausarzt zu wenden, der dann weiterführende Behandlungsangebote vermitteln kann.

**Was muss ich tun, wenn ich eine sexuell übertragbare Krankheit habe?**

In die Sprechstunde des Frauen- oder Hausarztes kommen, natürlich. Wenn du vermutest, dass du schon einmal eine solche Infektion hattest oder dich gerade erst infiziert hast, können wir das einfach überprüfen und oft auch behandeln. Sei vor allem bei *Herpes genitalis* vorsichtig. Solltest du bei der Geburt erkrankt sein, kannst du dein Baby anstecken.

**Kann eine Pilzinfektion während der Schwangerschaft behandelt werden?**

Ja, im Prinzip ist das möglich. Pilzinfektionen kommen in der Schwangerschaft verhältnismäßig häufig vor, lassen sich aber zum Glück einfach behandeln.

# SCHWANGER-SCHAFT &
# DEIN KÖRPER

# Schwangerschaft und dein **Rücken**

Dass es dein Rücken in der Schwangerschaft schwer hat, wird dich nicht überraschen: Er wird unter dem Einfluss der Hormone schwächer und muss zahlreiche Extrakilos tragen, wodurch du eine andere Haltung einnimmst. Die folgenden Übungen, Tipps und Tricks helfen dir, Rückenschmerzen zu vermeiden oder zu lindern.

> **Wissenswertes**
> Schmerzen im unteren Rücken kommen oft durch die Erschlaffung der Gelenke, Sehnen und Muskeln. Schmerzen im oberen Rücken gehen meist auf eine falsche Haltung zurück.

## Tipps für deinen Rücken

- Hör auf deinen Körper. Brauchst du Ruhe, dann gönn sie dir auch.
- Bewege dich regelmäßig. Ohne tägliche Bewegung erschlaffen deine Rückenmuskeln, wodurch sich die Beschwerden verstärken.
- Schwimmen ist als Sport bestens geeignet, denn das kannst du auch mit schwerer werdendem Bauch.
- Wenn du viel sitzt, solltest du einen guten Stuhl wählen und nicht zu lange in derselben Position bleiben.
- Sitz auf beiden Pobacken, ohne die Beine übereinanderzuschlagen, und drück die Knie nicht zusammen. So verteilst du das Gewicht gleichmäßiger.
- Steh nicht zu lange.
- Rolle beim Gehen deine Füße gut ab und vermeide es zu schlurfen.
- Schlaf nicht auf dem Rücken, sondern auf der Seite, eventuell mit einem Kissen zwischen den Knien.
- Wenn du etwas heben oder dich bücken musst, geh dabei in die Knie. Heb nicht mit deinen Rückenmuskeln, um den Rücken nicht unnötig zu belasten.

- Trag während der Schwangerschaft keine High Heels. Absätze bis 3 Zentimeter sind prima.
- Lauf in Schuhen mit einem guten Fußbett.
- Halte deinen Rücken schön warm: Mit einem warmen Bad, einer Wärmflasche, einem Kirschkernkissen oder einer Massage kann sich dein Rücken optimal entspannen.

## Schwangerschaft und deine Haltung

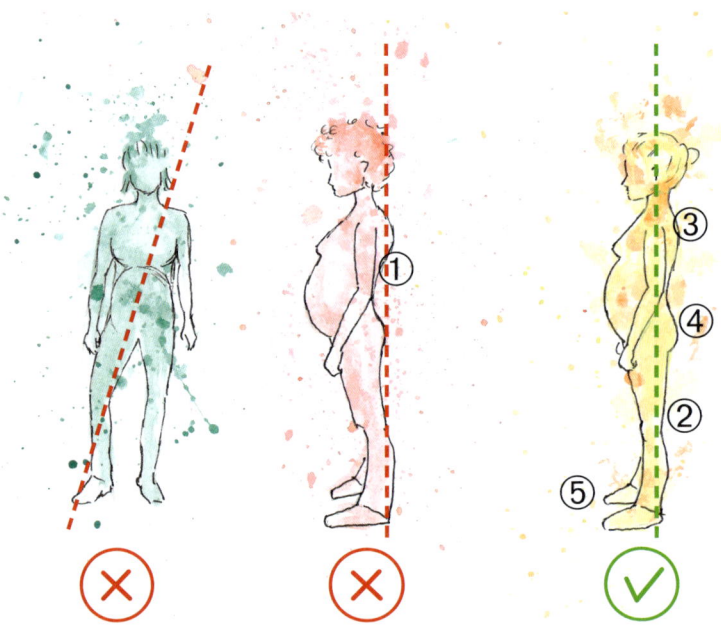

① Achte darauf, dass du nicht in deinen Gelenken »hängst«. Wenn du müde bist, und das bist du wahrscheinlich regelmäßig, neigst du dazu, ins Hohlkreuz zu gehen und den oberen Rücken rund zu machen: Mit dem Bauch voran. Das fühlt sich kurzfristig gut an, ist für den Rücken aber gar nicht gut. Achte darum gut auf deine Haltung, um Rückenschmerzen vorzubeugen.

> Hast du häufig oder starke Rückenschmerzen, solltest du mit deiner Hebamme sprechen oder einen Termin in einer Praxis für Chiropraktik (zum Beispiel bei Problemen mit Wirbelsäule oder Becken), (Schwangerschafts-)Physiotherapie oder bei anderen Spezialisten machen.

② Streck deine Knie nicht ganz durch, sondern halte sie beim Stehen immer ganz leicht gebeugt.

③ Drück deinen Rücken nicht ganz durch (und geh nicht ins Hohlkreuz), sondern kipp deinen Bauch mithilfe der Bauchmuskeln etwas zu dir hin.

④ Spann im Stehen deine Pobacken an, damit deine Hüfte ein wenig nach vorne kippt. Eine stolze Haltung hilft: Schultern nach hinten und unten.

⑤ Stell deine Beine mit etwas Abstand zueinander auf (Füße genau hüftbreit auseinander).

# Schwangerschaft und deine **Brüste**

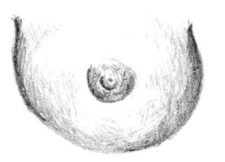

Deine Brüste werden im Durchschnitt jeweils 250 Gramm schwerer. Also könnten sie auch mehr oder weniger stark wachsen. Über das spätere Stillen sagt das aber nichts aus.

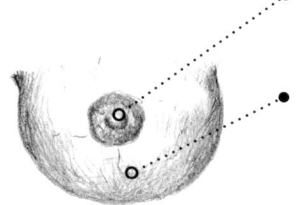

**Größere Brustwarzen:** Deine größeren und weiter hervorstehenden Brustwarzen bereiten sich darauf vor, dein Baby zu ernähren.
**Adern:** Deine Brüste werden besser durchblutet, wodurch deine Adern deutlicher hervortreten.

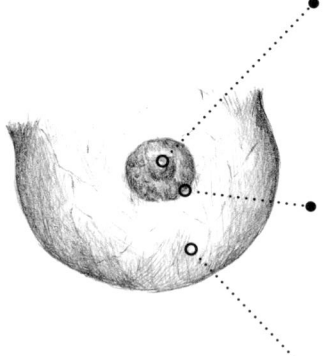

**Dunklerer Warzenvorhof:** Ein kluger Schachzug von Mutter Natur – Neugeborene können Kontraste am besten unterscheiden. Durch seine dunklere Färbung erkennen sie den Warzenvorhof und wissen, wo sie hinmüssen, um an Milch zu kommen.
**Knubbel:** Diese Erhebungen werden »Montgomery-Drüsen« genannt und können eine ölige Flüssigkeit absondern. Noch ein Trick von Mutter Natur, damit die Höfe geschmeidig werden und bleiben.
**Striae:** Da deine Brüste (und daher auch das Bindegewebe und die Haut) sehr schnell wachsen, kannst du auch an den Brüsten Dehnungsstreifen bekommen.

## SCHWANGERSCHAFT UND DEINE BRÜSTE

### Sie wachsen, und das spürst du …
Die Milchdrüsen entwickeln sich und bereiten sich auf das Stillen vor. Eine Brust verfügt über 15 bis 25 Milchdrüsentrauben. An diesen Drüsen hängen die Milchgänge, die ab der Geburt deines Babys mit Milch gefüllt werden. Sie sind eine Art Vorratsspeicher.

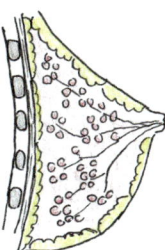 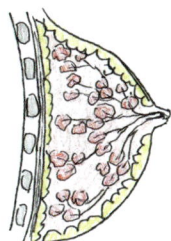 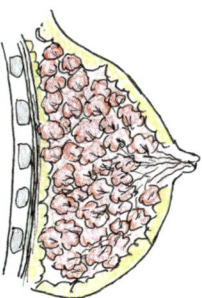

# Schwangerschaft und **Kindsbewegungen**

> **Wochen 16 bis 22**
>
> Du spürst zum ersten Mal dein Baby. Wenn du schon einmal schwanger warst, erkennst du das Gefühl leichter wieder. Für die Erstlingsmamas: Dieses Geflatter, das Geblubber, die Bläschen in deinem Bauch – das ist dein Baby!

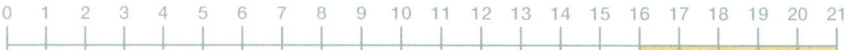

**Tipp von Hebamme Caroline Poorterman:**
Mach es dir zur Gewohnheit, auf das Bewegungsmuster deines Babys zu achten. Dann wirst du leichter erkennen, wenn dein Baby (zu) ruhig ist. Im Zweifel: Wenn du weniger oder andere Bewegungen spürst, ist ein sehr guter Grund, deine Hebamme oder Frauenärztin anzurufen.

## SCHWANGERSCHAFT UND KINDSBEWEGUNGEN

### Woche 27

Dein Baby ist kräftig, das spürst du. Treten, drehen, stoßen: All diese Bewegungen bekommst du jetzt mit. Manchmal kann man sie sogar von außen sehen. Oft spürst du die meisten Bewegungen mittags und abends. Zu diesen Zeiten musst du dein Baby jeden Tag spüren können. Wenn du meinst, dein Baby habe sich zu lange nicht bewegt, leg dich für 2 Stunden auf die linke Seite und zähl die Bewegungen, die du spürst. Sollten sie zu schwach sein oder zählst du weniger als zehn Bewegungen, kontaktiere deinen Arzt oder deine Hebamme.

### Woche 28

Sollte deine Plazenta wie ein Kissen an der Bauchwand liegen, ist es bisher schwieriger gewesen, dein Baby zu spüren.

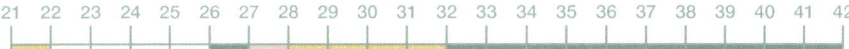

### bis Woche 32

Die Bewegungen werden jeden Tag kräftiger und vielfältiger. Du hast das Gefühl, dein Baby würde sich auch »verschieben«.

### Wochen 32 bis 40

Es ist ganz normal, dass du dein Baby jetzt weniger heftig und anders spürst: subtiler und schiebender als vorher. Dein Baby hat schließlich immer weniger Platz. Kontaktiere aber sofort deinen Arzt oder deine Hebamme, wenn du merkst, dass sich dein Baby viel weniger bewegt, als du es gewohnt bist. Es könnte ein Hinweis auf einen sich verschlechternden Allgemeinzustand deines Babys sein.

**Untersuchungen haben ergeben, dass dein Baby durch seine Bewegungen im dritten Trimester unglaublich viel lernt! Es entwickelt eine Art Wissen über seinen Körper, und in seinem Gehirn werden die Bewegungen mit dem Bereich verbunden, der auch für die Sinnesorgane zuständig ist.**

## Schwangerschaft und wie du dich fühlst

**Rollmops**

Schwertransport

In Bestform. Rund ist auch eine Form. 🙂

Dickes Einhorn: aufgedunsen, aber unheimlich magisch und besonders

Wunderschön und unglaublich weiblich

Gestrandeter Pottwal

Meine Freundin hielt mich wegen meiner schwarzen Jacke und meines komischen Gangs für einen Pinguin oder einen Mugel (halb Mensch, halb Kugel).

KAISERSCHNITTE

Murmeltier

#Pregosaurus

# Schwangerschaft und deine **Kilos**

Im Durchschnitt nimmst du in einer Einlingsschwangerschaft zwischen 10 und 15 Kilo zu, und die verteilen sich nach 40 Wochen wie folgt auf deinen Körper:
- Baby 3,5 Kilo
- Gebärmutter 1 Kilo
- Plazenta 0,5 Kilo
- Blut 1,5 Kilo
- Brüste 0,5 Kilo
- extra Fettreserve 3 Kilo
- Flüssigkeit und Fruchtwasser 2 Kilo
  Während des ersten Trimesters nimmst du ungefähr 1 Kilo zu.

Zwischen Woche 21 und Woche 30 nimmst du am meisten zu: ungefähr 50 Prozent deiner Schwangerschaftskilos.

Direkt nach der Geburt bist du ungefähr 6 Kilo leichter. Den Rest verlierst du langsamer. Neun Monate zu-, neun Monate abnehmen. Gesundes Zurückfinden zum Nicht-Schwangersein braucht einfach Zeit.

**Bezogen auf deinen BMI darfst du zunehmen:**
- 12,5 bis 18 Kilo bei einem BMI unter 18,5 (Untergewicht)
- 11,5 bis 16 Kilo bei einem BMI zwischen 18,5 und 25 (Normalgewicht)
- 7 bis 11,5 Kilo bei einem BMI zwischen 25 und 30 (Übergewicht)
- 5 bis 9 Kilo bei einem BMI über 30 (Adipositas)

Im Durchschnitt benötigt eine Schwangere im dritten Trimester 191 kcal zusätzlich am Tag, im ersten und zweiten Trimester gar keine. Das liegt daran, dass du dich in der Schwangerschaft weniger bewegst und daher am Tag auch weniger Kalorien verbrennst.

# Schwangerschaft und dein Bauch

Diese Symptome an deinem Bauch zeigen dir, dass du schwanger bist:

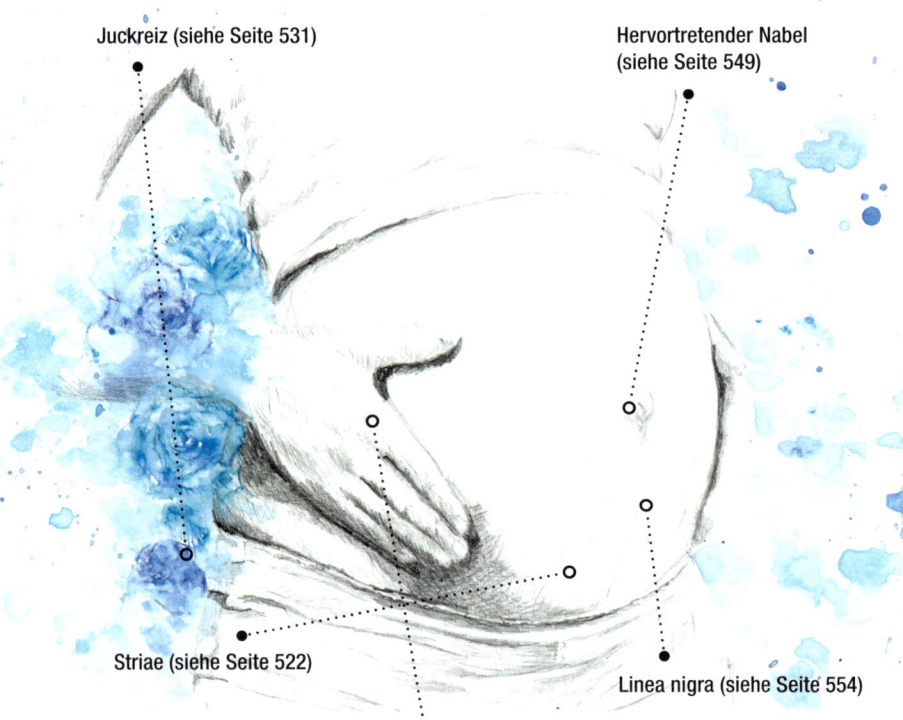

- Juckreiz (siehe Seite 531)
- Hervortretender Nabel (siehe Seite 549)
- Striae (siehe Seite 522)
- Linea nigra (siehe Seite 554)

Gehört der Bauch dir oder der Allgemeinheit? Tja ... Du wirst sicher erleben, dass jeder deinen Bauch anfassen will. Sogar Fremde! Zeit, deine Grenzen aufzuzeigen. 😊

> Fakt ist, dass der eine Bauch schneller wächst als der andere oder runder ist oder mehr nach vorne oder mehr zur Seite zeigt. Das eine ist nicht besser als das andere, und genau deswegen ist jeder Schwangerschaftsbauch einzigartig.

# Schwangerschaft und das Wachstum deiner Gebärmutter

Du bist zehnmal einen Zyklus lang (vier Wochen) schwanger.

Irgendwann im zehnten Zyklus (zwischen Woche 36 und Woche 40+) »senkt« sich dein Baby ins Becken und deine Gebärmutter mit ihm.

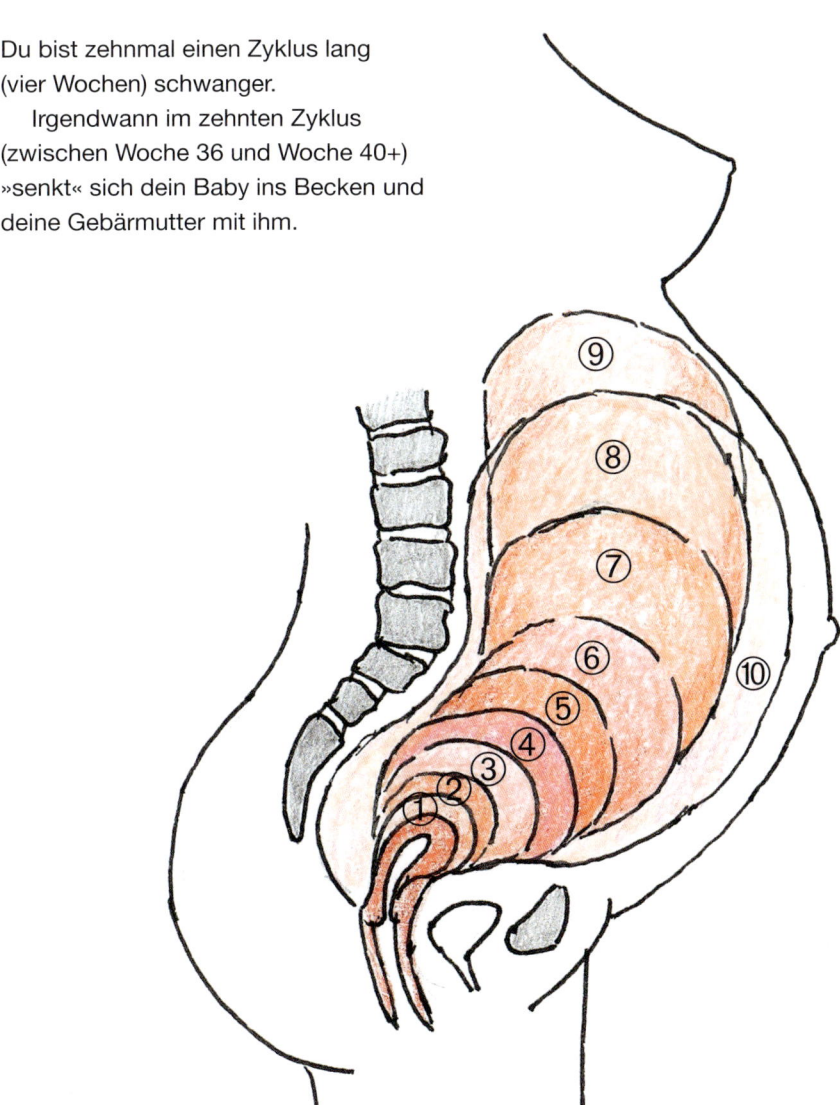

# Schwangerschaft und deine Plazenta

Die Plazenta ist das einzige Organ, das deinen Körper nach Gebrauch verlassen muss. »Plazenta« bedeutet eigentlich Kuchen (lat.), und die deutsche Übersetzung ist ja auch Mutterkuchen.

### Ein Schwamm mit Adern und Zotten

Die Plazenta ist ein rotes, blutiges Organ mit allerhand Ausstülpungen (Zotten): eine Art Schwamm mit einem ganzen Netzwerk aus Adern. Am Ende deiner Schwangerschaft wiegt sie im Durchschnitt 500 Gramm, ist 2,5 Zentimeter dick und hat einen Durchmesser von 20 Zentimeter. Die Zotten (Chorionzotten genannt) enthalten die DNA deines Babys und werden beim Chorionzottentest punktiert. Nach ungefähr zwölf Wochen ist die Plazenta vollständig entwickelt.

Die Plazenta hat verschiedene Aufgaben:
- Nährstoffe, Sauerstoff und verschiedene Antikörper gelangen über die Plazenta zu deinem Baby.
- Dein Baby führt Abfallprodukte und Kohlensäure über die Plazenta ab.
- Über die Plazenta tauschst du mit deinem Baby Hormone aus, und die Plazenta produziert auch selbst Hormone.
- Dank der Plazenta ist dein Baby vor Bakterien und Schadstoffen geschützt.

### Zwei Blutkreisläufe

Mutter und Baby haben jeweils einen eigenen Blutkreislauf. Die Plazenta besteht aus zwei Teilen: einen von der Mutter und einen vom Baby. Ein Teil wächst aus der Gebärmutter heraus, der andere entsteht aus der Zygote (dem allerersten Anfang des Babys). Diese beiden Teile sind durch zwei Häute voneinander getrennt. Diese Membranen sind unglaublich ausgefeilte Konstruktionen mit einer cleveren Filterfunktion: Sie lassen bestimmte wichtige Stoffe durch und halten schädliche Stoffe zurück. Aber einige Schadstoffe wie Alkohol, Viren und Nikotin durchqueren die Plazenta trotzdem.

### Zu- und Abfuhr

Die Zufuhr von Nährstoffen und die Abfuhr von Abfallstoffen geschieht über die Nabelschnur, die an der Plazenta beginnt und dort endet, wo später Babys Bauchnabel sein wird.

## Zusätzliche Hormonfabrik

Die Plazenta bildet auch bestimmte Hormone: Östrogen, Progesteron, hCG und HPL (siehe Seite 278). Sie sind auch für die Gebärmutter nützlich. So unterstützt Östrogen ihr Wachstum, und Progesteron verhindert, dass sie sich zu stark zusammenzieht. Am Ende der Schwangerschaft wird weniger Progesteron ausgeschüttet, damit die Gebärmutter sich zusammenziehen kann. Dadurch entstehen Wehen. HCG unterstützt das Wachstum des Babys, und dank HPL akzeptiert der mütterliche Körper die Gene des Vaters und stößt das Baby nicht ab.

## Die Lage deiner Plazenta

In den ersten Wochen deiner Schwangerschaft bildet sich die Plazenta in deiner Gebärmutter aus der Embryoblase und der Gebärmutterschleimhaut, und zwar in der Nähe der Stelle, an der die Einnistung stattgefunden hat. Daher liegt die Plazenta auch nicht immer an derselben Stelle: Sie kann an der Vorderseite, aber auch in Richtung deines Rückens liegen. Auch die Höhe ist von Schwangerschaft zu Schwangerschaft verschieden. Eine Plazenta, die zu tief liegt, wächst oft noch mit der Gebärmutter nach oben.

Wo sich die Plazenta auch befindet, am Ende der Schwangerschaft sollte sie nicht zu tief oder über dem Muttermund liegen (Placenta praevia). Zum Glück bereitet die Lage der Plazenta bei der Geburt nur selten Probleme.

Ab der 28. Woche kann festgestellt werden, ob die Plazenta den inneren Muttermund bedeckt. Das Baby kann in diesem Fall nicht vaginal geboren, sondern muss per Kaiserschnitt auf die Welt gebracht werden.

Bei einer tief liegenden Plazenta liegt der Mutterkuchen in der Nähe des Muttermundes, wodurch dein Baby weniger Platz hat, sich ins Becken zu senken. Manchmal ist eine natürliche Geburt trotzdem möglich, aber wenn du während der Geburt zu viel Blut verlierst oder dein Baby zu wenig Platz hat, um auf die Welt zu kommen, wird ein Kaiserschnitt gemacht.

Sowohl bei tief liegenden als auch bei den Muttermund überdeckenden Plazenten kann es während der Schwangerschaft zu Blutungen kommen. Daher wird immer die Lage der Plazenta kontrolliert, wenn du Blut verlierst.

## Nachwehen und Nachgeburt

Ist dein Baby geboren, verkleinert sich deine Gebärmutter sofort durch starke Kontraktionen. Die Plazenta löst sich so und kann ebenfalls »geboren« werden.

# Schwangerschaft und die **Nabelschnur** (Funiculus umbilicalis)

Ein spätes Abnabeln (das heißt, die Nabelschnur 2 bis 3 Minuten auspulsieren lassen, bevor sie getrennt wird) bringt einige Vorteile: So gelangt mehr Blut von der Plazenta zu deinem Baby, wodurch es ein Plus an roten Blutkörperchen, Sauerstoff und Nährstoffen bekommt und sich das Risiko auf eine Blutarmut verringert.

Die Nabelschnur verläuft von der Plazenta zur Mitte des Babybauches und bildet während der Schwangerschaft Babys Versorgungsschacht. Sie besteht aus drei Kanälen: einem für die Zufuhr von sauerstoffreichem Blut und Nährstoffen (Venae umbilicales) und zwei für den Abtransport von sauerstoffarmem Blut (Arteriae umbilicalis). Diese Adern liegen geschützt in einer gelartigen Substanz.

Es kommt immer wieder vor, dass sich die Nabelschnur bei der Geburt um den Hals des Babys gewickelt hat, manchmal sogar mehr als einmal. Das wirkt gefährlich, und wahrscheinlich denkst du, dein Baby würde ersticken, aber die Hebamme oder der Gynäkologe achtet immer darauf und entfernt die Nabelschnur, bevor dein Baby zu atmen beginnt.

Jahre später, wenn dein Baby kein Baby mehr ist und das Haus verlässt, schneidest du die Nabelschnur noch einmal durch …

Manchmal besteht die Möglichkeit, Stammzellen aus der Nabelschnur zu spenden. Damit kann zum Beispiel Leukämiepatienten geholfen werden.

Du kannst entscheiden, dass Nabelschnur und Plazenta bleiben, wie sie sind, und warten, bis die Nabelschnur sich von alleine löst. Bei einer Lotusgeburt ist das ganz normal.

Nach der Geburt hat die Nabelschnur keine Funktion mehr, und die Hebamme oder der Arzt setzt nah am Bauch des Babys eine Klemme oder ein Nabelschnurgummi. Oft darf auch der Partner die Nabelschnur durchtrennen (abnabeln). Keine Sorge, dein Baby spürt davon nichts: Durch die Nabelschnur verlaufen keine Nerven.

Die Nabelschnur bildet sich schon sehr früh. Bei einem ausgewachsenen Fötus ist sie einen halben Meter lang und hat einen Durchmesser von ungefähr 1,5 Zentimeter.

Während der Schwangerschaft spielt dein Baby mit der Nabelschnur.

Ganz neu ist der Trend, aus der Nabelschnur ein Kunstwerk zu formen. Die noch weiche Nabelschnur wird in eine bestimmte Form gelegt (Blume, Herz, erster Buchstabe des Vornamens oder das Wort »love« etc.) und danach bei niedriger Temperatur im Ofen getrocknet. Solch eine getrocknete Nabelschnur kannst du ewig aufbewahren.

Alle Nährstoffe gelangen über die Nabelschnur zum Baby, und alle Abfallstoffe verlassen es darüber auch wieder.

Spätes Abnabeln kann zur Folge haben, dass dein Baby gelb aussieht. Das kommt von einem Überschuss an roten Blutkörperchen. Aber es kann auch andere Gründe haben.

SCHWANGERSCHAFT & DEIN KÖRPER

# Schwangerschaft und **Mehrlinge**

Die Gynäkologin überwacht nicht nur dich, sondern auch deine Babys besonders engmaschig.

Die Schwangerschaft mit Mehrlingen ist wirklich anstrengender als mit einem Einling. Gönn dir also Ruhe.

Deine Haut wird noch stärker gedehnt. Bei Zwillingen steigt die Wahrscheinlichkeit, Striae zu bekommen.

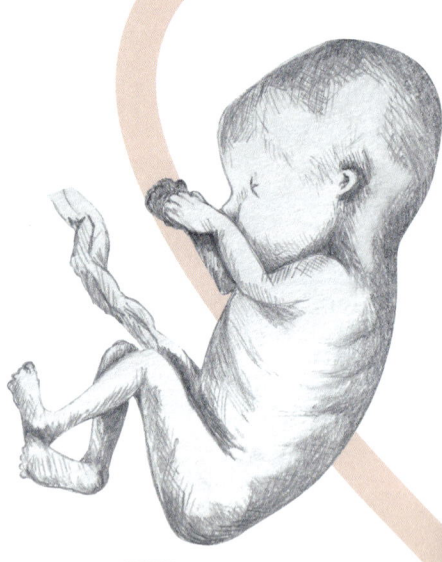

Zwillinge können jeweils eine eigene Plazenta haben oder sich gemeinsam eine teilen. Das durchschnittliche Geburtsgewicht bei Mehrlingen liegt bei 2500 Gramm, 1 Kilo weniger als bei Einlingen.

Im Durchschnitt kommen Zwillinge nach 37 Wochen zur Welt.

Die Babys kommen häufig kurz hintereinander. Manchmal liegen nur 5 bis 10 Minuten zwischen den Geburten. Es kann auch länger dauern. Solange das zweite Baby sicher ist, muss sich niemand Sorgen machen.

SCHWANGERSCHAFT UND MEHRLINGE

Dein Gynäkologe begleitet dich.

Im Durchschnitt nimmst du bei Zwillingen 12 bis 18 Kilo zu.

Du gehst öfter zu Kontrollen als mit einem Einling, da du ein höheres Komplikationsrisiko hast. Hoher Blutdruck, Schwangerschaftsdiabetes, Blutarmut, Schwangerschaftsvergiftung und Frühgeburten sind häufiger.

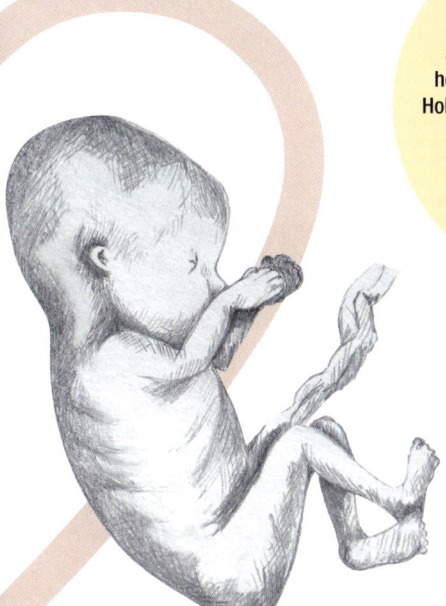

Bis zur 26. Woche gehst du einmal im Monat zur Frauenärztin, zwischen Woche 26 und 32 zweimal im Monat und ab der 32. Woche wöchentlich, aber das hängt ganz von der jeweiligen Situation ab.

Da Mehrlinge meistens zu früh geboren werden, kommen sie oftmals nach der Geburt zur Stärkung in den Brutkasten.

Nach Woche 29 wachsen Mehrlinge meistens weniger schnell als Einlinge, und manchmal wächst auch ein Zwilling schneller als der andere.

# Schwangerschaft und dein **Fruchtwasser**

Das Fruchtwasser, von dem dein Baby umgeben ist, …

… enthält lose Zellen mit der DNA deines Babys, die bei einer eventuellen Fruchtwasserpunktion untersucht wird.

… schützt: Es bildet eine Art Knautschzone und Airbag. Es schützt auch gegen Infektionen.

… sorgt dafür, dass die Nabelschnur nie gequetscht oder flach gedrückt wird.

… hat eine konstante Temperatur, sodass es deinem Baby nie zu kalt oder zu warm ist.

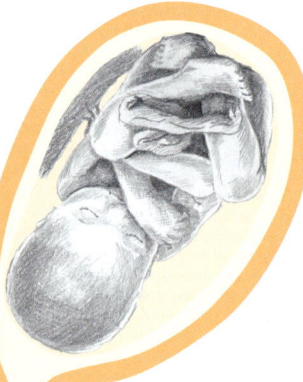

… besteht zu 98 Prozent aus Wasser und zu 2 Prozent aus (an)organischen Stoffen wie Natrium, Chlorid, Kreatin und Harnstoff.

… ist von der Fruchtblase umgeben.

… bildet sich zwei Wochen nach der Befruchtung.

… bleibt zum Großteil im Körper, wenn die Fruchtblase platzt, da der Kopf deines Babys wie ein Korken wirkt.

… wird ab dem zweiten Trimester schlückchenweise von deinem Baby getrunken, wieder ausgepinkelt und danach wieder getrunken.

… wird während der ganzen Schwangerschaft immer frisch gebildet.

# Die Geburt und was dir niemand erzählt

Wie gut du auch im Geburtsvorbereitungskurs aufgepasst hast, während der Geburt wirst du davon nichts mehr wissen. Das ist ganz normal, und wofür gibt es sonst Partner, deine Hebamme und die Ärzte? Sie erinnern dich schon an alles.

Während der Austreibungsphase kann bei dir Stuhl abgehen. Immerhin presst du mit aller Kraft ein Baby heraus, da kann auch schon mal Darminhalt mitkommen. Das Köpfchen drückt schließlich auf das Rektum, den letzten Teil des Dickdarms. Dafür musst du dich nicht schämen.

Und noch mehr kann abgehen, ohne dass du damit rechnest: leise Winde und sogar ausgewachsene Fürze. Das kommt zwar selten vor, liegt aber auch nur am Druck: Du presst alles heraus, also auch die Darmgase.

> **Wusstest du, ...**
> - dass du während und nach der Geburt anfangen kannst zu zittern, dass dir kalt wird und dir die Zähne klappern? Das hat nichts mit der Temperatur zu tun, sondern ist eine körperliche Reaktion auf das Adrenalin, das durch deinen Körper strömt. Immerhin betreibst du gerade Hochleistungssport.
> - dass dir schlecht werden kann und du dich vielleicht übergeben musst? Lass es geschehen: Was raus ist, ist raus.

Bei deiner ersten Geburt und wenn dein Baby voll entwickelt ist, dauert die Austreibungsphase im Durchschnitt 1 Stunde, und du kannst ein starkes Brennen verspüren, wenn das Köpfchen »steht«. Bei der Geburt eines zweiten Babys musst du meist nicht so lange pressen wie beim ersten.

## Nach der Geburt: Wie sich der Körper erholt

- Wasserlassen kann nach der Geburt wehtun und brennen. Lass es unter der Dusche laufen oder spül auf der Toilette gleichzeitig mit warmem Wasser.
- Vor allem wenn du nach einem Dammriss oder -schnitt genäht wurdest, kann auch das große Geschäft schmerzhaft sein. Du hast schließlich schon genug gepresst (siehe Seite 458). Aber du wirst keinen Schaden nehmen: Nichts wird wieder aufreißen.
- Gerade erst hast du das allerschönste Baby zur Welt gebracht, und auf einmal musst du weinen, heftig weinen. Einfach so. Echte Wochenbetttränen. Und wieder ist der veränderte Hormonhaushalt schuld. Heul dich aus und sei dir bewusst, dass es nur an den Hormonen liegt und an nichts anderem.
- In der Scheide und drumherum kann ein schweres Gefühl entstehen. Fast so, als ob Blutbeutel in deinen Schamlippen säßen. Sie fühlen sich geschwollen an. Dieses Gefühl wird mit der Zeit weniger werden und von selbst verschwinden.
- Der Wochenfluss setzt ein und wird einen guten Monat andauern. Am Anfang reicht dafür eine normale Binde nicht aus, du brauchst Wochenflusseinlagen.
- Manchmal verlierst du auch größere Blutklumpen. Das ist nicht schlimm. Nur wenn du in kurzen Abständen mehr als zwei solcher Klumpen verlierst, solltest du deine Hebamme anrufen.
- In den sozialen Netzwerken siehst du es nur allzu häufig: Frauen, die in null Komma nix wieder ihre alte Figur zurückhaben. Dein Körper braucht mindesten neun Monate, um wieder der alte zu werden, und wenn es um manche Hormone und Reserven geht, sogar länger. Das bedeutet nun aber auch nicht, dass du neun Monate lang überhaupt nichts zu tun brauchst und dein Körper ganz von allein wieder in Form kommt. Soll heißen: Arbeite daran, mach dich aber nicht verrückt.
- Darauf kannst du wirklich stolz sein … Auch deinem erholten Körper sieht man an, dass du ein Baby zur Welt gebracht hast. An der schlafferen Haut und den Streifen bis hin zu der Narbe, die ein Dammriss oder ein Kaiser-

schnitt hinterlassen hat. Sei stolz darauf: Dein Körper hat Leben zur Welt gebracht!
- Deine Haare fallen nicht aus, du verlierst nur die, die während der letzten Monate sowieso ausgefallen wären, aber unter dem Einfluss der Hormone auf dem Kopf geblieben sind.
- Kurz etwas Praktisches: Dein Baby ist nicht automatisch mitversichert, du musst es mit in die Versicherungspolice der Krankenkasse aufnehmen lassen.

# Unterschiede bei den Schwangerschaften

Um es direkt ganz deutlich zu sagen: Jede Schwangerschaft ist anders. Du wirst nicht glücklicher, wenn du deine jetzige Schwangerschaft mit der einer anderen Frau oder mit einer eigenen früheren vergleichst. Aber fast jede Frau tut es. Auch Partner vergleichen häufig. Und es gibt ja auch einen Grund dafür. Wenn du ein neues Leben erwartest, ist das überwältigend, spannend – und du zweifelst. An allem. Wird alles gut gehen? Warum ist es bei mir anders? Wie kann es sein, dass sie das kann und ich nicht …? Manche Unterschiede sind leicht zu erklären, andere entstehen einfach durch das Zusammenspiel von Hormonen und Umständen.

**Die Unterschiede: Du und deine frühere(n) Schwangerschaft(en)**
Wenn du schon mal schwanger gewesen bist, weißt du auf jeden Fall etwas genauer, was auf dich zukommt. Viele Frauen empfinden eine weitere Schwangerschaft als ruhiger, relaxter. Aber auch sie neigen zu ungesunden Vergleichen. Automatisch denkst du an deine erste Schwangerschaft zurück. Sollten sich die beiden »anderen Umstände« gleichen, ist alles gut. Aber dieses Mal kann auch alles anders sein. Vergiss nicht: Es gibt nicht »besser« oder »schlechter«, es gibt nur »anders«.

Wenn dir beim letzten Mal neun Monate lang übel war, kann es sein, dass dir jetzt nie schlecht wird. Hattest du beim ersten Mal anfangs überhaupt nicht gemerkt, dass du schwanger bist, spürst du jetzt vielleicht alle Anzeichen sofort. All die Gerüche, die dir jetzt auffallen, all die Beschwerden: Hier ist wieder der Hormonhaushalt am Werk, und dein Körper reagiert auf die Veränderungen. Eigentlich ist das auch schön, denn so bleibt jede Schwangerschaft magisch und einzigartig.

## Häufige Unterschiede bei wiederholten Schwangerschaften

1. Wenn du schon mal schwanger gewesen bist, merkst du oft früher, dass du wieder schwanger bist, da du die Signale wiedererkennst.
2. Du hast oft etwas früher als beim ersten Mal einen dicken Bauch. Das liegt an deinen Bauchmuskeln. Wurden die schon einmal stark gedehnt, bekommen sie nie wieder ihre alte Elastizität zurück und bleiben schlaffer. Bei der zweiten Schwangerschaft bildet sich im Durchschnitt schon im dritten Monat ein Bäuchlein. Wenn du zum ersten Mal schwanger bist, erst im vierten Monat. Aber pass auf: Auch das sind nur Mittelwerte, die nichts über deinen Bauch aussagen müssen.
3. Ein zweites Baby kannst du häufig früher und öfter spüren. Bei ihrer zweiten Schwangerschaft spüren manche Frauen ihr Baby schon ab der 16. Woche, bei der ersten im Durchschnitt ab der 19. Das kommt daher, dass du jetzt eine schlaffere Bauchwand hast, eine größere Gebärmutter, die gegen die Haut drückt etc. Die feste Schicht, die diese ersten Empfindungen vorher dämpfte, gibt jetzt mehr nach.
4. Bauchmuskeln, Gebärmutter und Bänder sind bei einer zweiten Schwangerschaft nicht mehr so fest. Sie wurden ja schon einmal stark gedehnt. Außerdem liegen die Bauchmuskeln oft nicht mehr genau nebeneinander, »Diastase« wird das genannt. Manchmal kann man das nach einer Schwangerschaft sogar selbst ertasten. Leg dich dazu flach auf den Rücken. Zieh eine gedankliche Linie zwischen deinem Brust- und deinem Schambein genau über die Bauchmitte. Heb deinen Kopf ein wenig an, die Bauchmuskeln werden sich anspannen. Nach der Schwangerschaft fühlst du zwischen den Muskelsträngen einen Spalt. Häufig regenerieren sich die Bauchmuskeln nicht wieder vollständig.
5. Während der ersten Schwangerschaft wird die Gebärmutter von speziell angelegten Blutgefäßen durchzogen. Da sie bei einer zweiten Schwangerschaft schon da sind, wächst die Gebärmutter dieses Mal schneller.
6. Du liest weniger über Schwangerschaften, googelst weniger und beschäftigst dich nicht so intensiv damit. Und genau wie alle anderen vor dir hast du deswegen vielleicht manchmal ein schlechtes Gewissen. Aber dafür gibt es keinen Grund. Du hast nun mal schon ein Kind, um das du dich kümmern musst, und das braucht deine Aufmerksamkeit wirklich. Sieh es als Kompliment an dich selbst: Du hast jetzt genug Vertrauen in deine Schwangerschaft, um nicht alles anzuzweifeln und nachschlagen zu müssen. Dieses Vertrauen verleiht auch Ruhe, und die nützt jeder Schwangerschaft.

7. Auf der einen Seite hast du weniger Zweifel, denn du hast ja alles schon einmal mitgemacht, aber manche Frauen zweifeln gerade deshalb jetzt umso mehr! Sie fürchten, dass etwas schiefgehen könnte oder dass sie unmöglich noch ein weiteres Kind so sehr lieben können. Was die Liebe angeht: Du wirst überrascht sein. Auf einmal scheint dein Herz noch ein Stück gewachsen zu sein und mehr Platz für noch mehr Liebe zu haben. Was die Gesundheit angeht: Rein rechnerisch ist das Risiko, dass etwas schiefgeht, beim zweiten Mal genauso hoch wie beim ersten Mal. Es gibt also keinen Grund, jetzt mehr zu zweifeln als beim ersten, zweiten oder dritten Kind.
8. Viele Frauen ermüden in der zweiten Schwangerschaft schneller. Der Grund dafür ist, dass sie jetzt neben den Herausforderungen der Schwangerschaft auch noch ein Kind zu versorgen haben. Und kleine Kinder können anstrengend sein! Du bist sicher nicht die einzige Mutter, die überlegt, schon um acht Uhr abends ins Bett zu gehen.
9. Ab der zweiten Schwangerschaft rutschen Babys später ins Becken, da der Bauch mehr Platz bietet und das Becken breiter ist.
10. Ein zweites Baby ist oft etwas größer als das erste. Das liegt wieder daran, dass die Gebärmutter schon von Anfang an bestens durchblutet ist.
11. Die Beschwerden, die von einem schlafferen Körper herrühren wie Hämorrhoiden und Krampfadern, und die, die mit schwächer werdenden Muskeln rund um Becken und Rücken zu tun haben, beginnen oft früher als beim ersten Mal. Auch das kommt daher, dass alles nicht mehr so fest ist und schneller auf das Hormon Progesteron anspricht.
12. Es ist möglich, dass du häufiger und intensiver einen harten Bauch hast, wenn du zum wiederholten Mal schwanger bist.

### Hebamme Esther van Delft:

In der Praxis sehe ich, dass ein »harter Bauch« oft mit dem alltäglichen Stress zu tun hat. Zum Beispiel durch die Kombination von Arbeit und der Betreuung eines älteren Kindes. Ein harter Bauch ist wirklich ein klares Signal dafür, ein wenig kürzerzutreten, was das Tempo im Alltag betrifft, zum Beispiel, indem du manche Aufgaben aus der Hand gibst oder weniger arbeitest.

Ein großer praktischer und finanzieller Vorteil ist, dass du die Baby-Erstausstattung noch teilweise oder komplett im Haus hast. Ein großer Nachteil ist, dass du dir jetzt oft nicht die nötige Ruhe gönnen kannst. Sei trotzdem wirklich vorsichtig mit deinem Rücken. Dein erstes Kind nicht mehr hochzuheben ist eigentlich utopisch, aber mach es so selten wie möglich, lass es stattdessen auf deinen Schoß klettern. Hochheben ist wirklich nicht zu vermeiden? Heb dann aus deinen Beinen und nicht aus dem Rücken (siehe Seite 376).

## Tipp: Ein Mama-Hocker

- Vielleicht hast du schon einen, wenn nicht, schaff ihn dir jetzt an: einen Hocker. Aber keinen gewöhnlichen Hocker, sondern einen Mama-Hocker. Den kann dein Kind immer und überall benutzen, um auf Mamas Schoß zu klettern. Ein spezieller Hocker zum Kuscheln. Noch schöner wird es, wenn ihr ihn zusammen verziert.
- Gönn dir selbst Ruhe … Ja, das ist wirklich leichter gesagt als getan. Die einzige Möglichkeit, um zur Ruhe zu kommen, ist, sie fest einzuplanen. Macht das jüngste Kind noch Mittagsschlaf? Dann leg dich dazu. Noch kurz in der ersten Viertelstunde eine Aufgabe erledigen? Nein, Kind im Bett = Ruhe. Indem du so streng bist, verhinderst du, dass du diesen Moment der Ruhe jeden Tag verpasst.
- Du kannst überlegen, dieses Mal früher in den Mutterschutz zu gehen. Zumindest wenn du das Bedürfnis dazu hast. Viele Frauen verspüren es bei ihrer zweiten Schwangerschaft, auch, weil das ältere Kind ihnen doch körperlich mehr abverlangt als gedacht.
- Wenn du schon einmal oder mehrmals schwanger gewesen bist, weißt du, was auf dich zukommt, und brauchst daher eigentlich keinen Schwangerschaftskurs zu belegen. Trotzdem wäre es schön, und wenn du eine aktivere Form der Vorbereitung wählst, wie Yoga oder Schwimmen, kannst du dich einmal in der Woche nur um dich und das neue Baby kümmern. Schau einfach, was zu dir passt, und hör auf deinen Bauch.

> **Wenn die vorherige Schwangerschaft kein gutes Ende genommen hat**
> Du denkst bestimmt an die frühere Schwangerschaft zurück, die kein gutes Ende genommen hat. Vielleicht vergleichst du auch beide Situationen. Das ist emotional völlig nachvollziehbar, aber rein sachlich sind sie nicht vergleichbar. Die Wahrscheinlichkeit ist groß, dass du dieses Mal ein gesundes Baby zur Welt bringst.

## Die Unterschiede: Deine Schwangerschaft und die deiner Freundinnen oder Verwandten

Sobald du schwanger bist, hörst du auch die Geschichten der anderen. Gefragt und ungefragt erzählen sie, wie es bei ihnen war und was du tun oder lassen solltest. Nur aufgrund ihrer eigenen Erfahrung. Und genau das ist der springende Punkt: Es ist *ihre* Erfahrung. Nicht deine. Und du kannst eine Erfahrung nicht mit einer anderen vergleichen. Auch wenn sich in jedem Bauch das schönste Baby der Welt entwickelt, ist jeder Bauch anders.

Um direkt mit den sichtbaren Unterschieden anzufangen: Bei der einen sieht man im vierten Monat kaum etwas, während die andere schon einen deutlich erkennbaren Bauch hat. Frag mal nach Fotos von Freundinnen, die genau zeitgleich schwanger waren, aber ganz anders aussahen. Du wirst gewaltige Unterschiede feststellen. Anhand der Bauchgröße lassen sich keine Schlüsse ziehen. Der Bauchumfang sagt nichts über die Entwicklung des Babys aus. Ein kleines Baby kann in einem großen Bauch sitzen und ein großes in einem kleinen. Ein großer Bauch sagt höchstens etwas über den Körper der Mutter aus und wie er auf die Schwangerschaft reagiert. Auch dabei gilt: Alles kann, nichts muss. Die Unterschiede kommen nicht von verschiedenen »Qualitäten« einer Schwangerschaft, sondern werden von Fakten bedingt, wie früheren Schwangerschaften (wodurch man den Bauch früher sieht), der Kraft deiner Bauchmuskeln (je stärker sie sind, desto weniger Bauch sieht man) und deiner Statur (hast du innen viel Platz oder nicht?).

Natürlich gibt es Grenzen. Es gibt wirklich Frauen, die in der Schwangerschaft zu viel essen und zu schnell zunehmen. Aber du kannst auch zu wenig zunehmen. Zum Glück haben deine Hebamme und deine Ärztin darauf ein Auge. Auch sie ziehen dabei keine Schlüsse aus der Form und dem Umfang deines Bauches, sondern nur aus der Diagnostik, dem Abtasten und den Ultraschalluntersuchungen.

**Früher haben wir das aber so gemacht**
Ja, früher war alles anders, das stimmt. Aber eigentlich gibt es immer einen guten Grund, warum etwas heutzutage anders ist als früher. Nimm dir die Geschichten von früher nicht zu sehr zu Herzen. Sie gehören dazu, und eigentlich ist es auch ganz schön zu hören, wie es damals war. Manchmal öffnen dir die Reaktionen der Älteren auf moderne Schwangerschaften auch die Augen. Irgendwie haben sie ja auch Recht, wenn sie sagen, dass wir heute so viele Dinge »nicht mehr tun dürfen« oder »nicht mehr essen dürfen« (siehe Seite 236).

Schwanger sein war früher wirklich einfacher als heute. Du konntest »einfach weiterrauchen und trinken«, außer Leber durftest du alles essen, du musstest als Frau nicht arbeiten, nicht hübsch aussehen und die Schwangerschaft auch nicht durch die rosarote Brille betrachten. Der Druck war geringer, und daraus können wir wirklich etwas lernen: Während der Schwangerschaft keine Superwoman sein zu wollen und nicht so hohe Erwartungen an uns als Vater und Mutter zu stellen.

Neben unseren eigenen sind da auch noch die Erwartungen der Gesellschaft. Die heutige Gesellschaft ist schlichtweg nicht mehr die von früher. Wir müssen Entscheidungen treffen, die früher gar nicht anstanden. Wollt ihr beide in Vollzeit weiterarbeiten? Oder einer von euch in Teilzeit? Oder beide? Alles Fragen, über die du in der Schwangerschaft nachdenken musst. Aber genau wie beim Bauchumfang oder bei dem »Was-du-früher-tun-Durftest« gilt hier: Es sind deine und eure Entscheidungen. Lass dich nicht durch die Meinung anderer verunsichern.

# SCHLAF

# Von Ruhe bis zu den wunderlichsten Träumen

Es gibt gute und schlechte Schläferinnen, und während der Schwangerschaft ist es ganz normal, dass sich die Rollen vertauschen. Der Grund dafür? Die Hormone (ja, die schon wieder). Aber auch:
- Stress und Anspannung (vielleicht auch gerade durch all das Positive in der Schwangerschaft),
- die eventuellen Beschwerden, die dir die Schwangerschaft bereitet,
- der störende dicke Bauch.

> **Schlaf: Superfood für dich und dein Baby**
> Ausreichend Schlaf ist dir und deinem Baby natürlich äußerst willkommen. Durch all die hormonellen, physischen und psychischen Veränderungen brauchst du als Schwangere einfach mehr Schlaf als andere. Du bist nicht die Einzige, die sich tagsüber schon auf den Moment freut, wenn sie endlich ins Bett kann. Genug Schlaf ist immer wichtig, aber in der Schwangerschaft noch mehr. Dein Körper und dein Geist brauchen ausreichend Schlaf, um alle Aktivitäten des Tages zu verarbeiten und wieder zur Ruhe zu kommen. Außerdem ist guter Schlaf wichtig für dein Immunsystem. Das kommt dir und deinem Baby zugute. Zehn oder elf Stunden Schlaf sind ganz normal.

## SCHLAF, ANSPANNUNG UND STRESS

Wenn du schwanger bist, musst du ganz schön viel verarbeiten. Allein schon die Tatsache, dass du schwanger bist und ein Baby bekommst – so schön du das auch findest –, verursacht eine positive Form von Stress. Es ist schließlich kein Klacks, schwanger zu sein und bald ein Kind zu haben und großzuziehen. Vielleicht machst du dir auch Sorgen: Verläuft körperlich alles gut? Ist mit dem Baby alles in Ordnung? Was musst du alles organisieren? Wie kannst du das finanziell stemmen? All diese Dinge können dafür sorgen, dass du nur schwer einschläfst, öfter aufwachst (und dann nur schwer wieder in den Schlaf zurückfindest) etc.

Du kannst also nicht einfach schlafen. Die Wahrscheinlichkeit ist hoch, dass du dich deswegen auch noch verrückt machst und dann noch schwerer einschläfst.

## Tipps

- Sich zu stressen, weil man nicht schlafen kann, bewirkt genau das Gegenteil. Versuch daher zu akzeptieren, dass es so ist, sonst hältst du dich selbst wach.
- Versuch, das Gedankenkarussell zu stoppen, und mach dir bewusst, dass Grübeln eine Situation NICHT verbessert. Das bringt dich nur um deinen verdienten Schlaf, wodurch du tagsüber schlechter nachdenken kannst.
- Konzentriere dich auf etwas anderes, zum Beispiel auf deine Atmung (ruhig in den Bauch hinein). Du kannst auch in Gedanken deinen Körper Stück für Stück »erfühlen«. So stellst du wieder Kontakt zu deinem Körper her und steigst aus dem Gedankenkarussell aus. Es gibt noch viel mehr Strategien, zum Beispiel Meditation oder entspannende »Schlafmusik«. Finde heraus, was zu dir passt. Dadurch gibst du all dem Stress weniger Raum, deinen Schlaf zu stören.
- Sich tagsüber zu bewegen fördert die Nachtruhe. Versuch dich ausreichend zu bewegen durch Sport und Spaziergänge. Beweg dich jeden Tag mindestens 20 Minuten am Stück mäßig intensiv (siehe Seite 367). Das tut nicht nur deinen Muskeln gut, es senkt auch dein Stressniveau. Aktivität in der Natur wirkt besonders schlaffördernd, wie aktuelle Untersuchungen zeigen.
- Beweg dich so viel wie möglich tagsüber und besser nicht abends, kurz bevor du schlafen gehst, sonst »putschst« du dich wieder auf.
- Sorg dafür, dass du den Wecker nicht sehen kannst. Sonst regst du dich zu sehr auf, wenn du nicht schlafen kannst.
- Beim Sex werden Wohlfühlhormone ausgeschüttet, durch die du besser entspannst.

## Wachhalter

Dein nachtaktiver Bauchbewohner, der dicke Bauch und deine möglichen Beschwerden können deine Nachtruhe empfindlich stören. Zehnmal aufs Klo, Sodbrennen, Muskelkrämpfe, unruhige Beine, Hüftschmerzen, Rückenschmerzen ... Und all das, obwohl du den Schlaf so sehr brauchst. Hoffentlich helfen dir diese Tipps ganz schnell:

- **Häufig müssen**
Viel Wasser zu trinken ist in der Schwangerschaft wahnsinnig wichtig. Versuch aber, überwiegend tagsüber zu trinken. Am besten hörst du 1 bis 2 Stunden vor dem Schlafen damit auf. Dadurch verringert sich das Risiko, nachts ständig auf die Toilette zu müssen.

- **Übelkeit**
Wenn du unter nächtlicher Übelkeit leidest, kannst du dir einen Snack ans Bett legen, eine Reiswaffel oder einen Cracker. Ein voller Magen ist ein gutes Mittel dagegen. So verringert sich die Übelkeit schnell.

- **Sodbrennen**
Lagere deinen Oberkörper nachts höher. Dann steigt die Magensäure nicht mehr so leicht nach oben. Leg zum Beispiel ein Kissen auf deine Matratze oder etwas unter die Matratze, um das Kopfteil anzuheben. Auch auf der linken Seite zu schlafen kann manchmal helfen. Ebenso ein kleiner Snack.

- **Wadenkrämpfe**
Du bist richtig müde, streckst dich noch einmal, und dann schießt dir der Schmerz in die Wade. Wärme hilft. Nimm vor dem Schlafen ein Bad, massiere deine Waden oder mach dir eine Wärmflasche. Hilfreich ist auch, die Zehen während des Krampfes Richtung Nase zu ziehen und so einen Gegendruck zu erzeugen. Oft verschwindet der Krampf so.

- **Becken- oder Rückenschmerzen**
Um nächtliche Becken- oder Rückenschmerzen (unterer Rücken) zu vermeiden, leg deine Beine locker über ein Stillkissen, das du vor dich hinlegst. Oft hilft das. Etwas vornüberliegen (sozusagen auf den Bauch rollen) kann den Schmerz auch lindern. Überprüf auch dein Kopfkissen: Wichtig ist, dass der Hohlraum zwischen Nacken und Hals gut ausgefüllt ist, damit deine Wirbelsäule gerade bleibt.

- **Ruhelose Beine**
Oft verschwindet die Unruhe, wenn du dich ein wenig bewegst. »Fahr« vor dem Schlafen zum Beispiel im Bett »Fahrrad« oder mach einige Streck-

und Dehnübungen. Du kannst deine Beine auch massieren (lassen) oder ein schönes warmes Bad nehmen.

- **Nachtaktiver Bauchbewohner**
Ein aktives Baby kann deine Nachtruhe ganz schön beeinträchtigen. Du wirst sehen: Genau dann, wenn du dich endlich gemütlich ins Bett kuschelst, denkt dein Baby: »Aha, jetzt habe ich endlich Platz, um mich zu bewegen!« Fußball, Speerwerfen, Trampolin … Dein Baby scheint alle möglichen Sportarten auszuprobieren. Und das spürst du natürlich überdeutlich. Außer möglichst wenig Koffein zu dir zu nehmen (steckt auch in den meisten Colas) kannst du nichts dagegen tun.

- **Du bist bereit**
In den Wochen vor der Geburt wirst du wahrscheinlich schlechter schlafen. Das ist ein Trick von Mutter Natur, um dich schon jetzt an die vom Baby unterbrochenen Nächte zu gewöhnen.

> **Hebamme Caroline Poorterman:**
> Es ist zwar verlockend, aber von abendlichem Bildschirmgebrauch (Fernsehen, PC, Smartphone) kannst du in der Schwangerschaft heftige oder verrückte Träume bekommen. Lies daher abends lieber ein Buch, ruf eine Freundin an, nimm ein Bad oder geh spazieren.

Es ist ein Teufelskreis: Beschwerden können dir den Schlaf rauben, und gleichzeitig verringerst oder verhinderst du Beschwerden mit ausreichender Nachtruhe. Wenn du dich nachts physisch und mental gut ausruhst, vertragen dein Körper und dein Geist mehr. Nachtschlaf ist, genau wie ausreichende Bewegung und eine gesunde Ernährung, ein Grundbedürfnis für dich und dein Baby.

> **Tipp von Hebamme Kim van der Werf:**
> Ob du es glaubst oder nicht: Wenn die Nachtruhe im dritten Trimester schwierig wird, schlafen viele Frauen tagsüber besser. Bei nächtlichem Schlafmangel sind die Nickerchen am Tag kein überflüssiger Luxus und sicher kein Grund, warum du nachts nicht schlafen kannst. Dein Körper verändert seinen Rhythmus. Am besten passt du dich ihm einfach an.

## DIE PERFEKTE SCHLAFHALTUNG

Sobald du einen großen Bauch hast und weder auf dem Bauch noch auf dem Rücken liegen kannst, weil das Gewicht zu groß ist, bleibt nur noch eine Haltung übrig: auf der Seite. Was die Durchblutung angeht, ist das sowieso die beste Position. Oft ist die Seitenlage für Schwangere auch am bequemsten. Schlaf am besten auf der linken Seite, vor allem gegen Ende der Schwangerschaft. Dann bekommt dein Baby am meisten Sauerstoff und Nährstoffe, denn die Plazenta ist in dieser Lage besser durchblutet. Auf der rechten Seite könnten deine Adern abgeklemmt werden. Außerdem gerät deine Leber so nicht unter die Gebärmutter. In der Seitenlage solltest du die Knie anwinkeln, aber das machst du sicher schon automatisch.

### Auf dem Rücken schlafen: Achtung

Rückenschläferinnen aufgepasst! In Abhängigkeit von der Lage deines Babys und dem Stand der Gebärmutter kann es passieren, dass eine wichtige Arterie an deiner Wirbelsäule abgeklemmt wird. Vor allem gegen Ende der Schwangerschaft kann das zu Problemen führen. Dein Baby spürt davon nichts, aber dir wird schwindelig. Solltest du das bemerken, dreh dich lieber auf die Seite. Auf dem Rücken schlafen kann übrigens auch Rückenbeschwerden verschlimmern.

### Umdrehen und Ein-und-aus-Steigen aus dem Bett

Am Ende der Schwangerschaft ist es eine echte Herausforderung, sich »mal kurz« umzudrehen oder ins bzw. aus dem Bett zu kommen. Wie belastest du die richtigen Muskeln und entlastest so gut wie möglich dein Becken?

- Willst du dich drehen, dann zieh zuerst beide Beine an oder nur das, über das du dich nicht »rollen« willst.
- Willst du aus dem Bett raus, leg dich zuerst auf die Seite und zieh deine Knie an, drück dich dann mit dem Ellenbogen hoch und setz dich, bevor du aufstehst, kurz auf den Bettrand. Deine Schultern und Hüften bilden dabei einen Block. (Du bewegst sie nicht unabhängig voneinander.)
- Beim Hinlegen läuft die ganze Prozedur genauso, nur umgekehrt.
- Klemm kein Kissen zwischen die Beine, wenn du aufstehst oder dich hinlegst. Nur im Liegen, da ist es bequem.
- Es klingt seltsam, kann aber nützlich sein: Stell einen Tritthocker ans Fußende, steig drauf und krabble auf Händen und Füßen zu deinem Schlafplatz. So musst du dich nicht drehen, und das kann manchmal wirklich guttun.
- Hin-und-her-Drehen kann auf Dauer unangenehm oder schmerzhaft sein. Dreh dich über deinen Bauch in die andere Seitenlage, nicht über den Rücken. Wenn du das bewusst einige Male getan hast, wirst du merken, dass du es auch unbewusst im Schlaf genauso machst. Damit entlastest du deine Bänder und dein Becken.

> **Ammenmärchen: Die Schlafposition entscheidet über das Geschlecht**
> Manche Leute glauben, es wird ein Junge, wenn du mit dem Kopf Richtung Norden schläfst, und ein Mädchen, wenn du Richtung Süden schläfst. Das ist ein absolutes Märchen. Was passiert denn, wenn du mit dem Kopf Richtung Westen oder Osten liegst?

## UNGEWÖHNLICHE TRÄUME UND ALBTRÄUME

Viele Frauen berichten davon: Auch in ihren Träumen »erleben« sie jetzt andere Dinge als zuvor. Die schlimmsten Katastrophen, Sex mit dem Ex, das Baby irgendwo vergessen … Das ist ganz normal und nichts, wofür du dich schämen musst. Sehr vielen Frauen geht es so. In den neun Monaten passiert ja auch eine Menge. Das musst du erstmal verarbeiten. Manche behaupten, dass auch Hormone die Träume beeinflussen, aber bewiesen ist das (noch) nicht.

Es ist auch möglich, dass du dich jetzt besser an deine Träume erinnerst. Manchmal weißt du noch allerhand Details, obwohl dir das all die Jahre vorher nicht passiert ist. Vor allem, wenn du nachts oft wach wirst, erinnerst du dich besser und häufiger an deine Träume.

- Ich träumte, ich würde mein Baby baden, und es glitt mir aus den Händen. Ich holte es aus dem Wasser und sah, dass es ein Junge war. Zum Glück wachte ich wieder auf. Wir haben dann eine Tochter bekommen.
- Ich habe oft schreckliche Dinge geträumt: Alle Menschen starben. Und in einem besonderen Traum ging die Welt unter, und ich konnte mich nur noch auf telepathischem Weg von meinem Mann und meiner Tochter verabschieden. (Wir wussten, dass es ein Mädchen wird.) Furchtbar …
- Ich habe immer geträumt, die Zwillinge wären geboren, und ich könnte sie nicht auseinanderhalten. Das war in der Schwangerschaft meine größte Angst, da sie eineiig sind. Zum Glück war die Angst unbegründet, denn ich kann sie leicht unterscheiden ☺.

## Tipps & Tricks für einen besseren Schlaf

- Mach vor dem Schlafengehen noch einen kleinen Spaziergang.
- Sorg für möglichst viel frische Luft im Schlafzimmer und halte es kühl. Dann schläft der Mensch am besten.
- Nutze dein Schlafzimmer nur zum Schlafen. So verbindest du (oder besser dein Gehirn) den Raum sofort mit Schlaf.
- Vermeide Bildschirmlicht kurz vor dem Schlafen, vor allem wenn du nachts wach wirst: Lieber nicht das Handy auf neue Nachrichten prüfen oder mal kurz den Fernseher anschalten …
- Keine schweren Mahlzeiten vor dem Schlafengehen.
- Trinke abends wenig oder keinen Kaffee oder schwarzen Tee.
- Wirst du abends auf dem Sofa sehr müde und dir fallen schon die Augen zu? Dann geh besser sofort ins Bett, so verhinderst du, dass du später wieder wacher wirst.
- Versuch, relativ feste Schlafenszeiten zu etablieren. So »merkt« sich dein Körper, wann es Zeit für eine gute Portion Nachtschlaf ist.
- Versuch, dich auch tagsüber auszuruhen. Das geht natürlich nicht immer. Aber vielleicht kannst du dafür sorgen, dass du an freien Tagen zu einer Ex-

traportion Schlaf kommst. Nicht jede Schwangere braucht ein Mittagsschläfchen. Achte darauf, was gut für dich ist. Schlaf tagsüber aber nicht zu lange, damit du nachts dann nicht wach liegst.

- Falls die Toilette nicht auf derselben Etage liegt wie das Schlafzimmer, könntest du vielleicht einen Eimer zum Pinkeln verwenden. Wenn du eine Treppe hoch- und wieder runtermusst, wirst du davon zu wach und schläfst danach vielleicht nicht wieder ein.

## Im Gespräch mit

# Schlafwissenschaftlerin Dr. Winni Hofman

Dr. Winni Hofman ist Dozentin für Schlaf und Schlafstörungen an der Universität Amsterdam. Was weiß sie über Schlafprobleme während der Schwangerschaft, und welchen Rat kann sie geben?

Schlaf ist genauso wichtig wie gesunde Ernährung und Bewegung. Guter Schlaf stärkt das Immunsystem, die Stressresistenz steigt, Herz- und Gefäßerkrankungen werden vermieden etc. Schlafmangel macht sich schnell bemerkbar. Wie viel Schlaf genug ist, ist von Mensch zu Mensch verschieden.

**Was kann in der Schwangerschaft den Schlaf erschweren?**

Das hängt von der Phase der Schwangerschaft ab. Ganz zu Anfang hast du vielleicht schon Druck auf der Blase und musst deswegen nachts häufiger raus. An sich ist das kein Problem, solange du schnell wieder einschläfst.
Viele Schwangere grübeln, vor allem während der ersten Schwangerschaft. So vieles ist neu. Dazu kommt, dass die Dinge nachts dunkler und Probleme größer erscheinen als tagsüber. Dann ist es oft mühsam, wieder einzuschlafen. Kurz aufzuwachen ist nicht so schlimm. Es gibt bestimmte Schlafzyklen von etwa anderthalb Stunden Länge. Nach der letzten Zyklusphase, dem REM-Schlaf, wirst du manchmal wach. Sobald du denkst: »Oje, ich bin wach, was jetzt?«, ist es ein Problem. Vor allem, wenn dann das Gedankenkarussell Fahrt aufnimmt. Später in der Schwangerschaft können auch andere Faktoren eine Rolle spielen, wie das Suchen einer bequemen Position, ein nachtaktives Baby oder Muskelkrämpfe.

**Darf ich Schlafmittel einnehmen? Oder natürliches Melatonin?**

Von Schlafmitteln rate ich ab. Sie machen schnell abhängig, wodurch immer höhere Dosen nötig werden, und haben oft Nebenwirkungen. Melatonin ist eigentlich kein Schlafmittel, sondern ein »Uhr-Hormon«, das der Körper auch selbst ausschüttet, um sich nach einem Jetlag anzupassen. Durch eine falsche Dosierung oder eine falsche Einnahmezeit kannst du deine innere Uhr verstellen. Zudem gelangt das Melatonin über die Plazenta zu deinem Baby. Nimm es also während der Schwangerschaft lieber nicht.

## Praktische Tipps

1. Rote Ampel? Kurze Pause. Um deinen Nachtschlaf zu verbessern, kannst du tagsüber aus unwichtigen Momenten wichtige Ruhemomente machen. Sorg dafür, dass du weniger gestresst und gehetzt bist. Die kurze Kaffee- oder Teepause bei der Arbeit kann ein bewusster Ruhemoment sein. Und wenn du unterwegs an einer roten Ampel stehst, denk dir »Ich muss jetzt kurz nichts tun« statt »Ich stecke hier fest«.

2. Nickerchen? Aber nicht zu spät. – Grundsätzlich ist ein Nickerchen toll, wenn du nachts nicht genug Schlaf bekommen hast. Aber mach es vor 15 Uhr. Sonst schläfst du nachts schlechter. Wenn du mittags ein Stündchen schläfst, kann das sehr erholsam sein, und das brauchst du nun wirklich.

   Du solltest besser kein ausgedehntes Nickerchen machen, wenn du danach etwas Wichtiges vorhast, wofür du konzentriert sein musst. In dem Fall ist ein Powernap von höchstens 20 Minuten besser. Der gibt dir einen Energieboost, und du wirst dadurch nicht so »schlaftrunken«, weil du nicht in den Tiefschlaf kommst.

3. Regelmäßigkeit bei den Schlafenszeiten ist wichtig, um weiterhin gut zu schlafen. So unterstützt du deine innere Uhr, die für deinen Schlaf- und Biorhythmus verantwortlich ist. Wenn du unter Schlafproblemen leidest, solltest du auch am Wochenende diesen Rhythmus beibehalten.

4. Kein Kaffee und keine schweren Mahlzeiten – neben Stress und physischen Schwangerschaftsbeschwerden gibt es natürlich noch andere Dinge, die den Schlaf stören, etwa aufputschende Mittel wie Alkohol, Koffein und Nikotin. Bei Schlafstörungen solltest du sie auch außerhalb der Schwangerschaft lieber meiden. Zudem solltest du in den letzten Stunden vor dem Schlafen keine schweren Mahlzeiten zu dir nehmen. Mit einer gesunden Ernährung kannst du guten Schlaf aber auch fördern. So helfen tryptophanhaltige Lebensmittel wie Bohnen und Eier.

# SEX

## Genieß deinen schönen Körper

Zum Glück muss dein Sexleben nicht brachliegen, wenn du ein Baby erwartest. Nach einer Phase mit Eisprungkalender kann es sogar besonders schön sein, Sex einfach wieder für die Lust und das Gefühl zu haben. Die Natur hat dich jetzt sogar mit einer besseren Durchblutung gesegnet … Trotzdem bleibt es für viele Paare ein schwieriges Thema. Falls medizinisch nichts dagegenspricht, darfst du jetzt alles tun, was dein Herz und deine Libido begehren: von intimer Massage bis Penetration. Dein Baby ist dabei sicher. Egal, wie groß der Penis oder der Vibrator auch sein mögen: Dein Kind stören sie nicht.

**Die Vorteile von Sex**
- Sex kann dein Becken stärken.
- Durch Orgasmen bleibt deine Gebärmutter »trainiert«.
- Sex hilft gegen Stress.
- Alles wird in der Schwangerschaft besser durchblutet, daher spürst du jetzt besonders viel beim Sex.
- Du fühlst dich weiterhin anziehend.
- Manche Partner finden deine größeren Brüste sehr sexy.
- Dank der verbesserten Durchblutung kommst du leichter zu einem Orgasmus.
- Hinterher bist du herrlich entspannt und schläfst leichter ein.

## Wann auf Sex verzichten?
Natürlich gibt es auch spezielle Situationen, in denen Sex unvernünftig wäre. Du hast besser keinen Sex, wenn:

- du vor der 37. Woche Wehen gehabt hast,
- du Blutungen hast,
- ein erhöhtes Frühgeburtsrisiko besteht,
- dein Partner eine sexuell übertragbare Krankheit hat (geschützter Verkehr ist möglich),
- die Fruchtblase geplatzt ist,
- du eine Placenta praevia hast (tiefliegender Mutterkuchen) (siehe Seite 323),
- deine Hebamme oder deine Ärztin dir davon abgeraten haben,
- der Muttermund schon geöffnet ist oder
- du Bauchschmerzen hast.

## Mehr Gefühl, Schmerzen und leichte Blutungen

Alles an dir ist in der Schwangerschaft besser durchblutet, also auch deine Klitoris. Dadurch empfindest du (noch) mehr. Vielleicht spürst du jetzt als schwangere Frau auch, wie sich nach dem Orgasmus deine Gebärmutter und deine Beckenbodenmuskeln zusammenziehen. Mach dir keine Sorgen, die Kontraktionen sind ganz normal. Auch wenn du während oder nach dem Sex Schmerzen haben solltest, brauchst du dir keine Gedanken zu machen. Sogar eine leichte Blutung kommt hinterher häufig vor. Die kommt daher, dass die Schleimhaut des Muttermundes dünner geworden ist, aber gleichzeitig besser durchblutet ist. Solch eine Blutung nach dem Sex kann – so ungefährlich sie auch ist – drei Tage anhalten.

Während der Schwangerschaft darfst du weiterhin Gleitgel verwenden. Es dringt nicht bis zu deinem Baby durch. Der Muttermund ist dicht, sodass nichts nach innen gelangen kann. Aber oft braucht frau in der Schwangerschaft gar kein Gleitmittel mehr, denn die Vagina ist in der Schwangerschaft feuchter.

## SEX IM LAUFE DER SCHWANGERSCHAFT

Die Lust auf Sex ist abhängig von der Person und vom Trimester. So können im ersten Trimester die Schwangerschaftsbeschwerden richtige Spaßbremsen sein. Im ersten Trimester die Beschwerden, im dritten Trimester der dicke Bauch: Das zweite Trimester scheint die Zeit zu sein, in der Schwangere Sex am besten genießen können.

**Erstes Trimester**
Vielleicht merkst du, dass du in den ersten Wochen der Schwangerschaft weniger Lust auf Sex hast oder deine Libido völlig verrücktspielt. Während der Schwangerschaft denken manche Frauen in einem Moment an nichts anderes mehr, und im nächsten können sie ganz auf Sex verzichten. Das ist wieder typisch für den Einfluss der Hormone. Und wenn dir zum Beispiel gerade speiübel ist oder du todmüde bist, willst du wahrscheinlich nicht in die Kiste steigen, es sei denn zum Schlafen.

Im zweiten Monat empfinden viele Frauen mehr Lust auf Kuscheln und Geborgenheit. Wenn die Partner dann gemütlich schmusen oder sich gegenseitig massieren, ist das mindestens genauso intim wie Sex.

Hör jedenfalls immer auf deinen Bauch. Dein Körper sieht zwar noch nicht schwanger aus, aber im ersten Trimester kann die Schwangerschaft dem Sexleben ganz schön im Weg sein. Meist hast du im zweiten Trimester viel weniger Probleme mit Müdigkeit oder anderen Beschwerden, daher wird dein Sexleben dann wahrscheinlich wieder aufblühen.

**Gefährlich?**
Wenn du gerade frisch schwanger bist, fragst du dich wahrscheinlich, ob Sex gefährlich ist: Kann mein Baby nicht »losgestoßen« werden? Kann ich eine Fehlgeburt durch Penetration erleiden? Aber diese Ängste sind unbegründet. Sollte etwas schiefgehen, liegt das nicht am Sex. Du kannst eine leichte Blutung haben. Manche Frauen haben das nach dem Sex die ganze Schwangerschaft über. Solche Blutungen sind fast immer harmlos.

## Tipps

- Sprich offen mit deinem Partner oder deiner Partnerin, wenn du durch die Müdigkeit oder deine anderen Beschwerden weniger Lust auf Sex hast. Sonst fühlt er oder sie sich eventuell abgewiesen.
- Auch über alle anderen Veränderungen in eurem Sexleben solltet ihr sprechen. Lasst nicht zu, dass etwas zwischen euch steht.
- Und denk dran: Wenn du morgens mit Übelkeit kämpfst und abends todmüde ins Bett fällst, gibt es dazwischen auch noch einige Stündchen …

### Zweites Trimester

Im zweiten Trimester lebt bei vielen werdenden Eltern die Sexualität wieder auf. Nicht nur, weil – unbegründete – Ängste vor möglichen Gefahren für das Baby abnehmen, sondern auch weil die Frauen jetzt meist wieder mehr Energie haben. Und nicht nur das: Im zweiten Trimester haben viele Frauen mehr Lust auf Sex, als sie (und ihre Partner) vor der Schwangerschaft gewöhnt waren. Eine positive Folge der Hormonumstellung.

Durch den wachsenden Bauch kann es allerdings sein, dass nicht mehr jede Stellung einfach so funktioniert. Außerdem ist es im zweiten Trimester für die Frau besser, nicht mehr auf dem Rücken zu liegen. Das hat mit der Durchblutung zu tun. Es gibt genügend Alternativen, zum Beispiel die Löffelchenstellung oder »doggy style«, die ausprobiert werden können! Hast du Probleme mit dem Becken? Dann ist die Löffelchen- oder die Amazonenstellung ideal. Wusstest du, dass du nach dem Sex möglicherweise weniger Schmerzen im Becken hast? Beim Liebesspiel (aber auch bei sanfter Massage) werden entspannende Hormone ausgeschüttet, die die Beschwerden deutlich verringern.

### Harter Bauch

Ab dem zweiten Trimester kann ein Orgasmus einen harten Bauch verursachen (siehe Seite 519). Je länger du schwanger bist, desto größer ist die Wahrscheinlichkeit dafür. Zum Glück braucht dich das nicht zu beunruhigen: Es ist absolut nicht schädlich für dein Baby.

**Was spürt dein Baby?**
Ein lustiges Detail ist, dass dein Baby ab dem dritten Trimester deinen Orgasmus spüren kann (das rhythmische Zusammenziehen). Das kommt daher, dass es näher an der Gebärmutterwand liegt. Es spürt dann eine Art Streicheln, und dieses Gefühl hat nicht wirklich etwas mit Sex zu tun.

### Drittes Trimester
Während des dritten Trimesters kann Sex ziemlich anstrengend sein. Der immer dicker werdende Bauch ist im Weg, und Beschwerden wie Müdigkeit, Sodbrennen oder Übungswehen sorgen für immer weniger Lust auf Sex.

### Übungswehen nach dem Orgasmus
Da die Geburt immer näher rückt, kann es durchaus vorkommen, dass du kurz nach dem Orgasmus Übungswehen spürst. Das ist nicht schlimm. Auch wenn dein Baby schon ins Becken gesunken ist, könnt ihr weiterhin Sex haben: Dein Baby ist in der Fruchtblase mit dem Fruchtwasser sicher geschützt.

### Sex und die Geburt
Sex kann keine Geburt einleiten, wenn das Baby noch nicht reif dafür ist. Er kann aber durchaus ein Auslöser sein, wenn es sowieso bald losgehen würde. Das kommt daher, dass beim Sex mehr Prostaglandin und Oxytocin ausgeschüttet werden (siehe Seite 286). Nur wenn die Fruchtblase geplatzt ist, solltet ihr keinen Sex mehr haben, falls ihr dann überhaupt noch Lust darauf haben solltet. Grund dafür ist die Infektionsgefahr.

### Achtung:
- Wenn du oder dein Partner wechselnde Sexualpartner habt, braucht ihr auf jeden Fall ein Kondom. Denn der Schleimpfropf schließt eine Infektion mit Geschlechtskrankheiten nicht aus.
- Bei Penetration: Der Penis (oder Vibrator) muss sauber sein.
- Du hast als Schwangere ein höheres Risiko, dir eine vaginale Pilzinfektion einzufangen. Die ist zwar nicht gefährlich, aber du solltest sie unbedingt behandeln lassen, weil dein Baby (das über diesen infizierten Weg geboren wird) sonst nach der Geburt an Soor erkrankt (siehe Seite 561).

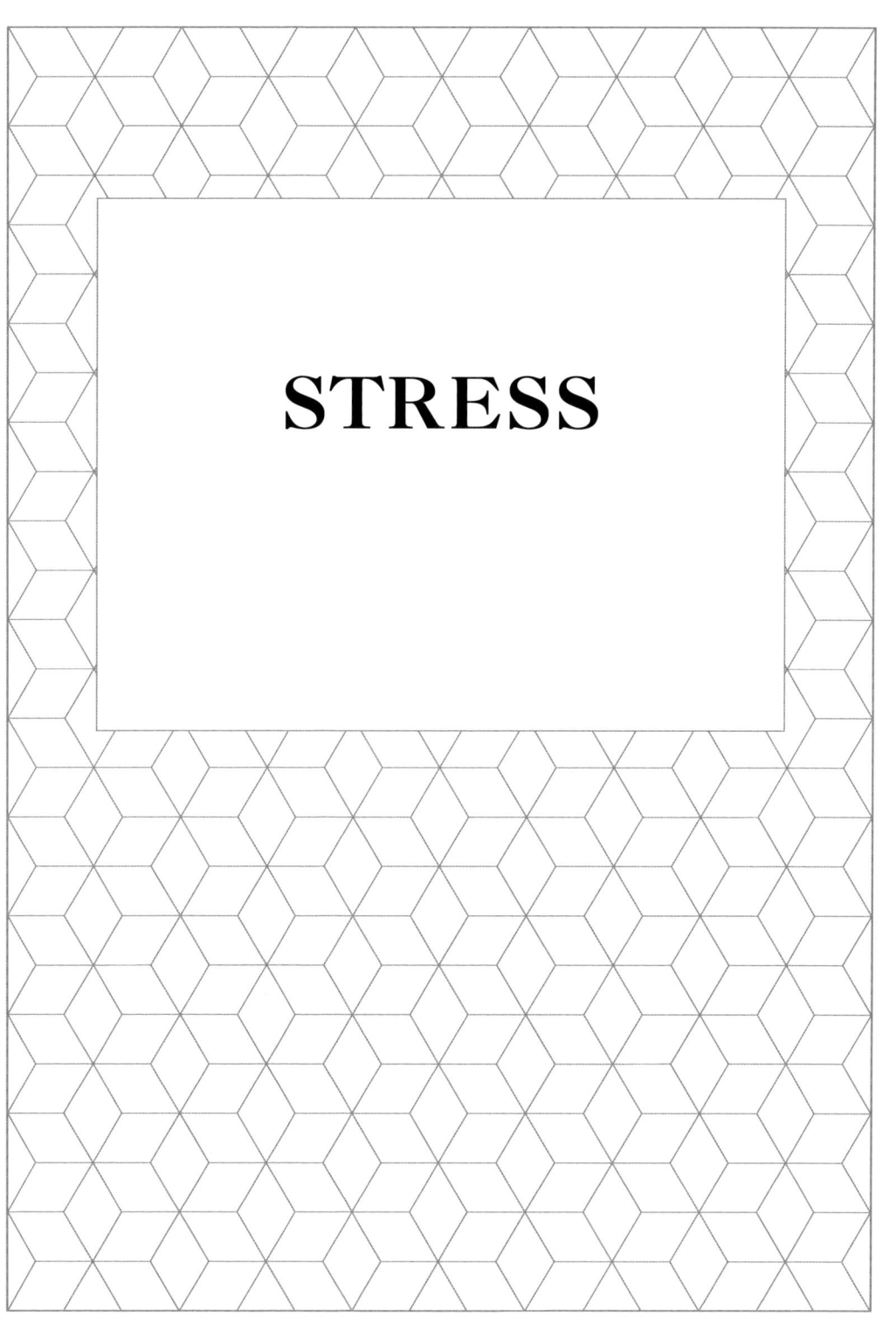

# STRESS

## Ganz normal, aber vermeide »zu viel«

Unter Anspannung und Stress leidet jeder hin und wieder. Aber wenn du ein Baby erwartest und in deinem Leben etwas passiert, das dir viel Stress verursacht, leidest du besonders stark.

**Was ist Stress?**
An sich ist Stress eine gesunde Reaktion deines Körpers. Bei Stress produzierst du besonders viel Adrenalin und Cortisol, wodurch zum Beispiel deine Muskeln, dein Herz und dein Gehirn sauerstoffreiches Blut erhalten, dein Blutzuckerspiegel steigt und der Stoffwechsel angekurbelt wird. All diese Reaktionen bereiten dich auf Flucht oder Kampf vor. Aber wenn beides nicht nötig ist, ergeben sie eigentlich keinen Sinn. Trotzdem bleiben die Stresshormone in deinem Körper. Das kann für alle schädlich sein, aber vor allem für eine schwangere Frau und ihr Baby. Und denk dran: Papas in spe haben während dieser neun Monate auch mehr Stress als in anderen Phasen ihres Lebens.

**Einige Ursachen für Stress**
Wenn du unter Stress leidest, hat das meistens nicht nur eine Ursache. Oft sorgt ein Zusammenspiel mehrerer Faktoren dafür, dass du dich gestresst fühlst. Es ist nicht nur die Tatsache, dass du bald ein Baby bekommst, sondern häufig ändert sich noch mehr: Umzug, Veränderungen im Job, der Tod einer nahestehenden Person oder eine schwere Erkrankung in der Familie. Hormonelle Umwälzungen beeinflussen deinen ganzen Körper (und deinen Geist), und sie können sich in Schwangerschaftsbeschwerden äußern, die dir Energie rauben. Noch dazu der stressige Job und all die anderen Verpflichtungen (vor allem die vielen Informationen zur Schwangerschaft, die dein Leben beeinflussen). Und als ob das noch nicht genug wäre, hast du vielleicht auch noch Angst vor der Geburt oder machst dir große Sorgen um die Gesundheit deines Babys. Nein, du wärst nicht die Erste, die sich fragt, ob sie das mit der Elternschaft wirklich hinbekommt. Wie du es auch drehst und wendest: Ein Baby zu bekommen bedeutet Stress. Dieser Stress muss gar nicht schlimm sein und gehört auch ein wenig dazu. Er wird erst zum Problem, wenn er zu oft auftritt und zu lange anhält.

## SYMPTOME, DIE AUF ZU VIEL STRESS HINDEUTEN

### Körperliche Beschwerden
- ständige Müdigkeit, auch wenn du schon versuchst, mehr zu schlafen
- Schmerzen: (Spannungs-)Kopfschmerzen, Muskelschmerzen, Bauchschmerzen
- harte Bäuche
- Bluthochdruck
- Schwitzen, Zittern
- Verdauungsprobleme
- größere Krankheitsanfälligkeit aufgrund geringerer Widerstandskraft
- Herzklopfen

### Psychische Beschwerden
- leichter wütend oder unruhig werden
- schneller emotional reagieren, Weinkrämpfe
- schlechter schlafen
- Konzentrations- und Gedächtnisprobleme
- Unentschlossenheit
- anhaltendes Gefühl der Anspannung
- Ängste oder depressive Stimmungen

### Verhaltensänderungen
- mehr oder weniger essen wollen
- weniger Bedarf an sozialen Kontakten

Viele dieser Symptome können auch bei allerlei Schwangerschaftsbeschwerden auftreten (siehe Seite 475). Hast du Zweifel, solltest du sie mit deiner Hebamme besprechen. Sind die Beschwerden wirklich stressbedingt, geh alles ein wenig ruhiger an und pass auf, dass der Stress nicht zu viel wird und noch größere Probleme bereitet.

### Wann suchst du dir Hilfe?
Es ist wirklich nicht schlimm, wenn du mal in Stress gerätst, zum Beispiel wenn du eine Bahn noch erwischen willst oder eine Deadline einhalten musst. Schlimm wird es erst, wenn solch ein Zustand über zwei Wochen andauert.

Je länger der Stress anhält, desto größer ist der Einfluss auf dein Baby. Nimm Kontakt zu deiner Hebamme oder deinem Frauenarzt auf. Dann könnt ihr gemeinsam besprechen, welche Hilfe zu dir passen würde und welche Maßnahmen für dich effektiv wären.

Besprich auch folgende Symptome mit der Hebamme oder deinem Gynäkologen:
- regelmäßige Angst- oder Panikattacken
- Schlaflosigkeit aufgrund von Anspannung oder Sorgen
- Probleme mit der alltäglichen Routine
- anhaltend depressive Gedanken und Gefühle
- »exzessives« Verhalten, zum Beispiel oft sehr wütend oder aggressiv werden oder im Gegenteil sehr passiv und unmotiviert sein
- Warnungen von deinen Mitmenschen, dass es dir nicht gut geht (und dass du Hilfe brauchst)
- keine oder kaum eine Veränderung durch unten genannte Tipps

## Tipps, um Stress einzudämmen

- Such zuallererst nach der Ursache oder den Ursachen des Stresses. Wenn du sie genau benennen kannst, finde für jede einzelne heraus, was du tun kannst, um den Stress zu verringern. Leidest du unter Zeitnot, kannst du Termine absagen; hast du etwas Schlimmes erlebt, sprich mit jemandem darüber oder such dir professionelle Hilfe.
- Besprich mit jemandem, was los ist; erleichtere dein Herz bei jemandem, der dir nahesteht, bei deinem Partner, einem Freund, einer Freundin oder einem Verwandten.
- Sorg für ausreichend Entspannung.
- Trag in deinen Kalender auch deine Ruhe- und Entspannungsmomente ein. Plan deine Tage nicht komplett durch und lass noch Luft für Unerwartetes (zum Beispiel für Stau, Überraschungsbesuch usw.): Ein zu voller Terminkalender kann auch wieder für Stress sorgen.
- Begrenze deine Zeit am Handy oder Tablet. Manchmal ist es wirklich erleichternd (nach einer Zeit der Umgewöhnung), nicht mehr Tag und Nacht erreichbar zu sein und nicht mehr ständig alle deine Kanäle zu pflegen.
- Leg dein Telefon weit weg von deinem Bett ab, wenn du schlafen gehst.
- Erstell eine Liste mit Dingen, die wirklich sein müssen, und mit Dingen, von

denen du denkst, dass sie sein müssen, die aber eigentlich nicht nötig sind. Lies die Listen genau durch und entscheide, was du streichen kannst, was angepasst werden muss (und wie) und wobei du jemand anderen um Hilfe bitten kannst.
- Beweg dich ausreichend, am besten in einer beruhigenden Umgebung wie einem Wald, am See oder im Park.
- Wende Entspannungstechniken an, die zu dir passen. Beispiele dafür sind Atemübungen, Yoga oder Meditation.
- Schlaf ausreichend. Mit guter Nachtruhe ist schon viel gewonnen. Denk daran, dass sich durch die Schwangerschaft (zeitweise) deine Schlafgewohnheiten ändern können.

### Mögliche Folgen von chronischem Stress

Laut der Forschungen unter Leitung von Bea van den Bergh und anderer internationaler Studien besteht ein Zusammenhang zwischen Stress in der Schwangerschaft und ADHS (vor allem bei Jungen), emotionalen Problemen und Depressionen (vor allem bei Mädchen). Kinder von Müttern, die während der Schwangerschaft ständigem Stress ausgesetzt sind, erkranken später häufiger daran. Es ist aber nicht so, dass alle diese Probleme bei den Kindern auftreten oder dass die Probleme ausschließlich auf den Stress zurückzuführen sind. Stress kann verschiedenen internationalen Untersuchungen zufolge zu Schreckhaftigkeit, Darmkrämpfen, Reizbarkeit, unregelmäßigen Funktionen biologischer Prozesse, Verhaltensproblemen, kognitiven Problemen, ADHS, Aggression, Depression, Stimmungsschwankungen, Konzentrationsproblemen, schlechter Sprachentwicklung oder Störungen in der motorischen Entwicklung führen.

Babys, die im Mutterleib länger andauerndem Stress ausgesetzt waren, können nach der Geburt empfindlicher auf Stress reagieren. Sie erleben ihre Umgebung nicht unbedingt als sicher, sondern möglicherweise als unsicher. Außerdem erschrecken sie schneller, zum Beispiel vor plötzlichen Geräuschen, sind unausgeglichen und haben einen unregelmäßigen Rhythmus, wenn es um Essen und Schlafen geht.

Diese Folgeerscheinungen verschwinden nicht von alleine. Auch in späteren Jahren ist die erhöhte Reizbarkeit noch da. An sich muss das kein Problem darstellen, aber es gibt zum Beispiel auch einen Zusammenhang mit Hyperaktivität und emotionalen Problemen. Nicht jedes hyperaktive Kind hat eine dauerhaft gestresste Mutter gehabt: Nur die Anzahl der hyperaktiven Kinder mit Müttern, die während der Schwangerschaft chronischem Stress ausgesetzt waren, ist höher.

Alle Studien weisen in eine bestimmte Richtung. Je länger der Stress der Mutter dauert und je heftiger er ist, desto mehr Probleme wird das Kind haben, so scheint es. Dabei geht es nicht nur um den späteren Umgang mit Stress, sondern auch um das Immunsystem des Babys, das Wachstum im Bauch, den IQ etc.

Ein Kind reguliert sich selbst, auch vor der Geburt. Es gibt Eltern, die mit ihrem ungeborenen Kind zu einer »pränatalen Hochschule« gehen und ihm zum Beispiel Musik vorspielen, um dem kleinen Gehirn schon gezielte Förderung angedeihen zu lassen. Aber ein Kind ist kein »Projekt«, das sich von A bis Z planen lässt. Deinem Baby mit Hingabe und Respekt vor seiner Eigenheit zu begegnen ist viel wichtiger.

In der Sprechstunde bei

# Prof. Dr. Adriaan Honig

*Prof. Dr. Adriaan Honig ist Dozent für klinische Psychiatrie am UMC Amsterdam und Leiter des Psychiatrisch Consultatieve Dienst bei OLVG West in Amsterdam.*

Werdende Mütter können es schwer haben. Du wärst nicht die Erste, die vor, während oder nach der Schwangerschaft an psychischen Problemen leidet, Antidepressiva nimmt oder Depressionen entwickelt.

**Wie viele Frauen leiden an psychischen Erkrankungen?**

Rund 15 Prozent aller Schwangeren und jungen Mütter leiden an Depressionen oder an Ängsten. Zum Teil sind das Frauen, die Antidepressiva einnehmen und auf Anraten ihrer Ärzte während der Schwangerschaft die Medikamente abgesetzt haben, ohne dass die Nebenwirkungen oder eine eventuelle Ersatzmedikation bedacht wurden.

**Praktische Tipps**

- Hol dir Hilfe, wenn du psychische Beschwerden hast. Frauen, die zum ersten Mal erkranken, warten zu lange damit. Hausärzte und Hebammen erkennen die Symptome auch nicht immer. Bestehen depressive Stimmungen, wird oft etwas wie »Ach, das geht auch wieder vorbei« gesagt, aber es ist wichtig, dass sich die Beschwerden nicht erst verstärken und Stress und Anspannung, so gut es geht, bekämpft werden, auch während der Schwangerschaft. Vermutest du, an einer Depression erkrankt zu sein? Komm einfach vorbei. Dafür sind wir da. Du brauchst dich für nichts zu schämen.

- Du solltest wissen, dass psychische Erkrankungen einen Einfluss auf dein Baby haben können. Auch deswegen ist es klug, sich Hilfe zu holen. Auf YouTube gibt es Filme dazu, was ein wenige Monate altes Baby tut, wenn die Mutter auf es reagiert, und was geschieht, wenn die Mutter das Kind ignoriert und ihm wenig Aufmerksamkeit schenkt, weil sie depressiv oder ängstlich ist.

- Tausch dich mit deinem Partner über die schönen, aber auch über die weniger schönen Dinge aus. Kommuniziert offen. Es ist wirklich wichtig, dass dich dein Partner versteht und unterstützt, wenn du Hilfe brauchst.

## In der Sprechstunde bei

# Prof. Dr. Bea van den Bergh **über die Folgen von chronischem Stress bei (werdenden) Eltern**

*Prof. Dr. Bea van den Bergh forscht an der Fakultät für Psychologie und Pädagogik an der KU Leuven und am Departement Welzijn, Volksgezondheid en Gezin (Gesundheits- und Familienministerium) in Brüssel. Sie begleitet schon seit 30 Jahren eine Gruppe von Kindern, deren Mütter in der Schwangerschaft entweder dauerhaftem Stress ausgesetzt waren oder eben nicht, und erforscht jetzt ihre Widerstandskraft als (angehende) Eltern.*

**Was genau ist unter chronischem Stress zu verstehen?**

Chronischer Stress ist nicht einfach zu beschreiben. Ein anspruchsvoller Posten bei der Arbeit ist für den einen sehr stressig, während er bei der anderen wenig oder keinen Stress verursacht. Manche Situationen wie Naturkatastrophen oder Krieg sind eindeutig stressig. Aber auch Konflikte mit dem Partner oder der Familie bedeuten Stress, ebenso dauerhafte Sorgen um die Gesundheit oder ums Geld.

**Wird der spätere Umgang deines Kindes mit Stress schon vor der Geburt bestimmt?**

Nicht nur Stress in der Schwangerschaft spielt dabei eine Rolle, sondern auch der Umgang mit Stress. Jahrelang herrschte die Meinung, dass vor allem Kinder aus niedrigeren sozialen Schichten anfällig wären, zum Beispiel aufgrund von finanziellen Problemen im Elternhaus. Aber auch Kinder von gut ausgebildeten Eltern mit einer perfektionistischen Einstellung können anfällig für Stress sein. Durch ihren Perfektionismus erfahren die Eltern übermäßigen Stress. Ein Kind lernt am besten, mit Stress richtig umzugehen, wenn du als Vater oder Mutter das Leben und dein Kind mit einem offenen Geist, positiv und voll Vertrauen annimmst.

**Was fällt vor allem in heutiger Zeit auf?**

Es wirkt so, als ob die Zeit von Schwangerschaft und beginnender Elternschaft das absolute Paradies sein müsste. Aber es ist logisch, dass du es in manchen Bereichen langsamer angehen musst. In einer Schwangerschaft zeigen sich zum Beispiel auch hormonelle Veränderungen und physische Probleme. Die solltest du nicht unter den Teppich kehren.

# BEWEGUNG
## & SPORT

# Gib deinem Körper, was er jetzt braucht

Ja, du hörst es überall: Sport und Bewegung sind unheimlich wichtig. Wenn du dich während der Schwangerschaft ausreichend und richtig bewegst, ist das für dich und dein Baby gesund. Wirklich, nimm den Rat ernst, denn tägliche Bewegung (und dabei geht es noch nicht einmal um Sport) kann vielen Beschwerden vorbeugen und tut deinem Körper unglaublich gut.

**Die Vorteile von Bewegung und Sport in der Schwangerschaft**
Wenn du schwanger bist und dich ausreichend bewegst, ...
- fühlst du dich besser.
- beugst du vielen Schwangerschaftsbeschwerden vor oder linderst sie.
- hast du weniger Stress.
- schläfst du besser.
- wachst du ausgeruhter auf.
- verläuft die Geburt meistens unproblematischer.
- erholst du dich nach der Schwangerschaft schneller.
- funktioniert deine Verdauung besser.
- besteht ein geringeres Risiko, Bluthochdruck zu entwickeln.
- ist die Wahrscheinlichkeit einer Beckeninstabilität geringer.
- ist die Wahrscheinlichkeit von Schmerzen im unteren Rückenbereich geringer.
- reduziert sich das Risiko eines Schwangerschaftsdiabetes.

Dein Baby hat sogar noch mehr davon, wenn du in Bewegung bleibst. Ein paar Beispiele:
- Die Plazenta, die dein Baby versorgt, ist besser durchblutet. Das verringert das Risiko eines verlangsamten Wachstums.
- Die Wahrscheinlichkeit, dass dein Baby Übergewicht bekommt, verringert sich ebenfalls.
- Ein Neugeborenes zeigt deutlich mehr Hirnaktivität, wenn die Mutter während der Schwangerschaft dreimal pro Woche 20 Minuten Sport getrieben hat.

Alles in allem können wir festhalten: Genauso wie eine gesunde Ernährung und guter Schlaf gehört Bewegung während der Schwangerschaft zur »Grundversorgung«. Und die ist in den neun Monaten sogar doppelt wichtig. Besonders toll daran ist, dass sich die einzelnen Eckpfeiler auch noch gegenseitig stützen und verstärken. Hier gilt: 1 + 1 = 3.

Das sind doch genug gute Gründe, um in Bewegung zu bleiben oder zu kommen. Aber sei nicht leichtsinnig und übertreib es nicht. Es kann auch schädlich sein, zu heftigen oder zu viel Sport zu machen und sich zu überfordern.

> **Tipp von Hebamme Annemieke Stellingwerf:**
> Versuch während der Schwangerschaft, eine gute Kondition zu erhalten, um so fit wie möglich in die Geburt zu gehen. Bleib in Bewegung und achte auf die Signale deines Körpers, damit du ihn nicht überanstrengst.

## GENUG BEWEGUNG: NICHT MEHR UND NICHT WENIGER

Das Wörtchen »genug« kann auf unterschiedliche Weisen interpretiert werden. Die eine Schwangere hat schneller das Gefühl, dass es ausreicht, als die andere. Um für Klarheit zu sorgen, gibt es zum Glück die 150-Minuten-Norm und die drei (in der Schwangerschaft vier) goldenen Regeln. Und die gute Nachricht ist: Du bewegst dich schneller »genug«, als du denkst.

### Die 150-Minuten-Norm

Die allgemeine Norm für eine gute Kondition ist, dass du dich auf mehrere Tage verteilt mindestens 150 Minuten in der Woche relativ intensiv bewegst. Dieses Pensum benötigst du als Erwachsene mindestens, um deine Muskeln und deine Kondition aufrechtzuerhalten. Diese Norm ist auch eine gute Richtschnur für die Schwangerschaft. Am besten verteilst du die Zeit auf drei bis vier Termine.

Bestimmt denkst du beim Thema Sport und Bewegung nicht an »alltägliche« Dinge. Vielleicht fährst du häufig Fahrrad, gehst regelmäßig lange Gassi mit deinem Hund oder bewegst dich viel bei der Hausarbeit etc. Diese Arten von Aktivitäten kannst du einfach mitzählen, vor allem, wenn du ihnen länger als 20 Minuten am Stück nachgehst.

## Vier goldene Regeln
Die vier Grundregeln für Sport während der Schwangerschaft lauten:
- nicht außer Atem kommen
- nicht zu lange am Stück bewegen oder Sport treiben
- ausreichend trinken
- Überhitzung vermeiden, vor allem im ersten Trimester

Wie auch immer du an deine Dosis Bewegung kommst, behalte in der Schwangerschaft ein paar Dinge im Hinterkopf: Ein Marathon wäre jetzt gerade keine gute Idee. Dein Körper verändert sich in sehr kurzer Zeit extrem. Bei allen Aktivitäten gilt eigentlich: Bleib in Bewegung, aber gerate dabei nicht außer Atem. Mäßig intensives Training ist die Devise. In der Praxis bedeutet das, dass du dich zwar anstrengst, dich aber immer noch mit jemandem unterhalten kannst. Mach nicht länger als eine oder anderthalb Stunden Sport. Und achte auf eine ausreichende Flüssigkeitszufuhr. Während des Sports verlierst du durch das Schwitzen immer Flüssigkeit und während der Schwangerschaft durch den schnelleren Stoffwechsel noch mehr. Trink vorher schon genug und hab immer etwas für unterwegs dabei.

> **Es muss nicht immer Sport sein**
> Wenn du in der Landwirtschaft oder als Reinigungskraft arbeitest und dich den ganzen Tag intensiv bewegst, hast du schon eine bessere Kondition und mehr Bewegung als jemand, der mit dem Auto zur Arbeit fährt, in Vollzeit im Büro sitzt und zweimal die Woche ins Fitnessstudio geht.

## Und wenn du die 150 Minuten nicht schaffst?
Im Vergleich zur Norm bewegst du dich zu wenig? Du brauchst deshalb nicht gleich ein schlechtes Gewissen zu haben, nur ist das oft leichter gesagt als getan. Aber es geht um dich und dein Baby. Daher solltest du alle Ausreden, warum du noch nicht aktiver geworden bist, fallen lassen. Wenn du jetzt beginnst, ist es auf keinen Fall zu spät. Jede zusätzliche Bewegung zählt. Und wenn du es nicht für dich tun willst, dann tu es auf jeden Fall für dein Baby.

## Tipps: Wie schaffe ich die 150 Minuten?

- Fang (vorsichtig) an.
  Auch wenn viele Frauen im ersten Trimester sehr müde sind, ist es trotzdem sinnvoll, schon jetzt die Kondition zu trainieren oder vorsichtig aufzubauen.
- Steigere dich langsam.
  Genau wie für alle anderen (die nicht schwanger sind) gilt auch für dich: am Anfang nicht übertreiben. Beginn zum Beispiel damit, dreimal in der Woche eine Viertelstunde spazieren zu gehen, Rad zu fahren oder zu schwimmen. Steigere die Zeit jede Woche um 5 Minuten. In null Komma nix bewegst du dich ausreichend.
- Nutz die Momente, in denen du dich am wohlsten fühlst.
  Die meisten Frauen sind tagsüber bis 16 Uhr am fittesten. Vielleicht merkst du das an dir selbst auch. Wenn du Vollzeit arbeitest, könntest du zu Fuß zur Arbeit gehen oder das Fahrrad nehmen, oder du nutzt deine Mittagspause, um einen kleinen Spaziergang zu machen. Wenn du dich zu anderen Zeiten am fittesten fühlst, solltest du diese nutzen.
- Trag Kleidung, in der du dich gut bewegen kannst.
  Kneifende, nicht atmende oder zu warme Kleidung ist lästig, wenn du dich bewegen willst. Wenn du spazieren oder walken gehst, solltest du gute, flache Schuhe mit stoßdämpfender Sohle tragen.
- Such dir einen Sportpartner.
  Wenn du gemeinsam mit jemand anderem Sport machst, motiviert dich das zusätzlich. Es ist nicht nur geselliger, sondern du gehst auch dann los, wenn du eigentlich schon allerlei Gründe gefunden hast, dich heute nicht zu bewegen.
- Hör auf deinen Körper.
  Dein Körper zeigt dir meistens deutlich seine Grenzen. Wenn etwas wehtut, dir schwindelig ist oder du kurzatmig wirst, hast du eine Grenze erreicht und solltest besser aufhören oder nur ganz langsam weitermachen.
  Kommen die Beschwerden erst nach dem Sport, zum Beispiel ein harter Bauch oder ein Stechen im Bauch? Das sind Zeichen dafür, dass du es ruhiger angehen solltest: Überfordere dich nicht. Such eventuell nach Alternativen oder anderen Sportarten, die du besser schaffen kannst.

- Nutz deine »guten Tage«.
  Es gibt immer Tage, an denen du dich fitter fühlst, und Tage, an denen dich niemand hinter dem Ofen hervorlocken kann. Geh lieber an den fitten Tagen zum Sport und ruh dich an den Tagen aus, an denen dein Körper meldet, dass er Ruhe braucht.
- Such dir spezielle Schwangerschaftssportkurse, zum Beispiel Yoga oder Aquagymnastik für Schwangere.
  Es gibt immer mehr Angebote, die sich speziell an schwangere Frauen richten, vor allem in den Städten. Man trifft dort auch Frauen, die sonst keinen Sport treiben. Solche Angebote berücksichtigen den schwangeren Körper, du lernst andere Schwangere kennen, und du wirst von jemandem angeleitet, der sich mit Schwangerschaft und Bewegung auskennt (siehe Seite 365).
- Sollte es in deiner Nähe keinen solchen Kurs geben, such dir jemanden aus deinem Bekanntenkreis, mit dem du gemeinsam Sport machen willst (zum Beispiel regelmäßig wandern oder Rad fahren), und macht feste Termine dafür aus. Achte darauf, dass euer Tempo an deine Schwangerschaft angepasst ist, und mach nur das, wobei du dich gut fühlst.

### Schwindel

In der Schwangerschaft produziert dein Körper mehr Blut, das er auch durch die Adern pumpen muss. Außerdem weiten sich die Blutgefäße. Der Blutdruck sinkt – vor allem um die Mitte der Schwangerschaft herum. Deshalb kann deine Kondition schlechter werden, als du es gewohnt bist. Manchmal wird dir schon beim Aufwärmen schwindelig. Als ob das noch nicht genug wäre, schlägt dein Herz in der Schwangerschaft schneller, und viele Schwangere haben eine etwas erhöhte Körpertemperatur. Die Folgen dieser Veränderungen merkst du beim Sport ziemlich schnell.

Wenn dir schwindelig ist oder du merkst, dass dir bald schwindelig wird, mach sofort eine Pause. Übrigens kann Schwindel auch von einem Zuckermangel (Hypoglykämie), Salzmangel oder von Hyperventilation kommen. Atme ein paar Mal tief durch die Nase ein und langsam durch den Mund aus (hilft gegen Hyperventilation). Trink und iss eine leichte Kleinigkeit. Vermutest du, dass du zu wenig Zucker oder Salz im Blut hast, iss etwas Süßes oder Salziges. Bei solchen Beschwerden solltest du dein Tempo verringern. Wenn du schnell zu wenig Salz im Blut hast, könntest du an Sporttagen vorher eine Tasse heiße Brühe trinken.

### Verletzungen

Während der Schwangerschaft ist das Verletzungsrisiko höher als sonst. Das liegt an der »Neugestaltung« deines Körpers. Verschiedene Hormone sorgen dafür, dass dein Körper immer weicher wird, damit du deinem Baby besser Platz machen kannst und die Geburt sanfter verläuft. Deine Sehnen, Muskeln und Bänder werden schlaffer und nachgiebiger. So wirst du insgesamt etwas schwächer, und deine Muskeln und Gelenke müssen im Verhältnis mehr Gewicht auffangen. Und dieses Gewicht steigert sich in den neun Monaten um 12 Kilo. Ab dem zweiten Trimester kann diese Erschlaffung zu einem erhöhten Verletzungsrisiko führen. Wenn dich die Beschwerden in deinem Alltag einschränken, solltest du einen Termin bei einem Spezialisten vereinbaren, zum Beispiel einer (Schwangerschafts-)Physiotherapeutin.

## Tipps & Tricks

- Verwende einen Herzfrequenzmesser. Versuch, nicht über 140 bpm (*beats per minute*) zu kommen und trainiere maximal für 40 Minuten.
- Trag einen Sport-BH, so werden deine wachsenden Brüste besser gestützt.
- Beweg dich tagsüber, dann schüttet dein Körper nicht kurz vor dem Schlafen noch Cortisol aus (siehe Seite 291), und du schläfst leichter ein. Oft bist du tagsüber auch am fittesten, nutze die Zeit also optimal.
- Effektives Aufwärmen und Lockern sind beim Sport immer wichtig, aber dein besonders verletzungsanfälliger Körper braucht beides jetzt unbedingt.
- Trainiere nicht zu lange am Stück – besser öfter und kürzer als seltener und länger.
- Trainiere nicht bei großer Hitze: Während der Schwangerschaft neigt dein Körper eher zu Überhitzung. Um Probleme zu vermeiden, solltest du besser nicht trainieren, wenn es draußen (oder drinnen) sehr heiß ist. Kühle dich dann lieber im Schwimmbad ab (ein paar Bahnen zu ziehen tut sehr gut und ist auch Bewegung).

## BEWEGUNG IM ALLTAG

Auch bei den ganz normalen Alltagsaktivitäten bewegst du dich natürlich: auf die Toilette gehen, zum Supermarkt laufen oder mit dem Fahrrad fahren, Waschmaschine ein- und ausladen, kochen, Treppe rauf, Treppe runter, deine Kinder hochnehmen oder stehen.

Wenn du schwanger bist, klappen bestimmte Bewegungen nicht mehr so gut, weil du müde bist oder der dicke Bauch im Weg ist. Dein Körper ist um einige Kilos schwerer, und du wirst merken, dass früher Selbstverständliches nun nicht mehr so leichtfällt.

**Stehen**

Da dein Schwerpunkt immer weiter vorne liegt, passt du deine Haltung daran an. Oft ziehen Schwangere ihren Rücken ein, aber das ist nicht gut für Becken und Rücken. So und indem du den Kopf ein wenig nach vorne gebeugt trägst, kompensierst du die Gleichgewichtsstörung mit einem Hohlkreuz (*lumbale Lordose*). Hierdurch vergrößert sich der Druck auf das Becken jedoch. Achte bewusst darauf, während der ganzen Schwangerschaft eine natürliche Haltung einzunehmen und den Rücken gerade zu lassen. Deine Haltung ist gut, wenn Sprunggelenke, Knie, Hüfte, Schultern und Kopf in einer Linie übereinanderliegen. Überprüf im Spiegel, ob sie das tun, und korrigiere deine Haltung, wenn nötig.

**Tipps**

- Als Schwangere solltest du lieber nicht zu lange am Stück stehen. Dadurch kannst du Beschwerden wie Bänderschmerzen, Krampfadern oder Ödemen vorbeugen oder sie lindern.
- Versuch, dein Gewicht beim Stehen gleichmäßig auf beide Beine zu verteilen, und stell die Füße ein wenig auseinander.
- Halte deine Knie leicht gebeugt und strecke sie nicht durch.
- Entspanne im Stehen so gut wie möglich deinen Nacken und deine Schultern.
- Steh nicht im Hohlkreuz, sondern halte deinen Rücken gerade.
- Achte auf eine aufrechte Haltung: Sprunggelenke, Knie, Hüfte, Schultern und Kopf sollten genau übereinanderstehen, wie an einer Schnur aufgehängt.
- Dreh deine Füße und Knie nicht nach innen, sondern stell die Füße gerade nach vorn. So belastest du dein Becken korrekt.

> **Extratipp gegen ein hohles Kreuz von Hebamme Lucia Simons:**
> Manchmal hilft es, einen Fuß etwas höher vor dir abzustellen, denn dann kippt das Becken, und das Gewicht des Bauches verlagert sich ein wenig mehr Richtung Zentrum.

## Gehen

Lange sitzen ist nicht gut, lange stehen auch nicht, und stundenlanges Laufen ist den meisten Frauen am Ende der Schwangerschaft auch zu viel. Aber regelmäßig kurze Strecken sollte jede Frau gehen, allein schon wegen der täglichen Portion Bewegung. So stärkst du deine Muskeln. Außerdem kannst du durch regelmäßiges Gehen viele Beschwerden lindern oder vermeiden, zum Beispiel *restless legs*, Rückenschmerzen und Verspannungen. Es ist natürlich von Schwangerer zu Schwangerer verschieden, was möglich ist und was nicht. Du bist die einzige Expertin, die beurteilen kann, was sich gut anfühlt. Trotzdem ist es wichtig, richtig und gut zu gehen.

## Tipps

- Versuch, nicht mit nach innen gedrehten Beinen zu gehen oder zu watscheln. Um beim Gehen die Drehbewegung auszuführen (Becken, Hüfte), kannst du besser die Drehung mit den Unterschenkeln machen.
- Trag gute Schuhe, also keine Absätze (denn dadurch rutscht der Rücken ins Hohlkreuz), sondern flache Schuhe mit genügend Platz für deine Füße und mit einem guten Fußbett. Geh nicht (vor allem nicht am Ende der Schwangerschaft) stundenlang spazieren, sondern besser mehrmals die Woche eine halbe bis ganze Stunde.
- Achte auf deine Haltung, auch beim Gehen (kein Hohlkreuz, Schultern nach unten etc.).
- Wenn du einen Spaziergang machst, dann am besten durch die freie Natur, zum Beispiel im Wald. Wälder verleihen nicht nur Ruhe, der Untergrund ist auch weicher, sodass der Fuß besser federt.
- Denk daran, dass deine Füße am Ende des Tages dicker sein können, vor allem wenn du viel Wasser einlagerst. Zieh daher beim Wandern auf keinen Fall zu enge, sondern gut sitzende Schuhe an, die du eventuell auch in der Weite verstellen kannst.

- Bushaltestellen und Spielplätze sind perfekt, um eine Pause einzulegen (vor allem gegen Ende der Schwangerschaft), nutz sie ruhig. So kannst du in Bewegung bleiben und kommst auch an die frische Luft.
- Nimm immer eine Kleinigkeit zu essen mit, wenn du spazieren gehst, für den Fall, dass dein Kreislauf absackt. Vergiss auch dein Handy nicht. Wenn es dann doch zu anstrengend wird, kannst du jemanden anrufen, der dich abholt.

### Sitzen

Sich kurz hinzusetzen kann sehr erholsam sein. Wenn du sitzt, kannst du deinem Körper einen Dienst erweisen, indem du ihn dabei so wenig wie möglich belastest. Da du wahrscheinlich ziemlich oft sitzt, kann eine gute Sitzhaltung Schwangerschaftsbeschwerden verhindern oder lindern.

## Tipps

- Versuch im Sitzen, dein Gewicht gleichmäßig auf beide Pobacken zu verteilen und beide Füße auf dem Boden zu haben.
- Press deine Beine nicht zusammen, sondern lass Raum zwischen ihnen und halte auch deine Knie etwas nach außen.
- Schlag die Beine nicht übereinander. Vor allem in den letzten Wochen ist es besser, dem Baby Platz in deinem Becken zu lassen.
- Achte darauf, dass deine Knie sich auf der gleichen Höhe befinden wie deine Hüfte.
- Rutsch mit dem Rücken nach hinten (sitz also nicht hintenübergebeugt) und halt ihn gerade. So können auch dein Nacken und dein Kopf entspannt bleiben. Sitzt du nach hinten gebeugt, kippt auch dein Becken zu sehr nach hinten.
- Sitz nicht zu lange. Beweg dich zwischendurch. Steh jede halbe Stunde auf, beweg dein Becken vor und zurück und mach jede Stunde einen kleinen Spaziergang: zur Kaffeemaschine, zur Toilette etc. Das tut nicht nur deinem Rücken und deinem Becken gut, sondern auch der Durchblutung. Indem du dich zwischendurch bewegst, verhinderst du, dass Wasser in Richtung deiner Füße und Fesseln sackt.
- Achte bei einer sitzenden Tätigkeit auf die richtige Haltung. Und bleib auch

dann nicht zu lange am Stück sitzen. Mach ab und zu eine kleine Gehpause oder probiere aus, hin und wieder im Stehen zu arbeiten.
- Wenn du am Schreibtisch arbeitest, solltest du die Schreibtisch- und Stuhlhöhe so anpassen, dass du dicht am Schreibtisch sitzen kannst. So lehnst du nicht zu sehr vornüber.
- Sitz möglichst nicht zu tief. Das kann beim Aufstehen Probleme bereiten.
- Lehn dich auch nicht zu sehr nach hinten, sondern bleib gerade sitzen, sonst bekommst du Probleme mit dem Steiß.
- Ein Sitzball hilft dabei, eine gute Sitzhaltung zu finden, und bequem ist er außerdem. Du kannst auch ein spezielles Sitzkissen verwenden, das besonders für Beschwerden beim Sitzen gemacht ist.

## Aufstehen

Aufstehen kann wirklich zur Belastung werden, vor allem in den letzten Monaten der Schwangerschaft. Manchmal willst du es am liebsten vermeiden und bleibst deshalb einfach sitzen. Du ahnst es schon: Das ist keine gute Idee. Hier findest du deshalb einige Ratschläge, die dir das Aufstehen erleichtern.

## Tipps

- Setz dich am besten auf einen Stuhl oder ein Sofa mit hoher Lehne.
- Schieb zuerst deinen Po nach vorn. Stell deine Füße leicht gespreizt möglichst nah an die Sitzfläche. Beweg den Oberkörper nach vorn, nimm eventuell die Armlehnen zu Hilfe, und spann beim Aufstehen deinen Po an.
- Was auch möglich ist: Stell die Füße schon so ab, dass du laufen kannst (den einen Fuß etwas vor den anderen), dann kannst du leichter einen Schritt machen, sobald du stehst.
- Sollte das Aussteigen, zum Beispiel aus dem Auto, schwierig sein, setz dich auf einen glatten Schal oder etwas Ähnliches, mit dem du dich leichter drehen kannst. Stell zuerst beide Füße auf den Boden und steh erst danach auf.

## Treppen steigen

Zu Beginn der Schwangerschaft kann Treppensteigen praktisch sein, wenn du an deiner Kondition arbeiten willst. Solange es sich gut anfühlt, nimmst du die Treppe. Wenn du Beckenprobleme hast oder es auf das Ende der Schwangerschaft zugeht, solltest du weniger Treppen steigen. Mit einem dicken Bauch ist es auch sehr schwierig, und du läufst weniger sicher.

## Tipps

- Achte darauf, dass die Treppe ein stabiles Geländer hat (das ist sicherer und körperlich weniger belastend), und vermeide glatte Stufen. Aber am Geländer zu hängen ist auch nicht ideal. Verwende es daher hauptsächlich als Stütze.
- Stabilisiere zuerst dein Becken.
- Lauf gerade nach oben (nicht krumm).
- Du kannst (bei starken Schmerzen) auch seitwärts die Treppe raufgehen, Schritt für Schritt (ein Fuß, zweiter Fuß daneben, nächste Stufe).
- Ist herabsteigen mühsam? Probiere es doch mal rückwärts, aber nur auf sicheren Treppen (keine glatten und am besten breite Stufen mit einem stabilen Geländer).
- Achte darauf, dass deine Füße einen guten Halt haben: keine großen Tierpantoffeln und keine glatten Socken, mit denen man ausrutschen kann.
- Leg nichts mehr auf der Treppe ab, um es später mit nach oben zu nehmen. Mit einem dicken Bauch kannst du leicht etwas übersehen und stolpern oder ausrutschen.

## Heben

Da deine (Bauch-) Muskeln in der Schwangerschaft schlaffer werden, müssen deine Rückenmuskeln mehr arbeiten. Beim Heben beanspruchst du vor allem Bauch- und Rückenmuskeln. Dazu kommt, dass du auch immer mehr Gewicht mit dir rumträgst. Die Rückenmuskeln haben es dadurch ziemlich schwer. Darum solltest du deinen Körper jetzt nicht auch noch durch falsches Heben fehlbelasten. Er ist schließlich nicht mehr so belastbar, das heißt, du kannst jetzt weniger tragen. Du darfst natürlich etwas heben, aber beschränke die Häufigkeit und das Gewicht so weit wie möglich.

## Tipps

- Heb (vor allem im letzten Trimester) gar nicht oder so wenig wie möglich.
- Heb ab Woche 20 maximal zehnmal am Tag höchstens 5 Kilo und ab Woche 30 fünfmal am Tag höchstens 5 Kilo.

- Verteil deine Einkäufe auf zwei gleich schwere Taschen.
- Heb natürlich nichts, das du zu schwer findest.
- Achte darauf, dass das, was du heben willst, zwischen deinen Beinen steht (vor deinem Körper), sodass du besser aus den Beinen heraus heben kannst.
- Wenn du heben musst, geh zuerst etwas in die Knie und heb nicht nur aus dem Rücken heraus, sondern so gut es geht aus den Beinen. Gerade heben also!
- Die Betriebsärztin deines Unternehmens weiß, welche Regeln in deiner Funktion gelten. Da eine Schwangerschaft deinem Körper viel abverlangt, kannst du mit ihr gemeinsam überlegen, wie das Arbeiten für dich am komfortabelsten ist. Oft haben kleine Betriebe keinen Betriebsarzt, aber dafür den Vorteil, dass man gut persönlich miteinander auskommt.
- Musst du dein anderes Kind tragen, halte es so dicht wie möglich an deinen Körper und verteil das Gewicht (zum Beispiel nicht nur auf einer Hüfte tragen).
- Bitte auch andere, dir zu helfen, wenn es für dich zu schwer ist, und denk nicht immer »Ach, das schaffe ich schon«.
- Dreh deinen Oberkörper nicht beim Heben, sondern dreh dich insgesamt, indem du kleine Schritte machst.
- Bück dich am besten gar nicht mehr, vor allem nicht im letzten Trimester.
- Wenn du dich unbedingt bücken musst, geh dafür in die Hocke.
- Stütze dich beim Wiederhochkommen ab (Kommode, Stuhl, irgendetwas, das stabil genug ist und in der Nähe steht).
- Schieb keine Gegenstände mit dem Fuß vor dir her, um sie nicht heben zu müssen. Auch das kann Schmerzen in Rücken und Becken verursachen.

## Welchen Sport vermeiden?

Wenn du schwanger bist und Sport treibst, solltest du nicht zu weit abheben (wörtlich) und keine zu abenteuerlichen Dinge ausprobieren. Von Tiefseetauchen wird strengstens abgeraten, aber auch Wanderungen in über 2000 Meter Höhe oder Skifahren solltest du lieber sein lassen. Im Hochgebirge verringert sich der Sauerstoffgehalt in deinem Blut, und beim Skifahren riskierst du ein Bauchtrauma (wenn du auf den Bauch fällst). Auch Kampfsportarten, Fallschirmspringen, Paragliding, Bungeespringen und alpines Klettern solltest du besser auf die Zeit nach der Geburt verschieben. Geh keine unnötigen Risiken ein. Welche anderen Sportarten du ausüben oder nicht ausüben darfst und worauf du beim Sport achten musst, hängt vom Trimester ab.

## Hebamme in Ausbildung Janine Voordendag:

Dein Baby wird natürlich vom Fruchtwasser geschützt. Aber überleg mal, wie du dich sportlich betätigen würdest, wenn du dein Baby im Tragetuch dabeihättest. Sportarten, die du so nicht ausüben würdest, sind zum Beispiel Skifahren und Boxen. Schwimmen bildet dabei eine Ausnahme, du kannst in der Schwangerschaft problemlos Schwimmen gehen.

## SPORT IM LAUFE DER SCHWANGERSCHAFT

Was du kannst, wie lange du durchhältst und was jetzt gut oder schlecht für dich ist, hängt natürlich auch von deiner Schwangerschaftsphase ab. Manche Dinge klappen einfach nicht, wenn dir übel ist, und andere Aktivitäten funktionieren nicht mit einem dicken Bauch, den du mit geschwollenen Sprunggelenken ausbalancieren musst. 😊

### Erstes Trimester

Das erste Trimester ist häufig von den typischen Schwangerschaftsbeschwerden gekennzeichnet, von denen Müdigkeit und Übelkeit sich den ersten Platz teilen. Leidest du hierunter, wird das sicher Einfluss auf dein Training haben.

Bleib in Bewegung, aber lass es langsam angehen. Bist du müde, solltest du auf deinen Körper hören.

Du darfst natürlich weiter Ball- und Kontaktsportarten treiben, und trainierte Amazonen dürfen auch weiterhin reiten.

Jetzt ist es vor allem wichtig, Überhitzung zu vermeiden. Achte darauf, dass die Umgebungstemperatur beim Sport nicht über 22 Grad steigt und deine Körpertemperatur nicht über 39,2. Denn das hätte einen negativen Einfluss auf die Zellteilung deines Babys. Natürlich weißt du nie genau, wann dein Körper diese Temperatur erreicht, daher solltest du dir einfach merken, dass ein unangenehm heißes Gefühl beim Sport jetzt nicht gut ist.

**Zweites Trimester**

Im zweiten Trimester fühlen sich die meisten Frauen wieder etwas fitter. Dafür »verschiebt« sich in deinem Körper immer mehr. Da das Zwerchfell nun weiter oben liegt, wechselt deine Atmung von der Bauch- zur Brustatmung. Dadurch hast du schneller das Gefühl, nicht genug Sauerstoff zu bekommen, und gerätst beim Sport schneller außer Atem. Auch der Stoffwechsel verändert sich: Du verbrennst deine Nahrung schneller. Geh daher nicht auf nüchternen Magen zum Sport, sondern iss ungefähr anderthalb Stunden vor dem Training eine Portion Kohlenhydrate. Am besten sind Lebensmittel, die dein Körper langsam verwertet, zum Beispiel Vollkornbrot, Vollkornpasta oder Vollkornreis. Aber iss auch nicht zu große Portionen auf einmal. Sonst braucht dein Körper beim Sport viel Blut für die Verdauung, und dir wird schwindelig, oder du gerätst (noch) schneller außer Atem.

**Tun & Lassen**

Prinzipiell kannst du in diesem Trimester den Sport weiter machen, den du schon immer getrieben hast, aber:
- Hör lieber mit Ball- und Kontaktsportarten auf. Das Risiko, dass dein Bauch von einem Gegner oder einem Ball hart getroffen wird, ist jetzt zu hoch. Da dein Körper immer weicher wird, bist du auch schon anfälliger für Verletzungen.
- Keine Sportarten mehr, die ruckartige Bewegungen verlangen, zum Beispiel Springen oder Sprints.
- Übungen, bei denen du flach auf dem Rücken liegst, solltest du lieber lassen. In dieser Haltung können wichtige Adern an deiner Wirbelsäule abge-

klemmt werden. (Falls nötig, kann dieses Problem mit einem Kissen oder einem aufgerollten Handtuch unter deiner rechten Hüfte behoben werden.)
- Vermeide am besten auch Übungen, bei denen du etwas Schweres über deinen Kopf hebst, damit du deine Wirbelsäule nicht zu stark belastest.

**Drittes Trimester**
Während der letzten drei Monate der Schwangerschaft wird Sport natürlich sehr mühsam. Der Bauch wird schwerer, ist dir bei »deinem« Sport wahrscheinlich im Weg, dein Gleichgewicht verändert sich, und du brauchst beim Training immer mehr Pausen. Außerdem drückt der Bauchinhalt mit deiner Gebärmutter immer mehr gegen das Zwerchfell, wodurch deine Lunge weniger Platz hat und du weniger tief atmen kannst.

Trotzdem solltest du in Bewegung bleiben. Die Vorteile überwiegen auch im dritten Trimester. So verringerst du gerade in diesen letzten Monaten mit Sport Schmerzen im unteren Rücken. Schwimmen, Wandern oder Radfahren klappt oft immer noch gut. Und natürlich gibt es auch Sportkurse, die sich speziell an Schwangere richten, zum Beispiel Yoga für Schwangere.

## SCHWANGER, SPORT UND TEAMS

Während der ganzen Schwangerschaft ist es selbst für Spitzensportlerinnen besser, sich nicht zu überanstrengen oder zu überhitzen. Das ist aber nicht immer leicht. Wenn du Teamsport betreibst und ihr habt einen Wettkampf, willst du dein Team sicher nicht schwächen, weil du mitten im Spiel an deine »schwangere« Grenze kommst. Trotzdem musst du sie einhalten, um Probleme zu vermeiden. Überleg, ob du nicht zum Beispiel im ersten Trimester noch weitertrainierst (und dabei gut auf deinen Bauch hörst), aber keine Wettkämpfe mehr bestreitest.

**Krafttraining**
Dein Krafttraining brauchst du in der Schwangerschaft nicht aufzugeben, du solltest es allerdings anpassen. Zu intensives Cardiotraining ist nicht empfehlenswert, weil du überhitzen könntest. Außerdem werden deine Muskeln und Sehnen immer weicher, wodurch das Risiko einer Verletzung steigt. Andererseits können Übungen mit leichten Gewichten (oder nur mit deinem Körperge-

wicht) Rückenschmerzen lindern. Wähle dafür aber Übungen aus, bei denen deine Wirbelsäule gerade bleibt und unterstützt wird. Geh nicht an Fitnessgeräte, bei denen du deine Beine gegeneinanderdrücken musst, das geht zu sehr aufs Becken.

Wenn du nicht weißt, ob du eine Übung machen darfst oder nicht, bitte einen Fachmann oder eine Fachfrau um Rat, zum Beispiel eine (Schwangerschafts-)Physiotherapeutin oder einen spezialisierten Fitnesscoach.

## Bauchmuskeln

Hach, dieser flache, muskulöse Bauch … Leider musst du davon ausgehen, dass du den im Laufe der Schwangerschaft verlierst. Es wächst nicht nur alles, auch deine Muskeln werden tüchtig gedehnt und dadurch weniger elastisch. Deine geraden Bauchmuskeln (die Sixpack-Muskeln) rutschen etwas weiter auseinander (Diastase). Meistens gibt sich das aber nach der Geburt wieder.

Wenn du schwanger bist, solltest du deine geraden Bauchmuskeln besser nicht trainieren, vor allem nach dem ersten Trimester. Sit-ups, Crunches und Planks sind nicht nur schlecht, sondern auch ziemlich sinnlos. Wenn du sehr starke Bauchmuskeln hast, kann es bei eventueller Steißlage schwieriger für dein Kind sein, sich von alleine zu drehen.

Deine seitlichen Bauchmuskeln kannst und solltest du aber weiter trainieren, denn sie unterstützen eine gute Haltung und können Rückenbeschwerden vorbeugen. Auch beim Pressen können diese Muskeln nützlich sein. Wenn du deine Bauchmuskeln trainierst, musst du auch etwas für die Rückenmuskulatur tun. Bist du dir nicht sicher, ob du die richtigen Muskeln trainierst, bitte um fachlichen Rat.

## Laufen

Immer mehr Menschen haben das Joggen für sich entdeckt. An sich ist das eine gute Entwicklung, aber du solltest dein Tempo anpassen und dafür sorgen, dass es dir dabei nicht zu warm wird. Ruhig und langsamer durchzujoggen ist besser, als bei deinem »normalen« Tempo zu bleiben, bei dem du normalerweise mit roten Wangen nach Hause kommst und erst einmal eine halbe Stunde ausdampfen musst. Lauf auch lieber fünfmal die Woche eine halbe Stunde als zweimal die Woche eine oder anderthalb Stunden. Kontrolliere dabei deinen Puls (mit einer Pulsuhr), damit du nicht über die 140 Schläge pro Minute kommst.

## Mit Sport ist Schluss, wenn …

In einigen Fällen ist es besser, vorübergehend ganz auf Sport zu verzichten. Besprich in solch einem Fall mit deiner Hebamme oder deiner Gynäkologin, was du stattdessen tun kannst, um deinen Körper stark und fit zu halten. Die Hebamme oder die Frauenärztin, die dich begleitet, könnte dir von Sport abraten bei …

- Blutungen (mehr als die Menge, die du von deiner Regel kennst).
- drohender Frühgeburt.
- zu geringem Wachstum deines Babys.
- einer Mehrlingsschwangerschaft.
- allgemeiner Müdigkeit, wodurch dein Körper dir sagen will, dass er keine Energie für Sport übrig hat. Das merkst du dadurch, dass du dich krank und schwach fühlst, unter Übelkeit und Schmerzen leidest, dir schwindelig wird oder du kurzatmig bist. Am wichtigsten ist, dass du deinen Körper kennst und auf seine Signale hörst.

## In der Sprechstunde bei

# Bewegungstherapeutin Ruth Damme

*Ruth Damme hat sich auf perinatale Bewegungstherapie und Babymassage spezialisiert. Sie betreut Schwangere sowohl in ihrer eigenen Praxis als auch an der Uniklinik Gent.*

**Was bedeutet für Sie »Symmetrie«?**

Dein Körper muss sowohl in Bewegung als auch in Ruhe im Gleichgewicht sein. Er darf nicht an der einen Seite mehr belastet sein als an der anderen. Ich merke, dass bei einigen Frauen Symmetrie auch wichtig ist, um die Angst vor Bewegung abzubauen. Wenn du dich zu wenig bewegst, werden deine Beschwerden stärker. Ich mache in meiner Praxis mit den Frauen oft Übungen und gebe sie ihnen auch als Hausaufgabe mit. Außerdem finde ich es wichtig, praktische Tipps zu geben: Wie stehst du aus dem Bett auf, wie legst du dich hin, wie hältst du den Staubsauger etc. Meine Ratschläge sind übrigens nicht immer dieselben. In Abhängigkeit von den Beschwerden und ihren Ursachen erhalten die Frauen von mir ganz gezielt individuelle Tipps.

**Was ist der Vorteil einer Vorbereitung in der Gruppe?**

Schwangeren wird oft von ihrer Frauenärztin geraten, einen Kurs zu besuchen. Ich denke, auch deswegen ist die Zahl der Teilnehmerinnen relativ hoch. Zum Glück, denn die Übungen können wirklich helfen. Und nicht nur das: Ich merke auch, dass die Frauen gerne Erfahrungen austauschen. Auch im Kurs ist die Interaktion schön. Manche Frauen stellen viele Fragen, andere trauen sich das nicht. Aber diese Frauen profitieren trotzdem von den Antworten auf die Fragen der anderen. Wenn die Geburt näher rückt, wird den Partnern erklärt, wie sie mit Massage die Schmerzen der Gebärenden lindern können. Und wir lernen etwas über Presstechniken. Jede Geburt ist natürlich anders. Die eine Frau hat Musik dabei, die andere bekommt eine Massage, die nächste wendet Hypnose an etc.

Das Ziel ist in jedem Fall eine Geburt ohne Betäubung.

Außerdem trainieren wir mit den Frauen bis zur sechsten Woche nach der Geburt gezielt den Beckenboden. Erst danach trainieren wir die Bauchmuskeln und das Laufen etc. Starke Bauchmuskeln nützen nichts, wenn der Beckenboden schwach ist. Der Beckenboden muss zuerst wieder stark sein, um bald wieder alles so ausführen zu können wie vor der Schwangerschaft.

## Praktische Tipps

- Achte auf Symmetrie: Sitz zum Beispiel nicht mit übereinandergeschlagenen Beinen.

- Schlaf mit einem Stillkissen zwischen den Beinen (zwischen Knien und Sprunggelenken). So bleibt dein Becken in Balance.

Zu Besuch bei

# Personal Trainer Laurens Mischner

*Laurens ist spezialisiert auf Trainings während und nach der Schwangerschaft. Aufgrund seiner besonders leicht anwendbaren Methoden hat er den Oje, ich wachse!-Happy-Service-Award verliehen bekommen.*

Während der Schwangerschaft kannst du einfach weitertrainieren, auch wenn du das Training manchmal ein wenig anpassen musst. Das Training leidet wahrscheinlich schnell, da die Kurse oft am Abend sind und du dann schon müde bist. Darum sind diese drei Übungen so ideal. Zusammen dauern sie nicht einmal 5 Minuten, und du kannst sie über den Tag verteilt ausführen.

## 1. Rumpfmuskulatur/Core-Training

Tu etwas Verrücktes und kauf dir einen Gymnastikball. Der ist super, um im Sitzen den Rumpf zu trainieren und flexibel zu halten. Setz dich auf den Ball, die Füße leicht gespreizt. Kreise langsam mit den Hüften, während dein Kopf so ruhig wie möglich bleibt. Mach die Kreise so groß, wie es sich gut anfühlt. Du wirst merken, dass diese Übung auch Rückenschmerzen lindert! Ein bisschen herausfordernder ist es, mit der Hüfte Achten zu schreiben. Mit dieser Übung schaffst du Platz im Becken für Babys Köpfchen.

## 2. Armmuskeln

Viele Frauen merken, dass ihre Armmuskeln schlaffer werden. Das kommt vom mangelnden Training in der Schwangerschaft. Liegestütze am Boden sind nun oft zu schwer, und irgendwann gehen sie auch gar nicht mehr. Eine perfekte Variante sind dann Liegestütze am Rand der Arbeitsplatte. Halte deine Hände schulterbreit auseinander, stütz dich auf die Platte, halte den Körper gerade und geh so weit zurück, wie es sich gut anfühlt. Nun senkst du deinen Körper in Richtung der Hände, die Schultern bleiben »unten«. Je dichter du an den Händen bist, desto schwieriger ist es. Wird das zu anstrengend? Dann machst du die Übung an der Wand, dabei stützt du die Hände auf Schulterhöhe ab.

### 3. Beinmuskeln

Kniebeugen sind wirklich die effektivste Methode, um schnell und einfach die Beinmuskulatur zu trainieren. Du wirst überrascht sein, wie lange du in der Schwangerschaft noch Kniebeugen machen kannst. Versuch, jeden Tag mindestens zehn Kniebeugen zu machen. Geh nicht so tief runter, wenn es zu schwer wird. Achte darauf, dass du deinen Rumpf immer anspannst und dass deine Knie Richtung Zehen zeigen. In der Schwangerschaft solltest du besonders auf deinen Rücken aufpassen. Werden dir Kniebeugen zu anstrengend? Dann setz dich auf einen Stuhl, die Beine hüftbreit auseinander. Spanne nun die Rumpfmuskulatur an und steh auf. Die Kraft dazu kommt aus den Beinen. Setz dich langsam wieder hin und wiederhol den Vorgang zehnmal.

High five!

# ARBEIT, HAUSHALT & KINDER

## Das Leben geht ganz normal weiter

Während der neun Monate deiner Schwangerschaft geht das Leben selbstverständlich weiter. Aber in dem Wort »selbstverständlich« steckt auch das Problem. Manchmal laufen die Dinge, die du vor der Schwangerschaft erledigt hast, ohne darüber nachzudenken, jetzt nicht mehr so leicht. Auf der anderen Seite besteht die Gefahr, dass du dich zu sehr von allem abschottest und dein Leben in eine Art »Wartezustand« gerät. Eigentlich ist es nur eine Frage des Gleichgewichts.

Bei der Arbeit deine Grenzen und Rechte zu kennen, ohne die dazugehörigen Pflichten zu vernachlässigen, darauf kommt es an. Während der Schwangerschaft wirst du zu Hause im Haushalt und eventuell mit deinen Kindern auch einiges anpassen müssen.

### ARBEIT & SCHWANGERSCHAFT

Als schwangere Frau genießt du einige Rechte. Rechte, die dazu dienen, dir und deinem Baby einen gesunden Start zu ermöglichen. Diese Rechte bringen natürlich auch Pflichten mit sich. Im Alltag wirst du merken, dass es für alles eine Lösung gibt und dass der Dialog mit deinem Arbeitgeber wichtig ist. Hier liest du, worauf du ein Recht hast und was deine (moralischen) Verpflichtungen sind.

**Wann erzähle ich von meiner Schwangerschaft?**
Du solltest deinen Arbeitgeber so bald wie möglich über deine Schwangerschaft informieren, wenn du sicher weißt, dass du ein Baby bekommst. Falls dein Chef oder deine Chefin einen ärztlichen Nachweis der Schwangerschaft verlangt, musst du dem nachkommen. Er wird von deinem Gynäkologen ausgestellt. Sobald dein Arbeitgeber offiziell Bescheid weiß, gilt für dich der Mutterschutz. Für deinen Arbeitgeber ist es natürlich auch besser, wenn er möglichst früh erfährt, dass du schwanger bist. Schließlich muss für dich eine Vertretung organisiert werden. Außerdem tust du dir selbst keinen Gefallen, wenn du es lange für dich behältst, denn in der Schwangerschaft genießt du besondere Rechte.

Wann der beste Moment ist, um es deinem Vorgesetzten zu sagen, musst du selbst einschätzen. Aber die Erfahrung lehrt: Warte nicht zu lange. Die meisten Frauen erzählen nach dem ersten Trimester, dass sie schwanger sind. Das Risiko einer Fehlgeburt hat sich dann deutlich verringert, und auch der erste Ultraschalltermin hat schon stattgefunden.

**Birgt die Arbeit Risiken für mich und mein Baby?**
Dein Arbeitgeber ist gesetzlich dazu verpflichtet, dich innerhalb von zwei Wochen nach Bekanntgabe der Schwangerschaft über mögliche Risiken in deinem Beruf aufzuklären, zum Beispiel über schweres Heben, den Umgang mit Gefahrstoffen oder zu langes Stehen.

Was die Gefahren eventueller Strahlung und chemischer Stoffe angeht, die während der Arbeit freigesetzt werden, weiß dein Chef schon genau, welche Anpassungen nötig sind. Bei den Risiken durch Heben, Stehen oder zu langes Sitzen gestaltet sich die Lage meist komplizierter. Du darfst vor allem in der späten Schwangerschaft nicht mehr schwer heben. Dafür wird dein Arbeitgeber sicher Verständnis haben, da es wissenschaftlich bewiesen ist, dass zu schweres Heben nicht gut ist.

Solltest du am Arbeitsplatz trotzdem nicht auf Verständnis stoßen, berichte deiner Frauenärztin davon. Diese wird dich an eure Betriebsärztin überweisen, damit du dir Gehör verschaffen kannst und die nötigen Anpassungen vorgenommen werden. In einem Beruf, in dem du den ganzen Tag hebst und dich bückst, muss daher schon schnell etwas verändert werden. Und wenn du nur ab und zu etwas heben musst? Oft liegt die Lösung im guten alten Dialog. Gemeinsam mit deiner Chefin oder deinem Chef findest du sie. Du hilfst deinem Arbeitgeber auch, wenn du schon selbst über eine Lösung nachdenkst und eigene Vorschläge machst.

**Arbeit mit Strahlung**
Wenn du mit ionisierender Strahlung arbeitest (siehe Seite 188), kann das deinem Baby schaden. Darum ist dein Arbeitgeber verpflichtet, sofort Maßnahmen zu ergreifen, damit dein Baby der Strahlung nicht ausgesetzt wird. Meistens geht es dabei um Berufe in Krankenhäusern, Atomkraftwerken und Laboren, wo die Angestellten genau Bescheid wissen über die Gefahren, die ihre Arbeit mit sich bringt. Wenn du mit Strahlung zu tun hast, ist es also selbstverständlich, dass du deinem Chef so schnell wie möglich von der

Schwangerschaft erzählst, damit bei eventuell gefährlichen Arbeiten sofort die nötigen Sicherheitsmaßnahmen getroffen werden können.

### Arbeit mit Ultraschallwellen

Ultraschallwellen (der Name sagt es schon) können wir nicht hören, aber sie können trotzdem schädlich für dein Baby sein. Besonders in bestimmten Laserapparaturen werden Ultraschallwellen verwendet. Arbeitest du damit, solltest du mit deinem Arbeitgeber so schnell wie möglich die nötigen Maßnahmen ergreifen.

### Arbeit am Computer

Du kannst ohne Bedenken und ohne Risiko für dein Baby den ganzen Tag am Computer arbeiten. Allerdings kann es sein, dass dir das lange Sitzen irgendwann schwerfällt. Dagegen kannst du aber zum Glück einiges tun (siehe Seite 373).

### Arbeit und Stress

Stress ist für niemanden gesund, ob schwanger oder nicht. Leider kann es sein, dass der Stress durch die Hormone und durch deine Unsicherheit wegen der Schwangerschaft jetzt schneller zuschlägt. Wenn es dir wirklich zu viel wird, solltest du auch hier am besten gemeinsam mit deinem Arbeitgeber überlegen, was ihr tun könnt. Der wird natürlich nicht sofort für eine Rosa-Wolke-mit-Einhorn-Situation sorgen können, aber er kann dich beruhigen, dir mehr Pausen zugestehen oder in Absprache mit dir deine Projekte zum Teil an eine Kollegin oder einen Kollegen übertragen.

### Arbeit mit Pestiziden

Pestizide und Herbizide werden vor allem in der Landwirtschaft verwendet und können deine Fruchtbarkeit beeinflussen und während der Schwangerschaft deinem Baby schaden. Vermeide sie, und wenn das nicht geht, musst du dich mit spezieller Schutzkleidung, Handschuhen und Mundschutz ausrüsten.

### Arbeit und Lärm

Schon ein Geräuschpegel über 80 Dezibel kann das Gehör deines Babys schädigen. Daher musst du Lärm sowohl zu Hause als auch in der Arbeit vermeiden. Du weißt nicht, wie laut es in deiner Umgebung ist? Mit einem Smartphone kannst du die Lautstärke leicht messen. Arbeitest du irgendwo, wo die 80-Dezibel-Grenze regelmäßig überschritten wird, solltest du mit deiner Chefin oder mit deinem Chef sprechen, damit auf deine Situation eingegangen werden kann.

Dass die Grenze einige Male nicht eingehalten wird, kannst du eigentlich nicht verhindern, denn 80 Dezibel sind nicht sehr viel. Wenn du auf einem windigen Bahnsteig stehst und du lauter sprechen musst, um verstanden zu werden, hast du sie schon selbst überschritten. Du musst nur Vorkehrungen treffen, wenn du sehr oft von Lärm umgeben bist.

## Arbeitszeiten

Wenn du schwanger bist, hast du laut Gesetz ein Recht auf feste und regelmäßige Arbeits- und Ruhezeiten. Das bedeutet: Keine Überstunden, keine wechselnden Schichten und keine Nachtschichten. Nachtschicht bedeutet, dass du zwischen 20 Uhr und 6 Uhr arbeiten musst. Unter gewissen Umständen kannst du einer Arbeit zwischen 20 Uhr und 22 Uhr zustimmen. Doch es wird geraten, das nach der 20. Woche nicht mehr zu leisten. Vor Woche 20 haben unregelmäßige Arbeitszeiten keinen Einfluss auf dein Baby. Eine Ausnahme bilden feste Nachtschichten, da dein Biorhythmus dadurch ernsthaft gestört wird. Deine Chefin ist verpflichtet, dich für die Tagdienste einzuplanen und dir eine verlässliche Regelmäßigkeit zu geben.

Die durchschnittliche Arbeitszeit pro Monat darf eine bestimmte Stundenanzahl nicht überschreiten. Und nach dem Ende der täglichen Arbeitszeit steht dir eine ununterbrochene Ruhezeit von mindestens 11 Stunden zu. Außerdem hast du das Recht, tagsüber zu deiner Hebamme oder Frauenärztin zu gehen.

## Arbeit und Mutterschutz

Der Mutterschutz ist ein besonderer Schutz für Arbeitnehmerinnen, die schwanger sind oder ein Kind stillen. Geschützt wirst sowohl du als auch dein Kind vor der Geburt und danach. Zum Mutterschutz gehören unter anderem:
- der Schutz der Gesundheit von Mutter und Baby am Arbeitsplatz,
- ein besonderer Schutz vor Kündigung,
- ein Beschäftigungsverbot der Mutter in den Wochen vor und nach der Geburt,
- die Sicherung des Einkommens der Mutter während des Beschäftigungsverbots.

Der Mutterschutz tritt in dem Moment in Kraft, in dem du deinen Arbeitgeber offiziell (und am besten schriftlich) über deine Schwangerschaft informierst. Die sogenannte »Mutterschutzfrist« ist eine Zeit, in der du nicht arbeiten darfst. Das dient dem Wohl von Mutter und Kind. Die Frist beginnt bei Einlingen sechs Wochen vor dem errechneten Geburtstermin und endet normalerweise acht Wochen nach der Geburt. Wenn du Mehrlinge erwartest, endet sie erst zwölf Wochen nach der Geburt. In dieser Zeit wird dir dein Gehalt weiterhin gezahlt, und dein Arbeitgeber darf dir während der Schwangerschaft und bis vier Monate nach der Geburt nicht kündigen.

### Mutterschaftsgeld
Für die Zeiten, in denen du vor und nach der Geburt nicht arbeitest (sechs Wochen davor und acht Wochen danach bzw. zwölf Wochen danach bei Mehrlingen) kannst du Mutterschaftsgeld beantragen. Mehr Infos dazu findest du auf der Website des Familienministeriums: www.familienportal.de

### Tipp von Hebamme Caroline Poorterman:
Wenn du in deinem Job viel reisen musst, kann das in der Schwangerschaft sehr anstrengend sein. Versuch, etwas häufiger von zu Hause aus zu arbeiten, oder kümmere dich um eine Übernachtung bei Freunden, Verwandten oder im Hotel, wenn du zum Beispiel zwei Tage hintereinander weit entfernt von deinem Wohnort arbeiten musst. Mach dir das Leben einfacher!

### Elternzeit und Elterngeld
Wenn du nach Ablauf der Mutterschutzfrist Elternzeit beantragen möchtest, solltest du das spätestens sieben Wochen vor Beginn der geplanten Elternzeit bei deinem Arbeitgeber anmelden. Auf der Website des Familienministeriums findest du alle Infos rund um Elternzeit und Elterngeld: www.familienportal.de

**Organisiere die Betreuung rechtzeitig**
Vielleicht möchtest du, dass dein Baby nach Mutterschutz und Elternzeit in einer Kita betreut wird. Dann besuch schon früh in der Schwangerschaft verschiedene Kitas in deiner Nähe oder in der Nähe deiner Arbeit. Entscheide dich rechtzeitig und melde dich frühzeitig an, denn in den meisten Fällen gibt es eine Warteliste. Auch die Betreuung durch Tageseltern oder Babysitter zu Hause musst du wirklich schnell organisieren.

**Tipp von Hebamme Annemieke Stellenwerf:**
Genieß bewusst die letzte Phase deiner Schwangerschaft, die Zeit, in der du noch kein Baby versorgen musst, sondern noch allein bist mit deinem Partner oder deinen älteren Kindern. Die erste Phase nach der Geburt kann ziemlich hart werden, denn dann wirkt es so, als müsse alle Aufmerksamkeit und Zeit deinem Baby gelten.

## HAUSHALT, KINDER UND SCHWANGERSCHAFT

Auch der Haushalt geht einfach weiter, wenn du schwanger bist. Manchmal wirst du etwas anpassen, etwas Praktischeres finden oder mit deinem Partner einige Aufgaben tauschen müssen. Zum Glück gibt es nur wenige Dinge, die du aus Sicherheitsgründen jetzt besser vermeiden solltest, wie das Katzenklo säubern, schwer heben und Pestizide verwenden (siehe Seite 187). Die meisten Haushaltstätigkeiten darfst du weiterhin tun, auch wenn sie im Laufe der Zeit anstrengender werden.

### Heben, Kraft und deine Grenzen
Wenn du an deine Grenzen gerätst, was deine Kraft betrifft, ist die Sache eigentlich klar. Eine Schwangerschaft ist einfach nicht die Zeit, in der du Krafttraining betreiben solltest. Hör also auf deinen Körper. Und nein: nicht »nur mal kurz« die Einkäufe aus dem Einkaufswagen in den Kofferraum heben. Was dein Körper nicht mehr kann, kann er auch nicht »nur mal kurz«. Oft bekommst du hinterher die Quittung, wenn du dich doch überforderst. Indem du nicht über deine Grenzen gehst, hältst du im Alltag länger durch. Bitte andere

um Hilfe, bestell deine Einkäufe online und hol den schweren Staubsauger erst aus dem Schrank, wenn dir jemand dabei helfen kann.

### Jetzt gerade nicht zu empfehlen

Manche Dinge sind an sich nicht gefährlich, wenn alles funktioniert. Auf einer Leiter zu stehen (solange du stehen bleibst), ist vollkommen sicher, es sei denn, du fällst mit deinem dicken Bauch hinunter. Darum gibt es so einiges, was du jetzt besser sein lässt, und das kannst du dir mit gesundem Menschenverstand auch schon selbst denken. Auf eine Leiter steigen, die Gardinen aufhängen, über einen Stuhl auf den Tisch klettern, um Girlanden aufzuhängen, mit einem Kleinkind Schlittschuh laufen ... Das alles solltest du jetzt gerade einfach nicht machen.

### Du bist schwanger, nicht krank

Ob es nun um Lohnarbeit oder Carearbeit geht: Tu, was du kannst, nicht mehr, aber auch nicht weniger. Überschreite deine Grenzen nicht, aber bleib auch nicht darunter. Ja, du genießt als Schwangere viele Rechte, aber du musst nicht vorsichtshalber extra Pausen einlegen oder alle besonders anspruchsvollen Projekte deinen Kollegen aufbürden. Zum Glück wissen wir heutzutage, dass es gut ist, während der Schwangerschaft so aktiv wie möglich zu bleiben. Aktiv bleiben ist nämlich wirklich das Beste und Schönste. Sonst würden die neun Monate eine Ewigkeit dauern. Merk dir: Du bist schwanger, nicht krank.

> **Tipp von Hebamme Simone Michielsen-van Herk:**
> **Es klingt ziemlich abgedroschen, aber es ist wirklich wahr: Folge deinem (Mutter-) Instinkt, dann liegst du immer richtig ...**

### Schwangerschaft und Haustiere

Wenn du Haustiere hast, ist es sinnvoll, sich schon während der Schwangerschaft Gedanken zu machen. Jedes Tier reagiert anders auf eine Menschengeburt (ängstlich, beschützend, unbeeindruckt, um Aufmerksamkeit buhlend oder gerade nicht, anschmiegsam ...). Oft spielt Eifersucht eine Rolle. Nicht nur, dass es bald einen »neuen« Menschen geben wird und sich das »Rudel« (für Hunde) dadurch verändert, dem Tier wird auch weniger Aufmerksamkeit

geschenkt. Und du willst sicher nicht, dass dein Haustier deinem Baby etwas antut, aggressiv wird oder wegläuft. Du kannst dem vorbeugen.
- Viele Tiere scheinen genau zu spüren, dass du schwanger bist.
- Manche Hunde verwandeln sich auf einmal in »Helikopterhunde« für die Schwangere und ihr Baby. Wohin sie auch gehen, der Hund kommt mit.
- Ein Hund kann tausendmal besser riechen als der Mensch: Manche Frauen behaupten deshalb, der Hund hätte ihre Schwangerschaft »gerochen«.

In den folgenden Beispielen geht es vor allem um Hunde und Katzen, aber die Tipps können auf viele andere Arten übertragen werden.

## Tipps

- Du weißt nie, wie dein Haustier auf dein Baby reagieren wird, aber im schlimmsten Fall mit Eifersucht und Aggressivität. Lass dein Haustier sich deshalb schon an gewisse Dinge gewöhnen und achte vor allem darauf, dass es gut hört (wenn nicht, mach ein paar Stunden mit einem Hundetrainer).
- Gewöhne deinem Tier rechtzeitig ab, unangekündigt auf deinen Schoß oder auf das Sofa zu springen.
- Oft funktioniert es gut, den Hund zuerst an gewisse Dinge zu gewöhnen (zum Beispiel spazieren gehen mit Kinderwagen). So kannst du auch dich selbst daran gewöhnen, mit Hund und Wagen unterwegs zu sein. Außerdem kannst du deinen Hund schon an den Babysachen schnüffeln lassen.
- Halte deine Haustiere schon während der Schwangerschaft vom Kinderzimmer und später vom Laufgitter fern.
- Such für die Hunde- oder Katzensachen früh genug einen neuen Platz (etwa weil bald das Laufgitter aufgebaut wird). Dann können sie sich daran zu gewöhnen. Viele Haustiere mögen Veränderungen nämlich gar nicht.
- Schenk deinem Haustier schon lange im Voraus ein bisschen weniger Aufmerksamkeit. Es wird nach der Geburt schließlich auch weniger bekommen. Aber vernachlässige dein Haustier nach der Geburt nicht, es benötigt weiterhin Beachtung, vor allem, wenn das Baby in der Nähe ist.
- Lass dein Haustier nach der Geburt nie mit dem Baby allein. Lass es das Baby trotzdem kennenlernen (schauen, schnuppern etc.), aber nur unter Aufsicht.
- Achte gut auf die Gesundheit deines Babys. Ein Parasit oder eine Infektion bei deinem Haustier birgt eventuell auch ein Risiko für dein Baby.

# RECHT & STEUERN

# Was du jetzt schon erledigen kannst

Leider bei Weitem nicht so schön wie das Kinderzimmer einzurichten oder einen Babynamen auszusuchen, aber es gehört trotzdem dazu: rechtliche und steuerrechtliche Angelegenheiten für den neuen Erdenbürger erledigen. Darum ist es sinnvoll, sich rechtzeitig zu überlegen, ob du noch das ein oder andere festlegen willst.

> Dieses Kapitel behandelt den gängigsten Lebensentwurf, bei dem das Baby bei seinem Vater und seiner Mutter wohnt. Für minderjährige Eltern, gleichgeschlechtliche Paare oder andere Elternschaftsformen, bei denen nicht standardmäßig der biologische Vater und die biologische Mutter für das Kind sorgen, gelten in vielen Punkten andere Gesetze und Regeln. Weil die Elternschaft dann mitunter besonders kompliziert ist und sich Gesetze und Regeln schnell ändern können, solltet ihr euch schon vor der Empfängnis Rat bei einer Notarin oder einem Notar holen. Dort bekommt ihr alle nötigen Informationen.

## Vaterschaftsanerkennung

Wenn du verheiratet bist, ist dein Partner automatisch der rechtliche Vater deines Kindes. Wenn ihr nicht verheiratet seid, kann der Vater einer Vaterschaftsanerkennung zustimmen, also öffentlich erklären, dass er der leibliche Vater ist. Das kann noch während der Schwangerschaft geschehen. Dazu geht ihr gemeinsam zum Standesamt, zum Jugendamt, zum Amtsgericht oder zum Notar. Als Partner kannst du dein Kind auch anerkennen, indem du das bei der Anmeldung der Geburt angibst. Da die Mutter dann natürlich noch im Wochenbett ist und nicht mitkommen kann, wird sie ihr Einverständnis schriftlich erklären müssen. Zudem musst du in diesem Fall ihren Ausweis vorlegen und die Geburtsurkunde des Kindes, deinen eigenen Ausweis sowie deine Geburtsurkunde dabeihaben.

## Vaterschaftsanerkennung: Unterhaltspflicht und Erbrecht

Wenn dein Kind durch dich als Vater anerkannt worden ist, bist du auch aus juristischer Sicht mit deinem Kind verbunden, du bist also offiziell »der andere Elternteil« und in der Pflicht, dein Kind finanziell zu unterstützen, bis es volljährig ist bzw. seine Ausbildung oder sein Studium abgeschlossen hat. Es wird mit diesem Schritt auch sofort dein rechtlicher Erbe. Aber Elternschaft ist etwas anderes als Sorgerecht. Das Sorgerecht zu haben bedeutet, dass du auch »rechtlicher Vertreter« des Kindes bist. Nur wenn du auch das Sorgerecht innehast, kannst du rechtlich gesehen mitbestimmen, wie das Kind aufwächst. Wenn ihr euch auch das Sorgerecht teilen wollt, musst du das beantragen.

### Sorgerecht

Wenn du verheiratet bist oder in einer eingetragenen Partnerschaft lebst, ist das Sorgerecht schon von Gesetzes wegen geregelt. Wenn du als biologische Mutter nur mit jemandem zusammenwohnst oder alleinstehend bist, hast du das alleinige Sorgerecht für das Kind. Will der Vater das Sorgerecht teilen, muss er oder sie dies – nach der Anerkennung – beantragen.

### Sorgerecht: Pflichten

Das Sorgerecht ist auch eine Sorgepflicht: die Pflicht, das Kind zu nähren und zu versorgen, bis es 18 Jahres alt ist, und wenn es studiert, sogar bis zum Abschluss. Außerdem hast du das Recht und die Pflicht, das Vermögen deines Kindes zu verwalten, und du bist sein rechtlicher Vertreter in offiziellen Dingen, zum Beispiel bei der Beantragung eines Passes oder Ausweises. Als Sorgerechtsinhaberin bist du auch automatisch Vormund. Ein Kind kann juristisch maximal zwei Vormunde haben.

## Tipps von der Notarin

**Christel Smit ist Notarin bei Dirkzwager Advocaten en Notarissen**

**Lasst eure Absprachen überprüfen**
- Auch wenn ihr schon in einer eingetragenen Lebenspartnerschaft lebt oder standesamtlich getraut seid, solltet ihr überprüfen lassen, ob alles so geregelt ist, wie ihr das wollt. Möglicherweise gibt es doch noch Absprachen in eurem Vertrag, die ihr jetzt ändern wollt, da ein Baby unterwegs ist, zum Beispiel, wenn es um den Unterhalt geht. Falls ein Elternteil seine Arbeitszeit reduziert, um sich um die Kinder zu kümmern, und sich das Paar irgendwann

scheiden lässt, sollten sich auch standesamtlich getraute Paare genau anschauen, wie die Unterhaltspflicht geregelt ist.

**Informiert euch auch über das Erbrecht**
- Wenn ihr ein Baby bekommt, vor allem beim ersten, ist es sinnvoll, sich einmal das Erbrecht anzuschauen. Natürlich wünscht sich das keiner, aber es ist immer möglich, dass euer Kind einen oder beide Elternteile verliert. Daher ist es immer gut, sich schon vorher die Konsequenzen daraus anzuschauen. Auch wenn ihr verheiratet seid oder in einer eingetragenen Partnerschaft lebt, solltet ihr überprüfen, ob eure Angelegenheiten von Gesetzes wegen so geregelt sind, wie ihr das wollt. In einigen Fällen kann es sinnvoll sein, ein Testament aufzusetzen. In seinem Testament kann man vom Gesetz abweichen. So kann ein Unternehmer seinen Betrieb nach seinem Tod an sein Kind übergeben, wenn er das möchte. Dafür sollte er in seinem Testament verfügen, dass der Betrieb direkt an sein Kind übergeht.

## Nachname

Wenn ihr verheiratet seid und einen gemeinsamen Ehenamen habt, bekommt das Kind automatisch diesen Nachnamen. Wenn ihr dagegen verheiratet seid oder in einer eingetragenen Partnerschaft lebt, aber keinen gemeinsamen Nachnamen habt, könnt ihr für euer Kind zwischen dem Nachnamen des Vaters oder dem der Mutter wählen.

Auch wenn ihr nicht verheiratet seid oder in einer eingetragenen Lebenspartnerschaft lebt, aber das gemeinsame Sorgerecht habt, könnt ihr zwischen dem Nachnamen der Mutter und dem des Vaters wählen.

Hat nur ein Elternteil das Sorgerecht für das Kind, bekommt das Kind den Nachnamen dieses Elternteils. Ihr könnt euch aber auch gemeinsam für den Nachnamen des anderen Elternteils entscheiden.

> **Nachname: Eine Wahl?**
> Wenn du oder dein Partner eine ausländische Staatsbürgerschaft habt, kann die Namensgebung unter Umständen nach dem ausländischen Recht erfolgen. Dadurch kann es möglich sein, dem Baby beide Nachnamen zu geben, also deinen und den deines Partners. In Spanien ist das ganz normal, und in Frankreich, Belgien gibt es bereits die Option, dem Kind beide Nachnamen mitzugeben. Am besten ihr lasst euch in diesem Fall beim Standesamt beraten.

## Geburt anzeigen

Innerhalb von sieben Tagen muss die Geburt deines Kindes im Standesamt der Gemeinde, in der es geboren wurde, angezeigt werden. Eventuell ist das auch noch im Krankenhaus möglich. In der Regel braucht ihr dafür die Geburtsbescheinigung der Klinik, eure Heiratsurkunde bzw. (wenn ihr nicht verheiratet seid) eure eigenen Geburtsurkunden und eure Personalausweise. Unverheiratete Väter müssen eine Vollmacht der Mutter mitbringen und die Vaterschaftsanerkennung vorlegen.

## Was muss steuerrechtlich geregelt werden?

Nach der Anzeige der Geburt benachrichtigt die Gemeinde oder das Bürgerbüro automatisch das zuständige Finanzamt. Dafür musst du nichts tun. Dein Baby bekommt dann auch eine Steuer-ID-Nummer vom Bundeszentralamt für Steuern. Das passiert meist innerhalb von sechs Wochen nach Anmeldung des Kindes beim Standesamt. Mit dieser Nummer könnt ihr Kindergeld beantragen.

## Tipps von der Steuerberaterin

**Jolanda van Heugten ist Steuerberaterin bei Dirkzwager Advocaten & Notarissen**

### Checkt die steuerrechtlichen Folgen

- Kontrolliert immer, welche steuerrechtlichen Folgen sich ergeben, wenn ihr Änderungen vornehmt. Ihr seid nämlich ziemlich schnell gemeinsam steuerlich veranlagt. Das kann zum Beispiel Auswirkungen auf bestimmte Steuererleichterungen haben. Außerdem ist es sinnvoll, steuerliche Angelegenheiten in guten Zeiten zu klären. Immerhin kann es sein, dass ihr euch vielleicht einmal trennt. Überprüft daher zum Beispiel noch in guten Zeiten, was eine Trennung in eurer Situation in Bezug auf den Partner- und Kindesunterhalt sowie dessen steuerrechtliche Folgen für euch bedeuten würde. Das gilt auch für ein Testament. Mit einem Testament kannst du schon jetzt auf Erbschaftskosten eingehen und in manchen Punkten vom geltenden Gesetz abweichen. Auch Patchworkfamilien ist ein Testament stark anzuraten. Es verringert das Risiko von Konflikten zwischen den Familienmitgliedern, wenn einer der Partner verstirbt. Auch hier gilt: In guten Zeiten sollte man für schlechte vorsorgen.

## Tipps vom Juristen und Steuerberater

- Regelt eure Angelegenheiten in guten Zeiten.
- Regelt juristische Fragen wie die Vaterschaftsanerkennung rechtzeitig, am besten vor der 37. Woche.
- Vergiss neben der Krankenversicherung deine anderen Versicherungen nicht, zum Beispiel Unfall- oder (dauerhafte) Reiseversicherung. Bei all deinen Versicherungen musst du angeben, dass dein Kind mitversichert wird.
- Frag beim Finanzamt schon jetzt nach, für welche Kinderzuschläge du in Frage kommst.
- Hast du ein geringes Einkommen, informiere dich bei deiner Gemeinde, ob du ein Recht auf zusätzliche finanzielle Unterstützung hast, zum Beispiel Kostenübernahme bei der Kinderbetreuung.
- Die Geburt eines Babys kann auch Einfluss haben auf die Höhe des Wohngeldes und anderer Zahlungen. Im Prinzip hast du jetzt früher Zugang zu diesen Unterstützungsangeboten, oder die schon bestehenden Zahlungen werden erhöht. Beim Finanzamt könnt ihr euch informieren, welche Folgen sich für dich oder euch ergeben.
- Achte darauf, dass du bei der Anzeige der Geburt alle geforderten Dokumente und einen gültigen Ausweis mitnimmst.

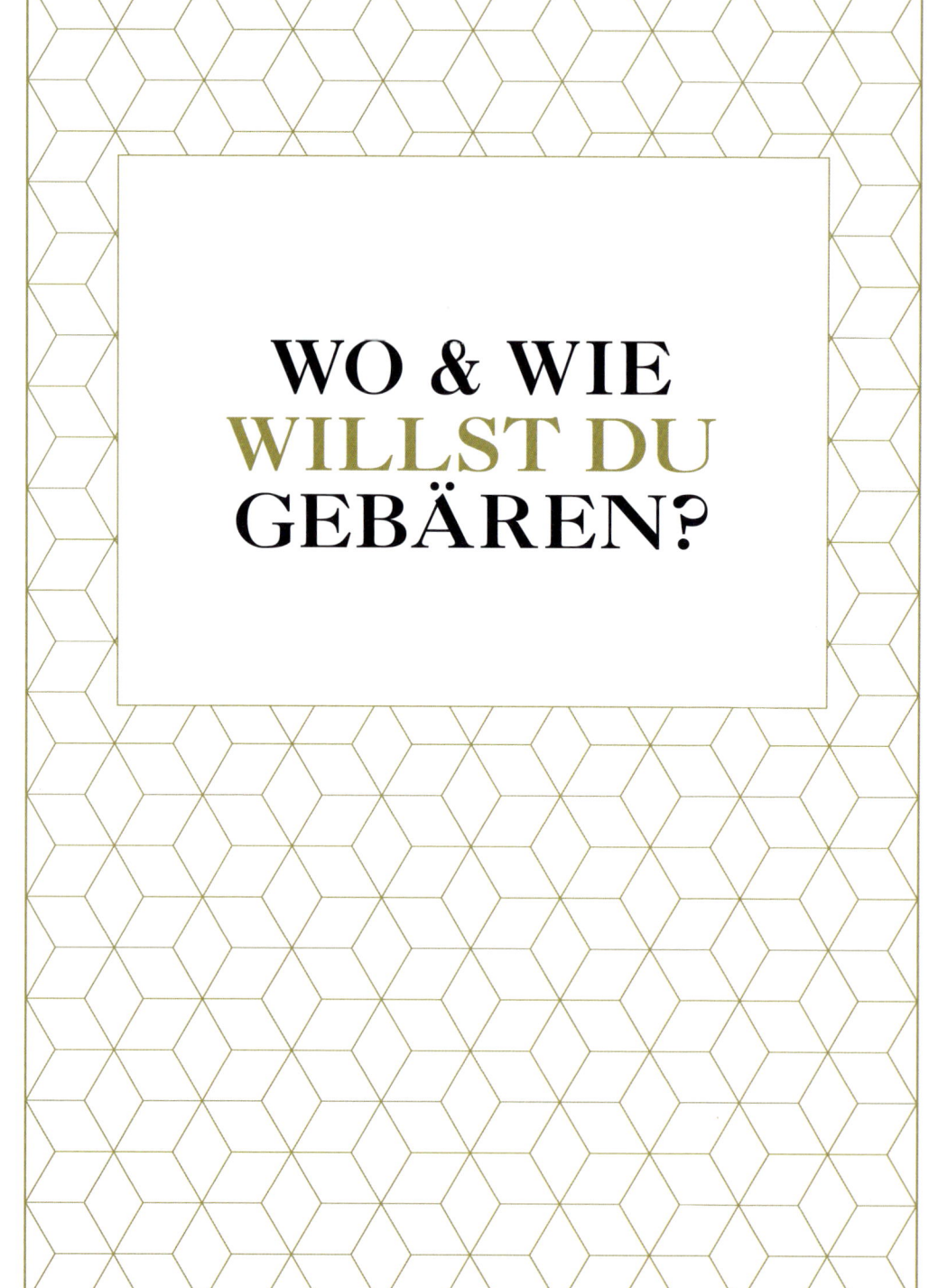

# Zu Hause, Krankenhaus oder Geburtshaus?

Dass du dein Baby zur Welt bringen wirst, ist keine Frage. Aber wo? Zu Hause oder im Krankenhaus? In einem Geburtshaus oder einem Geburtshotel? Die eine Option ist nicht besser als die andere und nicht sicherer. Wofür du dich entscheidest, hängt einzig und allein davon ab, was du willst. Manchmal gibt es Gründe dafür, warum eine Hausgeburt nicht ratsam ist. Sollte auch nur der Verdacht bestehen, dass etwas mit dir oder deinem Baby nicht in Ordnung ist, übernimmt die Klinikhebamme oder die Frauenärztin die Begleitung der Geburt im Krankenhaus. Zum Glück gilt in unserem medizinischen System ein »Zero Risk«-Prinzip. Daher würdest du zur Sicherheit im Falle eines Falles im Krankenhaus dein Baby bekommen.

> **Zu Hause, im Krankenhaus oder noch unentschieden**
> Wusstest du, dass du auch noch während der Wehen entscheiden kannst, ob du zu Hause oder im Krankenhaus entbinden willst? Manchmal kommt es zum Beispiel vor, dass du ganz sicher warst, im Kreißsaal dein Baby bekommen zu wollen, du dann aber während der Wehen auf einmal nicht mehr aus dem Haus willst. Das ist möglich, solange die Situation zu Hause geeignet ist und es keine Komplikationen gibt.

## HAUSGEBURT

Wenn deine Schwangerschaft gut verläuft, du mindestens 37 Wochen schwanger bist (sodass es keine Frühgeburt wird) und es nicht zu Komplikationen kommt, kannst du zu Hause entbinden.

Eine Hausgeburt wird von der Hebamme begleitet. Eventuell ist auch eine Doula anwesend, um dich oder euch während der Geburt zu unterstützen, so lange, wie es eben dauert.

Eine Hebamme ist dafür ausgebildet, eine Hausgeburt zu begleiten. Sie nimmt die nötigen medizinischen Eingriffe vor, die zu Hause erlaubt sind, und wenn doch etwas Unvorhergesehenes geschieht, kann sie die medizinischen Maßnahmen ergreifen, die nötig sind, bis der Notarzt eintrifft. Aber so weit kommt es meistens nicht. Denn sobald die Hebamme auch nur ansatzweise den Verdacht hat, dass es nicht gut läuft, wirst du ins Krankenhaus gebracht. Angst vor einer Hausgeburt brauchst du also wirklich nicht zu haben.

Der große Vorteil von Hausgeburten ist, dass sie, nun ja, zu Hause stattfinden. In deinem Heim, in deiner Privatsphäre, in deiner vertrauten Umgebung. Dort ist es gemütlich, und du kannst alles so vorbereiten, wie du es willst. Dein Einfluss auf die Umgebung ist hier viel größer als im Krankenhaus. Du kannst zu jeder Zeit tun, was du willst, unter die Dusche oder in die Badewanne gehen oder dich zur Entspannung an etwas hängen etc. Du kannst selbst entscheiden, wer noch dabei sein darf. In deinem Kühlschrank sind leckere, energiereiche Snacks, du hast mehr Platz und meist auch die Erfüllung deiner Wünsche besser unter Kontrolle. Eine Hausgeburt erhöht die Chancen auf eine spontane Geburt ohne Kaiserschnitt und Schmerzmittel. Außerdem musst du nach der Geburt nicht erst mit dem Auto nach Hause gebracht werden.

Viele Frauen haben ihrem Empfinden nach bei einer Hausgeburt mehr Einfluss auf den Geburtsverlauf. Einer der Gründe für eine Hausgeburt ist daher auch der Wunsch nach einer natürlichen, ungestörten Geburt.

Und das ist auch das Zauberwort bei einer Hausgeburt: natürlich. Mit allen Vor- und Nachteilen. Schmerzlinderung findet bei einer Hausgeburt zum Beispiel nicht statt, abgesehen von Akupunktur oder homöopathischen Mitteln. Es gibt auch keinen Eingriff, wie zum Beispiel bei einer Zangen- oder Glockengeburt (siehe Seite 464). Ein dritter Nachteil kann sein, dass du vielleicht enttäuscht bist, wenn du während der Wehen doch ins Krankenhaus verlegt werden musst. Das wird von den Frauen häufig als eine Form von persönlichem Versagen empfunden, obwohl es das natürlich nicht ist.

Eine Geburt lässt sich nicht planen. Manchmal verlaufen die Dinge anders. Darum ist es vernünftig, auch bei einer geplanten Hausgeburt eine Kreißsaalführung mitzumachen, damit du dort schon einmal gewesen bist. Und du solltest auch eine Kliniktasche gepackt haben (siehe Seite 452). Falls du doch ins Krankenhaus musst, steht alles schon bereit.

**Du kannst nicht zu Hause entbinden, ...**
- wenn dein Baby oder die Plazenta so liegt, dass eine vaginale Geburt nicht möglich ist oder gefährlich sein kann (siehe Seite 323).
- wenn dein Baby ins Fruchtwasser gemacht hat (siehe Seite 430).
- wenn du einen (starken) Blutverlust erleidest.
- wenn bei früheren Geburten Komplikationen aufgetreten sind.
- wenn du schon einen Kaiserschnitt hattest.
- wenn deine Wohnsituation es nicht zulässt (die Heizung ist kaputt, die Treppe ist nicht begehbar etc.).
- wenn du am Ende deiner Schwangerschaft mehr als 120 Kilo wiegst.
- wenn andere medizinische Indikationen während der Schwangerschaft oder Geburt auftreten.

## Vorbereitungen für die Hausgeburt

Wenn du eine Hausgeburt möchtest, muss dein Zuhause ab der 37. Woche darauf vorbereitet sein. Falls dein Baby früher kommt, musst du sowieso ins Krankenhaus. Die folgenden Punkte müssen alle geregelt oder erledigt werden, um zu Hause sicher entbinden zu können.

- Setz dein Bett eventuell auf Betterhöhungen (80 Zentimeter). Durch die Erhöhung hat die Hebamme während der Geburt eine gute »Arbeitshöhe«. So sieht sie alles, kann besser agieren, und sie schont ihren Rücken. Während des Wochenbettes sind so außerdem die Kontrolluntersuchungen leichter durchzuführen.
- Besorg einen Toilettenstuhl. Im Sanitätshaus kann man welche leihen.
- Schütz dein Bett mit einem Matratzenschoner. Denn seien wir mal ehrlich: Dein Bett wird durch die Geburt nicht schöner werden. Ein Matratzenschoner ist kein überflüssiger Luxus.

**Hebamme Caroline Poorterman:**
Leg den Matratzenschoner nicht zu früh in der Schwangerschaft auf deine Matratze. Er knistert, du schwitzt darauf mehr, er verschiebt sich ... Oft ist es angenehmer, ein großes Handtuch doppelt zu falten und unter dem Laken auf Pohöhe zu platzieren. Den Schoner verwendest du erst bei der Geburt.

- Sorg dafür, dass dein Zimmer geheizt werden kann und dass es nicht zieht.
- Überprüf, ob alle Lampen im Zimmer funktionieren und ob die Hebamme auch mitten in der Nacht genug Licht hat, um zu sehen, was sie tut. Das soll aber nicht heißen, dass du bei voller Beleuchtung dein Baby bekommst. Oft gebiert es sich leichter, wenn du nicht komplett ausgeleuchtet bist. Nur für das eventuell nötige Nähen muss es natürlich hell genug sein.
- Wenn dein Schlafzimmer schwierig zu erreichen ist, zum Beispiel nur über eine Wendeltreppe oder eine sehr steile Treppe, solltest du ein Zimmer im unteren Geschoss als Gebärzimmer herrichten.
- Wenn du am Ende der Schwangerschaft über 100 Kilo wiegst, solltest du möglichst im untersten Stockwerk gebären. Sollte dann etwas passieren, weswegen du mit dem Krankenwagen transportiert werden musst, brauchen die Sanitäter nicht so lange schwer zu heben.
- Natürlich ist Hygiene absolut notwendig. Und eine Geburt ist in einer sauberen Umgebung auch einfach angenehmer.

**Tipp von Hebamme Nikki can Herk:**
Leg auch immer eine Taschenlampe bereit. Sollte es nicht hell genug sein, ist sie nützlich, um zum Beispiel die Stelle gut auszuleuchten, die genäht werden soll.

## Gut, dabeizuhaben

- Deine Kamera: Willst du, dass Fotos gemacht werden? Wer macht sie? Und wann?
- Haargummis: Lange Haare, die an der verschwitzten Stirn kleben, sind wirklich unangenehm.
- Denk an ausreichend Handtücher und saubere Laken.
- Auch Wasser aufnehmende Tücher (Moltontücher) sind unglaublich praktisch. Mit ihnen kannst du dein Baby direkt nach der Geburt abtrocknen, und du wirst sie im kommenden Jahr für alles Mögliche gebrauchen können.
- Zwei Eimer sind praktisch: einen für Dreckwäsche und einen für Müll.
- Genug gesunde Snacks für Energie, die du für die Wehen brauchst, zum Beispiel Traubenzucker.
- Musik und Accessoires für eine schöne Stimmung: Erstell eine Playlist, besorg Kerzen, die du anzünden willst etc. Es ist egal, was genau du wählst, du musst es nur mögen.
- Alles fürs Baby: Windeln, Creme und Wärmflasche(n).
- Warme Socken, Pantoffeln oder Slipper, Bademantel: Du wirst merken, dass die Geburt umso leichter geht, je entspannter du bist. Ist dir kalt, wird dir das aber schwerfallen. Sorg daher dafür, dass dir warm ist, und zieh Pantoffeln an, wenn du über den kalten Flur zur Toilette schlurfst.
- Ein Bügelbrett: sehr praktisch, um darauf allerhand Dinge abzulegen, ohne dass es zu viel Platz wegnimmt.
- Leg die ersten Kleidungsstücke für dein Baby bereit. Vergiss vor allem das Mützchen nicht: Babys kühlen über ihren Kopf sehr schnell ab, daher muss er bedeckt bleiben. Solange dein Baby auf deinem warmen, nackten Bauch liegt, wird das aber nicht so schnell passieren.
- Eine »Krankenhaustasche« für den Fall, dass du doch ins Krankenhaus gehst, inklusive aller Papiere der Hebamme, damit die dort übernehmenden Pflegekräfte alle Informationen bekommen (wenn in deiner Region noch mit Papier und nicht mit einer digitalen Akte gearbeitet wird).

## GEBURT IM KRANKENHAUS

Möchtest du dein Kind im Krankenhaus zur Welt bringen? Du kannst dabei entscheiden, ob du ambulant entbinden oder stationär aufgenommen werden willst. Meistens ist eine Geburt im Krankenhaus kein Muss, sondern eine von verschiedenen Möglichkeiten. Aber manchmal hast du keine andere Wahl, zum Beispiel bei einer Mehrlingsgeburt oder wenn eine andere medizinische Indikation besteht.

Wenn die Geburt im Krankenhaus stattfindet, fährst du dorthin, wenn du schon eine Weile Wehen hast. Danach gehst du nach Hause oder wirst stationär aufgenommen und bleibst ein paar Tage mit deinem Baby in der Klinik. Wie lange, hängt von der Art (zum Beispiel Kaiserschnitt) und dem Verlauf (mögliche Komplikationen) der Geburt ab und vom Gesundheitszustand von Mutter und Kind.

Bei Kreißsaalführungen und Infoabenden kannst du dir verschiedene Kliniken ansehen, bevor du dich für eine entscheidest. Etwa sechs Wochen vor dem Geburtstermin solltest du dich dann bei der Klinik anmelden. Beliebte Kliniken sind allerdings oft schon vorher ausgebucht. Dort musst du dich schon zu Beginn der Schwangerschaft melden. Aber keine Angst: Die Klinik darf dich nicht ablehnen, wenn die Wehen bereits begonnen haben.

### Krankenhaushebamme Nikki van Herk:

Viele Menschen glauben, dass bei einer Krankenhausgeburt sofort ein Gynäkologe am Bett steht. Das ist aber nicht so. Du begegnest zuerst immer der Krankenhaushebamme oder der Assistenzärztin. Oft schaffen wir zusammen schon eine Menge, ohne dass ein Doktor dabei sein muss. Vor allem dann, wenn erfahrene Assistenzärzte dabei sind, die fast schon Gynäkologen sind und sogar eine Glockengeburt leiten können, ohne dass die Frauenärztin oder der Frauenarzt dabei sein muss. Als Klinikhebamme dürfen wir übrigens mehr als eine freiberufliche Hebamme. Wir haben auch mehr Möglichkeiten. Wir dürfen zum Beispiel mit wehenverstärkenden Mitteln (Oxytocin-Infusion) arbeiten, wenn die Eröffnungsphase ins Stocken gerät. Dadurch ist der Einsatz der Glocke nicht immer nötig.

## GEBURTSHAUS

Wenn dir eine natürlich Geburt wichtig ist, du aber nicht zu Hause entbinden möchtest, ist ein Geburtshaus eine gute Alternative. Dort wirst du von deiner vertrauten Hebamme während der Geburt begleitet. Die Atmosphäre ist einladend und ruhig. Der Ablauf ist mit einer Hausgeburt zu vergleichen, allerdings fallen weniger Vorbereitungen an, weil hier für fast alles gesorgt ist.

Meistens findet die Geburt ambulant statt. Du kannst also schon nach etwa 3 bis 4 Stunden nach der Geburt nach Hause gehen. Einige Geburtshäuser bieten aber auch einen stationären Aufenthalt von mehreren Tagen an, damit ihr euch etwas ausruhen könnt.

## GEBURTSHOTEL

Geburtshotels sind bisher noch weniger bekannt. Ein Geburtshotel ist genau das, was der Name vermuten lässt: ein Hotel, in dem du dein Baby bekommen und die ersten Tage des Wochenbettes verbringen kannst. Du wirst rund um die Uhr versorgt, und immer ist eine Wochenbettpflegerin an deiner Seite. Dein Zimmer wird gereinigt, und genau wie in einem Hotel werden Essen und Getränke serviert, so wie du es gerne hättest. Auch Besucher sind willkommen und werden ebenfalls bedient. Du oder ihr könnt euch also vollkommen entspannen und nach der Geburt erholen. Dein Partner bleibt (natürlich) einfach bei dir. Dadurch, dass du den ganzen Tag unterstützt wirst, hat dein Partner mehr Zeit für das Baby. Ihr könnt gemeinsam und in aller Ruhe die ersten Tage als kleine Familie verbringen.

Auch für Alleinstehende kann es schön sein, in einem Geburtshotel einzuchecken. Du bist dort nie allein, und Tag und Nacht ist jemand da, der dir helfen kann. Auch wenn deine Wohnung sehr klein ist oder gerade umgebaut wird, ist ein Aufenthalt im Geburtshotel ideal. Das Geburtshotel ist mit einer Hausgeburt vergleichbar. Es gibt keine medizinische Apparatur und keine Ärztinnen. Deine eigene Hebamme begleitet die Geburt.

# Weil so vieles möglich ist

Langsam bereitest du dich immer mehr auf die Geburt vor und auf den Moment, in dem du nach ewig langen neun Monaten endlich dein Baby in den Armen halten kannst. Die meisten Menschen (Frauen und Männer) sehen der Geburt mit Schrecken entgegen. Das kommt von den Horrorgeschichten, die man überall hört. Im Fernsehen sieht es nicht besser aus: Eine unkomplizierte Geburt, die keine Spannung bietet, ist einfach nicht interessant. Es ist Zeit, dieses Bild geradezurücken. Wusstest du, dass die allermeisten Geburten problemlos verlaufen? Du wirst dich jetzt so gut wie möglich auf die Geburt vorbereiten. Von den Geburtsarten bis hin zu den verschiedenen Möglichkeiten der Schmerzlinderung hast du zahlreiche Wahlmöglichkeiten.

> **Tipp von Hebamme Simone Stevens:**
> Dein Körper weiß bereits, wie das Gebären funktioniert, du musst es also nicht lernen. Vertrau darauf, dass dein Körper weiß, was er tut, und dass die Natur sich den Geburtsvorgang gut überlegt hat. Aber eine gute Vorbereitung ist schließlich die halbe Miete, deshalb ist es sehr hilfreich, wenn du dich im Vorfeld genau informierst, wie die Natur diesen Vorgang vorgesehen hat. Dann weißt du, was während der Geburt passiert, und kannst Vertrauen aufbauen.

## VERSCHIEDENE GEBURTSARTEN

So viele Stellungen, wie es gibt, um Kinder zu zeugen, so viele gibt es auch fast, um sie zu gebären. Liegend im Bett mit gespreizten Beinen ist eine davon, aber du kannst auch in der Badewanne, aufrecht stehend, auf der Seite liegend, auf Händen und Knien, hockend, hängend oder auf einem Gebärhocker entbinden.

### Liegend
Viele Frauen entbinden in Rückenlage, das bedeutet: auf dem Rücken liegend mit angezogenen Beinen. Wenn du deine Beine festhältst und zu dir hinziehst, hast du mehr Halt und kannst dein Baby nach draußen pressen (bei

einer Presswehe, siehe Seite 446). Ein großer Vorteil der Rückenlage ist, dass du dich zwischen den Wehen nach hinten in die Kissen sinken lassen kannst, um kurz auszuruhen. Außerdem kann die Hebamme oder der Gynäkologe die Eröffnung und das Senken (siehe Seite 423) im Blick behalten und das Perineum (die Stelle zwischen Vagina und Anus, den Damm) gut sehen. Darum ist die horizontale Haltung auch ideal für einen eventuellen Eingriff.

Die Eröffnungsphase, in der du, bevor das Pressen beginnt, die Wehen verarbeitest und schon auf dem Bett liegst, nimmt durch die Rückenlage mehr Zeit in Anspruch (verglichen mit einer Nicht-Rückenlage im Durchschnitt 1 Stunde). Das kann vorteilhaft sein, wenn die Wehen sehr schnell kommen, wobei häufiger Risse entstehen. Es kann aber auch von Nachteil sein, wenn die Geburt nicht so schnell geht und du es eigentlich schneller haben willst. Insgesamt hat die horizontale Geburtshaltung mehr Nach- als Vorteile. Anatomisch gesehen musst du dabei dein Baby ein wenig »hoch«pressen. Du arbeitest also etwas gegen die Richtung und bekommst keine Hilfe durch die Schwerkraft, die in vertikaler Position deutlich zu spüren ist. Was hilft, ist, das Kopfteil des Bettes etwas steiler zu stellen und die Bauchmuskeln fest anzuspannen. So kannst du beim Pressen all deine Kraft in die Presswehe geben.

**Stehend**
Stehend gebären ist die natürlichste Haltung und bietet viele Vorteile.
- Die Wehen sind weniger schmerzhaft, wodurch der Bedarf an Schmerzmitteln geringer ist.
- Die Geburt dauert im Durchschnitt 1 Stunde weniger als im Liegen.
- Du hast mehr Kontrolle über deinen Körper und über das, was du fühlst.
- Das Pressen geht leichter und oft schneller im Vergleich zu einer Geburt im Liegen.
- Die Wahrscheinlichkeit eines Eingriffs oder eines Schnittes ist geringer.
- Von dir ist weniger »sichtbar«, wodurch du dich vielleicht weniger schämst.
- Die Schwerkraft nimmt dir teilweise die Arbeit ab.

Stehend gebären bedeutet übrigens nicht, dass du die ganze Zeit frei stehst. Du kannst dich irgendwo dranhängen, oder du kannst hocken oder sitzen. Um die Stellung zu vereinfachen und dir Halt zu geben, gibt es zum Beispiel das Gebärbecken oder den Gebärhocker.

> **Tipp von Hebamme Ilse van Klaveren:**
> Die vertikale Gebärhaltung, die Seitenlage oder der Vierfüßlerstand bieten mehr Vor- als Nachteile. Wenn eine Frau während der Geburt die Wahl hat und alle Möglichkeiten kennt, wählt sie meistens eine aufrechte Position.

## Wassergeburt

Du kannst dich zu Hause und meist auch im Krankenhaus für eine Wassergeburt entscheiden (in der Klinik musst du diesen Wunsch aber im Vorfeld »anmelden«). Ein Bad hat während der Eröffnungsphase und beim Pressen Vorteile. Manche behaupten, auch dein Baby würde davon profitieren. Eine Geburtswanne hat eine spezielle Form und ist viel größer als eine normale Wanne. Man kann sie für Hausgeburten mieten und ganz einfach aufbauen. Die Wanne ist rund, damit die Hebamme gut an dich herankommt, und hat einen Rand, an den du dich während der Wehen wunderbar hängen kannst. Vorteilhaft an einer Wassergeburt ist auch, dass du dich während der Wehen im warmen Wasser gut entspannen kannst. Du kannst schon während der Eröffnungswehen ins Wasser steigen. Aber das Wasser kann noch mehr: Durch den Auftrieb wird der Druck auf dein Becken gelindert. Frauen, die schon einmal in der Gebärwanne waren, wollen nichts anderes mehr. Wassergeburten werden auch immer beliebter.

Bei einer kompletten Wassergeburt wird das Baby im Wasser geboren. Es kann außerhalb des Bauches problemlos unter Wasser bleiben, denn die Nabelschnur versorgt es ja noch mit Sauerstoff. Sobald der Mund des Babys erstmalig mit Luft in Kontakt kommt, wird es reflexartig zum ersten Mal Luft holen und den Sauerstoff aus der Luft gewinnen. Du kannst dir dein Baby natürlich sofort auf den Bauch legen lassen. Es darf auch eine weitere Person mit in die Wanne, um dich zu halten und zu unterstützen. Für manche Paare ist das eine schöne Art, das Baby gemeinsam zu bekommen, andere Frauen suchen lieber Halt bei ihrem Partner, ohne dass er oder sie mit in der Wanne sitzt.

Aber genau wie bei allem rund um die Geburt gilt auch hier: Es kann anders laufen als geplant. Wenn irgendetwas schief zu gehen scheint oder deine Hebamme bessere Sicht braucht, wird sie dich bitten, aus der Wanne zu steigen und dich aufs Bett zu legen. Darum ist es so wichtig, dass in demselben Zimmer, in dem sich die Wanne befindet, auch ein (erhöhtes) Bett steht. Die Plazenta wird auch meistens auf dem Bett »geboren«. Das ist einer der Nachteile einer Wassergeburt zu Hause: Du brauchst Platz dafür. Dazu kommt die Leihgebühr für die Wanne, die nicht immer von der Krankenversicherung erstattet wird. Wenn du im Bad gebären willst, solltest du dies rechtzeitig bei einem Kontrolltermin mit deiner Hebamme zu besprechen.

## Gebärhocker

Hängen und sitzen, beides geht auf dem Gebärhocker. Ein Gebärhocker hat eine u-förmige Sitzfläche, auf der du breitbeinig sitzen kannst. Wenn du das möchtest, legt die Hebamme einen Spiegel unter dich, damit du die Geburt sehen kannst. Gebärhocker sind übrigens keine neue Idee: Es gibt sie schon seit Jahrhunderten. Natürlich nicht so gut und komfortabel wie heute. Ein Gebärhocker wird eher beim Pressen als in der Eröffnungsphase verwendet.

### Wusstest du, …
… dass es früher normal war, vertikal zu entbinden?

### Hebamme Ilse van Klaveren:
Es gibt zahlreiche Gebärhaltungen. Viele Frauen wissen das gar nicht. Die Rückenlage ist die bekannteste und die am häufigsten gewählte Position. Ich frage während der Schwangerschaft, in welcher Position die Frau entbinden will, und nenne die Vor- und Nachteile horizontaler und vertikaler Haltungen. Ich finde es wichtig, dass eine Schwangere die verschiedenen Möglichkeiten kennt und selbst entscheidet, was für sie am besten ist.

Andere Gebärhaltungen sind die Seitenlage, hockend oder im Vierfüßlerstand. Diese Haltungen werden während der Verarbeitung der Wehen und beim Pressen angepasst. In der Praxis merke ich, dass die Frauen in der Eröffnungsphase häufig selbst entscheiden, was für sie das Beste ist, aber dass sie aufs Bett wollen, sobald sie den Pressdrang verspüren. Oft merken sie dann aber selbst, dass Liegen nicht schön ist.

Doch auch auf dem Bett sind mehr Haltungen möglich als nur die Rückenlage. Abwechselnd auf der rechten oder linken Seite liegen oder auf Händen und Füßen bietet sich an, wenn die Frau eine medizinische Indikation hat und nicht aufstehen kann. Oft kann ein Geburtsbett auch so umgebaut werden, dass es ein großer Gebärhocker wird und die Frau doch noch in vertikaler Haltung entbinden kann.

# Geburtsplan

## DEINE ODER EURE WÜNSCHE AUFSCHREIBEN

Um sicherzugehen, dass alle Beteiligten deine Wünsche kennen, du über alle Themen nachgedacht und deine Wünsche für die Entbindung formuliert hast, kannst du einen Geburtsplan erstellen. In so einem Plan sind deine oder eure persönlichen Wünsche und Besonderheiten vermerkt. Jeder Mensch ist anders und will etwas anderes. Hast du es schwarz auf weiß, wissen alle, was dir wichtig ist. Außerdem hilft ein Geburtsplan dabei, über Fragen nachzudenken, von denen du nicht einmal wusstest, dass man über sie nachdenken kann. Um ein Beispiel zu nennen: Mutter oder Vater können ihr Baby selbst auffangen und halten, wenn die letzte Presswehe es hinausbewegt. Früher war das die Aufgabe der Hebamme, die das Baby danach sofort an die Mutter weitergab. Aber heutzutage könnt ihr unter bestimmten Umständen festlegen, dass einer von euch beiden das macht. Manche finden das sehr romantisch, andere total gruselig oder eklig.

Eine Hebamme ist keine Hellseherin, die dir ansieht, was du willst. Darum ist es gut, wenn sie das vorher schon weiß. Ob deine Wünsche und Vorstellungen dann auch wirklich alle berücksichtigt werden, ist am Ende aber die Entscheidung der medizinischen Begleitung: der Hebamme oder des Arztes. Sollte es auch nur das kleinste Risiko geben, wird er oder sie entscheiden. Denn Risiken werden bei der Geburt nicht eingegangen. Es könnte zum Beispiel passieren, dass das Baby nicht schnell kommt, weil sein Ärmchen neben dem Kopf liegt. Dann muss man einfach genau wissen, wie es herauszuholen ist. Die Hebamme oder die Ärztin wissen das und werden es einfach tun. Davor musst du keine Angst haben, es ist wirklich nicht schlimm, und als Laie hast du dafür einfach zu wenig Erfahrung. In solch einem Fall können deine Wünsche aus dem Geburtsplan nicht (alle) erfüllt werden, weil das Wohl des Babys und deine Gesundheit vorgehen.

> **Tipp von Hebamme Jonneke Weusten:**
> Stell einen Geburtsplan auf und besprich ihn mit deiner Hebamme. Er hilft dir dabei, besser zu verstehen, wie die Dinge laufen können. Schreib den Plan nicht, um genau festzulegen, wie du alles haben willst oder was du sicher nicht willst. Das führt nur zu Enttäuschungen, denn eine Geburt verläuft oft nicht so, wie man denkt. Das verursacht ein ungutes Gefühl, obwohl du eigentlich stolz sein könntest auf das, was du bei der Geburt geleistet hast, wie auch immer es genau lief.

## Der Geburtsplan: Was, warum und wie

Geburtspläne sind etwas Einmaliges und sehr Persönliches, weswegen sie auch sehr unterschiedlich sind. Die Struktur und die Themen sind trotzdem ähnlich. Ein guter und effektiver Geburtsplan …

- ist nur ein bis zwei DIN-A4-Seiten lang und listet die Themen stichpunktartig auf. So können alle Beteiligten deinen Plan schnell und einfach erfassen und ihr Gedächtnis auffrischen, wenn sie ihn schon mal vorher gelesen haben.
- listet alle deine Wünsche auf, aber auch das, was du gerade nicht willst.
- beschreibt nicht nur, wie die ideale Geburt in deinen Augen aussieht (dein Plan A), sondern auch deine Vorstellung, wenn die Dinge anders laufen als erhofft: Plan B und C.
- besteht aus den Teilen: wo entbinden, während der Wehen, während der Geburt, direkt nach der Geburt. Manche schreiben auch ihre Wünsche für das Wochenbett mit auf.
- wird mit deiner Hebamme oder deinem Arzt besprochen, damit sie deine Wünsche kennen und mit dir, falls nötig, den Plan anpassen. Es kann zum Beispiel sein, dass du etwas willst, das einfach nicht möglich oder medizinisch betrachtet nicht ratsam ist. So etwas kannst du im persönlichen Gespräch korrigieren.
- ist ein »dynamischer« Plan. Behalte das beim Schreiben im Hinterkopf. Selbst während der Geburt kann es passieren, dass du auf einmal etwas anderes möchtest, als im Geburtsplan steht, oder dass die Dinge anders verlaufen. Halte dann nichts zurück, sondern sprich mit deiner Hebamme offen über deine geänderten Wünsche, und entscheidet gemeinsam, ob eine Anpassung möglich ist.

### Ein Geburtsplan: *To do or not to do?*

Ein Geburtsplan kann auch Nachteile bringen, wenn du zu starr an ihm festhältst. Auch wenn deine gesammelten Ideen fantastisch sind, darfst du dich nicht auf sie versteifen. Schließlich lässt sich eine Geburt nie komplett durchplanen. Es könnte alles anders kommen, als du es geplant hast, und je mehr du dich dagegen auflehnst, desto schwieriger wird die Geburt. Auf deinen Körper zu vertrauen und loszulassen ist im Fall einer »Programmänderung« immer noch die beste Strategie.

Ein Geburtsplan ist eine gute Idee, wenn du dir beim Schreiben immer vor Augen hältst, dass du in ihm die ideale Situation beschreibst. Dir muss klar sein, dass es ganz anders kommen kann. Oder dass sich deine Pläne und Wünsche auch noch radikal ändern können, wenn es wirklich so weit ist. Die Geburt lässt sich nicht vorhersagen, und ebenso wenig lässt du dich vorhersagen. Auch nicht, wenn du schon mal entbunden hast. Manchmal merkst du während der Wehen, dass du einfach keine Lust auf etwas hast, das du geplant hast. Die Musik, die dir ideal erschien, um die Wehen zu verarbeiten, geht dir auf einmal auf die Nerven. Oder die romantische Idee einer gemeinsamen Wassergeburt spricht dich überhaupt nicht mehr an. Das ist okay. Alles darf sein. Weiche dann ruhig von deinem Plan ab und sag einfach, was du willst. Je besser es sich für dich anfühlt, desto einfacher und natürlicher verläuft die Geburt auch für dein Baby. Denn lasst uns nicht vergessen: Du hast es nicht leicht, aber für dein Baby ist es auch kein Spaziergang …

> ### Völlig überflüssig, so ein Geburtsplan?
> Ja, das könntest du tatsächlich denken. Wenn du kein gutes Gefühl dabei hast, einen Plan zu schreiben, weil es dir zum Beispiel unglaublich einschränkend oder zwanghaft erscheint, dann lass es einfach. Ein Geburtsplan ist absolut nicht verpflichtend. Erstell ihn nur dann, wenn er zu dir passt und du ihn als eine nützliche Vorbereitung siehst.

### Schritt für Schritt zum perfekten Plan

Weiter unten findest du eine Liste mit Themen, über die du nachdenken und zu denen du Entscheidungen fällen kannst. Nimm dir dafür Zeit, besprich den Plan mit deinem Partner oder, falls du keinen hast, mit jemandem, mit dem du offen reden kannst. Vier Augen sehen mehr als zwei. Wenn du eine Doula engagiert hast, ist sie die ideale Ansprechpartnerin. Sie hilft dir, die Vor- und Nachteile aller Punkte zu erkennen, und sie verfügt über einen Schatz an Erfahrungen, den sie gerne mit dir teilt.

Du wirst in dieser Liste auch auf Dinge stoßen, bei denen du dich fragst, warum sie hier vorkommen und warum sie wichtig sein könnten. Diese Punkte überspringst du einfach. Für manche Frauen sind sie wichtig, für andere nicht. Alles ist gut, hör einfach auf dein Bauchgefühl. Außerdem wirst du merken, dass du beim Lesen Ideen entwickelst, die dort gar nicht stehen. Schreib sie dann trotzdem einfach auf. Die Liste ist nur als Startpunkt gedacht und als Inspiration, aber du kannst so lange an ihr herumfeilen, bis sie für dich perfekt ist.

Verfügst du bereits über Geburtserfahrungen? Denk an sie zurück. Gibt es Dinge, die dich damals gestört haben? Die du nun anders machen willst? Oder etwas, das du unglaublich gut fandest? Schreib alles auf, was du schon weißt.

Die medizinischen oder geburtsbegleitenden Aspekte deines Geburtsplans sind für die Hebamme oder den Arzt interessant. Die allermeisten der unten genannten Punkte gehören jedoch nicht dazu. Sie stehen hier nur für dich und deinen Partner oder für diejenigen, die zu deiner Unterstützung bei der Geburt anwesend sein werden.

Eines ist sicher: Einen Geburtsplan machst du nicht mal eben zwischendurch, nimm dir also Zeit, um gründlich darüber nachzudenken. Sich diese Zeit zu nehmen dient auch noch einem anderen Ziel: Du bereitest dich dadurch bewusster auf die Geburt und den Moment vor, an dem du dein kleines Wunder in den Armen hältst.

Du kannst so viele Dinge zu Papier bringen, wie du willst. Achte aber darauf, dass es nicht zu viele werden. Eine Ärztin muss nicht wissen, dass du gerne Proteinbällchen zwischendurch essen möchtest. Die Hebamme muss nicht wissen, wo die Haargummis liegen und welche deine Lieblingsplaylist ist. Solche Dinge schreibst du lieber für dich selbst auf, für deinen Partner, für die Doula oder für andere Geburtsbegleiter. Eine Hebamme, der Arzt oder die Pflegenden wollen deine oder eure medizinischen Wünsche erfahren. Um ihnen das zu erleichtern, ist es vernünftig, die für sie relevanten Punkte gesondert aufzuschreiben und auszudrucken.

## Fakten und Wissenswertes

- Merk dir: Ein Geburtsplan ist eigentlich eher ein Geburtswunschzettel. Du kannst eine Geburt nicht planen.
- Indem du einen Plan erstellst, beschäftigst du dich ganz bewusst mit der Geburt, wodurch du automatisch besser vorbereitet bist.
- Indem du über die verschiedenen Möglichkeiten Bescheid weißt, kannst du einen dynamischen Plan erstellen, den du während der Geburt eventuell anpasst.
- Eine gute Vorbereitung vertreibt oft Angst und Unsicherheiten, sodass du während der Geburt besser loslassen kannst.
- Ein Geburtsplan wird nicht immer berücksichtigt, vor allem nicht in größeren Krankenhäusern, in denen es sehr stressig zugeht. Manchmal gibt es bestimmte Abläufe, die das Krankenhaus nicht ändern kann oder an denen es aus Routine festhält. Häufig davon betroffen sind Wünsche bezüglich eines Dammschnitts und Infusionen.

### Tipp von Hebamme Kim Zandbergen-Jansen:
Indem du einen Geburtsplan erstellst und dir dabei zugleich klarmachst, dass er Wünsche enthält und keine Anordnungen, blickst du als Frau später mit besseren Gefühlen auf die Geburt zurück. Wenn ein Partner in die Planung einbezogen wird, gilt das sicher auch für ihn.

### Tipp von Hebamme Lena van Bunderen:
Nimm dir die nötige Zeit für das Erstellen des Geburtsplans. Gestalte ihn eindeutig und übersichtlich und besprich ihn mit den Beteiligten (Partner/Partnerin, Hebamme, Gynäkologe, Doula). Schreib auf, was du von dir selbst erwartest, halte aber auch deine Erwartungen an die anderen darin fest. Geburtspläne werden im Rahmen des Möglichen umgesetzt. Natur, wenn es möglich ist; Technik, wenn es nötig ist.

## Die Grundfragen eines Geburtsplans

Jeder Geburtsplan ist anders, denn jede Schwangere ist anders. Im Folgenden findest du die »Standardfragen«, die dafür sorgen, dass die grundsätzlichen Dinge geklärt sind.

## Zusätzliche Informationen im Geburtsplan

Du kannst die Grundfragen noch mit allerlei zusätzlichen Informationen ergänzen. Hier einige Beispiele dafür.
- Wann sollen Fotos oder Filme gemacht werden, und wer übernimmt das?
- Möchtest du eine bestimmte Musik hören?
- Wirst du zu Hause entbinden, und sollen ätherische Öle vernebelt werden? Oder Kerzen brennen? Oder andere Dinge geschehen, um die für dich perfekte Atmosphäre zu schaffen?
- Ist genug zu essen da, das dir während der Wehen schmecken wird? Achte darauf, dass es leicht verdaulich ist.
- Welche Stellungen willst du während der Wehen einnehmen?
- Gibt es Dinge, die du vor der Geburt gerne noch machen willst? Einen Spaziergang um den Block mit deinem Partner zum Beispiel?

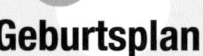

# Geburtsplan

**Wo willst du entbinden?**

☐ zu Hause  ☐ im Krankenhaus  ☐ anderer Ort

**Wie willst du die Wehen verarbeiten?**

___

___

**Wie willst du entbinden?**

☐ in der Gebärwanne  ☐ auf dem Gebärhocker hockend

___

**Wer soll bei der Geburt dabei sein?**

___

**Bist du einverstanden mit der Anwesenheit von Hebammen in Ausbildung, Assistenten oder Praktikanten?**  ☐ Ja  ☐ Nein

**Welche Methoden zur Schmerzlinderung willst du anwenden?**

___

___

___

___

___

**Willst du schmerzlindernde Medikamente?** ☐ Ja ☐ Nein

**Willst du oder will dein Partner helfen, dein Baby aufzufangen und auf deinen Bauch zu legen? Oder willst du, dass die Hebamme oder der Arzt das macht?**

_____

**Wer soll die Nabelschnur durchtrennen?**

_____

**Willst du die Plazenta (die Nachgeburt) sehen oder sie, falls du in der Klinik entbindest, mit nach Hause nehmen?**

_____

**Willst du stillen?** ☐ Ja ☐ Nein

**Gibt es Besonderheiten in eurer Beziehung? Falls der Vater zum Beispiel nicht dein Partner ist, wann soll er einen Schritt zur Seite machen?**

_____

_____

_____

**Wer trifft Entscheidungen, wenn du dazu nicht in der Lage bist? (Vor allem, wenn bei der Geburt mehrere Begleitpersonen anwesend sind, ist es praktisch, das schon vorher festzulegen.)**

_____

_____

_____

# VON WEHE
# BIS BABY

# Das erwartet dich, darauf kannst du dich vorbereiten

Nach neun Monaten Wartezeit geht es jetzt bald los. Wann genau, weiß niemand. Denn auch wenn wir heutzutage mit der neuesten Technik 3D-Fotos aus dem Bauch machen können und schon seit Monaten wissen, was »es« wird, eins können wir trotzdem nicht sicher vorhersagen: das Geburtsdatum. Ein Datum, das jetzt immer näher rückt. Das Datum, das du von nun an jedes Jahr als Geburtstag deines Kindes feierst. Manchmal gibt es einen medizinischen Grund, warum die Geburt eingeleitet oder geplant wird. Dann ist der Termin keine Überraschung mehr, aber du kannst dich umso besser darauf vorbereiten.

## Dein Körper bereitet sich vor

Schon Wochen bevor die Geburt wirklich beginnt, verändert sich dein Körper grundlegend. Er macht sich langsam für die Geburt bereit. Manches davon kannst du spüren, zum Beispiel die häufigeren und stärkeren Vorwehen oder harte Bäuche (siehe Seite 519). Außerdem wird sich dein Baby ins Becken senken. Die Hebamme oder der Arzt kontrolliert das auch. »Senken« bedeutet, dass der Kopf deines Babys weiter in dein Becken sinkt. Meistens beginnt dieser Prozess zwischen Woche 30 und 38, aber es kann auch sein, dass es erst bei der Geburt passiert. Das zweite Baby senkt sich meist etwas später ins Becken als das erste, da die Bauchmuskeln und Bänder der Mutter bei einer wiederholten Schwangerschaft schon etwas ausgeleiert sind und das Baby dadurch etwas mehr Platz hat.

Hat sich das Baby ins Becken gesenkt, ist das die ideale Ausgangslage für die Geburt: Das Köpfchen nach unten, der Po nach oben. Je tiefer das Köpfchen liegt, desto tiefer hat sich das Kind ins Becken gesenkt und desto fester sitzt der Kopf im Becken. Das tut dem Baby übrigens absolut nicht weh. Ins Becken zu rutschen ist ein normaler Prozess. Dir kann das Senken allerdings manchmal wehtun. Du spürst dann eine Art Druck auf der Vagina, und oft schmerzen dein Becken und dein Schambein, weil dein Baby nun tiefer sitzt. Dafür bekommst du aber mehr Platz im oberen Teil des Bauches, sodass du zum Beispiel wieder etwas besser und tiefer atmen kannst. Halte noch ein wenig durch! Bald ist dein Baby geboren, und dann kann sich in deinem Körper langsam alles wieder an seinen alten Platz begeben.

Vielleicht findest du auch einen schleimigen, manchmal roten Ausfluss in deinem Slip. Das ist ganz normal. Während der letzten Wochen verändert sich die Zusammensetzung des Muttermundes, und er wird unter dem Einfluss der Hormone weicher. Das kann dazu führen, dass du mehr Schleim verlierst.

Manche Frauen haben in den letzten Wochen auch weicheren Stuhl oder Durchfall. Neben den bekannten Ursachen wie falscher Ernährung oder Krankheit können auch die Prostaglandine, die dein Körper jetzt ausschüttet, schuld daran sein. Sie führen zur Erweichung der Gebärmutter, aber eben auch manchmal zu Durchfall.

### Wann ist es so weit?
Eine normale Schwangerschaft dauert zwischen 37 und 42 Wochen. Zwillinge werden oft mit 38 Wochen geholt und Drillinge noch früher, da das Risiko von Komplikationen mit der Zeit immer größer wird. Mehrlinge können auch spontan vor der 38. Woche kommen. Aber nichts ist sicher. Sorg dafür, dass du bereit bist, aber schau nicht ständig auf die Uhr. Manchmal geht es wirklich schnell, aber fünf Wochen lang nur zu warten ist wirklich lang …

Leb dein Leben einfach weiter, aber gönn dir Ruhe (jede Nacht kann die letzte vor der Geburt sein), iss gesund (jede Mahlzeit kann die letzte sein, aus der du die Energie für die Geburt ziehst) und geh nicht mehr zu weit weg. Du hast sicher keine Lust, mit Wehen zwei Stunden im Auto zu sitzen, weil du gerade auf Familienbesuch warst, als die Geburt begann.

### Fruchtblase strippen: Wenn die Geburt auf sich warten lässt
Manchmal will die Geburt einfach nicht beginnen. Jeden Tag hoffst du auf erste Anzeichen, bei jeder Bewegung und jedem Stich wünschst du dir, dass es die erste Wehe war. Umso größer ist die Enttäuschung, wenn die Geburt weiter auf sich warten lässt. Deine Hebamme oder deine Frauenärztin wird dich dann eventuell fragen, ob sie die Fruchtblase strippen soll. Manchmal löst das die Geburt aus.

Deine Hebamme oder deine Ärztin fühlt dabei vaginal, ob dein Muttermund bereit ist und sich schon etwas geöffnet hat. Sollte es eine Öffnung geben, kann die Hebamme mit dem Finger die Fruchtblase vom untersten Stück der Gebärmutter loslösen. Das kann genau der Impuls sein, den dein Körper braucht, um mit den Wehen zu beginnen. Es ist übrigens ganz normal, dass du danach etwas Schleim oder Blut verlierst oder schmerzhafte harte Bäuche hast. Das Stripping dauert nicht lange, aber währenddessen kannst du ein Ziehen im Unterbauch verspüren. Stripping funktioniert nur, wenn dein Körper für die Geburt wirklich bereit ist. Deswegen wird es nicht zu früh in der Schwangerschaft gemacht. Diese Methode birgt keine Nachteile für Mutter oder Baby, und niemand wird dabei verletzt. Wenn das Stripping »anschlägt«, stehen die Chancen gut, dass du am nächsten Tag ein wunderschönes Baby im Arm hältst.

## Daran merkst du, dass die Geburt bevorsteht

Eigentlich gibt es nur ein Zeichen dafür, dass die Geburt nicht mehr lange auf sich warten lässt: die echten Wehen. Obwohl es oft angenommen wird, bedeuten eine geplatzte Fruchtblase und ein abgegangener Schleimpfropf nicht per se, dass die Geburt nun rasch beginnt.

Bei einem Großteil der Frauen setzen die Wehen zwar ein, wenn die Fruchtblase platzt, aber das ist nicht immer der Fall. Platzt die Blase vor der 37. Woche und es deutet nichts auf eine Infektion hin, wird nach Möglichkeit bis Woche 37 gewartet und dann erst die Geburt eingeleitet. Wenn die Fruchtblase nach der 37. Woche platzt, kannst du 24 Stunden unter Beobachtung deiner Hebamme abwarten, ob die Geburt wirklich beginnt. Danach wirst du ins Krankenhaus überwiesen, wo entweder sofort eingeleitet oder noch einmal 24 Stunden gewartet wird. Das ist von Region zu Region unterschiedlich.

Ebenso gibt es viele Frauen, bei denen der Schleimpfropf abgeht, ohne dass sofort etwas passiert. Es kann danach sogar noch zwei Wochen dauern, bis du dein Baby in den Armen hältst.

## Die Fruchtblase platzt

Bei einer von zehn Frauen beginnt die Geburt, wenn die Fruchtblase platzt. Das kannst du deutlich spüren, wenn plötzlich viel Flüssigkeit zwischen deinen Beinen herausfließt; aber es kann auch unbemerkt passieren, wenn es sich nur um eine kleine Menge handelt. Die Flüssigkeit ist das Fruchtwasser, in dem dein Baby neun Monate lang gelebt hat. Es riecht ein wenig süßlich und ist nicht gelb oder orange, sondern farblos und durchsichtig. Daran kannst du es auch von Urin unterscheiden. Im Fruchtwasser sind viele Hautzellen, Lanugohärchen und sogar Urin deines Babys … Das kannst du aber nicht erkennen.

Trotzdem solltest du dir das Fruchtwasser anschauen. Das geht am leichtesten, wenn du ein Glas an dein Bein hältst. Wenn dein Baby ins Becken gerutscht ist und das Fruchtwasser hell und transparent aussieht, weiße Schwebeteile oder eine hellrote Farbe (von einem Tropfen Blut) aufweist, dann ist alles in Ordnung, und du musst deine Hebamme zumindest nachts nicht aus dem Bett klingeln. Versuch dann, selbst noch ein wenig zu schlafen, denn das wirst du bitter nötig haben. Morgens rufst du die Hebamme an, um ihr zu erzählen, dass die Fruchtblase geplatzt ist. Wenn die Fruchtblase tagsüber platzt, solltest du das der Hebamme sofort mitteilen. Dann weiß sie, dass sie bald zu dir kommen oder dich in die Klinik schicken muss, da es nun wirklich losgeht. Bei 70 Prozent der Frauen beginnt die Geburt innerhalb von 24 Stunden nach dem Blasensprung.

Sollte das Fruchtwasser nicht klar, sondern braun oder grün sein oder die Fruchtblase platzen und das Baby noch nicht im Becken liegen, musst du sofort die Hebamme anrufen. Grünes oder braunes Fruchtwasser bedeutet, dass dein Baby das Mekonium (seinen ersten Stuhlgang) ins Wasser abgegeben hat. Dann wird dein Baby besonders gründlich überwacht und, abhängig von deinem Befinden, die Geburt so schnell wie möglich eingeleitet.

**Der Schleimpfropf geht ab**
Der Muttermund wird neun Monate lang durch den Schleimpfropf vollständig von der Außenwelt abgeschirmt. Der Schleimpfropf schützt dein Baby gegen alles, was von außen in die Gebärmutter dringen könnte: Bakterien, Viren, aber auch Sperma. Er besteht aus einem zähen, weißen Schleim und ist zwei bis drei Zentimeter groß. Wenn sich der Schleimpfropf löst, kann es zu einer sehr leichten Blutung kommen, wodurch der Pfropf rosa oder braun erscheint. Manchmal ist auch etwas Blut im Slip.

Meistens löst sich der Schleimpfropf, weil sich der Muttermund in den Tagen oder Wochen vor der Geburt weitet. Manchmal verlierst du ihn auf einen Schlag und findest ihn in der Unterhose, oder er liegt auf einmal in der Dusche. Aber manchmal merkst du auch gar nichts. Dann kommt der Pfropf nicht als Ganzes, sondern in kleinen Stücken heraus, was nicht weiter auffällt und mit normalem Ausfluss verwechselt werden kann.

Du musst deine Hebamme oder deinen Gynäkologen nicht anrufen, wenn du den Pfropf verloren hast. Auch nicht, wenn dabei eine leichte Blutung entsteht. Aber bei mehr als nur ein paar Tropfen solltest du dich bei ihr melden.

## Wenn die Fruchtblase zu früh platzt

Wenn die Fruchtblase vor der 37. Woche platzt, sprechen wir von einem vorzeitigen Blasensprung. In diesem Fall wird zuerst untersucht, ob die Fruchtblase wirklich geplatzt ist und Fruchtwasser »ausläuft«. Dazu wird unter dem Mikroskop ein Tropfen der Flüssigkeit analysiert, denn es könnte auch etwas anderes sein. Sollte es sich um Fruchtwasser handeln, werden Baby und Plazenta mit dem Ultraschall untersucht, auch um festzustellen, ob in der Gebärmutter noch Fruchtwasser vorhanden ist. Außerdem werden ein Vaginalabstrich und eine Blutprobe von dir genommen. Da dein Baby nun nicht mehr von der Außenwelt abgeschirmt ist, muss auf Infektionen geachtet werden. Folgende Maßnahmen werden dafür meistens ergriffen:

- Du und dein Baby werden mit einem CTG gründlich überwacht.
- Du wirst wahrscheinlich stationär im Krankenhaus aufgenommen und musst möglicherweise Bettruhe einhalten.
- Vor der 34. Woche bekommst du zweimal eine Kortikosteroidspritze im Abstand von 24 Stunden, damit die Lunge deines Babys schneller reift und bei einer möglichen Frühgeburt stärker ist. Manchmal wird diese Infusion noch einmal wiederholt, zum Beispiel wenn du früher in der Schwangerschaft prämature Kontraktionen (zu frühe Wehen) hattest, die jetzt wieder beginnen.
- Setzen die Wehen ein, bekommst du, abhängig vom Geburtstermin, wehenhemmende Mittel. Die Wehenhemmer sorgen auch dafür, dass die Kortikosteroidspritzen ihre Wirkung entfalten können.
- Aufgrund der Infektionsgefahr sind jetzt Badewanne, Schwimmbad, Sauna und Hottub tabu.
- Du darfst keinen Sex mehr haben.
- Tampons sind keine Option, um die Flüssigkeit aufzufangen.
- Wenn du zu Hause bist, musst du dreimal am Tag deine Temperatur messen und beim geringsten Verdacht auf Fieber sofort medizinische Hilfe suchen!
- Das Gleiche gilt, wenn du dein Baby weniger oder nicht mehr spürst: sofort den Arzt anrufen!

Übrigens: Dein Körper bildet kontinuierlich neues Fruchtwasser. Dein Baby sitzt also nicht »auf dem Trockenen«, wenn du welches verlierst. Bei einem vorzeitigen Blasensprung können die Wehen unmittelbar einsetzen, aber es kann auch noch einige Tage oder Wochen dauern.

## Die Wehen setzen ein

Wenn die Wehen einsetzen, ist es wirklich so weit: Jetzt kommt dein Baby. Aber was sind Wehen? Wer schon einmal eine Geburt erlebt hat, weiß, dass frau die echten Wehen gar nicht verpassen kann. Die spürst du so gut, dass es keinen Zweifel gibt. Aber die ersten Wehen sind manchmal schwirig zu erkennen. Und dann gibt es auch noch Übungswehen, die deinen Körper auf die Geburt vorbereiten, aber noch überhaupt kein Zeichen für ihren Beginn sind. Zur gesamten Bandbreite der Wehen gehören Übungswehen, Eröffnungswehen, Presswehen und Nachwehen.

## Übungswehen

Wusstest du, dass sich die Gebärmutter schon ab der 6. Schwangerschaftswoche auf eine ganz bestimmte Weise zusammenzieht? Der offizielle Name für diese Kontraktionen ist »Wehen«. Manche Frauen spüren häufig Übungswehen, manche gar keine. Die Übungswehen sind natürlich nicht zu vergleichen mit den echten bei der Geburt – Übungswehen sind viel schwächer. Übungswehen werden auch harte Bäuche (siehe Seite 519), Vorwehen oder Braxton-Hicks-Kontraktionen genannt. Ab Woche 24, manchmal auch schon viel früher, treten die Übungswehen auf. Manchmal dauern sie 30 bis 40 Sekunden und können einige Stunden lang alle paar Minuten wiederkehren. Übungswehen kommen ab dem 5. Monat häufiger vor und haben eine bestimmte Funktion: Die Gebärmutter ist ein großer Muskel, der für die harte Arbeit bei der Geburt trainiert werden muss. Jede Übungswehe und jeder harte Bauch ist eine Trainingseinheit für später. Die Übungswehen haben aber noch einen Sinn: Sie erleichtern es deinem Baby, ins Becken zu rutschen, wenn die Zeit dafür reif ist. Übungswehen können aber auch beeinflusst werden: Bei Blasenentzündung, Verstopfung oder einer vaginalen Pilzinfektion sind häufigere Übungswehen normal.

Harte Bäuche entstehen spontan, aber vielleicht merkst du auch, dass sie häufiger vorkommen, wenn du dich überanstrengt hast. Du bist zum Beispiel zu abrupt aufgestanden, hast zu viel oder zu schwer gehoben oder einfach zu viel Stress gehabt. Die Gebärmutter kann auch mit Kontraktionen reagieren, wenn sie die Bewegungen der umliegenden Organe und Körperteile »übernimmt«, zum Beispiel vom sich zusammenziehenden Blasenschließmuskel bei einer vollen Blase oder von verschiedenen sich zusammenziehenden Muskeln bei einem Orgasmus. Frag dich also immer: War das eine normale Übungswehe, die einfach dazugehört, oder ein Signal meines Körpers, dass ich mir zu viel zugemutet habe?

> **Wusstest du das?**
> Senkwehen sind eine Form von Übungswehen. Diese Übungswehen spürst du, wenn sich dein Baby ins Becken senkt.

## Übungswehe oder »echte« Wehe?

Der Unterschied zwischen den starken Übungswehen am Ende der Schwangerschaft und den Eröffnungswehen ist nur schwer zu erkennen. Eröffnungswehen sind stärker, kommen regelmäßiger und dauern länger (meist eine Minute oder länger, Übungswehen nur ungefähr 30 Sekunden). Außerdem spürst du, dass Eröffnungswehen immer länger und intensiver werden. Übungswehen dagegen bleiben gleich. Sie werden also nicht jedes Mal schmerzhafter, Eröffnungswehen schon. Sobald die Übungswehen in echte Wehen übergegangen sind, fängt die Arbeit wirklich an …

> **Wann rufst du deine Hebamme an oder fährst in die Klinik?**
> Wahrscheinlich hat dir deine Hebamme schon gesagt, wann du Kontakt zu ihr aufnehmen oder in die Klinik fahren sollst. Im Allgemeinen gilt:
>
> **Bei weniger als 37 Schwangerschaftswochen, …**
> - wenn die Wehen einsetzen.
> - wenn du Fruchtwasser verlierst.
> - wenn du eine Blutung hast.
>
> **In der 37. Schwangerschaftswoche oder später, …**
> - wenn du mehr als eine Binde voll mit hellrotem Blut verlierst. Schleimiges rotes oder braunes Blut ist normal (das ist altes Blut), aber hellrotes Blut, das nicht schleimig ist, ist nicht normal.

- wenn die Fruchtblase geplatzt ist und das Fruchtwasser grün oder braun aussieht. Das bedeutet, dass das Mekonium (der erste Stuhlgang deines Babys) ins Wasser gelangt ist. In den allermeisten Fällen ist das nicht schädlich, aber wenn der Stuhl in die Lunge des Babys kommt, kann das Atembeschwerden verursachen, zum Beispiel MAS (Mekoniumaspirationssyndrom). Darum gehst du jetzt ins Krankenhaus, wo dein Baby mit einem CTG überwacht wird. Sollte dein Baby gefährdet sein, wird ein Tropfen Blut aus seiner Kopfhaut entnommen und der pH-Wert gemessen. Wahrscheinlich werden dann die Wehen angeregt, und du hältst schon sehr bald dein Baby in den Armen.
- wenn bei einer Erstgeburt die Wehen länger als eine Stunde alle 4 Minuten kommen und länger als 1 Minute andauern.
- wenn bei einer erneuten Geburt die Wehen regelmäßig alle 5 Minuten kommen und ungefähr 1 Minute dauern.
- wenn dir schwindelig wird oder du dich übergeben musst.
- wenn du Schmerzen im Oberbauch oder zwischen den Schulterblättern hast.
- wenn sich dein Baby kaum noch oder weniger als üblich im Bauch bewegt.

Hast du während der Schwangerschaft eine medizinische Indikation und warst deswegen im Krankenhaus in Behandlung oder unter Beobachtung, wirst du dort auch erfahren, wann du anrufen sollst. Eigentlich sollten dieselben Empfehlungen gelten, aber in deinem speziellen Fall könnten sie auch abweichen.

Natürlich kannst du auch immer anrufen, wenn du unruhig wirst und der ganzen Sache nicht traust. Speicher darum die Nummer deiner Hebamme oder des Krankenhauses mit Schnellwahl in dein Handy und in das deines (Geburts-)Partners ein.

## Einleitung und Wehenanregung

Manchmal ist es vernünftiger, die Geburt früher beginnen zu lassen, als die Natur es vorgesehen hat. Im Krankenhaus fällt der Entschluss für die Geburtseinleitung, wenn es für dich und dein Kind sicherer ist, dass es jetzt geboren wird, als dass es noch ein wenig in deinem Bauch bleibt. Meist geschieht dies aus den folgenden Gründen:

- Dein Baby wächst nicht erwartungsgemäß. Wenn eine Wachstumsverlangsamung vorliegt und die Frauenärztin meint, dass es für dein Baby sicherer und gesünder wäre, früher geboren zu werden, werden die Wehen angeregt.

- Die Plazenta arbeitet nicht mehr gut, sodass es bei dir zu Bluthochdruck oder bei deinem Kind zu einem Wachstumsrückstand (Wachstumsretardierung) kommt. Da dein Baby dann weniger notwendige Nährstoffe und Sauerstoff erhält, ist es für das Baby besser, bald geboren zu werden.
- Es besteht ein anderer medizinischer Grund für eine Geburtseinleitung, zum Beispiel Schwangerschaftsvergiftung.
- Das CTG zeigt an, dass sich der Allgemeinzustand deines Babys verschlechtert.
- Die Fruchtblase ist geplatzt, und dein Baby könnte geboren werden, aber die Wehen bleiben aus. Wenn du noch nicht in der 37. Woche bist, werden die Ärzte versuchen, dein Baby so lange wie möglich im Bauch zu halten. Bist du weiter als 37 Wochen, werden meist innerhalb von 48 Stunden nach dem Blasensprung die Wehen angeregt. Das Risiko einer Infektion ist jetzt größer als das Risiko, zu früh geboren zu werden: Dein Baby ist schon bereit dafür, auf die Welt zu kommen.
- Du bist zwei Wochen über dem Geburtstermin. Wenn du länger als 42 Wochen schwanger bist, wird das »echte Übertragung« genannt. Sicher bist du dann in der letzten Woche schon ein- oder zweimal für eine CTG- oder Ultraschalluntersuchung im Krankenhaus gewesen. Aber jetzt, da du schon 42 Wochen schwanger bist, ist es wirklich Zeit für die Geburt. Du darfst die Geburt übrigens auch schon mit 41 Wochen einleiten lassen.

Die Geburt wird dann nicht mehr von deiner vertrauten Hebamme begleitet, sondern von einer Klinikhebamme, einem Assistenzarzt oder der Frauenärztin des Krankenhauses.

Die Einleitung der Geburt besteht aus drei Phasen:
- *Priming* – Weichmachen des Muttermundes
- Blasensprengung
- Anregen der Wehentätigkeit

## Priming

Damit dein Baby geboren werden kann, muss sich der Muttermund öffnen. Dafür muss er sich »verstreichen« (kürzer werden) und weicher werden. Wenn das nicht auf natürliche Weise geschieht, kann mithilfe des Hormons Prostaglandin in Tablettenform oder als Gel nachgeholfen werden (Priming).

### Blasensprengung

Wenn die Fruchtblase noch nicht geplatzt ist, überlegen deine Ärztin oder deine Hebamme in speziellen Situationen, sie zu sprengen. Davon merken du und dein Baby zum Glück nichts. Das Wort »sprengen« ist auch völlig falsch gewählt. Das Einzige, was die Hebamme oder der Arzt tut, ist ein kleines Loch in die (gefühllose) Fruchtblase zu schneiden, durch das das Fruchtwasser auslaufen kann. Das Köpfchen rutscht dadurch tiefer ins Becken und stößt gegen den Gebärmutterhals. Der Druck auf den weicheren Gebärmutterhals kann ausreichen, damit die Wehen doch noch auf natürliche Weise beginnen.

### Anregen der Wehentätigkeit

Oxytocin gilt gemeinhin als das »Kuschelhormon«, aber es ist gleichzeitig auch das wichtigste Geburtshormon. Wenn die Wehen nicht von allein in die Gänge kommen, bekommst du eine Oxytocin-Infusion, die ihnen dabei helfen soll. Der Körper schüttet dieses Hormon übrigens auch selbst aus, wenn er die Wehen einleitet. Dein Baby wird in der Zwischenzeit mit dem CTG überwacht.

Künstlich angeregte Wehen sind manchmal heftiger als natürliche, und es ist schwierig einzuschätzen, wie viel Oxytocin nötig ist, um den gewünschten Effekt zu erreichen: Wehen mit einer Ruhepause dazwischen, kein ununterbrochener Wehensturm. Zum Glück lässt sich die Dosierung schnell anpassen, sodass die Wehen nicht auf einmal zu stark werden. Trotzdem ist bei einer Einleitung die Wahrscheinlichkeit größer, dass künstlich in die Geburt eingegriffen werden muss (siehe Seite 463). Der Infusionszugang bleibt übrigens meistens während der ganzen Geburt in deiner Vene, da die Presswehen auch unterstützt werden müssen. Erst dann, wenn es problem- und gefahrlos möglich ist, wird der Zugang gezogen. Meist ist das der Fall, wenn die Plazenta geboren wurde, die Kontrollen erledigt sind und du unter die Dusche willst.

### Eröffnungswehen

Eröffnungswehen sind die ersten Wehen, die du spüren wirst, wenn die Geburt wirklich beginnt. Diese schmerzhaften Wehen werden vom Hormon Oxytocin in Gang gesetzt und nicht umsonst »Eröffnungswehen« genannt: Sie öffnen den Gebärmutterhals. Bei jeder Wehe wird dein Muttermund weiter, bis die Öffnung so groß ist, dass dein Baby hindurchpasst. Das ist bei 10 Zentimetern der Fall. Du kannst es dir schon denken: Je intensiver die Wehen sind, desto weiter ist die Öffnung vorangeschritten. Die ersten Zentimeter kannst du noch gut verarbeiten. Doch je weiter sich der Muttermund öffnet, desto mehr wirst du veratmen und versuchen müssen, zwischen den Wehen zur Ruhe zu kommen.

Dabei kann es hilfreich sein, die Wehen zu visualisieren. Vergleich sie mit einer Welle, die dich heftig anhebt und durchschüttelt, bis sie dich wieder ruhig auf dem Boden absetzt – bis die nächste Welle kommt. Oder vergleich sie mit einem Berg, den du mühsam mit dem Fahrrad hochstrampelst und dich dann auf der anderen Seite locker hinunterrollen lassen kannst, bis du den nächsten Berg hinaufmusst. Mach dir immer klar: Die Wehen kommen, werden heftiger und dann wieder schwächer. Vor der nächsten hast du kurz Pause. Um den Mut nicht zu verlieren, denkst du am besten daran, dass sich bei jeder Wehe der Muttermund etwas weiter öffnet und dich dadurch etwas näher an den Moment heranbringt, an dem du dein Baby endlich in den Armen hältst.

Wusstest du, dass …

- eine Wehe von Anfang bis Ende im Durchschnitt anderthalb Minuten dauert? Aber solche Durchschnittswerte sagen eigentlich nichts aus. Zu Anfang der Geburt können Wehen kürzer sein und unmittelbar vor dem Geburtsmoment deines Babys länger. Außerdem variieren die Wehen je nach Frau und nach Geburt.
- eine »echte« Wehe einen Vorspann, einen Höhepunkt und einen Abspann hat?
- die Eröffnungsphase bei Erstgeborenen im Durchschnitt (!) 8 bis 24 Stunden und bei weiteren Kindern 2 bis 10 Stunden dauert?

> **Die Hebamme wird mit zwei Fingern vaginal untersuchen, wie die Öffnung voranschreitet. Für Nicht-Liebespartner ist das der Moment, in dem sie einen Schritt zur Seite gehen, damit die Hebamme und die Schwangere etwas Privatsphäre haben.**

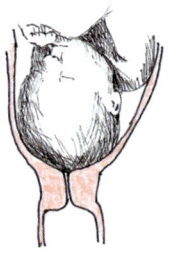 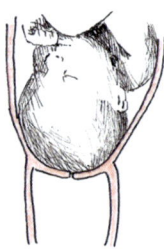 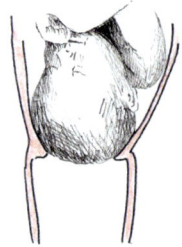

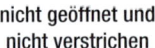

nicht geöffnet und nicht verstrichen    verstrichen    geöffnet

### Bauch-, Bein- und Rückenwehen

Wehen geschehen im Bauch, aber dadurch, dass dort die Sakralnerven nicht nur mit dem Becken, sondern auch mit anderen Teilen deines Körpers verbunden sind und dein Baby jetzt genau auf einen dieser Nerven drücken kann, spürst du die Wehen vielleicht auch im Rücken und in den Beinen. Rückenwehen werden von vielen Frauen als schmerzhafter empfunden als Bauchwehen. Lass die Stellen massieren oder versuch, den Schmerz in verschiedenen Haltungen, mit einem TENS-Gerät (siehe Seite 442), unter einer warmen Dusche oder in einem warmen Bad auszuhalten.

### Die Eröffnungsperioden

Bevor die Eröffnung beginnen kann, muss der Muttermund schwächer und weicher werden und der Gebärmutterhals vollständig verstrichen sein. Deine Gebärmutter macht sich bereit, dein Baby herauszudrücken. Vor der Eröffnung ist die Gebärmutter verschlossen. Und damit ist gemeint: sehr fest verschlossen – geschützt gegen alle negativen Einflüsse von außen und so dicht, dass das Fruchtwasser nicht ausläuft. Am Ende der Eröffnung steht der Muttermund 10 Zentimeter weit offen. Der Übergang von 0 Zentimeter zu 10 heißt »Eröffnungsperiode«. Die Eröffnungsperiode lässt sich wiederum aufteilen:

- *Vorgeburtsphase* – Die Wehen sind unregelmäßig und verändern sich in Intensität und Dauer. Am Anfang merkst du wahrscheinlich nicht einmal, dass diese Phase begonnen hat. Der Gebärmutterhals wird jetzt weicher und beginnt zu verstreichen oder verstreicht weiter, falls dieser Prozess schon bei den Vorwehen begonnen hat.

- *Latenzphase* – Nun merkst du, dass die Wehen regelmäßiger kommen, im Abstand von 5 oder 6 Minuten. Im Durchschnitt dauert diese Phase 6 Stunden, aber – ja, natürlich – das ist ein Durchschnittswert. Es kann auch viel kürzer oder viel länger dauern. Wenn die Latenzphase vorüber ist, sollte der Gebärmutterhals vollständig verstrichen sein. Die Öffnung des Gebärmuttermundes ist jetzt ungefähr 3 Zentimeter groß.
- *Aktive Phase* – Dies ist die letzte Phase der Eröffnung, bevor die Presswehen einsetzen, mit denen du dein Baby herausdrückst. In dieser Phase öffnet sich der Muttermund bis zu den maximalen 10 Zentimetern. Im Durchschnitt (mal wieder …) öffnet er sich 1 Zentimeter pro Stunde, vorausgesetzt, dass du produktive Wehen hast. Das Köpfchen des Babys sinkt dabei immer tiefer, und am Ende dieser Phase fühlst du es manchmal gegen dein Schambein drücken. Oft hast du dabei den Eindruck, du müsstest dringend groß aufs Klo, weil dein Baby jetzt so nah an deinem Darm liegt. Die Intensität, der Schmerz, ist in dieser Phase am heftigsten und wird immer stärker. Die Wehen kommen regelmäßig alle 2 bis 3 Minuten und dauern 1 Minute. Es kann sein, dass du am Ende dieser Phase große Probleme hast, die Wehen noch zu veratmen, und dem beginnenden Pressdrang nachgeben willst. Deine Hebamme wird dir sagen, wann du mit dem Pressen beginnen sollst. Doch bis dahin wirst du dich noch durch die letzten Zentimeter Eröffnung hindurchatmen müssen.

Am Ende der aktiven Phase ist die Gebärmutter vollständig geöffnet, und die Hebamme kann den Gebärmutterhals nicht mehr fühlen. Wenn das Köpfchen tief genug sitzt und du einen Pressdrang verspürst, darfst du jetzt pressen. Manchmal hast du zwar die 10 Zentimeter erreicht, musst aber noch ein wenig atmen, damit das Köpfchen noch etwas tiefer sinken kann und du mitpressen darfst.

## Tipps zur Wehenverarbeitung

- Versuch, Reize von außerhalb möglichst auszuschließen: kein Lärm, kein grelles Licht, kein bimmelndes Telefon. Jetzt ist es Zeit, dich in deine Geburtshöhle zurückzuziehen.
- Leg dich nicht sofort hin, wenn die Wehen kommen. Wenn du liegst, wirken die Wehen manchmal nicht mehr so gut, wodurch die Eröffnungsphase länger dauert.

- Seufze und veratme die Wehen.
- Bitte deinen Partner um eine Massage.
- Achte bewusst auf deine Atmung, geh mit ihr mit.
- Hör auf deinen Körper. Folge den »Wellen« der Intensität. Sich gegen die Wehen zu wehren oder gegen sie anzukämpfen macht es nur noch schlimmer.
- Merk dir das: Wehen kommen, und Wehen gehen. Genieß die »Ruhe« zwischendurch, so gut es geht, und entspann dich kurz.
- Finde die Haltung, die in diesem Moment für dich die beste ist. Ein paar Wehen später kann das wieder eine andere sein. Regelmäßig die Position zu wechseln wird sogar empfohlen.
- Ein kalter Waschlappen auf deiner Stirn (oder im Nacken oder dort, wo du ihn sonst haben willst) hilft tatsächlich.
- Trink während der Wehen ausreichend. Da es während der heftigsten Wehen unbequem sein kann, ein Glas an die Lippen zu halten, sind Trinkhalme praktisch. Eine Sportflasche ist auch super.
- Vermeide Kälte. Wir haben es bereits öfter erwähnt, aber Wärme entspannt wirklich. Lass dir auch eine Wärmflasche bringen.
- Entbindest du im Hochsommer? Dann achte darauf, dass dein Pyjama oder das Shirt aus 100 Prozent Baumwolle besteht. Du wirst schließlich schwitzen, und dann willst du nicht, dass synthetische Stoffe an deiner Haut kleben.
- Hör in dich hinein und sag, was du gut findest. Es geht hier um dich und nicht um die Frage, wie du den anderen im Raum nicht zur Last fällst. Außerdem: Diese anderen wollen dir helfen. Aber wenn du nicht sagst, was du willst, kann dir nur eine Hellseherin unter ihnen helfen … Also raus mit der Sprache, das macht es für alle einfacher.
- Geh regelmäßig Pipi machen. Auch, wenn du noch nicht wirklich musst. Je leerer die Blase ist, desto besser ist das für die Eröffnung, denn dann hat dein Baby mehr Platz, sich zu senken.
- Es klingt verrückt, merk es dir aber trotzdem: Je heftiger der Schmerz, desto mehr tut sich und desto näher rückt der Moment der Geburt.
- Mach dir bewusst, dass die Wehen einen Nutzen haben. Dank der Wehen schüttet dein Körper Stoffe aus, die die Geburt vereinfachen.
- Last but not least: Akzeptiere den Lauf der Dinge und vertrau auf deine Körper, auf dich selbst, auf die Unterstützung deines (Geburts-)Partners und natürlich auf die professionelle Hilfe, die du bekommst.

**Stellungen, um die Wehen zu verarbeiten**
- Geh in den Vierfüßlerstand und mach abwechselnd einen hohlen und einen runden Rücken.
- Setz dich auf deine Unterschenkel, Beine gespreizt, und versuch, mit Kopf und Armen so flach wie möglich auf den Boden zu kommen.
- Häng dich über oder an irgendetwas, zum Beispiel über die Lehne eines höheren Stuhls oder an die Schultern deines (Geburts-)Partners.
- Leg dich abwechselnd auf die eine und die andere Seite. Manchmal hilft es, wenn du die Knie und/oder Füße mit einem Kissen stützt.
- Wipp von einem Bein auf das andere. Manchmal hilft es, wenn du dabei deinen Bauch anhebst (wirklich mit den Armen anhebst).
- Bitte deinen (Geburts-)Partner, sich mit gespreizten Beinen auf den Boden zu setzen, und lehnt euch Rücken an Rücken aneinander. Es kann angenehm sein, wenn du dabei deine Beine anziehst. Du kannst dich auch hinhocken (mit dem Rücken zum Partner) und dich an seinen oder ihren Knien festhalten.
- Leg dich über den Gymnastikball oder setz dich drauf, und lass dich vornüberhängen.
- Manchmal hilft es auch, sich auf die Toilette zu setzen. Stell deine Füße dabei auf einen Hocker, das ist noch besser.
- Ein Rebozo, ein großes, steifes Baumwolltuch, kann auch nützlich sein. Du kannst es bei der Geburt auf viele verschiedene Weisen einsetzen. Leg das Tuch zum Beispiel im Vierfüßlerstand um deinen Bauch. Bitte deinen (Geburts-)Partner, immer sanft und rhythmisch abwechselnd an den Enden des Rebozos zu ziehen. Hierdurch wird dein Bauch leicht und wiegend bewegt und deine Bauch- und Rückenmuskulatur, oft auch der Beckenboden und die Bänder entspannt. Oder leg dich mit angezogenen Knien auf den Rücken auf das Tuch. Bitte deinen (Geburts-)Partner, die Enden des Tuches rechts und links von dir zu greifen, wodurch das Becken hochgezogen wird. Indem er oder sie das Tuch wiegt, schüttelt oder hoch- und runterbewegt, wird der Druck bei dir geringer, und der Schmerz lässt nach. Oder bitte deinen Partner darum, sich das Tuch im Stehen um die Schultern zu legen und die Enden vor der Brust gut festzuhalten. Du kannst dich dann vor ihn stellen, die Enden greifen und dich dranhängen. Übt das aber vor der Geburt. Nach der Geburt und auch schon während der Schwangerschaft, wenn du Rücken- oder Beckenschmerzen hast, kannst du das Rebozo perfekt als Tragetuch verwenden.

## Tipp

- Auf der Facebookseite von rebozo.nl (dort kannst du auch Deutsch als Sprache auswählen) oder auf youtube.com findest du Filme und Fotos von den Anwendungsmöglichkeiten eines Rebozos.

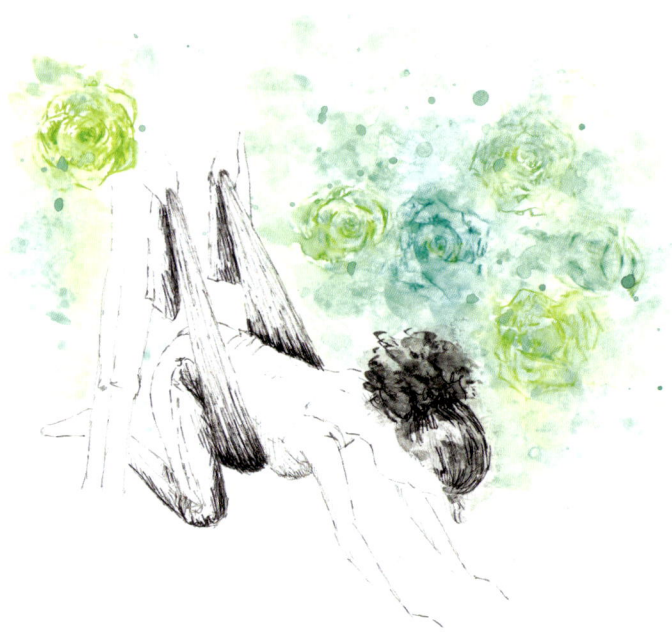

### Ammenmärchen oder Fakt?
Es gehen viele Geschichten und gut gemeinte Ratschläge um, wie man eine Geburt in Gang bringen kann. Aber das Baby kommt erst, wenn es dazu bereit ist. Trotzdem steckt in den Geschichten oft ein wahrer Kern.

## Ananas, Bitter Lemon oder Tonic
Im Strunk einer Ananas steckt Chinin, und das kann eine Geburt anstoßen. Chinin verursacht auch in Tonic und Bitter Lemon den bitteren Geschmack. Aber du müsstest schon so viel Ananas essen und so viel Bitter Lemon und Tonic trinken, dass dir schlecht wird, bevor die Geburt möglicherweise beginnt.

## Wunderöl
Das »Wunderöl« genannte Rizinusöl stimuliert deinen Darm. Da der Darm heftige peristaltische (zusammenziehende) Bewegungen macht und an der Gebärmutter anliegt, kann diese die Bewegungen übernehmen. Und wenn sich die Gebärmutter zusammenzieht, kann das die Wehen in Gang bringen. Wunderöl hat bei manchen Frauen wirklich Wunder vollbracht, kann aber auch unerwünschte Folgen haben. Die heftigen Darmbewegungen können zu Durchfall führen, und den brauchst du bei der Geburt wirklich nicht. Außerdem kann die Gebärmutter überreizt werden, was nicht so leicht zu beheben ist.

## Scharfes Essen
Der Darm reagiert auf scharfes Essen mit krampfenden, sich zusammenziehenden Bewegungen, die genau wie beim Wunderöl von der Gebärmutter übernommen werden können. Scharfes Essen kann jedoch auch dieselben unerwünschten Nebenwirkungen haben wie Wunderöl: Durchfall ...

## Fußreflexzonenmassage
Bei der Fußreflexzonenmassage wird davon ausgegangen, dass jeder Punkt deines Körpers mit einer Nervenbahn verbunden ist, die in deinen Füßen endet. Manche Fußreflexpunkte dürfen während der Schwangerschaft nicht behandelt werden, da sie Wehen erzeugen können. Einer dieser Punkte sitzt unter der Innenseite des Fußknöchels, 2 Zentimeter nach innen und 2 Zentimeter nach unten. Du musst den Punkt allerdings sehr gut und lange massieren, damit die Geburt in Gang kommt.

## Akupunktur
Indem er bestimmte Punkte stimuliert, kann ein guter Akupunkteur helfen, den Muttermund reifen zu lassen, damit die Geburt leichter beginnen kann. Zu 100 Prozent bewiesen ist das nicht, aber es schadet auf jeden Fall auch nicht. Wer weiß!

### Sex

Von *Baby Making Sex* zu *Baby Delivering Sex*! Bei einem Orgasmus zieht sich unter anderem die Gebärmutter zusammen, und wenn sie die Bewegung fortsetzt, beginnen die Wehen. Außerdem enthält das Sperma des Mannes Prostaglandin, was die Geburt anstoßen kann. Aber: kein Sex bei geplatzter Fruchtblase!

### Brustwarzenstimulation

Sobald du deine Brustwarzen stimulierst, wird Oxytocin ausgeschüttet, und dieses Hormon wird nicht umsonst »Geburtshormon« genannt. Allerdings wirst du einiges an Geduld aufbringen müssen, denn erst nach stundenlanger Stimulation würde theoretisch genug Oxytocin ausgeschüttet werden, um die Geburt einzuleiten.

### Himbeerblätter- oder Frauenmanteltee

Beide Teesorten stimulieren die Gebärmutter. Frauenmantel sorgt dafür, dass sie sich zusammenzieht, und Himbeerblättertee verstärkt ihre Muskelkraft. Der große Vorteil vom Teetrinken ist, dass du in jedem Fall, auch wenn es sonst nichts bewirkt, genügend Flüssigkeit zu dir nimmst.

## SCHMERZLINDERUNG WÄHREND DER ERÖFFNUNGSPHASE

Die Eröffnung tut weh, das können wir nicht umgehen. Es gibt aber verschiedene Arten, wie man den Schmerz bekämpfen kann, von Entspannung bis zu medikamentöser Schmerzlinderung, von Veratmen bis Periduralanästhesie (PDA).

### Natürliche Schmerzlinderung

- **Veratmen: Atemtechniken**

    Hecheln, seufzen – in jedem Film, in dem eine Frau gebiert, kommen sie vor: die Atemtechniken. Und zu Recht, denn mit der richtigen kannst du dir selbst Ruhe und Kraft geben. Dank des kontrollierten Seufzens gerätst du in eine Art Rhythmus, durch den du schmerzlindernde Endorphine ausschüttest (siehe Seite 442). Seufzen und hecheln lernst du im Geburtsvorbereitungskurs. Und es ist schön, dass dein Partner bei so einem Kurs mitmachen darf. Er kann dann bei der Geburt gemeinsam mit dir im gelernten Rhythmus atmen, dadurch kommst du nicht so leicht aus dem Takt. Das hilft schon sehr. Wenn kein Partner dabei ist, kann dir vielleicht die Hebamme oder eine andere anwesende Person helfen, die Wehen zu veratmen. Es gibt auch Apps dafür.

### Massage
Wenn du Eröffnungswehen hast, verändert sich in deinem Körper allerhand. Er öffnet sich (wortwörtlich) für dein Baby, und es sinkt immer weiter nach unten. Die Veränderungen geschehen so schnell, dass sich dein Körper nur schrittweise anpassen kann. Du erleichterst deinen Muskeln die Arbeit, indem du dich so gut wie möglich entspannst, besser gesagt, indem du so viel Anspannung wie möglich wegnimmst. Wenn zum Beispiel die richtigen Stellen gut massiert werden, hilft das enorm. Vor allem bei Rückenwehen kann eine Massage wirklich guttun. Aber wie weißt du, wo welche Stelle liegt und wie du sie massierst? Das kannst du lernen. Und mit »du« meinen wir hauptsächlich deinen Partner, denn der kommt am besten an die richtigen Stellen ran.

### Dusche oder Badewanne
Warmes Wasser entspannt, und fast jede Frau genießt eine Dusche oder ein Bad in einer Wanne. Pass allerdings auf, dass dir nicht kalt wird, und trockne dich danach sofort gut ab. Die entspannende Wirkung von warmem Wasser wurde übrigens in aktuellen Studien bestätigt. Wenn Frauen warmes Wasser nutzten, fragten sie nicht so schnell nach einer zusätzlichen Schmerzlinderung, zum Beispiel einer PDA, und es kam häufiger zu einer komplikationslosen vaginalen Geburt.

### Hypnose
Indem du Hypnotherapie anwendest, kannst du den Schmerz lindern oder ihn sogar fast nicht mehr spürbar (!) machen. Du lernst in einigen Stunden, wie du dich selbst unter Hypnose bringst, und übst das zu Hause. Mit diesen Übungen betäubst du dich gewissermaßen selbst. Wenn du während der Schwangerschaft gut geübt hast, kannst du dir diese Betäubung leicht »verabreichen«, wenn die Wehen zu heftig werden.

Selbsthypnose mag etwas gruselig klingen, aber sie ist ganz und gar nicht mit dem zu vergleichen, was man aus Film und Fernsehen kennt – dass Testpersonen ihren Namen nicht mehr wissen oder auf einmal gackern wie ein Huhn. Wenn du während der Wehen Selbsthypnose praktizierst, bleibst du bei vollem Bewusstsein.

- **TENS-Behandlung**
  TENS ist die Abkürzung für »transkutane elektrische Neurostimulation«. Der Name lässt es schon vermuten: Der TENS-Apparat stimuliert deinen Körper über die Haut mit winzigen elektrischen Impulsen, wodurch du Endorphine ausschüttest.

## Medikamentöse Schmerzlinderung

Wenn du den Schmerz wirklich nicht aushältst, die Erschöpfung zu groß ist oder der Prozess nicht zügig genug verläuft, sodass du unglaubliche Angst bekommst, kannst du auch medikamentöse Schmerzlinderung erhalten. Das geschieht aber immer nur im Krankenhaus. Die Möglichkeiten reichen von Lachgas über eine Injektion mit Pethidin oder Morphin bis hin zu einer Pumpe mit Remifentanil und einer Periduralanästhesie. Sollte es zu medikamentöser Schmerzlinderung kommen, ist es gut, das ein oder andere schon vorher zu wissen, damit du verstehst, was passiert. Im Krankenhaus wird es dir sicher noch einmal erklärt, aber eventuell ist dein Kopf nicht mehr so aufnahmefähig, wenn du schon seit Stunden Wehen hast. Informiere dich am besten vor der Entbindung darüber.

- **Lachgas**
  Lachgas ist eine Kombination von Stickstoffdioxid und Sauerstoff. Es darf dir von deiner Hebamme verabreicht werden, sofern sie eine Ausbildung dafür absolviert hat und eine ausreichende Belüftung des Raumes gewährleistet ist. Auch in immer mehr Geburtshäusern darf Lachgas verwendet werden. Für diese Form der Schmerzlinderung musst du also nicht ins Krankenhaus. Du atmest das Lachgas über eine Maske ein, die über deinem Mund und deiner Nase liegt, um in der letzten Phase der Geburt die schlimmsten Schmerzspitzen abzumildern. Dadurch kannst du den Schmerz leichter ertragen und zwischen den Wehen besser entspannen. Im Gegensatz zu dem, was manchmal behauptet wird, betäubt das Lach-

gas dein Baby nicht. Das Gas verlässt den Körper schnell wieder, und die Verabreichung wird auch rechtzeitig vor der Austreibungsphase beendet.

- **Pethidin**
Pethidin ist ein Morphin und wird dir in einen Muskel gespritzt. Die Wirkung ist bei Weitem nicht so stark wie bei einer PDA. Aber das Mittel wird immer seltener als Schmerzmedikament verwendet, da es einen negativen Einfluss auf die Atmung deines Kindes haben kann, wenn es kurz nach der Pethidingabe geboren wird. Pethidin verlässt den Körper nämlich nur langsam, und seine Wirkung ist noch Stunden später zu spüren. In den letzten 2 bis 4 Stunden vor der Geburt wird darauf verzichtet, weil es dein Baby betäuben kann. Oft fühlst du dich eine Viertelstunde nach der Spritze selbst etwas benommen, aber das ist gewollt. Denn dann entspannst du. Manche Frauen schaffen es sogar, noch eine Stunde zu schlafen. Eine Injektion wirkt 2 bis 4 Stunden, und es sind keine bleibenden Schäden für Mutter und Kind bekannt. Es gibt aber noch mehr Gründe, warum in letzter Zeit weniger Pethidin verwendet wird: Durch die betäubende Wirkung kann es passieren, dass du die Geburt nicht bei vollem Bewusstsein erlebst. Hinterher bedauern das viele Frauen. Außerdem kann dir von der Spritze schlecht werden.

- **Remifentanil**
Auch Remifentanil ist ein Morphin. Im Gegensatz zu Pethidin wird dieses Mittel über eine Infusion verabreicht, und seine Wirkung ist viel stärker. Du bekommst eine Pumpe, die an den Tropf angeschlossen ist, und kannst die Dosis selbst bestimmen. So regulierst du per Knopfdruck deine eigene Schmerzlinderung. Die Pumpe ist natürlich so eingestellt, dass du dir keine Überdosis geben kannst. Remifentanil ist effektiver als Pethidin und wirkt schnell, aber kurz: nur ungefähr 3 bis 5 Minuten. Oft wird Remifentanil angewendet, wenn das Baby innerhalb der nächsten 2 bis 4 Stunden geboren werden soll und eine PDA nicht möglich ist. Remifentanil ist also ein Mittel, das schnell, zeitlich begrenzt und wirksam die letzten schmerzhaften Wehen erleichtert.
Natürlich hat auch dieses Mittel Nachteile. Remifentanil beeinflusst deine Atmung, sie kann langsamer werden oder sogar ausbleiben. Darum werden die Pflegekräfte die ganze Zeit gut auf dich achten. Das Risiko eines Atemstillstands ist auch der Grund, warum manche Ärzte und Krankenhäuser

Remifentanil nicht voreilig anwenden. Dein Blutdruck, der Sauerstoffgehalt in deinem But und dein Herzschlag werden kontinuierlich überwacht, wenn du Remifentanil bekommst. Außerdem wirst du an ein CTG angeschlossen, um dein Baby zu überwachen. Remifentanil kommt vor allem dann zum Einsatz, wenn die Geburt vermutlich sehr schnell gehen wird oder wenn eine PDA ausgeschlossen ist.

- **Periduralanästhesie (PDA)**
  Die Periduralanästhesie ist die wirksamste Art der Schmerzlinderung, die wir im Rahmen einer Geburt kennen. Nur eine Anästhesistin oder ein Anästhesist darf die PDA setzen. Mit einer Nadel wird dabei im Raum zwischen den Rückenwirbeln (dem Epiduralraum oder Periduralraum) ein dünner Schlauch gesetzt. Der Periduralraum ist mit den Nerven verbunden, die die Schmerzreize von Gebärmutter und Beckenboden weitergeben. Das über den Schlauch verabreichte Mittel legt diese Reize lahm, wodurch du die Wehen nicht mehr spürst. Durch die PDA können sich deine Beine schwer anfühlen, und du musst bis nach der Geburt im Bett bleiben.
  Eine PDA ist sehr effektiv und wirkt sofort. Aber es gibt auch Nachteile. So steigt das Risiko, dass du Fieber bekommst und dass die Austreibungsphase länger dauert. Zum Teil muss die PDA mehrfach gesetzt werden. Manchmal wirkt sie auch auf die Muskeln, die für die Atmung zuständig sind. Außerdem kann dein Blutdruck sinken. Und an der Stelle, an der der Katheter unter die Haut geht, kann ein blauer Fleck entstehen.
  Natürlich wirst du genau überwacht, wenn du eine PDA gesetzt bekommen hast. Auch dein Baby wird über das CTG genau beobachtet. Wenn du Fieber bekommst, erhält dein Baby ein Antibiotikum, da niemand genau sagen kann, ob das Fieber von der PDA oder von einer Infektion kommt, die du möglicherweise auch an das Baby weitergegeben hast.
  Übrigens: Sollte die Geburt doch auf einen Kaiserschnitt hinauslaufen, ist der Katheter dafür schon gelegt.

Die unangenehmsten Nebenwirkungen einer PDA sind starker Kopfschmerz (postspinaler Kopfschmerz) und Schwindelgefühl. Sie entstehen, wenn das Loch, durch das der Schlauch unter die Haut geht, nicht ganz dicht ist und Rückenmarksflüssigkeit (Liquor) ausläuft. Natürlich kannst du ein Schmerzmittel gegen die Kopfschmerzen bekommen.

## Schmerz, Müdigkeit und Stress

Deine Schmerzerfahrung hängt von allerlei Umständen ab, aber Müdigkeit und Angst spielen dabei eine große Rolle. Versuch daher, möglichst ausgeruht in die Geburt zu gehen und »loszulassen«. Die Welt geht nicht unter, also versuch – so ironisch es auch klingt –, dich ein wenig zu entspannen und zu »entstressen«.

## Bein- und Rückenwehen

Manchmal spürst du den Wehenschmerz im unteren Rücken. Das kommt daher, dass Rücken und Becken eng miteinander verbunden sind. Viele Frauen finden die Rückenwehen noch heftiger als die Bauchwehen. Oft hilft es schon viel, wenn du in Bewegung bleibst, wenn du etwas Warmes auf die schmerzende Stelle legst oder wenn jemand dich massiert.

Manchmal strahlt der Wehenschmerz auch in deine Beine aus. Dann spricht man von Beinwehen, obwohl sie natürlich nicht in den Beinen sitzen. Auch hier gelten die gleichen Tipps wie für Rückenwehen: Massage, Wärme und Bewegung.

## Tipp von Hebamme Jonneke Weusten:

In der heutigen Zeit, in der Frauen ihr Leben planen und alles unter Kontrolle haben wollen, ist es wirklich wichtig, dass du dich während der Geburt wirklich den Wehen hingibst und dich in diesem natürlichen Prozess von deinem Körper führen lässt. Gib die Kontrolle ab, gerate in den Flow und lass es geschehen.

## PRESSWEHEN

Die Eröffnungswehen gehen oft langsam und nahtlos in Presswehen über: jene Wehen, die helfen, dein Baby auszutreiben. Du erkennst sie am Pressdrang: Das ist das Gefühl, dass du mal »groß« musst, obwohl das nicht der Fall ist. Das ist typisch für eine Presswehe. Viele Frauen vergessen während der Wehen, dass der Pressdrang angibt, dass die Presswehen begonnen haben. Wenn die Hebamme bei dir ist, wird sie es an deinem Verhalten erkennen.

Der (Geburts-)Partner hat in dieser Situation eine wichtige Rolle: Wenn die Hebamme gerade nicht da ist oder wenn die Geburt schneller geht als gedacht, und er sieht, dass die werdende Mutter (unbewusst) während einer Wehe zu pressen beginnt, muss er sofort die Hebamme rufen.

Presswehen haben einen großen Vorteil: Du kannst sie eigentlich nicht zurückhalten, also läuft das Pressen von allein. Mit deiner Kraft kannst du den Prozess jedoch abkürzen. Du unterstützt die Natur also. Diese Hilfe kostet aber Kraft, von der du nach der Eröffnungsphase eventuell nicht mehr viel hast. Ruh dich daher zwischen den Presswehen wirklich aus. Press nicht ohne Presswehe, denn das macht keinen Sinn. Das würde dir nur den letzten Rest Energie rauben.

Dein Körper arbeitet während der Presswehen gut mit. Die Gebärmutter drückt dein Baby »aus sich selbst« nach unten, ohne dass du dich dafür anstrengen musst. Manchmal wirkt es, als ob der ganze Bauch auf einmal von einer »unsichtbaren Kraft« nach unten gedrückt würde.

Das Pressen dauert beim ersten Baby im Durchschnitt eine Stunde, kann aber auch länger oder kürzer dauern (wie das so ist mit Durchschnittswerten). Beim zweiten oder dritten geht es schneller und dauert durchschnittlich zwischen 15 und 30 Minuten.

Gegen Ende der Presswehen ist das Köpfchen sichtbar. Mit jeder Presswehe kommt es ein wenig weiter nach draußen. Wenn du eine Presswehe ausbremst, kann das Köpfchen auch wieder etwas zurückrutschen, aber nie so weit wie vor der letzten Wehe. Jede Presswehe bringt die Geburt ein wenig voran. Bei den allerletzten Presswehen bleibt das Köpfchen sichtbar und geht nicht wieder zurück. Das kann wehtun – logisch, schließlich kommt das ganze Babyköpfchen aus der Vagina. Einen warmen Waschlappen gegen den Damm zu drücken kann Wunder wirken. Versuch, dich nicht auf den Schmerz zu konzentrieren, sondern darauf, dass dies der schwierigste Punkt ist und du es danach einfacher haben wirst. Ruh dich aus, warte auf die nächste Presswehe und geh, so gut es geht, mit dieser Wehe mit. Bei jeder folgenden Wehe kann es so weit sein: Der breiteste Punkt des Köpfchens kommt heraus, dann die Schultern, und danach gleitet der Rest gefühlt von alleine heraus.

Erleb den Moment bewusst, denn ab da geht es oft sehr schnell. In der einen Sekunde drückt und brennt alles untenherum, der sogenannte »*ring of fire*«, und ein paar Sekunden später liegt dein Kind auf deinem Bauch, und du hältst es nach neun Monaten endlich im Arm. Ein neues Leben ist geboren. Ein Leben, das für immer mit deinem verbunden ist.

### Tipp von Hebamme Hilke Hermans:
Manchmal ist es am Anfang schwierig, auf einmal anders mit den Wehen umzugehen. Du musstest sie stundenlang veratmen, und nun sollst du plötzlich aktiv mitpressen. Nach ein paar Wehen kommst du von alleine in den neuen Rhythmus. Durch das Adrenalin hast du auch noch die Kraft, gut mitzupressen, obwohl du während der Eröffnungsphase schon viel Energie verbraucht hast.

### Tipp von Hebamme Anne Deseyn:
Während der Presswehen ist es verlockend, in eine konstant angespannte Haltung zu geraten. Eine ganz normale Reaktion auf Schmerz. Trotzdem ist es gerade jetzt wichtig, zwischen den Wehen das Becken zu entspannen. Wenn du dich verkrampfst, kann das Baby nicht tiefer sinken. Indem du eine »Pause« machst und kurz »loslässt«, beschleunigst du den Prozess also.

## NACHWEHEN

Sobald dein Baby geboren ist, zieht sich deine Gebärmutter zusammen, um wieder kleiner zu werden. Diese Bewegungen nennt man »Nachwehen«. Planmäßig wird die Plazenta innerhalb von einer halben Stunde geboren (siehe Seite 468). Die Nachwehen sorgen außerdem dafür, dass die offenen Blutgefäße an der Stelle in der Gebärmutter, wo die Plazenta saß, zugedrückt werden und du weniger Blut verlierst. Außerdem werden eventuell zurückgebliebene Blutreste nach draußen befördert.

Immer mehr Hebammen geben nach der Geburt standardmäßig eine Oxytocin-Spritze, die die Nachwehen kräftiger macht, damit die Plazenta korrekt geboren und der Blutverlust begrenzt wird. Bei einer Geburt nach einem medizinischen Eingriff ist solch eine Spritze sowieso Standard geworden.

# Checkliste Erstausstattung

Mithilfe dieser Liste weißt du, dass du alles Wichtige im Haus hast, wenn dein Baby geboren wird. Natürlich musst du nicht schon alles vor der Geburt haben, und du kannst auch manches durch andere Dinge ersetzen, wenn du das willst. Du kannst beispielsweise eine spezielle Babybadewanne kaufen oder ebenso gut einen sauberen Eimer oder eine einfache Wanne verwenden.

**Pflege**

☐ 6 Flanelltücher

☐ 6 Spucktücher

☐ 6 hydrophile Waschlappen

☐ 10–12 hydrophile Windeln

☐ 1 Wickelauflage

☐ 2 Wickelauflagenbezüge zum Wechseln

☐ 1 Babybadewanne oder Tummy Tub (mit Ständer)

☐ 1 Badethermometer

☐ 1 Waschschüssel

☐ 1 Windeleimer

☐ 2 Kapuzenhandtücher

☐ 1 Packung Wegwerfwindeln für Neugeborene

☐ 1 digitales Thermometer für Babys

☐ Toilettenartikel (Wundsalbe, Babyseife, Babyöl oder Babylotion)

☐ 1 weiche Haarbürste

☐ 1 Nagelschere mit runden Spitzen
(erst nach sechs Wochen zu verwenden)

## Schlafen

- ☐ 1 Wiege oder Kinderbett
- ☐ 1 Matratze
- ☐ 1 Molton-Matratzenschoner
- ☐ 3 Deck- oder Unterlaken
- ☐ 3 Molton-Windeln
- ☐ 3 Oberlaken
- ☐ 2 Woll- oder Baumwolldecken oder 1 Steppbett
- ☐ 2 Wärmflaschen
- ☐ 2 Schlafsäcke
- ☐ 1 Babyphone oder die *Oje, ich wachse*-Schlaf-App (inklusive Babyphon-Funktion)

## Kleidung

- ☐ 6 Strampler (2 in Größe 50, 4 in Größe 56)
- ☐ 3 Sets Kleidung
- ☐ 2 Mützen
- ☐ Socken

## Stillen

- ☐ 2 Still-BHs
- ☐ Stilleinlagen
- ☐ Stillkissen

## Milchersatznahrung

- ☐ 4 Sauger (für Neugeborene)
- ☐ 4 Fläschchen

- ☐ 1 Fläschchenwärmer
- ☐ 1 Flaschenbürste
- ☐ Milchpulver

Wenn du Stoffwindeln verwenden willst

- ☐ baumwollene, vorgeformte Windeln mit Klett
- ☐ 1 Windeleimer

## Im Wohnzimmer

- ☐ Laufgitter (mit Mobile)
- ☐ Laufgittermatratze
- ☐ Schaukelstuhl
- ☐ warme Decke

## Gemeinsam unterwegs

- ☐ Babyschale Gruppe 0+
- ☐ Kinderwagen
- ☐ Reisebett

## Eigenes Zimmer

- ☐ Schrank
- ☐ Regal
- ☐ Kommode

# Checkliste Kliniktasche

Für die Geburt im Krankenhaus, Geburtshotel oder Geburtshaus

**Papierkram**

☐ Geburtsplan (falls du einen möchtest, siehe Seite 414) in mehrfacher Ausführung

☐ Zeigewörterbuch (falls du eins hast)

☐ Krankenversicherungskarte

☐ Ausweis

☐ Medikamentenliste (falls du welche nimmst)

☐ Mutterpass

**Für dein Baby**

☐ 2 Strampler

☐ 2 Outfits

☐ 2 Paar Socken

☐ eventuell 2 Westen

☐ 2 Mützen

☐ Jacke
Achtung: Viele Babys haben bei der Geburt schon Größe 56. Wähl daher ein dehnbares erstes Outfit oder nimm Kleidung in verschiedenen Größen mit.

**Die Fahrt nach Hause**

☐ Decke

☐ Babyschale fürs Auto der Gruppe 0+

**Persönliches**

☐ Nachthemd oder T-Shirt

☐ warme Weste

☐ warme Socken

☐ Hausschlappen

☐ Jogginghose

☐ Bademantel

☐ Badeschlappen

☐ Still-BH

☐ sauberer Slip (eine große Größe, in den eine Wochenflussvorlage reinpasst)

☐ Toilettenartikel: Make-up-Entferner (auf den ersten Fotos willst du sicher keine Pandaaugen haben ☺), Make-up, Haargummi, Bürste, Zahnpasta, Zahnbürste, Crème etc.

☐ gesunde Snacks (auch für die anderen Anwesenden)

☐ saubere, bequeme Kleidung für nach der Geburt

**Praktisches**

☐ Handy

☐ Ladekabel

☐ Fotoapparat und Zubehör

☐ Föhn (für nach der Geburt)

☐ Haargummis und -klammern, um dein Haar zu bändigen (im Gesicht klebende Haare sind während der Geburt wirklich nicht toll)

☐ Münzgeld fürs Parken oder für den Getränkeautomaten

☐ Plastikbeutel für die Schmutzwäsche

Und vergiss nicht, die Tageszeitung vom Tag der Geburt zu kaufen. Später ist es schön zu lesen, was an diesem Tag sonst noch geschah.

# LAGE, EINGRIFFE UND NACHSORGE

# Vor, während und nach der Geburt

Manchmal braucht die Natur ein wenig Unterstützung von der Hebamme oder Gynäkologin. Sie können bestimmte Eingriffe vornehmen, um die Geburt zu vereinfachen und mit der Geburt verbundene Risiken zu minimieren oder sogar ganz auszuschließen. Meist klingen die Beschreibungen solcher Eingriffe sehr gruselig, aber jeder, der Erfahrung damit hat, weiß, dass die Theorie schlimmer wirkt, als die Realität ist. Lies dich in das Thema ein, aber stress dich nicht deswegen. Das ist leichter gesagt als getan, aber trotzdem ist es ein wichtiger Rat.

## Kindslage während der Geburt

Um die 36. Woche herum zeichnet sich ab, wie dein Baby in deinem Bauch liegen wird, und dann kann auch eine eventuelle Quer- oder Steißlage durch einen Gynäkologen oder eine »Wendespezialistin« (siehe Seite 457) korrigiert werden. Die ideale Position ist mit dem Köpfchen nach unten. Der endgültige Stand des Köpfchens legt sich oft erst während der Geburt fest. Unter Einfluss der Wehen macht das Baby zwei Längsdrehungen. Anhand eines Lageultraschalls kann also noch nicht festgestellt werden, wie der Kopf bei der Geburt liegt. Erkennbar ist nur, ob dein Baby mit dem Kopf nach unten oder in Steiß- oder Querlage liegt.

Deine Hebamme wird die Kindslage weiterhin kontrollieren, da sie sich auch nach Woche 36 noch verändern kann.

## Hinterhauptslage

Dein Baby liegt mit angezogenen Beinen nach oben und mit dem Hinterkopf nach unten. Dies ist die ideale und übrigens auch die häufigste Ausgangslage für die Geburt. Nur 5 Prozent aller Babys liegen anders. Das Köpfchen passt in dieser Position sehr gut ins Becken, und so kann es mit dem kleinstmöglichen Durchmesser das Becken passieren.

## Sternengucker (hintere Hinterhauptslage)

Die Sternenguckerlage ist eine spezielle Form der Hinterhauptslage. Meistens liegt das Baby mit dem Gesicht zum Rücken der Mutter. Wenn das Baby andersherum liegt und mit dem Gesicht zum Bauch schaut, nennt man das

»Sternengucker«. Diese Lage macht die Geburt etwas schwieriger, aber meistens kannst du ganz normal vaginal entbinden. Die Eröffnungsphase, das Senken und Pressen können allerdings länger dauern.

### Stirnlage
Einige wenige Babys liegen nicht mit dem Hinterkopf nach unten, wie bei der Hinterhauptslage, sondern mit der Stirn am tiefsten Punkt. Das ist eine sehr schwierige Geburtsposition. Meist ist das Becken für diese Kopfhaltung zu klein. Fast immer wird bei dieser Lage ein Kaiserschnitt durchgeführt.

Bei Haltungsanomalien (abweichenden Kindslagen) kannst du manchmal deinem Baby helfen, sich zu drehen, indem du selbst eine bestimmte Haltung einnimmst, zum Beispiel den Vierfüßlerstand oder auf einer Seite liegend. Das klappt aber nur bei einer Längsdrehung, also wenn das Baby den Kopf schon nach unten hat, aber sich noch um seine Längsachse drehen soll.

### Scheitellage
Für die Scheitellage gilt dasselbe wie für die Stirnlage: Geboren werden ist in dieser Lage schwierig. Das Baby liegt in diesem Fall nicht mit dem Hinterkopf, sondern mit der Stirn nach unten. Dadurch kann das Köpfchen in der Austreibungsphase schwieriger um die Kurve ins Becken gleiten. Eine Scheitellage wird erst während der Geburt festgestellt und ist oft noch zu einer Hinterhauptslage zu korrigieren. Wenn während der Austreibungsphase deutlich wird, dass das Baby auch dann nicht um die Kurve kommt, wird oft ein Kaiserschnitt angesetzt.

### Gesichtslage
Auch die Gesichtslage ist nicht ideal. Dabei liegt das Baby mit dem Gesicht nach unten. Da deswegen nicht genügend Druck auf den Muttermund wirkt, beginnt die Eröffnungsphase nur schleppend. Auch wenn das Baby mit dem Kinn nach vorn liegt, ist eine vaginale Geburt manchmal schwierig, aber das passiert selten. Liegt das Kinn nach hinten, Richtung Rücken, ist eine vaginale Geburt nicht möglich, und du solltest dich auf einen Kaiserschnitt einstellen. Bei einer Gesichtslage wirkt sehr viel Druck auf das Gesicht des Babys, und es sieht deshalb nach der Geburt sehr aufgedunsen aus. Aber die Schwellung verschwindet wieder. Außerdem kann bei einem in Gesichtslage geborenen Baby manchmal die Stimme etwas höher sein, weil die Glottis, das heißt die

Stimmbänder und die Öffnung zwischen ihnen, anders durch das Becken gegangen ist. Die hohe Stimme wird aber auch von alleine etwas tiefer.

**Querlage**
Eine Querlage ist selten und kommt meist nur vor, wenn du schon Kinder geboren oder eine schlaffe Bauchwand hast. Das Baby liegt dabei mit dem Körper quer in der Gebärmutter. Eine vaginale Geburt ist so unmöglich, ein Kaiserschnitt wäre die einzige Option. In den Wochen vor der Geburt wird aber zuerst versucht, das Baby noch zu drehen.

**Steißlage oder Beckenendlage**
Bei einer Steißlage liegen anstelle des Köpfchens der Popo oder die Füße nach unten.

Eine Steißlage lässt sich während der Schwangerschaft oft noch korrigieren. Bleibt dein Baby in der Steißlage, kannst du zwischen einer vaginalen Geburt und einem Kaiserschnitt wählen.

> **Zwillinge?**
> Die meisten Zwillinge liegen nicht gleich: also einer in Hinterhaupts- und einer in Steißlage. Wenn Baby Nummer eins in Hinterhauptslage liegt, ist eine vaginale Geburt möglich. Ist das nicht der Fall, wird meist ein Kaiserschnitt gemacht. Dadurch ist bei einer Zwillingsgeburt die Wahrscheinlichkeit für einen Kaiserschnitt größer als bei einem Einling. Wenn beide Kinder in Hinterhauptslage liegen, stehen die Chancen auf eine natürliche Geburt am besten.

**Eingriffe vor der Geburt: Drehung bei Steißlage**
Bei einer Steißlage sind Komplikationen bei der Geburt wahrscheinlicher, deswegen wird häufig ein Kaiserschnitt beschlossen. Aber sowohl Steißgeburt als auch Kaiserschnitt sind nicht ohne Risiko. Darum wirst du genau über beide Varianten aufgeklärt und wählst dann eine. Die Gynäkologin oder der Assistenzarzt, die Klinikhebamme oder der auf Drehungen spezialisierte Frauenarzt können in den letzten Schwangerschaftswochen noch versuchen, dein Baby zu drehen, gesetzt den Fall, dass die Plazenta richtig sitzt.

Mit den Händen wird dein Baby um 180 Grad gedreht, sodass statt seiner

Füße und seines Pos das Köpfchen im Becken liegt. In ungefähr der Hälfte aller Fälle funktioniert das auch. Wenn dein Baby in der Steißlage bleibt, überlegst du gemeinsam mit deinem Frauenarzt, wo du entbindest und was deine Möglichkeiten sind.

> **Moxa-Therapie**
> Eine alternative Methode, dein Baby aus der Steißlage herauszudrehen, ist die Moxibustion (Wärmetherapie). Hierbei wird ein zigarrenförmiger Stab aus getrockneten Belfußblättern hergestellt – eine Moxa, die in der Traditionellen Chinesischen Medizin häufig verwendet wird. Ein Moxa-Therapeut, meist ist er oder sie auch Akupunkteur, zündet die »Zigarre« an und hält sie neben die Außenseite deiner kleinen Zehen. Wenn du das einmal gesehen hast, kannst du es auch selbst zu Hause machen und mit der Moxa die Spitze deiner kleinen Zehen erwärmen.
>
> In der Traditionellen Chinesischen Medizin ist die Zehenspitze verbunden mit dem Gebiet, in dem auch die Gebärmutter liegt. Die Moxa sorgt dafür, dass die Gebärmutter besser durchblutet wird und dein Baby dadurch beweglicher ist. Viele Mütter und Hebammen haben gute Erfahrungen mit Moxibustion gemacht. Untersuchungen haben ergeben, dass sich die Wahrscheinlichkeit, dass sich das Baby spontan dreht, mit Moxibustion sogar verdoppelt. Um das gewünschte Resultat zu erzielen, musst du allerdings schon in der 33. Woche beginnen. Moxibustion ist für Mutter und Kind unbedenklich, solange du den brennenden Stab nicht direkt an deine Haut hältst ...

### Eingriffe während der Austreibungsphase

Manchmal kann es sein, dass die Geburt doch etwas zu lange dauert oder dass das Köpfchen schon eine Weile sichtbar ist, aber das Baby nicht geboren werden will. Wenn dabei auch nur das geringste Risiko besteht, dass dein Baby einen Sauerstoffmangel erleidet, wird eingegriffen. Die Hebamme wird einen Schnitt setzen oder die Gynäkologin oder der Assistenzarzt eine Saugglocken- oder Zangengeburt durchführen.

### Natürlicher Eingriff: Reißen

Da während der Geburt sehr viel Druck in der Vagina herrscht und um sie herum, kann es passieren, dass die Haut einreißt. Solch ein Riss heißt »Ruptur«. Ein kleiner Riss ist wirklich nicht schlimm und muss manchmal noch nicht einmal genäht werden. Größere Risse werden genäht, aber das spürst du meist gar nicht. Es gibt verschiedene Arten von Rupturen:

**1. Dammriss:** Der Damm ist der Bereich zwischen Vagina und Anus. Dammrisse können unterschiedlich tief sein.
- *Dammriss 1. Grades:* Nur die Haut und die Schleimhaut des Dammes reißen ein, oft ohne Blutung. Bei einer Blutung wird der Riss genäht. Ungefähr ein Drittel aller gebärenden Frauen erleidet einen Dammriss ersten Grades.
- *Dammriss 2. Grades:* Die Haut des Dammes und die Beckenbodenmuskeln sind eingerissen. Du wirst sowohl innen als auch außen genäht. Zum Glück kommt ein Dammriss zweiten Grades viel seltener vor. Nur bei 10 Prozent aller Frauen mit Dammriss handelt es sich um einen Riss zweiten Grades.
- *Dammriss 3. Grades:* Der Damm, die Beckenbodenmuskeln und der Schließmuskel des Anus sind teilweise oder ganz gerissen. In diesem Fall wirst du von einem Arzt genäht, der auch entscheidet, ob das im Kreißsaal oder mit einer PDA im OP geschieht. Zum Glück passiert das sehr selten: Nur eine von fünfzig Frauen mit einem Riss hat einen Riss dritten Grades.
- *Dammriss 4. Grades:* Auch der Schließmuskel ist innen eingerissen und die Darmschleimhaut beschädigt.

**2. Scheidenriss:** Es kann auch zu innenliegenden Rissen in der Vagina kommen. Sie sind von außen nicht sichtbar. Manchmal müssen sie genäht werden. Deine Hebamme untersucht dich genau und wird daher auch auf solche Risse achten.

**3. Schamlippenriss:** Da auch die Schamlippen unter Spannung stehen, kann auch hier ein Riss entstehen. Abhängig von seiner Größe wird er genäht oder eben nicht. Die Schamlippen sind allerdings empfindlicher als andere Stellen. Dafür heilen sie sehr schnell, und nach ein paar Tagen spürst du schon nichts mehr.

**4. Risse im Muttermund:** Diese Risse entstehen meist bei einer künstlich eingeleiteten Geburt (siehe Seite 430) und bei Frauen, die schon heftig pressen, wenn der Muttermund noch nicht vollständig geöffnet ist. Solche Risse werden eigentlich immer im OP von der Gynäkologin oder der Assistenzärztin genäht, da sie weiter innen im Körper sitzen und der Blutverlust größer sein kann.

### Einen Schnitt setzen

Die medizinische Bezeichnung für einen Schnitt ist »Episiotomie«. Das klingt erschreckend, daher das Wichtigste zuerst: Du wirst es nicht merken, und du wirst immer vorher örtlich betäubt. Der Schnitt wird in den Damm gesetzt, von der Vagina Richtung Anus, schräg links nach unten, also nicht direkt gerade nach unten. Ein Schnitt ist genau das, was du vermutest: Haut und Muskeln werden aufgeschnitten, sodass dein Baby leichter hindurchkann. Früher wurde übrigens häufiger geschnitten. Heutzutage wird nur noch geschnitten, wenn deinem Baby ein Sauerstoffmangel droht, die Vaginalöffnung zu schmal und die Haut nicht dehnbar genug ist oder wenn eine Glocken- oder Zangengeburt durchgeführt werden soll, weil dann das Risiko einer Totalruptur (ein Riss von Vulva bis Anus) steigt und ein Schnitt diese verhindert.

Je nach Bedarf ist ein Schnitt 5 bis 7,5 Zentimeter lang. Und auch wenn du den Schnitt nicht fühlst, du hörst ihn. Das Geräusch ist vergleichbar mit dem Durchschneiden von Leder: fest. Da die Haut enorm gedehnt ist, können die Nerven dort keine Reize mehr weiterleiten, und die Haut ist so steif wie Leder. Wenn der Schnitt gesetzt wird und der Damm genügend gedehnt ist, blutet die Wunde auch kaum oder gar nicht.

> **Nähte und Schwellungen**
>
> Wenn du während der Geburt geschnitten worden bist, wirst du hinterher mit einer örtlichen Betäubung genäht. Für die Naht werden Fäden verwendet, die sich nach zehn Tagen bis drei Wochen selbst auflösen und daher nicht gezogen werden müssen. Die Hebamme wird die Nähte regelmäßig kontrollieren. Sollte eine Naht einwachsen, wird sie entfernt.
>
> In den ersten Tagen im Wochenbett wird die Stelle rund um den Schnitt geschwollen sein, sodass das Sitzen schmerzhaft sein kann. Setz dich trotzdem so oft wie möglich gerade hin und nicht auf ein Kissen. Ein harter Untergrund ist meistens besser. So schwillt die Stelle schneller wieder ab. Wenn die Schmerzen zu stark sind, darfst du eine Paracetamol nehmen. Noch besser hilft es, die Stelle zu kühlen und Luft heranzulassen.

## Auf der Toilette

Nach der Geburt kann der Stuhlgang oder das Wasserlassen wehtun, vor allem wenn du einen Riss hattest oder wenn du geschnitten worden bist. Der Schmerz wird aber jeden Tag weniger werden und ist meist innerhalb von drei Tagen ganz verschwunden. Was hilft:

- Viel Wasser trinken. Je mehr du trinkst, desto verdünnter ist dein Urin und desto weniger brennt es. Genügend Trinken beugt auch hartem Stuhlgang vor.
- Regelmäßig und entspannt Pipi machen. Nimm dir Zeit dafür, press nicht und lass dich nicht stören.
- Eine (Sport-)Flasche mit Wasser neben der Toilette. Damit kannst du während des Pinkelns deinen Intimbereich spülen.
- Entspannung vor dem Stuhlgang. Die Naht wird durch das Geschäft nicht aufgehen. Natürlich machst du dir darüber Sorgen, aber die sind völlig unnötig. Es ist übrigens ganz normal, wenn du dich beinahe nicht traust, groß zu gehen, geschweige denn zu pressen. Damit bist du nicht allein. Alles ist wund, alles tut weh, alles ist geschwollen, und vor allem bist du wahrscheinlich vom Pressen leicht traumatisiert. Du musst erst wieder Vertrauen in deinen Körper aufbauen, um auf der Toilette wieder ganz normal drücken zu können. Das braucht seine Zeit, gönn dir daher Zeit und Ruhe auf der Toilette. Hetz dich nicht, sondern entspann dich. Je öfter du groß auf der Toilette warst, desto einfacher wird es, und das Vertrauen in deinen Körper kehrt zurück.
- Gesundes und ballaststoffreiches Essen. Ballaststoffe sorgen für einen weicheren, aber trotzdem definierten Stuhlgang, der leichter rauskommt (siehe Seite 269).
- Naturtrüber Apfelsaft und getrocknete Pflaumen bringen die Verdauung nach der Geburt wieder in Schwung.
- Ein Glas lauwarmes Wasser auf nüchternen Magen zusammen mit zwei überreifen Kiwis. Oft wirkt das schon Wunder.
- Falls nötig ein von der Hebamme oder vom Arzt verschriebenes leichtes Abführmittel. Auch nach einer Totalruptur kann dir ein Abführmittel verschrieben werden. Aber keine Angst, du bekommst davon keinen Durchfall.

### Wundversorgung
Spül nach jedem Geschäft deinen Intimbereich gründlich mit lauwarmem Wasser. So beugst du Infektionen vor.
- Spül die Wunde zweimal am Tag mit der Dusche (den Strahl nicht zu hart und nur auf lauwarm einstellen). Tupf die Wunde mit einem sauberen Handtuch trocken – nicht reiben!
- Wunden heilen schneller an der Luft. Du kannst natürlich nicht den ganzen Tag nackt und mit gespreizten Beinen herumsitzen, aber versuch trotzdem, die Wunde nicht 24/7 mit einer dicken Wochenflussvorlage luftdicht zu verpacken.

### Tipp von Hebamme Esther van Delft:
Leg oder setz dich ohne Unterhose auf eine Zellstoffunterlage oder aufs Bett. Deck dich eventuell zu, dann bist du nicht nackt, und die Wunde bekommt trotzdem ausreichend Luft.

### Sex nach der Geburt
Auch wenn kurz nach der Geburt daran nicht zu denken ist: Irgendwann bekommst du wieder Lust auf Sex. Wenn du nicht mehr blutest und die Wunde nicht mehr schmerzt und geschlossen ist, dürft ihr wieder. Das erste Mal kann allerdings wehtun. Die Scheide ist trockener, und deshalb kann es schmerzen, wenn der Penis eindringt. Logisch, schließlich ist dort ja auch so einiges passiert. Du wärst jedenfalls nicht die Erste, die den Sex nicht sofort wieder genießen kann. Auch in diesem Bereich musst du erst psychisch und physisch genesen, und das braucht Zeit. Wenn du stillst, ist die Scheide häufig besonders trocken, da du unter Einfluss des Stillhormons weniger Feuchtigkeit produzierst.

Wenn du einen Riss oder Schnitt hattest, ist das Narbengewebe am Anfang etwas härter. Bis es wieder weicher wird dauert es ein wenig. Es gibt bestimmte Dammmassageöle, die diesen Prozess unterstützen und von vielen Frauen als hilfreich empfunden werden.

**Tipps von Hebamme Caroline Poorterman**
- Entdeck dich selbst neu. Natürlich mit sauberen Händen. So bekommst du wieder Vertrauen in deinen Körper.
- Verwendet beim Sex ein Gleitmittel. Dann flutscht es wieder, wortwörtlich.
- Manchmal ist die eine Stellung unangenehmer als die andere. Das müsst ihr einfach ausprobieren.

**Wunder dich nicht, wenn ...**
- du beim Sex ab und zu vaginal »pupst«. Die Scheide ist etwas weiter geworden, und dann passiert so was.
- Milch aus den Brüsten austritt, wenn du erregt bist.
- euer Baby genau dann wach wird, wenn ihr Sex habt. Es wird nicht umsonst gesagt, dass ein Baby das beste Verhütungsmittel ist.

# KAISERSCHNITT, ZANGEN- UND GLOCKENGEBURT

Manchmal geht die Geburt nicht mehr voran, der Schnitt hilft nicht weiter, und dann muss dein Baby geholt werden. Das geht nur im Krankenhaus. Der Gynäkologe oder die Assistenzärztin wird dann eine Zangen- oder Glockengeburt durchführen oder einen Kaiserschnitt machen.

### Nein, es liegt nicht an dir
Ob nun die Hormone dieses Gefühl verursachen oder nicht, viele Frauen geben sich selbst die Schuld, wenn bei der Geburt nachgeholfen werden musste. »Ich hatte keine Kraft mehr«, »Ich habe aufgegeben«, »Ich konnte es nicht«, »Ich ...« – all das ist nicht wahr. Auch wenn solche Gedanken nachvollziehbar sind, entbehren sie jeder Grundlage. Es gibt keinen einzigen Grund, die Schuld bei dir selbst zu suchen oder dich als Versagerin zu fühlen. Die Umstände sprachen einfach für den Eingriff. Wir sagen es noch einmal: Es lag nicht an dir. Und nein, auch das Argument, dass andere Frauen es aber hinbekommen

haben, zählt nicht. Die hatten nicht deinen Körper und nicht dein Baby. So einfach ist das. Auch deiner Vagina kannst du nichts vorwerfen. Denn inwieweit sie sich gut dehnen lässt und mitarbeitet, hängt von vielen Dingen ab, auf die du und dein Körper keinen Einfluss haben.

## Glockengeburt

Bei einer Glockengeburt wird ein glockenförmiger Saugnapf auf Babys Kopf gesetzt, der mithilfe eines angeschlossenen Schlauches luftleer gesaugt wird. Die Glocke schließt sich dadurch fest um das Köpfchen. An der Oberseite gibt es einen Griff, an dem gezogen werden kann, während du mitpresst. Sobald der Kopf geboren ist, wird das Vakuum gelöst und der Saugnapf wieder abgenommen. Jetzt kannst du selbst den restlichen Körper gebären, oder du bekommst noch mehr Hilfe.

Du brauchst übrigens nicht zu fürchten, dass zu stark an Babys Köpfchen gezogen wird: Das ist nicht möglich. Der Saugnapf ist so konstruiert, dass er sich in diesem Fall sofort lösen würde. Der Eingriff schadet deinem Baby nicht und tut ihm auch nicht weh. Das Köpfchen kann nach der Geburt leicht »verformt« aussehen, aber das verschwindet nach kurzer Zeit wieder.

## Zangengeburt

Bei einer Zangengeburt werden zwei genau passende »Löffel« an den Kopf des Babys gelegt. Mit einem Verbindungsstück werden die Löffel an ihrem Platz gehalten. Du presst weiter, während die Gynäkologin am dazugehörigen Handgriff »mitzieht«. Sobald das Köpfchen geboren ist, werden die Löffel entfernt, und du kannst den Körper deines Kindes weiter herauspressen. Zangengeburten kommen immer seltener vor. Häufiger wird eine Glockengeburt durchgeführt.

## Kaiserschnitt

Manchmal funktioniert eine vaginale Geburt nicht, und es muss ein Kaiserschnitt durchgeführt werden. Vielleicht hast du schon während der Schwangerschaft erfahren, dass eine vaginale Geburt nicht möglich sein wird. Oder du entscheidest dich selbst für einen Kaiserschnitt. Dann legst du gemeinsam mit der Ärztin fest, wann dein Baby auf die Welt kommen soll.

Wenn das Fruchtwasser braun oder grün ist und dein Baby schneller zur Welt kommen muss, als es vaginal möglich wäre, wird zum Beispiel ein Kaiserschnitt gemacht. Ebenso kann während der Wehen beschlossen werden, dass ein Kaiserschnitt besser wäre, weil die Geburt zu langsam voranschreitet und es dem Kind dabei nicht mehr gut geht. Das geschieht auch, wenn eine Zangen- oder Glockengeburt wider Erwarten keine Lösung ist und das Baby sofort geboren werden muss.

Ein Kaiserschnitt hat zwei Seiten: Einerseits ist der Eingriff nicht so schlimm, wie er klingt. Die PDA wirkt, und du spürst nichts davon. Im OP herrscht eher Feier- als Operationslaune; jemand macht Fotos, wenn du das willst; dein Partner ist dabei und so weiter. Du wirst sehen, dass dabei eine positive Stimmung herrscht. Auf der anderen Seite ist und bleibt ein Kaiserschnitt eine echte Operation, die du (vor allem hinterher bei der Heilung) nicht auf die leichte Schulter nehmen darfst.

**Nach einem Kaiserschnitt**
- Die ersten paar Tage danach bleibst du im Krankenhaus. Blutdruck, Herzschlag, Blutverlust und Urinmenge (der Urin wird mit einem Katheter aufgefangen, der vor der OP gelegt wurde) werden kontrolliert.
- Wenn der Katheter entfernt ist, meist einen Tag nach dem Kaiserschnitt, kannst und musst du wieder selbstständig Pipi machen. Genau wie der Stuhlgang kann das wehtun. Versuch, dich so gut wie möglich dabei zu entspannen. Beim Pipimachen ist es wichtig, den Strahl möglichst nicht zu unterbrechen. Die Blase sollte ganz entleert werden. So minimierst du das Risiko einer Blasenentzündung. Bei Stuhlgang hilft es, wenn du dich nach vorne beugst.
- Du darfst wieder essen und trinken, sobald die Anästhesistin sagt, dass es sicher ist. Das wird sie übrigens ziemlich schnell sagen.
- Die Pflegekräfte oder die Hebamme werden dir sagen, wann du wieder aufrecht sitzen darfst. Und: Hör auf deinen Körper.
- Du kannst Schmerzen oder ein Ziehen direkt neben der Wunde spüren. Das ist normal und kommt daher, dass du mit (selbst auflösenden) Fäden genäht wurdest.
- Dein Darm wird krampfen, wenn während der Operation Luft in deinen Bauch gelangt ist. Auch das ist normal, genauso wie es eine Weile dauert, bis dein Darm wieder so funktioniert wie früher.
- Möglicherweise hast du eine vaginale Blutung trotz Kaiserschnitt. Das ist Blut aus der Plazentawunde. Du musst keine Angst haben, und du wirst auch nicht viel Blut verlieren.

- Selbst auflösende Fäden verschwinden von alleine. Klammern werden nach einer Woche entfernt. Das geht schnell und schmerzt wenig bis gar nicht.
- Die Wunde kann jucken: Meist ist das ein Zeichen für den Heilungsprozess.
- Möglicherweise fühlt sich ein Stück deiner Haut oberhalb der Wunde eine Zeit lang seltsam an: manchmal wie eine Lähmung, manchmal taub. Bei einem Kaiserschnitt werden auch Nerven durchtrennt, die erst wieder zusammenwachsen müssen. Es kann bis zu einem Jahr dauern, bis dein normales Gefühl vollständig wieder da ist.
- In den ersten acht Wochen nach dem Kaiserschnitt darfst du keinen Sport machen.
- Möglicherweise klappt es nicht sofort mit dem Stillen, weil dein Bauch schmerzt. Meist ist es wegen deiner Wunde im Liegen am einfachsten.
- Nach einem Kaiserschnitt wirst du wahrscheinlich im Bett gewaschen und darfst nach 12 bis 24 Stunden wieder duschen.
- In den ersten sechs Wochen nach einem Kaiserschnitt darfst du absolut keine schwere Arbeit verrichten, auch nicht im Haushalt. Sogar Staubsaugen und Wischen sind nicht gut. Auch Auto fahren wirst du direkt nach der OP nicht können, da du dabei eventuell plötzliche Bewegungen mit Füßen oder Bauch machen oder dich umdrehen musst. Außerdem kann der Gurt auf der Wunde unangenehm sein. Wann du wieder fahrtüchtig bist, solltest du mit deiner Ärztin oder Hebamme besprechen. Achte auch als Beifahrerin darauf, dass du gerade sitzt und mindestens alle zwei Stunden eine lange Pause machst.
- Belaste deine Bauchmuskeln so wenig wie möglich. Achte auch beim Hinsetzen und Aufstehen darauf. Mach es vorsichtig und nicht zu schnell.
- Beim Husten und Lachen bewegst du deine Bauchmuskeln, und das kann schmerzen. Es hilft, wenn du dabei deinen Bauch festhältst.
- Laufen und spazieren gehen ist gut, aber nicht »zu lange.
- Schwer heben ist absolut nicht möglich. Mit »schwer« meinen wir: schwerer als dein Baby, zum Beispiel die Einkäufe oder ein älteres Kind. Setz dich neben das Kind, um mit ihm zu kuscheln, aber heb es nicht hoch.
- Warte mindestens sechs Wochen und so lange, bis der Wochenfluss versiegt ist, bis du wieder Sex hast.

# NACH DER GEBURT

# Endlich in deinen Armen

Endlich, endlich ist es so weit: Du hältst dein Baby in den Armen. Du kannst dein Glück kaum fassen, und gleichzeitig bist du möglicherweise völlig verstört. Aber während der ersten Minuten muss noch einiges passieren. Die Plazenta wird geboren, du wirst eventuell genäht (oft mit örtlicher Betäubung), und nachdem dein Baby viel Hautkontakt auf deinem Bauch hatte, wird nachgesehen, ob es einen guten Start hingelegt hat.

## Der APGAR-Test

Hebamme oder Arzt werden direkt nach der Geburt dein Baby nach dem APGAR-Index beurteilen. Der wird dreimal durchgeführt: nach 1, 5 und 10 Minuten Mit seiner Hilfe werden Atmung, Puls, Grundtonus (Muskelspannung), Aussehen (Hautfarbe) und Reflexe beurteilt. Es handelt sich dabei um eine schnelle und einfache Methode, um nach der Geburt die Gesundheit deines Babys einzuschätzen. Die Hebamme oder der Arzt bewertet die fünf Kriterien, und bei jedem kann dein Baby zwei Punkte erreichen. Doch auch, wenn es nicht bei allen drei Untersuchungen die volle Punktzahl (zehn) bekommen hat, kann dein Baby völlig gesund sein.

## Die Nachgeburt

Nachdem dein Baby geboren ist, wird abgewartet, bis die Nabelschnur auspulsiert hat. So erhält dein Baby noch ein wenig Sauerstoff, Eisen, Blutplättchen und Stammzellen zusätzlich. Dann wird die Nabelschnur (von deinem Partner, dir oder einer Vertrauten) durchgeschnitten, die Plazenta bleibt noch im Bauch. Die Nachgeburt wirst du noch herauspressen müssen. Das geht übrigens hundertmal einfacher als beim Baby. Die Hebamme hilft dir dabei, indem sie auf deinen Bauch drückt. Die Nachgeburt ist viel kleiner und glitschig, daher gleitet sie auch einfach aus dir heraus. Sollte es doch nicht so einfach gehen, bekommst du eine Spritze mit Oxytocin, dem Hormon, das du auch schon selbst ausgeschüttet hast. Es sorgt dafür, dass sich deine Gebärmutter gut zusammenzieht und die Plazenta ohne großen Blutverlust loslässt.

Wenn du willst, kannst du dir die Plazenta anschauen. Dann wird die Hebamme sie für dich hochhalten. So kannst du die »Versorgungsstation« deines

Babys einmal selbst sehen. Ihre Struktur erinnert an ein Rotkohlblatt, und sie ist blutrot. Logisch, schließlich wurde dein Baby ja über das Blut versorgt. Wenn du kein Blut sehen kannst, solltest du dir die Plazenta deshalb besser nicht zeigen lassen. Manchmal sind sich Paare nicht einig. Ihr müsst nicht beide hinschauen. Ihr könnt auch ein Foto machen und das später nach- oder wiederholen.

Die Plazenta wird von der Hebamme bzw. dem Arzt genau untersucht, denn es ist sehr wichtig, dass keine Reste davon in der Gebärmutter bleiben. Solch ein kleiner Rest könnte noch Wochen später plötzlich heftig bluten oder sich infizieren. Wenn du eine Hausgeburt hast und die Hebamme vermutet, dass ein Stück der Plazenta in deinem Bauch geblieben ist, wirst du mit dem eigenen Auto oder mit dem Krankenwagen ins Krankenhaus gefahren. Das hängt von der Größe des Stücks und dem Zeitpunkt der Entdeckung ab. Die Gynäkologin wird den Zustand dann mit einem Ultraschall beurteilen. Manchmal ist es nötig, die Gebärmutter im OP »sauberzumachen«. Da das unter Narkose geschieht, darfst du direkt nach der Geburt nichts essen oder trinken.

## Hautkontakt

Die Hebamme wird dir dein Baby so schnell wie möglich übergeben und auf deinen nackten Oberkörper legen. Natürlich schön warm unter einer Decke. Dieser Hautkontakt ist unglaublich wichtig für die Bindung zwischen Mutter und Kind. Früher war das leider anders, da wurden die Babys sofort weggetragen und angezogen. Mittlerweile wissen wir es besser, und es werden jeden Tag weitere Vorteile dieses direkten Körperkontaktes entdeckt. Meist liegt das Baby bei der Mutter, aber wenn das aus bestimmten Gründen nicht möglich ist, liegt es beim Papa oder der Mit-Mama. Hautkontakt bleibt übrigens auch nach der Geburt unglaublich wichtig. Wir leben in einer Zeit, in der »nackt« beieinanderzuliegen nicht mehr der Norm entspricht, aber eigentlich ist es etwas ganz Natürliches. Es trägt zum emotionalen, sozialen und sogar physischen Wachstum deines Babys bei.

## Dein Baby gut kontrollieren

Nachdem dein Baby den APGAR-Test absolviert hat und es bei dir auf der Brust gelegen hat, wird die Hebamme es noch einmal gründlicher untersuchen. Sie misst und wiegt dein Baby, hört das Herz ab und wird deinen Partner bitten, die erste Windel anzulegen und es anzuziehen. Dein Baby bekommt auch immer eine Mütze aufgesetzt, da Babys über den Kopf sehr schnell auskühlen können.

Manchmal schaut auch der Kinderarzt nach deinem Baby. Das passiert aber nur, wenn es einen Grund dafür gibt, zum Beispiel Mekonium im Fruchtwasser, wenn die Geburt nicht spontan erfolgte oder wenn dein Baby sehr groß oder sehr klein ist.

**Vitamin K**
Nach der Geburt werden deinem Baby – natürlich nur mit deiner Zustimmung – einige Tropfen Vitamin K in den Mund geträufelt, genug für eine Woche. Das tut nicht weh, und dein Baby merkt nichts davon. Vitamin K ist in der Muttermilch nicht ausreichend vorhanden, aber es ist wichtig für die Blutgerinnung. Dein Baby kann erst nach einigen Woche selbst genügend davon bilden. Bis dahin bekommt es bei den ersten Kontrolluntersuchungen beim Kinderarzt zusätzliches Vitamin K. Bei Fläschchenfütterung ist das nicht nötig, denn im Milchpulver ist das Vitamin schon enthalten. Übrigens startet jetzt auch die zusätzliche Gabe von Vitamin D, als Tablette oder Öl.

Alles, was du bis hier gelesen hast, geschieht in der ersten Stunde nach der Geburt. Und diese Stunde vergeht so schnell, dass sie dir wie 10 Minuten vorkommen wird. Manche Frauen können sich hinterher an kaum etwas erinnern. Für die Partner ist dies die erste Stunde, in der sie ihr Kind wirklich erleben (die Schwangeren haben es ja schon vorher gespürt), und auch sie sind deshalb oft übermannt von Emotionen und wissen nicht mehr, wohin sie schauen sollen oder was zu tun ist. Akzeptiert die Situation und vertraut der Hebamme. Sie sorgt dafür, dass alles Nötige erledigt wird. Ihr beide könnt, wenn alles gut verlaufen ist, genießen und euch erholen.

**Wochenbettbeschwerden**
Genau wie die bekannten Schwangerschaftsbeschwerden werden auch Wochenbettbeschwerden dadurch verursacht, dass alle möglichen Hormonspiegel steigen, fallen oder sich plötzlich verändern. Du kannst nichts dagegen tun. Erkenn sie, akzeptiere sie, nimm gute Tipps an und denk daran: Das geht schnell vorbei.

> **Zittern, Beben, Zähneklappern**
>
> Wenn deine Muskeln kurz nach der Geburt wieder zur Ruhe kommen, beginnst du manchmal zu zittern, zu beben und mit den Zähnen zu klappern: eine Reaktion deiner Muskeln auf die enorme Anstrengung und den veränderten Hormonhaushalt. Das hört von alleine wieder auf. Die einzige Hilfe ist, dafür zu sorgen, dass du schön warm bleibst.

## Heultage (Babyblues)

Ungefähr drei Tage nach der Geburt wirst du von Emotionen übermannt und findest dich auf einmal in einem einzigen großen Tal der Tränen wieder. Dann heulst du wie ein Schlosshund und weißt nicht, warum … Du hast die Heultage. Das ist ganz normal, wenn auch nicht jede frischgebackene Mutter sie hat. Wenn die Tränen gar nicht mehr versiegen und umschlagen in depressive Gefühle, solltest du dir jedoch dringend Hilfe suchen (siehe Seite 361).

## Schwitzen

Du schwitzt wie verrückt – auch ganz normal. Während der Schwangerschaft lagert dein Körper zusätzliches Wasser ein. Das will er jetzt schnellstmöglich wieder loswerden, unter anderem über deine Schweißdrüsen und vor allem nachts. Auch wenn es für dich paradox klingt, hilft es, viel Wasser zu trinken und so deinen Wasserhaushalt auszugleichen.

## Blut-, Schleim- und Blutpfropfverlust

Lasst es uns gleich ganz deutlich sagen: Du wirst Dinge ausscheiden, die du noch nie gesehen hast. Sie sind größer, zäher und schleimiger. Das ist ein gutes Zeichen. Deine Gebärmutter muss sich säubern, und alles, was noch drinnen ist, muss und kommt nun raus. Manchmal sind die Brocken so groß wie ein Tischtennisball. Nach ungefähr sechs Wochen sind die Blutungen ganz vorbei, die großen Klumpen zum Glück schon früher. Aber jetzt weißt du auch, warum die Wochenflussvorlagen so viel größer sind als eine Maxi-Binde.

## Brustdrüsenschwellung

Dein Baby ist erst ein paar Tage alt, du schaust an dir herunter und siehst deine Brüste in einem Format, das du noch nie hattest. Das wirkt nicht nur so, das ist auch so und kann ziemlich schmerzhaft sein. Die Brüste fühlen sich voll, hart und gespannt an. Stauung nennt man das, und meistens leidest du am dritten oder vierten Tag des Wochenbetts daran. Während der ersten Tage bilden deine Brüste Kolostrum, und an Tag drei nimmt die Blutstauung zu. Das Blut kommt dabei nicht aus deinen Brüsten heraus, aber in ihnen fließen jetzt mehr Blut und Lymphflüssigkeit. Der Blutstau macht Platz für den Milcheinschuss. Deine Brüste sind jetzt bereit für die Bildung von reifer Muttermilch. Es ist hilfreich, dein Baby häufiger als alle vier Stunden anzulegen. Zehn- bis zwölfmal am Tag beugt einer Stauung vor. Achte auch darauf, deinem Baby beide Brüste im regelmäßigen Wechsel zu geben.

Auch wenn du die Flasche gibst, kannst du eine Brustdrüsenschwellung bekommen.

### Klinikhebamme Nikki van Herk:
**Wenn du stillst und unter eine Brustdrüsenschwellung leidest, kannst du deine Brüste vor dem Stillen mit einem Waschlappen anwärmen und danach kühlen. Trag einen Still-BH und keinen zu engen Sport-BH. Wenn du die Flasche gibst, solltest du bei einer Schwellung allerdings besser einen engen Sport-BH tragen. Außerdem hilft es, gekühlte Kohlblätter in den BH zu legen.**

# NACHWORT

## NACHWORT

Egal, wie lange ich schon mit Eltern und Babys arbeite – bei jeder Geburt und bei jedem Geburtsbericht habe ich immer noch Tränen in den Augen: dieses Wunder, das dort geschieht, dieses von euch als Eltern gemachte Wunder; dass ihr als Eltern nun ein ganz einzigartiges Leben in eine schöne Zukunft begleiten dürft; die Liebe, die ihr nun als Eltern spüren könnt und die alle bisherigen Arten von Liebe übersteigt; die Chance, die ihr bekommt, um euch selbst neu zu entdecken, euren Partner neu und anders kennenzulernen und gemeinsam mit eurem Baby durch die Augen eures Kindes das Leben neu zu entdecken … Keine Worte können dieses Gefühl auch nur annähernd beschreiben.

Ich hoffe, dass dir dieses Buch viel gegeben hat. Nun kannst du es ins Regal stellen, aber vielleicht holst du es für die nächsten spannenden neun Monate wieder hervor. Jetzt, da dein Baby auf der Welt ist, wirst du viel Unterstützung im Buch *Oje, ich wachse* finden, in dem es um die mentale Entwicklung deines Babys geht. Meine Eltern haben vor vielen Jahren untersucht, wie sich Babys mental entwickeln, und herausgefunden, dass die Entwicklung in Sprüngen verläuft. Um das Prinzip kurz zu umreißen: Du wirst merken, dass dein Baby manchmal einige Tage lang nicht es selbst ist, mehr weint, anhänglich und schlechter gelaunt ist als sonst. So verrückt, wie das auch klingt: Das ist ein gutes Zeichen! Ein Zeichen dafür, dass ein Sprung begonnen hat und dass dein Baby nach dieser anstrengenden Phase neue Dinge kann, die es bisher noch nicht konnte. In *Oje, ich wachse* nehmen wir dich durch all diese Sprünge mit; versorgen dich mit Informationen, damit du dein Baby auf die beste Art und Weise dabei begleiten kannst. Und wir sagen dir auch, wann du diese Sprünge zu erwarten hast. Dieses Wissen beruhigt und unterstützt. Nicht umsonst ist *Oje, ich wachse* ein weltweiter Bestseller von Amerika bis Japan.

Ihr lieben frischgebackenen Mamas und Papas: Ich wünsche euch alles, alles Liebe und Gute. Allerliebstes Baby: Willkommen in unserer Welt! Mit dir ist sie wieder ein Stückchen schöner geworden.

*Xaviera*

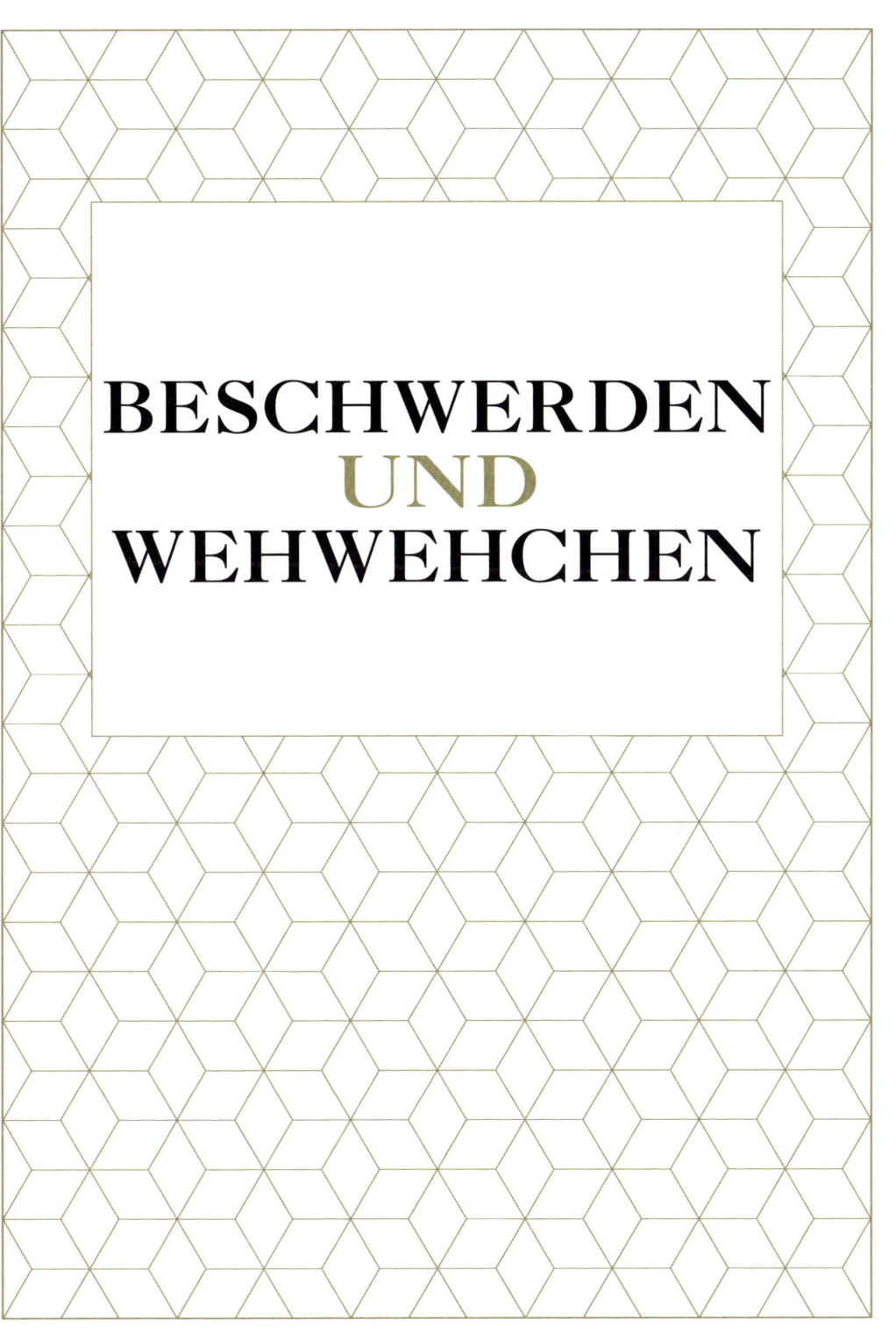

# BESCHWERDEN UND WEHWEHCHEN

## Es tut sich einiges

Innerhalb von neun Monaten zwei »halbe« Zellen zu einem kompletten kleinen Menschen heranwachsen zu lassen, das ist Hochleistungssport für deinen Körper. Du wirst »einiges« in deinem Körper spüren und es mit typischen Schwangerschaftsbeschwerden zu tun bekommen.

**Wann ist Hilfe nötig?**
Im Zweifel rufst du immer sofort deine Hebamme oder deinen Gynäkologen an.

### Die Kraft von $H_2O$
Du wirst in den folgenden Tipps häufig lesen, dass du ausreichend Wasser trinken musst. Wasser ist nämlich eine Art Zaubermittel. Wenn du schwanger bist, leidest du schneller unter Flüssigkeitsmangel, wodurch du anfälliger für Krankheiten bist und auch langsamer wieder gesund wirst. Aber wie merkst du, dass es dir an Flüssigkeit mangelt? Dafür gibt es einen einfachen Trick: Klemm ein wenig Haut an der Oberseite deiner Hand zwischen Daumen und Zeigefinger. Bleibt sie kurz stehen, wenn du loslässt, bevor sie sich wieder zurückzieht? Dann hast du einen Flüssigkeitsmangel und musst wirklich mehr trinken: Mindestens 2 Liter am Tag. Musst du dich häufig übergeben und hast deswegen Sorge, einen Flüssigkeitsmangel zu erleiden? Nimm Kontakt mit deiner Hebamme oder deinem Arzt auf. Sie können anhand einer Urinprobe sehen, ob du wirklich austrocknest.

**Beschwerden und Leiden, die den ganzen Körper betreffen (systemisch)**
(für lokale Beschwerden siehe Seite 478 und 479)
- Blutarmut (Anämie) → Seite 500
- Bluthochdruck (Hypertonie), Schwangerschaftsvergiftung, (Prä-)Eklampsie, HELLP-Syndrom → Seite 502
- Cocooning → Seite 506
- Durchblutungsbedingte Hautveränderung → Seite 508
- Hautprobleme und -veränderungen → Seite 521
- Herpes gestationis → Seite 523
- Hitzepickel und Wundsein → Seite 525
- Depressive Beschwerden (pränatale Depression) → Seite 506
- Kombination mehrerer Hautveränderungen → Seite 537
- Muttermale → Seite 553
- Müdigkeit → Seite 547
- Nestbautrieb → Seite 551
- Niedriger Blutdruck → Seite 552
- Pigmentbedingte Hautveränderung → Seite 553
- Schwangerschaftsdiabetes (Gestationsdiabetes) → Seite 564
- Juckreiz: Neurodermitis oder atopisches Ekzem → Seite 530
- Schwitzen und Hitzewallungen → Seite 569
- Stielwarze/Fibrom → Seite 570
- Trockene Haut → Seite 571
- Wassereinlagerungen (Ödem) → Seite 586

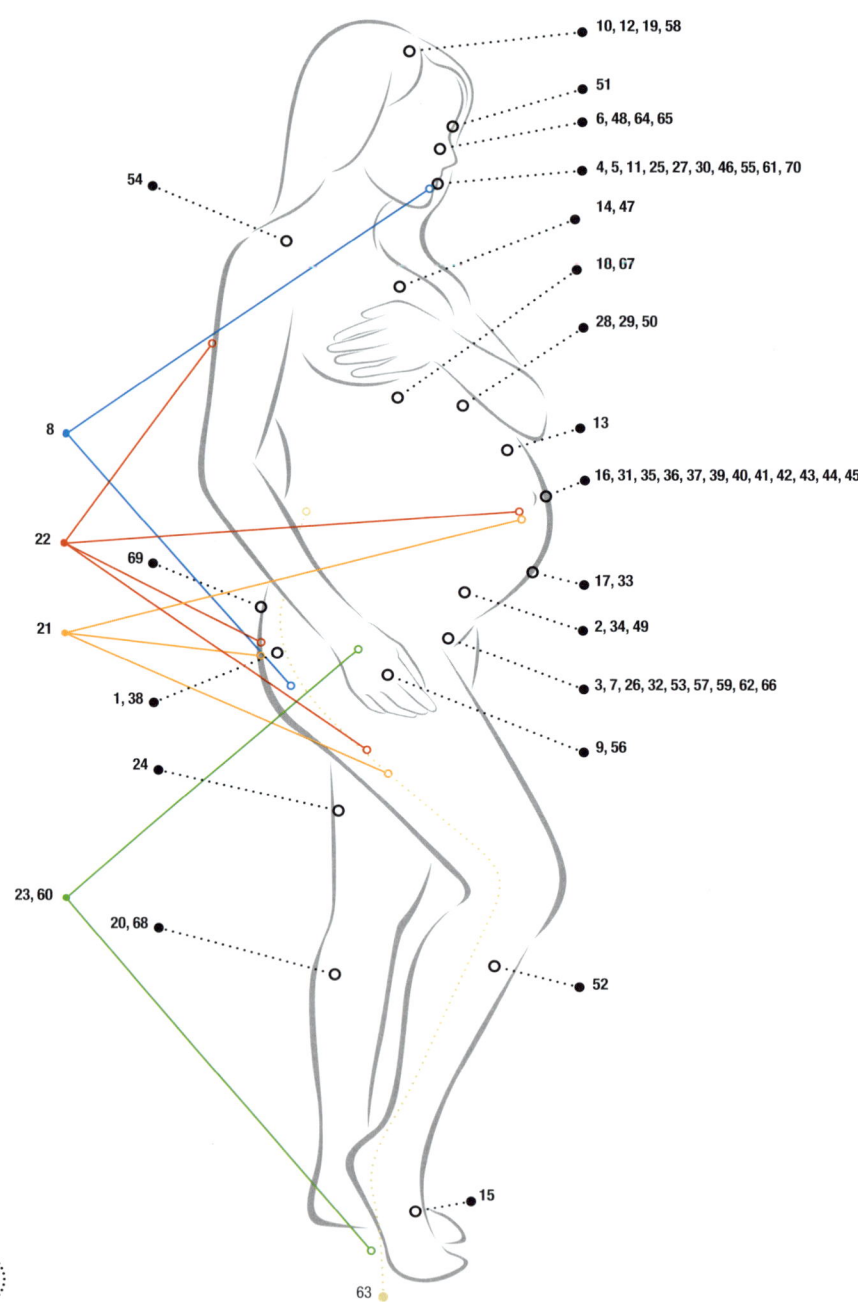

1. Hämorrhoiden → Seite 517
2. Bänder- bis Beckenschmerz → Seite 581
3. Blasenentzündung (Zystitis) → Seite 495
4. Zahnfleischentzündung (Schwangerschaftsgingivitis) → Seite 588
5. Rote Blase im Mund (Granuloma pyogenicum/pediculatum) → Seite 556
6. Nasenbluten → Seite 550
7. Blutverlust → Seite 505
8. Rülpser (Ructus) und Pupse (Flatulenz) → Seite 560
9. Karpaltunnelsyndrom (CTS oder KTS) → Seite 536
10. Depressive Beschwerden (pränatale Depression) → Seite 506
11. (Fr-)Essattacken (Cravings) → Seite 514
12. Emotionale Schwankungen → Seite 512
13. Taubheitsgefühl (körperlich) → Seite 571
14. Empfindliche Brüste → Seite 513
15. Größere Füße → Seite 516
16. Harte Bäuche (Braxton-Hicks-Kontraktionen, Übungswehen) → Seite 519
17. Senkwehen → Seite 570 oder 429
18. Herzklopfen (Palpitationen) → Seite 524
19. Kopfschmerzen → Seite 538
20. Krampfadern und Besenreiser → Seite 540
21. Hautprobleme und -veränderungen → Seite 521
22. Juckreiz: PUPPP → Seite 531
23. Juckreiz: Schwangerschaftscholestase/Gallenstau (ICP) → Seite 532
24. Juckreiz: Impetigo herpetiformis → Seite 529
25. Hyperventilation → Seite 526
26. Inkontinenz → Seite 527
27. Würgen → Seite 587
28. (Morgen-)Übelkeit → Seite 545
29. Übermäßiges Erbrechen (Hyperemesis gravidarum) → Seite 573
30. Kurzatmigkeit (Dyspnoe) → Seite 541
31. Bauchschmerzen oder -krämpfe → Seite 486
32. Vorzeitige Plazentaablösung → Seite 590 ff.
33. Bauchschmerzen: Einnistungsschmerzen → Seite 490
34. Bänderschmerzen → Seite 581
35. Bauchschmerzen: Drückende Gebärmutter → Seite 489
36. Bauchschmerzen: Tritte deines Babys → Seite 493
37. Bauchschmerzen: Verstopfung und Blähungen → Seite 493
38. Bauchschmerzen: Durchfall → Seite 489
39. Bauchschmerzen: Magen-Darm-Infekt → Seite 492
40. Bauchschmerzen: Lebensmittelvergiftung → Seite 491
41. Bauchschmerzen: Stress → Seite 493
42. Bauchschmerzen: Bauchverletzungen → Seite 488
43. Bauchkrämpfe: Nach dem Sex → Seite 485
44. Bauchschmerzen: Fehlgeburt → Seite 486
45. Bauchschmerzen: Extrauterine Schwangerschaft → Seite 514
46. Landkartenzunge (Lingua geographica) → Seite 542
47. Austretende Milch → Seite 485
48. Laufende Nase (hormonell bedingte Rhinitis) → Seite 543
49. Leistenschmerzen → Seite 544
50. Aufsteigende Magensäure (Reflux, Sodbrennen) → Seite 480
51. Augenbeschwerden → Seite 484
52. Restless-Legs-Syndrom (unruhige Beine) → Seite 555
53. Scheidenpilz (Candidose, vaginale Mykose) → Seite 561
54. Nacken- und Schulterschmerzen → Seite 549
55. Empfindlichkeit des Geschmacks- und Geruchssinns → Seite 572
56. Prickelnde Hände → Seite 503
57. Vaginaler Ausfluss → Seite 574
58. Vergesslichkeit/Schwangerschaftsdemenz/Ungeschicklichkeit → Seite 575
59. Wasserlassen → Seite 520
60. Heiße Füße (oder Hände) → Seite 522
61. Übermäßiger Speichelfluss → Seite 573
62. Krampfadern in der Vagina → Seite 539
63. Eingeklemmter Nerv (Schwangerschaftsischias) → Seite 510
64. Verstopfte Nase (Schwangerschaftsrhinitis) → Seite 580
65. Schnarchen → Seite 564
66. Juckreiz an den Schamlippen → Seite 529
67. Höhere Herzfrequenz → Seite 526
68. Wadenkrämpfe → Seite 584
69. Schmerzen am Steißbein → Seite 563
70. Schmeckstörung (Dysgeusie) → Seite 562

## Allergie: Weniger, mehr, gleich oder erstmalig?

Wenn du unter einer Allergie leidest, kann sie sich während der Schwangerschaft verstärken, unverändert bleiben oder besser werdend: Alle drei Möglichkeiten sind dabei gleich wahrscheinlich. Manchmal merkst du sogar erst durch die Schwangerschaft, dass du eine Allergie hast. Die hast du dann zwar schon vorher entwickelt, aber die Schwangerschaft bringt sie ans Licht. Allergien verschwinden nicht mit der Geburt, sondern können danach ebenfalls schwächer oder stärker werden oder gleich bleiben.

Schlussfolgerung: Allergien lassen sich nicht vorhersagen. Gemeinsam mit deinem Hausarzt oder einem Allergologen kannst du die beste Lösung für deine Probleme suchen.

## Aufsteigende Magensäure (Reflux, Sodbrennen)

### Definition
Magensäure steigt aus dem Magen auf und erreicht die Speiseröhre.

### Symptome
- brennendes und beißendes Gefühl in der Speiseröhre
- aufgeblähtes Gefühl im Bauch
- Übelkeit (manchmal auch Erbrechen)
- Aufstoßen
- Sodbrennen (wobei die Magensäure in den Mund steigt)
- Schmerzen im vorderen Brustkorb
- Gefühl, einen Kloß im Hals zu haben

### Ursache und Zeitpunkt
In allen Schwangerschaftsmonaten kann Magensäure aufsteigen, aber aus verschiedenen Gründen. Im ersten Trimester ist Sodbrennen oft eine Folge des veränderten Hormonhaushalts, vor allem des Progesterons, das den Muskel am Mageneingang erschlaffen lässt (der normalerweise dicht schließt). Im zweiten und dritten Trimester ist meist die Gebärmutter dafür verantwortlich, die wegen ihrer Größe auf den Magen drückt. Durch den Druck auf den erschlafften Magen kann die Säure leichter hochsteigen.

Die Magensäure brauchst du übrigens unbedingt, sie sollte aber im Magen bleiben, wo sie nichts verätzen kann. Sie hilft dabei, die Nahrung zu verdauen. Dein Magen ist gegen sie geschützt, aber die Speiseröhre nicht. Weil die Nerven der Speiseröhre so dicht am Herzen liegen, kannst du bei Sodbrennen auch Schmerzen in der Brust bekommen.

## Tipps

- Iss ballaststoffreich, aber nicht fett.
- Nimm keine großen Portionen zu dir.
- Konzentriere dich auf das Essen und iss nicht, während du arbeitest, auf dein Handy oder einen anderen Bildschirm schaust.
- Trink eine halbe Stunde vor und nach dem Essen nichts.
- Nimm nach dem Essen eine entspannte Haltung an und gib deinem Magen Zeit, das Essen zu verdauen.
- Iss drei Stunden vor dem Schlafen nichts mehr.
- Trink keinen Kaffee oder kohlensäurehaltigen Getränke.
- Verzichte auch auf Orangensaft (vor allem auf den abgepackten aus dem Laden).
- Auch Kaugummi, scharfe Gewürze, Zwiebel, Schokolade und Pfefferminzbonbons können Beschwerden hervorrufen. Finde deine persönlichen Auslöser.
- Achte darauf, dass dein Oberkörper beim Liegen etwas erhöht ist. So gelangt die Magensäure nicht so leicht in die Speiseröhre.
- Geh beim Heben in die Hocke, anstatt dich vornüberzubeugen.
- Auf der linken Seite zu liegen ist meist angenehmer.
- Vanillepudding oder Milch können helfen.
- Du kannst in der Schwangerschaft problemlos Mittel wie Rennie gegen Sodbrennen einnehmen, aber nicht länger als sechs Wochen am Stück. Besprich das vorher mit deiner Hebamme oder deinem Arzt.

### Need to know

*Heartburn* ist nicht umsonst der englische Begriff für Sodbrennen: Das Brennen spürst du in der Nähe deines Herzens. Meistens verschwinden die Beschwerden nach der Schwangerschaft wieder, und dein Körper kann mit der zeitweisen Belastung gut umgehen.

Geh zu deinem Hausarzt, wenn du schon lange unter Sodbrennen leidest, Schluckbeschwerden oder starke Schmerzen hast, dich durch das Sodbrennen oft übergibst oder Blut im Erbrochenen ist. Er kann dann überprüfen, ob du eventuell ein Geschwür oder eine Entzündung in der Speiseröhre entwickelt hast.

BESCHWERDEN UND WEHWEHCHEN

In der Sprechstunde bei

# Osteopathin Joanke Boon

*Joanke Boon leitet je eine Osteopathiepraxis in Leiderdorp und Voorhout. Sie gibt praktische Tipps zu Wassereinlagerungen, Juckreiz, Becken- und Leistenschmerzen.*

### Wassereinlagerungen

Das meiste Wasser sammelt sich in Beinen und Armen. Die abführenden Gefäße können es nicht gut wegleiten, und durch die Schwerkraft bemerkst du das am meisten an den Extremitäten, also in Armen und Beinen. Wasser wird eingelagert, weil die Gefäßwände dünner werden. Aber es kann auch sein, dass dein Baby die Gefäße in deinen Beinen abklemmt. Meistens haben Frauen dann geschwollene Beine, Knöchel und Füße. Manche können kaum noch ihre Schuhe anziehen. Wassereinlagerungen sind an sich schon nicht spaßig, aber sie können auch zusätzliche Beschwerden verursachen, zum Beispiel prickelnde Arme und Beine oder das RSI-Syndrom.

### Tipps gegen Wassereinlagerungen (Ödeme)

- *Viel Bewegung:* Damit bleibt alles besser im Fluss, du förderst deine Durchblutung, und somit bleibt nicht alles Wasser in den Gliedmaßen.

- *Viel Trinken:* Du hättest jetzt vielleicht das Gegenteil erwartet, aber du solltest mehr trinken. Deine Nieren erhalten dadurch das Signal, Wasser abzuführen. Wenn du viel trinkst, springt dein körpereigenes Pumpensystem an.

- *Wadenmuskelübungen:* In den Waden steckt eine Art Pumpsystem, das du mit Wadenmuskelübungen aktivieren kannst. Damit hilfst du deinem Körper, die Flüssigkeit aus den Beinen, Knöcheln und Füßen abzuführen.

- *RSI-Syndrom bekämpfen*: Leg dich bei RSI-Beschwerden in Händen oder Armen auf einen harten Untergrund mit einer Handtuchrolle der Länge nach zwischen den Schulterblättern. Leg deine Arme im 90-Grad-Winkel mit den Handflächen nach oben neben dich und atme ein paar Mal tief in deinen Bauch. So dehnst du deine Muskeln und weitest die Räume, durch die deine Blutgefäße und Nerven laufen. Das vermindert die Beschwerden.

- *Iss nicht zu salzig:* Salz bindet Flüssigkeit.
- *Trag Kompressionsstrümpfe:* So altmodisch es klingt, aber vor allem bei langem Stehen helfen sie sehr!

**Juckreiz**

Während der Schwangerschaft hast du einen erhöhten Grundstoffwechsel, wodurch Herz und Lunge schwerer arbeiten müssen. Auch deine Leber muss sich mehr anstrengen, um alle Abfallstoffe aus dem Blut zu filtern. Sie baut auch Hormone ab, vor allem nachts. Alles in allem muss sie Überstunden leisten. Wenn sie es nicht schafft und auch Nieren und Darm die große Menge Abfallstoffe nicht ausscheiden können, wird ein Teil über die Haut entsorgt, wodurch Juckreiz entstehen kann. Oft tritt er in der späten Schwangerschaft auf.

### Tipps gegen Juckreiz

- *Trink viel (Wasser):* Genau wie bei Wassereinlagerungen hilft es auch bei Juckreiz, viel zu trinken.
- *Beweg dich täglich 20 Minuten mäßig intensiv:* Es ist wirklich eine Binsenweisheit, aber sie trifft auch hier zu. Beweg dich ausreichend. Dadurch erreichst du eine gute Durchblutung und förderst deine internen Reinigungskräfte.
- *Iss nichts, was deine Leber belastet:* Unterstütz deine Leber mit der richtigen Ernährung. Schweinefleisch belastet sie sehr, genau wie Transfette und Schokolade. Wenn du schwanger bist, aber auch wenn du sonst unter Juckreiz leidest, rate ich dazu, solche belastenden Lebensmittel zu meiden. Und trink möglichst keinen Kaffee oder schwarzen Tee, sondern Wasser.

### Tipps gegen Leistenschmerzen

- *Lass eine Lagekontrolle durchführen:* Bei Leistenschmerzen ist es gut, alle zwei, drei Monate kontrollieren zu lassen, ob dein Baby und deine Gebärmutter genügend Platz haben. Bei manchen Frauen sind die Mutterbänder sehr straff, was auch während der Eröffnungsphase problematisch sein kann. Ein Osteopath kann fühlen, ob im Becken ausreichend Platz ist, damit dein Baby am Ende der Schwangerschaft die richtige Position für die Geburt einnehmen kann.
- *Trag während deiner zweiten oder dritten Schwangerschaft ein Bauchband:* Oft kann ein Bauchband helfen, vor allem, wenn du schon mehrere Geburten hattest. Deine Bauchmuskeln, die das Baby und die Gebärmutter im Becken halten, sind dann meist zu schlapp. Dadurch kann sich dein Baby nirgendwo abstoßen, um sich zu drehen. Ein Bauchband bietet dann den nötigen Widerstand.

## Augenbeschwerden

### Definition
Während der Schwangerschaft kann sich auch dein Sehvermögen auf unterschiedliche Art und Weise verändern.

### Symptome
- schlechteres Sehen: verschwommen, zu hell oder doppelt
- trockene, juckende, tränende Augen
- schnelleres Ermüden der Augen
- Kontaktlinsen passen von der Stärke nicht mehr, reiben oder fallen raus.
- Frauen mit Kontaktlinsen haben schneller Probleme mit trockenen und irritierten Augen.

### Ursache
Dein Körper lagert in der Schwangerschaft überall mehr Flüssigkeit ein, also auch in den Augen. Dadurch verändert sich deine Augenform (zeitweise). Außerdem ändert sich die Zusammenstellung der Tränenflüssigkeit. Dadurch kann es sein, dass du anders (schlechter oder schärfer) siehst und dass deine Kontaktlinsen nicht mehr so gut sitzen. Da auch die Muskeln, mit denen du deine Augen scharf stellst, durch die Hormone erschlafft sind, siehst du möglicherweise schärfer oder verschwommener. Ein höherer Blutdruck kann dazu führen, dass deine Augen trockener werden oder du weniger scharf siehst. Denn dann hast du weniger Tränenflüssigkeit, und ihre Zusammensetzung ändert sich auch. Kontaktlinsenträgerinnen merken das schneller.

### Zeitpunkt
Du kannst von Beginn der Schwangerschaft an Veränderungen an deinen Augen wahrnehmen.

### Tipps
- Versuch, deine Augen etwas zu schonen: Schau nicht zu lange auf einen Bildschirm, meide Zugluft und trockene Raumluft, zum Beispiel durch Klimaanlagen.
- Schlaf genug.
- Verwende Augentropfen gegen trockene Augen. Lies auf der Verpackung nach, ob sie für Schwangere geeignet sind.
- Gib deiner Augenärztin oder deinem Optiker Bescheid, dass du schwanger bist, damit sie das beachten können.

### Need to know
Nach der Schwangerschaft verschwinden die Augenbeschwerden wieder.

## Austretende Milch

**Definition**
Es läuft spontan Milch aus den Brustwarzen.

**Symptome**
- Ohne ersichtlichen Grund tritt Milch aus den Brustwarzen aus.
- Austreten von Milch bei Brustwarzenstimulation
- beim Orgasmus (spritzender) Milchaustritt

**Ursache und Zeitpunkt**
Während der letzten Schwangerschaftsmonate sind deine Brüste bereit, dein Baby zu ernähren, und die Milchproduktion hat schon begonnen. Sobald die Brustwarzen auf die ein oder andere Weise stimuliert werden, geben sie Milch ab. Die ersten Tropfen sind gelb oder orange. Das ist ganz normal. Das sogenannte »Kolostrum« ist reich an Eiweiß und Antikörpern (siehe Seite 485).

**Tipps**
- Leg Brustkompressen oder Stilleinlagen in deinen BH, wenn dich das Auslaufen stört.
- Halte deine Brustwarzen sauber und trocken.

**Need to know**
Eine Brustwarze hat sieben bis 14 Milchgänge, aus denen Milch austreten kann. Aber mach dir keine Sorgen, wenn gar keine austritt. Das sagt nichts über die Menge oder Qualität der späteren Muttermilch aus (siehe auch Seite 474). Immer häufiger wird geraten, in der Schwangerschaft das Kolostrum aufzufangen und einzufrieren. Du kannst ein paar der abwehrstoffreichen Tropfen in einer Spritze (ohne Nadel) sammeln und einfrieren oder sogar etwas Milch ausstreichen. Das ist vor allem dann praktisch, wenn vermutet wird, dass es rund um die Geburt zu Komplikationen kommt und die Mutter nicht in der Lage ist, ihr Baby sofort anzulegen. Da aber niemand weiß, wie die Geburt verläuft, kann es nicht schaden, schon ein wenig ausgestrichene Milch im Gefrierschrank aufzubewahren.

## Bänderschmerzen (siehe Seite 581)

## Bauchkrämpfe: Nach dem Sex

Ganz normal: Wenn du einen Orgasmus hast, kann sich die zusammenziehende Bewegung fortsetzen und einen harten Bauch verursachen. Kein Grund zur Sorge (siehe Seite 350).

## Bauchschmerzen oder -krämpfe

Während der Schwangerschaft kannst du ganz normale Bauchschmerzen bekommen, genauso wie früher. Aber jetzt machst du dir natürlich mehr Sorgen, wenn dein Bauch wehtut. Hier stehen, neben den herkömmlichen Arten, die man immer haben kann, auch die speziellen Schmerzen, die mit der Schwangerschaft zusammenhängen.

Ruf deine Hebamme oder deine Frauenärztin an, wenn du Bauchschmerzen hast und …

- der Schmerz zu stark wird, anhält und auch bei Ruhe nicht weniger wird.
- du Blut verlierst.
- du auf einmal erhöhte Temperatur oder Fieber hast.
- dir schlecht wird.
- du Schüttelfrost bekommst.
- dir schwummrig im Kopf oder schwindelig wird.
- du auch Schmerzen oder Brennen beim Pipimachen spürst.
- sich dein Ausfluss verändert.
- du starke Schmerzen an nur einer Bauchseite spürst und/oder Bauchschmerzen in Kombination mit Schulterschmerzen (siehe Seite 549) hast.

## Tipps

Was für eine Art Bauchschmerz es auch ist, diese Tipps können Linderung bringen:

- Wärme entspannt. Geh in die Badewanne, richte den warmen Strahl der Dusche auf deinen Bauch oder leg eine Wärmflasche auf.
- Bitte jemanden, deinen unteren Rücken zu massieren. Oft verkrampfen die Muskeln rund um deine Wirbel, wenn du Bauchschmerzen hast, und du gerätst in einen Teufelskreis aus Schmerzen.
- Leg dich auf die Seite. So wird dein Bauch gestützt, und das kann Erleichterung bringen.
- Wenn du es wirklich nicht mehr aushältst, darfst du eine Paracetamol ohne Kodein nehmen (siehe Seite 298).
- Entspann dich! Manchmal sind Bauchschmerzen ein Zeichen, dass du es ruhiger angehen musst.

### Achtung: Denk nicht sofort an eine Fehlgeburt

Zum Glück bedeuten Bauchschmerzen in der Schwangerschaft längst nicht immer eine Fehlgeburt. Trotzdem ist es verständlich, dass du sofort daran denkst, wenn du plötzlich Krämpfe hast. Eine Fehlgeburt ist schließlich der Alptraum

aller Schwangeren. Die folgenden Anzeichen weisen auf eine Fehlgeburt hin. Wenn du diese nicht bei dir feststellst, kommen deine Bauchschmerzen woanders her.
- Eine Fehlgeburt beginnt meistens mit rosa Ausfluss oder hellrotem frischen Blut. (Eine Einnistungsblutung – die nichts mit einer Fehlgeburt zu tun hast – besteht aus braunrotem alten Blut.)
- Die Blutung wird immer heftiger, ist so stark wie deine Menstruation oder sogar stärker.
- Manchmal hört die Blutung kurzzeitig auf, ist danach aber noch heftiger.
- Du hast Bauchschmerzen in Form von leichten bis starken Krämpfen, allerdings tief im Unterbauch.
- Die Bauchschmerzen und die Blutungen halten an, bis sich in deinem Bauch alles gelöst hat.

**Achtung: Ab ungefähr Woche 7 kannst du bei einer Fehlgeburt einen Mini-Menschen erkennen. Ab Woche 4 schon die Frucht, allerdings hat sie keine menschliche Form und ist nur so groß wie ein Reiskorn. Überleg gut, ob du das sehen willst.**

Hier steht kurz beschrieben, wie du den Schmerz einer Fehlgeburt von anderen Bauchschmerzen unterscheiden kannst, aber das ist natürlich kein Thema, das man zwischen Tür und Angel bespricht. Auf Seite 494 liest du mehr über Fehlgeburten. Bei einer Fehlgeburt kannst du übrigens Tag und Nacht, auch am Wochenende deine Hebamme anrufen oder ins Krankenhaus gehen.

Leichte bis mittelstarke Beschwerden können verschiedene Ursachen haben:
- Einnistung (siehe unten)
- Bänderschmerzen
- drückende Gebärmutter
- Tritte des Babys
- Verstopfung (siehe Seite 493)
- Durchfall (siehe Seite 489)
- Magen-Darm-Infekt (siehe Seite 492)
- Lebensmittelvergiftung (siehe Seite 491)
- Blasenentzündung (siehe Seite 495)
- harte Bäuche (siehe Seite 519)
- Stress
- Bauchverletzungen

Für sehr starke Bauchschmerzen sind meist andere Gründe verantwortlich:
- Beckenschmerzen/Beckeninstabilität (siehe Seite 496)
- Fehlgeburt (siehe Seite 486)

- extrauterine Schwangerschaft (außerhalb der Gebärmutter) (siehe Seite 514, 595)
- Schwangerschaftsvergiftung (siehe Seite 502)

**Bauchschmerzen: Bauchverletzungen**

Manchmal kommt es vor, dass du unbeabsichtigt einen Stoß in den Bauch bekommst, dass du fällst oder mit dem Bauch irgendwo aufprallst. Lass es uns direkt sagen: Es muss schon einiges passieren, damit dein Baby dabei Schaden nimmt. Zum Glück schwimmt es gut geschützt im Fruchtwasser in einer sehr festen Gebärmutter, und im ersten Trimester liegt diese auch noch sicher hinter dem Schambein. Wenn das Schambein nach einem Stoß schmerzt und das nicht nachlässt, sollte eine Ultraschalluntersuchung gemacht werden. Bei einem Stoß in den Bauch im zweiten oder dritten Trimester ist das Risiko höher, dass die Gebärmutter getroffen wurde. Aber dein Baby wird durch das Fruchtwasser wirklich sehr gut geschützt. Hast du mehr als einen Stoß oder einen leichten Sturz erlebt, zum Beispiel einen Autounfall oder einen wirklich harten Schlag, ist die Gebärmutter, die Plazenta oder das Baby möglicherweise verletzt worden. Du musst deine Ärztin oder Hebamme aufsuchen, …

- wenn du frontal/gerade auf den Bauch gefallen bist.
- wenn auch der seitliche Bauch getroffen wurde.
- wenn der Schlag wirklich sehr hart war.
- wenn ein schwarzer Fleck entsteht, der dunkler ist als ein normaler blauer Fleck.
- wenn du nach dem Sturz Krämpfe oder anhaltende Bauchschmerzen hast.
- wenn durch den Sturz die Wehen eingesetzt haben.
- wenn du keine Kindsbewegungen mehr spürst.
- wenn du eine vorliegende Plazenta hast. Nach einem Sturz oder Stoß (Bauchtrauma) musst du in diesem Fall immer deine Hebamme oder deinen Frauenarzt anrufen.
- wenn du irgendwelche Bedenken hast.
- wenn dir jemand absichtlich Schmerz zugefügt hat.

### Aus Versehen oder Absicht?

Manchmal passiert etwas, wodurch jemand aus deinem Umfeld kurz die Beherrschung verliert und dir – vielleicht versehentlich – körperliche Schmerzen zufügt. Das habt du und dein Baby nicht verdient, und der

Betroffene braucht Hilfe. Hilfe, die er oder sie nicht bekommen kann, wenn nicht eingegriffen wird. Ruf deine Hebamme oder deinen Hausarzt an. Sie helfen euch weiter. Such wirklich Hilfe … tu es für dich selbst und jetzt auch für dein Baby.

## Bauchschmerzen: Drückende Gebärmutter

Deine Gebärmutter wächst und wächst und wächst und drückt dabei alle Organe um sich herum einfach zur Seite. Ja, das klingt ziemlich grob, aber so ist es nun mal. Die anderen Organe schieben sich an einen anderen Platz, geraten unter Spannung, dehnen sich mehr oder müssen mit Druck aushalten. All das kann wehtun.

## Bauchschmerzen: Durchfall

### Definition und Symptome

Durchfall ist extrem dünner, wässriger Stuhl. Eigentlich sollte er fest (geformt) sein, aber nicht hart. Durchfall bedeutet, dass dein Darm aus bestimmten Gründen nicht richtig arbeitet und die nötigen Nährstoffe nicht aus der Nahrung ziehen kann. Auch wenn Durchfall selten Anlass zur Sorge gibt, solltest du ihn ernst nehmen. Durchfall kann außerdem zu Austrocknung führen, und die ist schädlich.

### Ursache

Ja, auch hier können wieder Hormone eine Rolle spielen. Du kannst Durchfall bekommen, weil dein Darm im Moment schlaffer ist und nicht mehr so gut arbeitet, aber auch durch Stress und sogar durch Verstopfung (siehe Seite 493). Außerdem können Viren (Gastroenteritis) oder Bakterien (wie Salmonellen) die Ursache sein. In der Schwangerschaft ist das Durchfallrisiko grundsätzlich erhöht, da der Darm anfälliger ist. Deine Abwehrkräfte sind oft geschwächt, da du weniger Vitamine und Mineralstoffe aufnimmst als in deinen nicht schwangeren Zeiten. Dein Körper kann nicht mehr so gut gegen eine falsche Ernährung angehen, und du erkrankst schneller an einer Darminfektion. Meist geht solch eine Infektion mit Übelkeit, Erbrechen, Bauchschmerzen, Bauch- und Darmkrämpfen, Darmgeräuschen und Appetitlosigkeit einher.

### Zeitpunkt

Du kannst während der ganzen Schwangerschaft an Durchfall erkranken, aber da er mit der veränderten Darmaktivität zu tun hat, kommt es ab dem zweiten Trimester häufiger dazu.

**Tipps**

- Viel trinken! In der Schwangerschaft trocknet der Körper sowieso schneller aus. Daher solltest du immer für ausreichend Flüssigkeit sorgen. Hast du Durchfall, und ist es heiß, musst du besonders vorsichtig sein. Wenn du durstig bist, ist es eigentlich schon zu spät.
- Iss viel Gemüse und Obst.
- Nimm lieber keine Durchfallmittel ein.
- Bei anhaltendem Durchfall musst du zum Hausarzt.
- Nimm nicht einfach so Medikamente ein: Schau immer erst auf dem Beipackzettel nach, ob sie für Schwangere geeignet sind, oder frag bei deinem Arzt oder deiner Hebamme nach, welche Medikamente du nehmen darfst und welche nicht.
- Achte auf einen ausreichenden Salz- und Zuckergehalt im Blut. ORL (orale Rehydrationslösung) bzw. WHO-Trinklösung kann dabei helfen. Nimm sie zu dir, wenn du dich mehr als viermal am Tag übergeben musst oder mehr als achtmal am Tag wässrigen Durchfall hast.
- Geriebener Apfel mit etwas Zimt kann helfen.
- Iss probiotische und/oder fermentierte Nahrungsmittel wie Sauerkraut.

Need to know

Geh zur Hausärztin, wenn du gleichzeitig folgende Beschwerden hast:
- Fieber
- Blutungen
- Blut und/oder Schleim im Stuhl
- starke Bauchschmerzen oder Krämpfe
- Benommenheit
- nicht oder kaum Pipi machen müssen
- zwei oder mehr Tage lang Durchfall
- eine Fissur (feiner Riss) oder Wunde am Anus
- Blut im Durchfall (sofort anrufen!)
- wiederkehrende Durchfallbeschwerden
- nach einer Fernreise (zusätzliche Kontrolle, ob du dir einen Parasiten eingefangen hast)

**Bauchschmerzen: Einnistungsschmerzen**

Manche Frauen bemerken die Einnistung der befruchteten Eizelle in der Gebärmutter nicht, andere verlieren etwas Blut, und wieder andere können die Einnistung sogar in Form eines leichten Schmerzes spüren. Die Einnistung findet durchschnittlich am 23. Tag nach dem ersten Tag der letzten Periode statt, oder einfacher gesagt: eine Woche, bevor deine Periode erneut begonnen hätte. Meist fühlt sich die Einnistung wie ein kurzer Krampf im Unterbauch an, vergleichbar mit Regelschmerzen. Übrigens bezweifeln einige Mediziner, dass die Einnistung wirklich spürbar ist und nicht einfach nur normale Bauchkrämpfe damit verwechselt werden. Viele Frauen sind aber sicher, dass sie die Einnistung gespürt haben.

### Zeitpunkt
Je nach Ursache können Bauchschmerzen die ganze Schwangerschaft über vorkommen.

## Bauchschmerzen: Lebensmittelvergiftung

### Definition
Die Bakterien oder Pilze in befallenen Nahrungsmitteln produzieren Gifte (Toxine), von denen du krank wirst. An sich ist eine Lebensmittelvergiftung selten schädlich für das Baby, aber da schwangere Frauen schneller austrocknen, ist es wichtig, das Problem so schnell wie möglich unter Kontrolle zu bekommen.

### Symptome
- plötzlich auftretender, heftiger Bauchschmerz
- Der Schmerz setzt zeitnah nach dem Essen oder Trinken ein (meist innerhalb von zwei Stunden).
- Darmkrämpfe
- Übelkeit
- Übergeben
- Durchfall
- wattiges Gefühl im Kopf
- Fieber

Hast du auch Probleme beim Schlucken und Sprechen und/oder bekommst du Lähmungserscheinungen? Ruf dann sofort beim Arzt an. Diese Symptome können auf Botulismus hinweisen, eine der gefährlichsten Formen von Lebensmittelvergiftung, die dir und deinem Baby sehr schaden kann. Zum Glück ist sie sehr selten.

### Ursache
Die direkte Ursache ist das verunreinigte Essen. Als Schwangere bekommst du mehr Beschwerden, da dein Immunsystem geschwächt ist. Dadurch ist deine Reaktion auf eine Lebensmittelvergiftung auch heftiger als sonst.

### Zeitpunkt

Eine Lebensmittelvergiftung kannst du im Prinzip während der ganzen Schwangerschaft bekommen.

### Tipps

- Informiere dich über den hygienischen Umgang mit Lebensmitteln.
- Informiere dich, welche Lebensmittel du in der Schwangerschaft besser meiden solltest.
- Achte auf gründliche Hygiene in Küche, Kühlschrank und Speisekammer.
- Wenn du nicht weißt, wie es zubereitet wurde (zum Beispiel an einem Stand auf dem Markt), gilt: Nicht essen oder trinken.
- siehe Seite 243 zu Nahrungsmitteln

### Need to know

Eine Lebensmittelvergiftung ist etwas anderes als eine Infektion. Bei einer Vergiftung sind es die Toxine des Bakteriums oder Virus, die dich krank machen. Bei einer Infektion ist es das Bakterium, der Pilz oder der Parasit selbst. Die am häufigsten vorkommenden Formen von Lebensmittelvergiftung werden von Salmonellen und Staphylokokken verursacht, die sich auf rohen tierischen Produkten befinden können, aber auch auf rohem Obst und Gemüse. Darum gilt: Gut durcherhitzen und warm essen.

## Bauchschmerzen: Magen-Darm-Infekt

### Definition

Hierbei handelt es sich um eine Entzündung des Magen-Darm-Traktes. Manchmal »geht das einfach rum«, und viele andere erkranken auch.

### Symptome

- Durchfall (siehe Seite 489)
- Bauchkrämpfe ohne Blutungen
- Bauchschmerzanfälle ohne Blutungen
- intensive Bauchschmerzen
- Übelkeit, Erbrechen
- Fieber

### Ursache

Du hast dir Bakterien oder Viren einfangen. Da dein Immunsystem in diesen Monaten nicht ganz auf der Höhe ist, wirst du schneller krank, und es dauert auch oft länger, bis du ganz genesen bist, vor allem wenn ein Virus mitspielt. Ein Magen-Darm-Infekt ist aber weder für dich noch dein Baby gefährlich.

### Zeitpunkt

Einen Magen-Darm-Infekt kannst du während der ganzen Schwangerschaft bekommen.

## Tipps

- Nimm dir die Zeit, die du brauchst, um ganz gesund zu werden.
- Beug ernsthafteren Folgen des Durchfalls vor, siehe Seite 489.
- Beug ernsthafteren Folgen der Übelkeit vor, siehe Seite 545.

### Need to know

Wenn du Fieber bekommst oder dich durch die Magen-Darm-Grippe zu schlapp fühlst, musst du deinen Hausarzt anrufen. Auf Seite 302 liest du mehr über die Grippe während der Schwangerschaft, die auch Übelkeit und Erbrechen hervorrufen kann.

## Bauchschmerzen: Stress

Stress schlägt vielen Menschen auf den Magen. Der Grund ist die erhöhte Ausschüttung von Cortisol und Adrenalin bei Stress. Diese Hormone steigern deine Aufmerksamkeit und Reaktionsschnelle. Dadurch sind die Muskeln schneller und stärker angespannt, und diese Anspannung kann Bauchschmerzen verursachen. Cortisol beeinflusst außerdem den Magen-Darm-Trakt. Physische Beschwerden werden also durch mentalen Stress verursacht, zum Beispiel Bauchschmerzen und Durchfall. Dass auch eine Fehlgeburt durch Stress verursacht werden kann, ist allerdings ein Ammenmärchen.

## Bauchschmerzen: Tritte deines Babys

Gegen Ende der Schwangerschaft, wenn dein Baby wirklich den ganzen Raum einnimmt, kann es vorkommen, dass dein Baby so oft mit den Füßen gegen ein Organ tritt, dass es sich wund anfühlt, oder mit seinen Füßen die Bauchwand malträtiert. Wenn dein Baby ins Becken sinkt, wird es meistens besser.

## Bauchschmerzen: Verstopfung und Blähungen

### Definition

Wenn du weniger als dreimal pro Woche Stuhlgang hast, sammelt sich der Stuhl im Darm und kann Bauchschmerzen und andere Beschwerden verursachen.

### Symptome

- Schmerzen am Anus beim Stuhlgang
- Bauchschmerzen wegen Stuhlstau (vor allem im linken Unterbauch)
- oft harter und trockener Stuhl

- Hämorrhoiden oder Fissuren (Risse) im und am Anus
- aufgeblähtes Gefühl

### Ursache

Durch das Progesteron arbeitet dein Darm langsamer, sodass er weniger häufig den Stuhl herauspressen will. Er ist ein wenig faul geworden, könnte man sagen. Noch dazu entzieht der Darm dem Stuhl Wasser, und je länger die Abfallprodukte im Körper bleiben, desto trockener und härter werden sie. Deine Gebärmutter kann auch auf den Darm drücken, sodass er noch langsamer wird.

### Tipps

- Iss ballaststoffreich. Ballaststoffe unterstützen den Stuhlgang. Du findest sie in (rohem) Gemüse, Obst, Vollkornprodukten, und du kannst sie auch im Reformhaus kaufen und deinen Mahlzeiten beigeben (siehe auch Seite 258, 269). Wichtig ist, dass du viel trinkst, wenn du Ballaststoffe zufügst, denn sonst kehrt sich der Effekt um.
- Trink wirklich mindestens 2 Liter am Tag. Je besser der Feuchtigkeitshaushalt deines Körpers ist, desto weniger Einfluss hat der Flüssigkeitsentzug im Darm.
- Meide Koffein in Kaffee, Cola und koffeinhaltigen Teesorten.
- Beweg dich ausreichend. Je weniger du dich bewegst, desto träger wird dein Darm (siehe Seite 365).
- Nimm dir Zeit für den Toilettengang und geh, sobald du auch nur den geringsten Druck verspürst.
- Achte auf eine gute WC-Haltung: Deine Beine sollten keinen 90-Grad-Winkel mit deinem Rücken bilden, sondern einen kleineren. Das schaffst du, wenn du deine Füße auf einen kleinen Hocker stellst.
- Press nicht. Es nützt nichts und erhöht nur das Hämorrhoidenrisiko. (siehe Seite 517).
- Trink morgens direkt nach dem Aufstehen ein Glas lauwarmes Wasser.
- Pflaumensaft und getrocknete Aprikosen können bei Verstopfung auch Abhilfe schaffen.

### Zeitpunkt

Verstopfung kannst du während der ganzen Schwangerschaft bekommen, aber vor allem im zweiten und dritten Trimester leiden viele Frauen darunter.

## Beckenschmerzen (siehe Seite 581)

## Blasenentzündung (Zystitis)

### Definition
Eine Blasenentzündung (Zystitis) ist eine Entzündung der Blasenschleimhaut und der unteren Harnwege. Eine Blasenentzündung kannst du auch haben, wenn du nicht schwanger bist, aber dann bemerkst du sie meist schneller, weil sie Schmerzen verursacht. Während der Schwangerschaft schmerzt sie nicht unbedingt. Achte darum besonders gut auf andere Symptome.

### Symptome
- Schmerzen im Unterbauch (oft nach dem Wasserlassen)
- Schmerzen oder Brennen beim Wasserlassen (Achtung: Während der Schwangerschaft ist das nicht immer der Fall!)
- Der Urin kommt tröpfchenweise und nicht im Strahl.
- häufiger Harndrang, aber wenig Urin
- Farbe und Geruch des Urins sind verändert.
- Rückenschmerzen (unter den Rippen)
- Blut im Urin
- erhöhte Temperatur

### Ursache
Während der Schwangerschaft wird die Blase schlaffer, wodurch sie sich nicht mehr so gut entleeren kann. Daher bleibt eventuell etwas Urin zurück. Außerdem werden die Harnwege weiter, wodurch noch mehr Urin zurückbleiben kann. Weil deine Blase nicht mehr so viel Platz hat, pinkelst du häufig kleinere Mengen und entleerst wahrscheinlich die Blase nicht vollständig. Der zurückgebliebene Urin ist die perfekte Umgebung für sich vermehrende Bakterien.

### Zeitpunkt
Schon nach den ersten Wochen der Schwangerschaft erschlafft dein Körper, und damit steigt das Risiko einer Blasenentzündung. Sobald der Bauch wächst und zusätzlich auf die Blase drückt, erhöht sich das Risiko weiter.

### Tipps

- Trink ausreichend Wasser (mindestens 2 Liter am Tag).
- Geh auf die Toilette, sobald du musst.
- Nimm dir die Zeit, um deine Blase ganz zu entleeren.
- Geh kurz vor dem Schlafen noch einmal auf die Toilette.

→ *Fortsetzung Seite 500*

## In der Sprechstunde bei

# Chiropraktikerin Dieuwertje Schuringa

*Dieuwertje Schuringa hat sich als Chiropraktikerin auf Schwangere, Babys und Kinder spezialisiert. Gemeinsam mit einem Kollegen leitet sie die Praxis Vivante Chiropractie in Bussum, wo sie auch viele Frauen mit Beckenbeschwerden behandelt.*

### Was ist das Becken?

Das Becken besteht aus drei Knochen: dem Kreuzbein (an dem der Steiß sitzt) und der rechten und linken Beckenhälfte (Hüftbeine). Die drei Beckenknochen formen eine Art Kreis, den Beckenring oder -gürtel, und sind über Gelenke miteinander verbunden: links und rechts hinter die Iliosakralgelenke, an der Vorderseite die Symphyse am Schambein. Die elastischen Bänder und Muskeln um die Gelenke herum halten die Knochenteile zusammen. Am Becken sind auch die Bänder befestigt, die die Gebärmutter an Ort und Stelle halten.

### Beckeninstabilität oder Bänderschmerzen?

Der Begriff »Beckeninstabilität« kam vor Jahren auf, und wir sind ihn immer noch nicht los. Meistens handelt es sich um ein Ungleichgewicht durch eine Bewegungseinschränkung oder durch eine ungleiche Muskelspannung. Dann entsteht der Beckengürtelschmerz oder der Schmerz im unteren Rücken. Bei tatsächlicher Beckeninstabilität sind die Bänder so stark geschwächt, dass zu viel Platz zwischen den Beckenteilen entsteht und sie sich zu sehr gegeneinander bewegen.

### Was tun bei Rücken- und Leistenbeschwerden?

Der Beckengürtel ist ein kompliziertes Gebilde, das an verschiedenen Stellen Schmerzen verursachen kann. Der Schmerz sitzt dabei nicht immer im Becken selbst, sondern kann auch aus der Hüfte oder dem Rücken kommen. Meiner Einschätzung nach haben zwei von drei Frauen während der Schwangerschaft Probleme mit dem Becken oder dem Rücken. Wenn du starke oder chronische Schmerzen hast, solltest du genau untersuchen lassen, woher der Schmerz kommt, und ihn behandeln lassen. Auch, wenn du immer wieder Schmerzen in der Leiste oder am Schambein hast. Wenn du die Schmerzen unbewusst kompensierst, belastest du damit andere Muskeln und Gelenke.

### Wann muss ich mir Hilfe suchen?

Etwas Schmerz in Rücken oder Becken ist nach einem anstrengenden Tag ganz normal. Wenn du dich dann schonst und gut geschlafen hast, sollte der Schmerz innerhalb von 24 Stunden verschwinden. Bleibt er länger oder ist er so intensiv, dass ein normaler Alltag nicht möglich ist, solltest du dir Hilfe holen.

### Praktische Tipps

- Bleib in Bewegung: Treib Sport, geh spazieren, fahr Fahrrad und beleg am besten zusätzlich einen Sportkurs speziell für Schwangere.

- Sitz nicht mit übereinandergeschlagenen Beinen.

- Vermeide schweres Heben.

- Geh beim Heben in die Knie und halte das Gewicht nah am Körper. Wenn du etwas mit 30 Zentimeter Abstand hältst, ist das Tragen viel schwerer, als wenn du es dicht am Körper trägst.

- Wenn du viel und lange sitzt, solltest du Minipausen machen. Eine halbe Minute Dehnübungen hilft schon.

- Lauf nicht auf hohen Absätzen.

- Schlaf auf der Seite, mit einem Stillkissen zwischen Knien und Sprunggelenken. So bleibt das Becken in der richtigen Position. Wenn du ein langes Seitenschläferkissen hast, kannst du das als zusätzliche Stütze für deinen Unterbauch verwenden.

- Trainiere regelmäßig den Schneidersitz und die Yogaübung »Die Katze« (im Vierfüßlerstand einen hohlen und einen runden Rücken machen).

- Gönn dir ausreichend Ruhe: Wenn dein Körper das Signal dafür gibt, ruh dich aus.

BESCHWERDEN UND WEHWEHCHEN

Sprechstunde bei der

# manuellen Therapeutin Cecile Röst

*Cecile Röst ist klinische Epidemiologin und Physio- und manuell-orthopädische Therapeutin in Leiden. In ihrer Praxis MoVes behandelt sie Frauen mit Beckenproblemen und Kinder mit Fehlhaltungen und orthopädischen Problemen.*

In gewisser Weise ist Beckenschmerz eine Form von Muskelschmerz: Manche Muskeln in deinem Beckenraum sind aktiver, als du es gewohnt bist. Wenn diese Muskeln sehr stark oder konstant angespannt sind, kann das sehr schmerzhaft sein. Ein Therapeut kann dir dann helfen, andere Muskelketten »zu aktivieren«, und dir Alltagstipps geben, auch noch nach der Geburt.

### Ist Sport gut für das Becken?

Ich finde es schön, wenn Frauen in der Schwangerschaft aktiv bleiben und auch bleiben können. Anstrengende Sportarten, die dein Becken zu sehr belasten würden, lässt du aber lieber sein, darunter fallen Sportarten, bei denen du viel springen, rennen oder schwere Gewichte heben musst. Und du darfst es natürlich auch nicht übertreiben. Wenn du drei Monate nicht trainiert hast, kannst du nicht auf einmal wieder voll durchstarten, ohne Schmerzen zu riskieren.

### Was ist zu tun, wenn die Arbeit Beckenbeschwerden verursacht?

Schwangere arbeiten heutzutage länger als früher, und meistens geht das auch gut. Oft musst du nicht aufhören, weil dir die Arbeit zu schwer erscheint. Es ist wichtig, dass du dir bewusst machst, dass du nicht krank bist, sondern dass Beschwerden nur ein Zeichen dafür sind, dass du etwas ändern musst. Bei Beschwerden kann ein Therapeut durch eine kurze Therapie und Hinweise auf veränderte Bewegungen den Schmerz lindern. Außerdem gibt er oder sie Tipps zu deinen täglichen Aktivitäten. Gute Hilfsmittel sind meist gar nicht so teuer oder gebraucht erhältlich und manchmal wichtiger als die schönsten Dinge fürs Kinderzimmer. Arbeiten zu können ist wirklich schön und wichtig, auch für dich selbst.

**Eine andere Art der Bewegung hilft also?**

Therapeuten suchen einen Fehler im Bewegungsmuster. Mit ein paar wenigen Fragen erfahren sie oft schon, bei welcher Funktion etwas schiefläuft, wenn du zum Beispiel beim Einkaufen mit krummem Rücken schlenderst, statt aufrecht und zügig zu gehen. Hast du erstmal einmal eine gute Laufhaltung, wirst du auch wieder fröhlicher und aktiver.

**Downloade Gratis-App**

Willst du wissen, wie du dich in der Schwangerschaft und darüber hinaus richtig bewegst? Dann lade dir die kostenlose App von Cecile, in der sie mit Fotos zeigt, wie du jede Bewegung bestmöglich ausführst, herunter. »Rost Moves Mamas« ist kostenlos, aber nicht umsonst.

- Trag Unterwäsche aus Baumwolle (nicht aus Synthetik).
- Achte auf eine ausreichende Vitamin-C-Zufuhr.
- Nimm, nach Rücksprache mit deiner Hebamme oder deiner Frauenärztin, D-Mannose ein, eine Zuckerart, die zur Gesundheit der Blasenschleimhaut beiträgt und einer Entzündung vorbeugt.
- Geh nach dem Sex sofort aufs Klo.
- Wasch deine Vulva vor und nach vaginalem Sex mit Wasser.
- Wisch dich auf der Toilette immer von vorne nach hinten ab und niemals umgekehrt: Die meisten Blasenentzündungen entstehen, weil Darmbakterien in die Blase gelangen.
- Verwende keine Seife.

**Tipp von Hebamme Inge Timmermans:**
Wenn du das Gefühl hast, deine Blase nicht wirklich leeren zu können, kipp das Becken auf der Toilette sitzend ein paarmal von vorne nach hinten. Mach also abwechselnd ein Hohlkreuz und einen runden Rücken. Oft hilft das, den letzten Rest Urin herauszuschütteln.

### Need to know
Eine Blasenentzündung ist an sich ungefährlich, aber du solltest trotzdem zum Hausarzt oder zu deiner Gynäkologin gehen, damit er oder sie dir ein für Schwangere geeignetes Antibiotikum verschreiben kann. Wird eine Blasenentzündung nicht behandelt, kann sie nämlich in eine Nierenbeckenentzündung übergehen. Die kann sehr schmerzhaft sein und dir und deinem Baby schaden.

## Blutarmut (Anämie)

### Definition
Wir sprechen von »Blutarmut«, wenn ein Mangel an roten Blutkörperchen vorliegt oder wenn die roten Blutkörperchen nicht genügend Hämoglobin (Hb) enthalten, das Eiweiß, das den Sauerstoff »transportiert«.

### Symptome
- Schwächegefühl
- Palpitationen/Herzklopfen
- rasche Ermüdung
- Kurzatmigkeit oder Atemnot
- Schwitzen
- blasse Haut
- Kopfschmerzen
- Übelkeit
- Ohrensausen
- wenig Appetit

- unruhige Beine (»restless legs«)
- Ohnmachtsgefühl
- Konzentrationsprobleme
- regelmäßig kalte Hände und/oder Füße

Aber Achtung: Oft hast du erst Symptome, wenn der Eisengehalt des Blutes schon sehr niedrig ist. Bevor die Blutarmut wirklich schlimm wird, hast du nur vage Symptome. Die können auch von ganz anderen Erkrankungen herrühren, wodurch es schwierig ist, eine Blutarmut früh genug zu entdecken.

### Ursache
Für die Bildung von Hämoglobin brauchst du Eisen. Ein zu niedriger Hämoglobingehalt kann auch durch einen Mangel an Folsäure oder Vitamin $B_{12}$ entstehen. Wenn du schwanger bist, hast du im Verhältnis weniger Hämoglobin im Blut als vorher, weil mehr Blut in deinem Körper fließt und das Hämoglobin auf die zusätzlichen Liter (von dir und deinem Baby) verteilt wird. Dein Hb-Gehalt wird zweimal kontrolliert: in Woche 12 und in Woche 30. Wenn er tatsächlich zu niedrig ist und nicht mit gesunder Ernährung erhöht werden kann, bekommst du ein Eisenpräparat verschrieben.

### Zeitpunkt
Ein Hämoglobinmangel kann schon sehr früh in der Schwangerschaft entstehen, aber in Woche 30 ist er oft am ausgeprägtesten, danach steigt er wieder etwas an. Im Durchschnitt sind die Werte im zweiten und dritten Trimester niedriger als im ersten.

### Tipps

- Iss von Beginn der Schwangerschaft an abwechslungsreich und eisenhaltig, zum Beispiel Vollkornprodukte, Fleisch, Fisch, Nüsse, Gemüse, Hülsenfrüchte, Obst und Apfelkraut.
- Füg deinen Mahlzeiten Vitamin C zu, damit du das enthaltene Eisen besser aufnehmen kannst. Du könntest dein Gericht mit Kiwis, Orangen, Schwarzen Johannisbeeren, Erdbeeren, frischen Fruchtsäften oder mit Gemüse wie Brokkoli, Linsen, rotem Paprika und Chicorée ergänzen.
- Würz mit getrockneten, eisenreichen Kräutern wie Petersilie, Basilikum, Rosmarin und Majoran.
- Beweg dich täglich eine halbe Stunde. Das erhöht den Hämoglobingehalt.

**Need to know**
Wenn du schon früher unter Blutarmut gelitten hast, ist das Risiko höher, dass du während der Schwangerschaft wieder darunter leiden wirst.

Genügend Hämoglobin ist in der Schwangerschaft wichtig, nicht nur für dich, sondern auch für die Entwicklung deines Babys. Du selbst bist bei einem Mangel anfälliger für Krankheiten und Infektionen. Aus Studien geht hervor, dass ein Hb-Mangel ein vermindertes Wachstum deines Babys zur Folge haben kann (niedrigeres Geburtsgewicht) und ein erhöhtes Risiko einer Fehlgeburt. Dieser Zusammenhang ist noch nicht gänzlich bewiesen.

## Bluthochdruck (Hypertonie), Schwangerschaftsvergiftung, (Prä-)Eklampsie, HELLP-Syndrom

**Definition**
Wenn das Herz Blut durch den Körper pumpt, wirkt Druck auf die Gefäße – das ist dein Blutdruck. Wenn dein Herz schnell schlägt, ist er am höchsten (systolischer Druck); wenn der Herzschlag wieder langsamer wird, am niedrigsten (diastolischer Druck). Wenn der Blutdruck bei mehrmaligem Messen jedes Mal über den Normalwerten liegt, spricht man von einem erhöhten Blutdruck.

In diesem Fall wird dein Urin auf Eiweiße überprüft. Es gibt fünf verschiedene Arten von Bluthochdruck, von denen die ersten beiden nicht schädlich sein müssen. Trotzdem wirst du auch in diesen beiden Fällen gut überwacht. Die anderen drei sind während der Schwangerschaft riskanter.

- *Präexistente Hypertonie:* Du hattest schon vor der Schwangerschaft hohen Blutdruck, und in deinem Urin sind Eiweiße enthalten.
- *Gestationshypertonie:* Der hohe Blutdruck ist erst in der Schwangerschaft entstanden, und in deinem Urin findet sich kein Eiweiß.
- *Präeklampsie:* Du hast während der Schwangerschaft hohen Blutdruck entwickelt, und in deinem Urin ist Eiweiß nachweisbar.
- *Eklampsie:* Du hast einen erhöhten Blutdruck und leidest unter plötzlich auftretenden Anfällen, Zuckungen und Ziehen im Körper, die nicht von einer Epilepsie herrühren. Bei Eklampsie ist wahrscheinlich der Blutdruck im Gehirn zu hoch, genauer gesagt in der Hirnrinde. Eklampsie ist die gefährlichste Form einer Schwangerschaftsvergiftung: eine lebensbedrohliche Komplikation, die sofort behandelt werden muss. Oft, aber nicht zwangsläufig, tritt

Eklampsie zusammen mit dem HELLP-Syndrom auf.

- *HELLP-Syndrom:* Das HELLP-Syndrom äußert sich in der Auflösung roter Blutkörperchen (**H**ämolyse), einer erhöhten Anzahl an Leberenzymen (**E**levated **L**iver Enzymes) und einer verringerten Anzahl an Blutplättchen (**L**ow **P**latelets). Rote Blutkörperchen werden abgebaut, die Funktion der Leber ist gestört, es gibt nicht genügend Blutplättchen, und das Blut gerinnt nicht mehr gut. Das HELLP-Syndrom kann auch nach der Geburt auftreten (bis ungefähr acht Tage danach). Es ist jedoch sehr selten.

Präeklampsie, Eklampsie und das HELLP-Syndrom können für dich und dein Baby gefährlich sein. Darum darfst du deine Hebamme Tag und Nacht anrufen, wenn du Beschwerden mit zu hohem Blutdruck oder Zweifel hast. Sobald die Situation für dich lebensbedrohlich wird, kommt es zur Geburtseinleitung oder zum Kaiserschnitt. Die Lebensfähigkeit deines Babys ist dann von untergeordnetem Belang, da medizinisch gesehen dein Leben wichtiger ist. Sollte dein Baby schon lebensfähig sein, wirst du, abhängig von der Nähe des Geburtstermins, in ein hochspezialisiertes Krankenhaus mit Neonatologie gebracht, wo dein Baby die besten Überlebenschancen hat.

### Symptome

- Einen leicht erhöhten Blutdruck bemerkst du nicht immer. Er fällt erst auf, wenn der Arzt oder die Hebamme deinen Blutdruck messen.
- Kopfschmerzen
- verschwommen sehen, Sterne oder Blitze sehen
- prickelnde Finger
- Schmerzen im Oberbauch und/oder unter der Brust (als ob eine hohe Hose viel zu eng sitzt)
- Übelkeit
- Wassereinlagerungen
- Eiweiß im Urin
- das Gefühl, als ob ein Band um deinen Kopf oder um deine Brust liegt
- Schmerzen zwischen den Schulterblättern oder im oberen Rücken
- Konzentrationsprobleme

### Ursache

Was den hohen Blutdruck verursacht, ist noch nicht völlig erforscht. Die Anlage und die Entwicklung der Plazenta spielen wahrscheinlich eine Rolle, ebenso erbliche Faktoren, ein Mangel an bestimmten Nährstoffen, Übergewicht und bestimmte Vorerkrankungen wie Diabetes, Herz-, Gefäß- und Autoimmunerkrankungen. Außerdem ist das Risiko, Bluthochdruck zu entwickeln, bei Mehrlingsschwangerschaften höher oder wenn die Schwangere älter als 40 Jahre alt ist. Sollte deine Mutter oder deine Schwester schon Probleme mit einer schlimmen Form von Hypertonie gehabt haben, ist das Risiko, dass du darunter leidest, höher als durchschnittlich.

### Zeitpunkt
Am Anfang der Schwangerschaft ist dein Blutdruck meist etwas niedriger als davor. Während der letzten Monate ist er oft wieder so wie vor der Schwangerschaft.

### Tipps

- Bewegung reguliert den Blutdruck.
- Nimm beim Kochen nicht zu viel Salz und iss kein Lakritz.
- Schlaf oder ruh auf deiner linken Seite. So kann das Blut besser zirkulieren.
- Bei einer gefährlichen Form von Bluthochdruck wirst du engmaschig überwacht oder stationär aufgenommen. Wenn der Blutdruck dermaßen erhöht ist, dass es zu negativen Folgen für dich oder dein Baby kommen kann, solltest du Kontakt zu anderen Betroffenen aufnehmen. Das Verständnis, die Erfahrungen und die Ratschläge sind sehr hilfreich.
- Beim HELLP-Syndrom ist eine Form von physischer oder psychischer Nachsorge zu empfehlen.

### Need to know
Ungefähr eine von zehn Schwangeren leidet an zu hohem Blutdruck, vor allem während der ersten Schwangerschaft. Ein leicht erhöhter Blutdruck ist an sich nicht gefährlich, muss aber trotzdem überwacht werden. Daher wird ihn die Hebamme oder die Frauenärztin bei jedem Termin kontrollieren. Von hohem Blutdruck ist die Rede, wenn der systolische Druck über 140 mmHg liegt und der diastolische Druck zwischen 90 und 95 mmHg oder höher. Achtung: Miss deinen Blutdruck jetzt nicht selbst, sondern bitte deine Hebamme darum.

## Blutungen

### Definition
Spontan und ohne erkenntlichen Grund tropft etwas Blut aus der Scheide. Manchmal bemerkst du das erst, wenn du in deinen Slip schaust.

### Symptome
- Das verlorene Blut kann rosa (frisch, vermischt mit anderen Ausscheidungen), rot (frisch) oder braun (alt) sein.
- Blutverlust kann auch unter Schmerzen erfolgen (dann direkt Kontakt zur Hebamme oder zum Gynäkologen aufnehmen).
- Von einem leichten Blutverlust spürst du oft nichts.

### Häufige Ursachen von leichtem Blutverlust
- *Einnistungsblutung:* Einige Tage vor dem Fälligkeitstag deiner Periode verlierst du ein paar Tropfen Blut. Eine von fünf Frauen hat eine Einnistungsblutung.
- *Blutung nach dem Sex:* Deine Gebärmutter ist nun besonders gut durchblutet, und die dünne Haut des Muttermundes wird noch dünner. Bei Penetrationen und Stoßbewegungen gegen den Muttermund können kleine, völlig harmlose Blutungen entstehen. Blutungen nach dem Sex können bis zu anderthalb Tage dauern.
- *Hämorrhoiden:* In diesem Fall kommt das Blut aus dem Anus, nicht aus der Vagina (siehe Seite 517).
- *Pseudomenstruation:* Manche Frauen verlieren etwas Blut zu dem Zeitpunkt, an dem sie eigentlich ihre Periode kriegen müssten. Schuld daran ist das Hormon hCG. Wenn du zu wenig davon ausschüttest, kann es so wirken, als ob du einen Eisprung gehabt hättest und jetzt menstruierst. Das kann einige Monate so gehen, aber dann hört es meist auf.
- Der Schleimpfropf geht in den letzten Wochen vor der Geburt ab (siehe Seite 426).
- Die Plazenta liegt über dem Gebärmutterhals, oder es handelt sich um eine tiefliegende Plazenta.
- Blasenentzündung (siehe Seite 495)
- Entzündung des Gebärmutterhalses
- Polypen
- vaginale Untersuchung oder vaginaler Ultraschall
- (drohende) Fehlgeburt

Wenn du viel Blut (mehr als bei einer Menstruation) verlierst, musst du immer sofort deine Hebamme oder den dich begleitenden Frauenarzt anrufen. Ist es nur eine kleine Menge, kannst du erst einmal abwarten. Kommen keine Bauchkrämpfe oder andere Beschwerden dazu und wird es nicht schlimmer, stehen die Chancen gut, dass alles in Ordnung ist.

### Zeitpunkt

Blutungen kommen am häufigsten im ersten Trimester vor, aber auch in den späteren Schwangerschaftsphasen. Selbst wenn die Ursache meistens harmlos ist, solltest du eine Blutung ernst nehmen.

### Tipps

- Nimm auf jeden Fall Kontakt zu deiner Hebamme oder deiner Ärztin auf, wenn du im zweiten oder dritten Trimester Blutungen hast.
- Bei Verdacht auf eine Blasenentzündung solltest du bei deiner Haus- oder Frauenärztin deinen Urin kontrollieren lassen.
- Bei heftigem oder stärker werdendem Blutverlust,
- bei starken Bauchschmerzen oder Stechen im Bauch,
- bei mehr als 38 Grad Körpertemperatur,
- bei Blutungen, die mit Schmerzen, Bauchkrämpfen, Wehen (oder vermeintlichen Wehen) oder Schüttelfrost einhergehen,
- und wenn du Zweifel hast, solltest du auch immer kurz anrufen.

### Need to know

Blutungen kommen häufiger vor, als du denkst: Ungefähr ein Drittel der Schwangeren verliert Blut.

### Cocooning

Ein paar Wochen vor dem errechneten Geburtstermin merkst du es vielleicht: Du bist nicht mehr so ganz bei der Sache, ziehst dich ein wenig in deine eigene Welt zurück. Das nennt man »Cocooning«. Mutter Natur sorgt dafür, dass du es jetzt etwas ruhiger angehen lässt, dass du Reize von außen nicht mehr so sehr beachtest und mehr auf deinen Körper hörst. Du ziehst dich in deinen Kokon zurück.

### Depressive Beschwerden (pränatale Depression)

### Definition

Du fühlst dich niedergeschlagen und down in einer Zeit, von der du dachtest, dass gerade sie besonders glücklich macht und du auf einer rosa Wolke schweben würdest. Das ist ein Märchen. Eine Schwangerschaft bringt viele hormonelle Veränderungen mit sich, die dich stark beeinflussen – körperlich und mental.

### Symptome

Natürlich hat jeder mal eine schlechte Phase, aber wenn du an einer Depression leidest, ist die Phase sehr lang und sehr schwer, manchmal unterbrochen von kurzen, guten Momenten – keine rosa Wolke, sondern eine dunkelgraue Gewitterwolke. Das kann einige Wochen, aber auch länger dauern.

Es gibt typische Gemütszustände, die auf eine Depression hindeuten:
- das Gefühl eines wert- und sinnlosen Lebens
- keine Lust auf irgendetwas
- Trübsinnigkeit, Niedergeschlagenheit
- Ängste, Panik
- Bereuen der Schwangerschaft
- schlechter Schlaf, gestörter Schlafrhythmus, extremes Schlafbedürfnis
- Phobien, zwanghafte Störungen
- Hyperventilation
- Erregbarkeit, Wut
- starke Stimmungsschwankungen
- plötzlich auftretende große Abneigung gegenüber dem Partner oder der Familie und Freunden
- Übelkeit (und sogar Erbrechen)
- das Baby nicht spüren können
- Angst, dein Kind zu verletzen (wiederkehrende Gedanken)
- Schuldgefühle
- Selbstmordgedanken

### Ursache

Deine innere Chemiefabrik wird gerade komplett umgebaut. Durch den veränderten Hormonhaushalt verschiebt sich physisch und mental einiges. Die Wirkung der Hormone selbst spielt auch eine Rolle. Deine Verdauung verändert sich, was dich auch beeinflussen kann. Vielleicht fühlst du dich schlechter, weil dein Darm schlechter funktioniert oder du dich ständig übergeben musst, wodurch ein Vitamin- oder Nährstoffmangel entsteht. Extreme Müdigkeit oder Erschöpfung ist für das seelische Wohlbefinden natürlich auch nicht gut.

### Zeitpunkt

Schon zu Beginn der Schwangerschaft kannst du unter Ängsten oder depressiven Gefühlen leiden. Meistens verschwinden die Beschwerden nach der Geburt, aber bei manchen Frauen bleiben sie oder entstehen sogar erst dann (postnatale Depression).

### Tipps

- Bei depressiven Verstimmungen ist es wichtig, dass du dir Hilfe suchst. Nicht nur für dich, sondern auch für dein Baby. Wenn du während der Schwangerschaft ängstlich oder depressiv bist, schüttet dein Körper Stoffe aus, die die Reaktion deines Babys auf Stress (auch nach der Geburt), sein Geburtsgewicht und das Stillen negativ beeinflussen. Auch das Risiko einer Frühgeburt steigt, genauso

- wie die Wahrscheinlichkeit einer postnatalen Depression, die für dich, dein Baby und deinen Partner sehr schwer wäre. Du kannst diese Probleme vermeiden, wenn du dir rechtzeitig Hilfe suchst. Und wir können es nicht oft genug sagen: Schäm dich nicht dafür.
- Dein Hausarzt oder deine Hebamme kann dich an Fachfrauen und -männer überweisen, die dich bei der Behandlung deiner depressiven Beschwerden während und nach der Schwangerschaft unterstützen.
- Sprich mit deinem direkten Umfeld über deine Beschwerden, vor allem mit deinem Partner, deiner Partnerin, deiner besten Freundin oder deiner Familie.
- Sprich mit Frauen, die dieselben Erfahrungen machen oder gemacht haben.
- Manche Frauen profitieren auch von naturheilkundlichen Behandlungen.
- Befriedige auf jeden Fall, so gut es geht, deine Grundbedürfnisse: ausreichend Schlaf und Entspannung, genug Bewegung und gesunde Ernährung.
- Lass bei deiner Hausärztin deine Vitaminspiegel bestimmen. Ein Mangel an Vitamin D oder $B_{12}$ kann zum Beispiel deinen Gemütszustand beeinflussen.
- Auch die Einnahme von Omega-3 ist während der Schwangerschaft sehr wichtig, vor allem ab dem zweiten Trimester. Ein Mangel daran erhöht das Risiko einer postnatalen Depression.
- Musik beeinflusst unsere Stimmung enorm. Hör Musik, die dich fröhlich macht.

Need to know

Ungefähr 10 Prozent aller Schwangeren erleben irgendwann depressive Verstimmungen. Bei Frauen, die eine Kinderwunschbehandlung gehabt haben, kommen sie häufiger vor.

## Durchblutungsbedingte Hautveränderungen

Die Schwangerschaftshormone sorgen dafür, dass die Blutgefäße elastischer werden. Dein Körper hat zusätzliches Blut gebildet, und dein Herz pumpt aus voller Kraft, also strömt mehr Blut durch die geweiteten Blutgefäße. Dadurch werden alle Organe besser durchblutet, auch die Haut. Das kann merkwürdige Folgen haben:
- rote Netze auf der Haut: Spinnennävus (siehe Seite 509)
- rote Handflächen und Fußsohlen (siehe Seite 509)

- volleres Haar und Haare an seltsamen Stellen (siehe weiter unten)
- Schwangerschaftsglow (siehe Seite 510)
- Krampfadern (siehe Seite 540)
- Hämorrhoiden (siehe Seite 517)

**Rote Netze auf der Haut: Spinnennävus**
Während der Schwangerschaft können sich auf deiner Haut sogenannte »Spinnennävi« bilden. Sie sehen aus wie rote Spinnen mit vielen langen Beinen oder wie deren Netze. In der Mitte sitzen rote erweiterte Blutgefäße mit dünnen Ausläufern drum herum. Oft sitzen die Spinnennävi im Gesicht, auf dem Hals und an den Armen. Wenn sie in der Schwangerschaft auftauchen, ist die Chance groß, dass sie danach wieder verschwinden. Sollte dies nicht der Fall sein, kannst du sie auch entfernen lassen. Hattest du schon vorher welche, werden sie jetzt möglicherweise röter und größer.

**Rote und/oder juckende Handflächen und Fußsohlen**
Auch die Handflächen und Fußsohlen werden nun besonders gut durchblutet, und das sieht man. Sie werden häufig rot, sogar schon sehr früh in der Schwangerschaft. Manchmal jucken sie auch und fühlen sich feucht an. Nach der Schwangerschaft ist das alles wieder vorbei. Jucken deine Handflächen oder Fußsohlen im zweiten oder dritten Trimester, solltest du das deiner Hebamme oder deiner Frauenärztin erzählen. Es könnte auch ein Hinweis auf eine Schwangerschaftscholestase (siehe Seite 532) sein.

**Volleres Haar und Haare an seltsamen Stellen**
Die bessere Durchblutung der gesamten Haut, also auch der Haarwurzeln, trägt zu einem kräftigen Haarwuchs bei. Dein Haar wird voller sein, was ja sehr schön ist (siehe Seite 227), aber du könntest auf einmal auch Haare an Stellen wachsen sehen, wo du sie nie haben wolltest, zum Beispiel auf dem Bauch. Vor allem für Frauen mit dunklen Haaren kann das unangenehm sein. Diese unerwünschten Haare verschwinden sechs Monate nach der Geburt von allein wieder. Bis dahin darfst du sie epilieren, waxen, mit der Pinzette herausziehen oder einfach rasieren. Und jetzt die weniger guten Nachricht: Dein volles Haar lichtet sich auch wieder. Ein paar Monate nach der Geburt sind deine Haare wieder wie vor der Schwangerschaft. Die Haare, die durch die gute Durchblutung nicht ausgefallen sind, verlierst du dann.

## Schwangerschaftsglow

In Kombination mit der erhöhten Talgdrüsenproduktion kann die gut durchblutete Haut im Schwangerschaftsglow erstrahlen. Dieses Mal kommt nur Gutes von den Hormonen. Der Schimmer fällt vor allem bei Frauen mit sehr heller Haut auf.

## Schwangerschaftsakne

Die Kehrseite der guten Durchblutung und der erhöhten Talgdrüsenaktivität ist die Schwangerschaftsakne. Meist zeigt sie sich in Form von Pickeln auf Rücken, Armen, Beinen und im Gesicht, oft schon im ersten Trimester. Zum Glück nehmen die Pickel ab, je näher die Geburt rückt, und danach bist du ganz davon erlöst.

### Tipps

- Wasch dein Gesicht morgens und abends mit Wasser.
- Trink ausreichend Wasser (um die Haut nicht austrocknen zu lassen).
- Wasch dein Gesicht nicht mehr als zweimal täglich und rubbel es nicht trocken, das könnte es noch schlimmer machen.
- Verwende (biologisches) Kokosöl als Hautcreme.
- Verzichte auf Foundation, Puder oder andere Produkte.
- Wasch deinen Kissenbezug regelmäßig.
- Versuch, dein Gesicht nicht mit den Händen zu berühren (wegen der Bakterien).
- Drück die Pickel nicht aus. Das richtet nur noch mehr Schaden an.

### Need to know

Manche Mittel gegen Akne können während der Schwangerschaft sehr schädlich sein. Verwende daher nicht einfach eine Creme aus dem Supermarkt oder der Drogerie, so harmlos sie auch wirken mag. Sprich erst mit deinem Hausarzt (oder der Apothekerin), um zu erfahren, welche Mittel jetzt für dich geeignet sind.

## Eingeklemmter Nerv (Schwangerschaftsischias)

### Definition

Der Ischiasnerv (Nervus ischiadicus) ist der längste Nerv im menschlichen Körper. Er verläuft vom unteren Rücken über den Po zur Rückseite der Oberschenkel und bis zu den Füßen. Bei »Schwangerschaftsischias« ist er eingeklemmt.

### Symptome

- Schmerzen im unteren Rücken, ausstrahlend in den Po und manchmal in die Beine

- prickelndes oder taubes Gefühl im Bein, manchmal bis zum Fuß
- Brennen in Rücken, Po oder Bein
- schwächere Muskeln, vor allem im unteren Rücken und im Bein
- Krämpfe im Bein

Ursache

Progesteron macht deine Muskeln, Bänder und Gelenke lockerer, um deinen Körper auf die Geburt vorzubereiten. Dadurch kann sich jedoch im unteren Rücken schneller ein Nerv einklemmen, weil Druck auf die Nervenwurzeln entsteht. Das verursacht die Schmerzen, und die Ausstrahlung führt zu Krämpfen und Kribbeln im Bein. Da der Nerv so lang ist, kann ein Einklemmen im unteren Rücken zu Schmerzen in allen Körperteilen führen, durch die der Nerv geht.

**Tipps**

- Wenn der Schmerz stark ist und nicht nachlässt oder wenn er deinen Alltag beeinträchtigt, musst du Kontakt zu deiner Hebamme oder der Ärztin aufnehmen.
- Bestimmte Übungen für den unteren Rücken können die Schmerzen lindern. Welche das sind, hängt von den genauen Beschwerden ab. Ein Physiotherapeut kann dir die richtigen Übungen beibringen.
- Manchmal hilft es, die Stelle mit einem Tennisball zu massieren. Leg dazu den Ball im Liegen unter die schmerzende Stelle und roll ihn durch langsame Bewegungen mit deinem Körpergewicht hin und her.
- Es kann auch helfen, die Stelle zu kühlen oder zu wärmen.

Zeitpunkt

Vor allem während des zweiten und dritten Trimesters kannst du dir mal einen Nerv einklemmen, da das Progesteron in dieser Zeit auf einem Höchststand ist. Ein geklemmter Nerv muss übrigens nicht geklemmt bleiben. Es kann gut sein, dass der Schmerz genauso schnell verschwindet, wie er gekommen ist.

Need to know

Schwangerschaftsischias und Beckeninstabilität führen zu ganz ähnlichen Beschwerden. Darum ist es schwierig, selbst eine Diagnose zu stellen. Sprich mit deiner Hebamme darüber. Manchmal wird dir dein Arzt ein Schmerzmittel verschreiben, aber nur wenn es wirklich nötig ist. Zuerst wird geschaut, ob die Übungen schon ausreichen, um Linderung zu bringen.

## Emotionale Schwankungen

### Definition
Ohne nachvollziehbaren Grund schlägt deine Stimmung von einem Extrem ins andere um. Du hast keine Kontrolle darüber und wirst wortwörtlich von deinen Gefühlen übermannt. Die Emotionen sind so stark, dass du sie nicht in Schach halten kannst. Das nennt man Stimmungsschwankungen.

### Symptome
- Auf einen grundlosen Heulkrampf folgt sofort ein Lachanfall.
- Nachdem du gerade noch totalen Stress verbreitet hast, sinkst du völlig gechillt aufs Sofa.

### Ursache
Auf der einen Seite haben Stimmungsschwankungen eine physische Ursache: die Hormone Östrogen und Progesteron. Aber oft spielt auch ein psychosozialer Faktor eine Rolle. In deinem Leben verändert sich viel, wenn du schwanger bist. So schön sie auch ist, so sorgt die Schwangerschaft doch auch für eine Menge Anspannung. »Wird medizinisch alles gut gehen mit mir und meinem Baby?«, »Was muss ich wann regeln?«: Die zwei Beispiele stehen für die vielen Fragen, die Stress verursachen.

### Zeitpunkt
Viele Frauen haben vor allem in den ersten und den letzten drei Monaten Probleme mit emotionalen Schwankungen.

### Tipps
- Unternimm regelmäßig etwas Schönes, etwas, wovon du gute Laune bekommst.
- Iss regelmäßig. Wenn du Hunger hast, bist du anfälliger für emotionale Schwankungen.
- Achte bei deiner Ernährung besonders darauf, dass du die nötigen Vitamine und Mineralien zu dir nimmst. Ein Mangel an Vitamin $B_{12}$ kann zu seelischer Unausgeglichenheit beitragen. Lass deine Werte eventuell kontrollieren.
- Sprich mit deinem direkten Umfeld darüber. Vor allem dein Partner und deine Kinder bekommen oft viel mit. Wenn du erklärst, wie es dir geht, verstehen sie es sicher besser.
- Merk dir, welche Umstände negative Emotionen hervorrufen, und versuch, sie zu vermeiden oder anders mit ihnen umzugehen. Eventuell findest du gemeinsam mit deinem Partner eine Lösung.
- Scheu dich nicht, dir Hilfe zu suchen, wenn du sie brauchst. Hattest du zum Beispiel schon eine

Fehlgeburt und machst dir jetzt Sorgen, dass es wieder passieren könnte, und bist daher gestresst? Sprich darüber mit deinem Frauenarzt, deiner Hebamme, deinem Partner, der Familie oder einer Freundin oder lass dich zu einem Therapeuten überweisen.

- Mach dir bewusst, dass die Labilität zeitlich begrenzt ist, und dramatisiere sie nicht. Emotionen gehören nun einmal dazu.
- Intimität ist gut für deine emotionale Stabilität. Es muss nicht unbedingt Sex sein (auch wenn nichts dagegenspricht), auch kuschelnd auf dem Sofa einen Film zu schauen kann deinen emotionalen Haushalt schon wieder ins Gleichgewicht bringen.

### Need to know

Verwechsle emotionale Schwankungen nicht mit depressiven Beschwerden. Bei Schwankungen schlägt die Stimmung häufig um. Hast du hauptsächlich oder ausschließlich negative Emotionen und kämpfst länger als zwei Wochen mit ihnen, solltest du deine Hausärztin oder die Hebamme um Rat bitten. Möglicherweise hast du dann eine pränatale Depression.

## Empfindliche Brüste

### Definition

Deine Brüste können bei dem geringsten Reiz schmerzen, zum Beispiel bei Kälte oder Berührung.

### Symptome

- Berührungen sind viel intensiver oder tun weh.
- Selbst dein BH oder deine Kleidung fühlen sich rau an.
- Werden deine Brüste berührt, erregt dich das mehr als vor der Schwangerschaft.

### Ursache

Während der Schwangerschaft wachsen die Brüste, werden besser durchblutet und reagieren stärker auf Reize. Sie werden empfindlicher.

### Zeitpunkt

Deine Brüste können ganz am Anfang, noch vor dem Schwangerschaftstest, schmerzen und empfindlich sein. Sie brennen und jucken eventuell gleichzeitig. Das kommt von den Milchdrüsen, die sich schon auf das Stillen vorbereiten. Zum Glück hält der Schmerz nicht lange an. Während der Schwangerschaft wird die Durchblutung der Brüste immer besser, was oft eine größere Empfindlichkeit der Haut verursacht. Das kann in mehreren Stadien der Schwangerschaft zu Problemen führen.

**Tipps**

- Kauf dir gute Schwangerschafts-BHs, die deine Brüste komfortabel stützen.
- Nimm weniger (oder gar kein) Koffein zu dir.
- Wärmekompressen können die Schmerzen lindern.
- Dusch die Brüste mit angenehm warmem Wasser ab.
- Die zusätzliche Einnahme von Vitamin $B_6$ kann bei empfindlichen Brüsten helfen. Aber pass auf: Zu viel Vitamin $B_6$ kann Nachteile mit sich bringen. Frag darum erst deine Hebamme um Rat.
- Vermeide Kälte an den Brüsten.

Mehr über die Entwicklung der Brüste (und der Brustwarzen) liest du auf Seite 314.

**Entzündetes Zahnfleisch/ Parodontitis (siehe Seite 558)**

**Extrauterine Schwangerschaft**

Definition
Die befruchtete Eizelle nistet sich nicht in, sondern irgendwo außerhalb der Gebärmutter ein.

Symptome
- meist keine anderen Symptome als die üblichen frühen Schwangerschaftsanzeichen
- Die ersten Beschwerden treten oft erst zwischen Woche 5 und 12 auf.
- Schmerz oder Stechen, meist an einer Seite des Bauches
- Schmerz zwischen den Schulterblättern
- Übelkeit

Bei einer akuten Form sind die Zellen schon so weit geteilt, dass sie dem Körper der Mutter schaden können. Bei einer Eileiterschwangerschaft kann der Eileiter platzen. Das verursacht folgende Symptome:
- starke Bauchschmerzen
- Ohnmacht
- bleich und weggetreten wirken
- Blutungen
- niedriger Blutdruck

Für mehr Informationen über extrauterine Schwangerschaften siehe Seite 514.

**Fehlgeburt (siehe Seite 486)**

**(Fr-)Essattacken (Cravings)**

Definition
Du verlangst nach etwas Essbarem, das du jetzt unbedingt sofort und

in großer Menge in dich reinstopfen musst.

### Symptome
Du bist dir ganz sicher: Jetzt musst du Paprikachips essen. Oder der Klassiker: saure Gurken mit Sahne. Das unstillbare Verlangen danach erinnert an einen Raucher, der ganz dringend seine Zigarette braucht. Du wärst tatsächlich in der Lage, dich nachts anzuziehen und zur Tankstelle zu fahren, um dort Schokolade zu kaufen.

- Das Wasser läuft dir im Mund zusammen, sobald du an ein bestimmtes Essen denkst.
- Du hast Lust auf etwas ganz Spezielles oder Ausgefallenes.

### Ursache
Woher dieser rasende Hunger und der Appetit auf die seltsamsten Dinge (die dir sonst nicht einmal schmecken) genau kommen, weiß niemand. Es könnte wieder einmal an den Hormonen liegen, aber auch Emotionen verleiten dich dazu, manchmal zu viele Pommes zu essen oder drei Schokoriegel auf einmal zu vernichten. Manche Frauen haben außerdem einen viel feineren Geruchs- und Geschmackssinn als vor der Schwangerschaft.

### Zeitpunkt
Im Allgemeinen sind solche Attacken in den ersten vier Monaten sehr häufig und flauen danach wieder ab.

### Tipps

- Frühstücke jeden Tag. Dann hast du nicht so schnell wieder Hunger.
- Trink im Akutfall ein Glas Wasser, das stillt nicht nur den Durst, sondern auch den Hunger.
- Kauf gesunde Snacks (Minitomaten, Gurken etc.) und keine Süßigkeiten oder Knabbereien.
- Such Alternativen: Hast du zum Beispiel schreckliche Lust auf Erdbeerbonbons, kannst du stattdessen echte Erdbeeren essen.
- Behalte bei hohem Zucker-, Salz- oder Fettkonsum immer das Risiko eines Schwangerschaftsdiabetes (siehe Seite 564) oder hohen Blutdrucks (siehe Seite 502) im Hinterkopf.
- Lenk dich ab, wenn du eine akute (Fr-)Essattacke hast.
- Achte darauf, dass du alle Nährstoffe zu dir nimmst, die du brauchst. Stopf dich also nicht nur mit herzhaften oder süßen Snacks voll, sondern iss auch genügend Obst und Gemüse.
- Lass deinen Magen nie leer werden. Wenn du hungrig bist, gerätst du viel schneller in Versuchung,

enorm viel und ungesund zu naschen.
- Iss lieber mehrmals kleine Mahlzeiten als nur ein paarmal am Tag große.

### Need to know

Manche Frauen bekommen auf einmal Lust auf Unverdauliches wie Sand, Kalk oder Haare. Das kann mit einem Eisen- oder Kalziummangel oder auch mit zu viel Stress zu tun haben. Der unerklärliche Appetit auf Ungenießbares wird »Pica-Syndrom« genannt. Gelingt es dir nicht, dich dagegen zu wehren, brauchst du Hilfe von deiner Hebamme oder deiner Hausärztin. Unverdauliches zu essen ist natürlich nicht gesund und kann sogar gefährlich werden.

## Geschwollene Knöchel
(siehe Wassereinlagerungen, Seite 585)

## Größere Füße

### Definition

Deine Füße können bei deiner ersten Schwangerschaft eine ganze Schuhgröße wachsen, in Ausnahmefällen sogar noch mehr!

### Symptome

Oft werden die Füße schwangerer Frauen flacher und größer (2 bis 10 Millimeter).

### Ursache

Durch die Gewichtszunahme, die gesteigerte Flexibilität der Bänder und die Verbindungen zwischen den Knochen, die unter dem Einfluss der Hormone alle weicher werden, verflacht sich das Fußgewölbe. Einfach ausgedrückt werden deine Füße platter, also länger und breiter. Auffällig ist, dass Frauenfüße zwar in der ersten Schwangerschaft wachsen können, aber in den folgenden gar nicht mehr oder nur noch minimal.

### Zeitpunkt

Deine Füße können schon in den ersten Schwangerschaftsmonaten größer werden.

### Tipps

- Kauf dir neue Schuhe, sobald die alten drücken, am besten solche, die gut stützen und flach sind oder nur einen kleinen Absatz haben.
- Achte beim Schuhkauf darauf, dass die Schuhe auch an der Seite genügend Raum bieten, sodass deine Füße in beiden Wuchsrichtungen Platz haben.

- Nimm am besten keine Schuhe aus synthetischem Material. Deine Füße wollen atmen können wie dein gesamter Körper.
- Steh nicht zu viel und nicht zu lang.
- Deine Füße können auch dicker werden, wenn du Wasser einlagerst (siehe Seite 586).

Need to know

Früher dachte man, es wäre Unsinn, dass die Füße in der Schwangerschaft wachsen, aber wissenschaftliche Untersuchungen haben ergeben, dass es wirklich so ist. Bei mehr als der Hälfte der Frauen werden sie größer. Bei einem Teil der Frauen bleiben die Füße auch nach der Schwangerschaft größer. Ob du davon betroffen bist oder nicht, hängt unter anderem von deiner Fußstellung ab und davon, wie dein Körper auf den veränderten Hormonhaushalt reagiert.

## Hämorrhoiden

Definition

Im Enddarm sitzen kleine Schwellkörper, wie Kissen, die dafür sorgen, dass kein Stuhl herausquillt. Bei Hämorrhoiden gelangen die Schwellkörper zu tief nach unten oder sogar nach draußen. Es entstehen manchmal innere oder äußere Ausstülpungen, die aus geschwollenen Blutgefäßen bestehen. Jeder Mensch kann Hämorrhoiden entwickeln. Diese geschwollenen Blutgefäße sind wichtig, um den Anus abzudichten. Wenn sie jedoch zu stark anschwellen, kommt es zu Problemen.

Symptome
- Juckreiz oder Brennen rund um den Anus
- Blutverlust (vor allem beim Stuhlgang)
- Schmerzen beim Stuhlgang
- Manchmal sind sie sichtbar: blutrote, glibberige Knubbel.
- Bei äußeren Hämorrhoiden kommt es häufig auch zu dünnem Stuhl und dem Abgang von Darmschleim.
- Manchmal ist ein Pfropfen in und rund um den Anus spürbar.

Ursache

Jeder Mensch kann Hämorrhoiden bekommen, ob schwanger oder nicht. Oft ist Druck in und um den Anus herum die Ursache, zum Beispiel als Folge vom Pressen auf der Toilette. Schwangere Frauen sind allerdings anfälliger für Hämorrhoiden. Dafür gibt es folgende Gründe:
- Der Darm arbeitet während der Schwangerschaft langsamer, wodurch du schneller Verstopfung

kriegen kannst. Aufgrund der Verstopfung drückst du auf der Toilette stärker, was Hämorrhoiden zur Folge haben kann. Wenn du Verstopfung hast, musst du also etwas dagegen tun, sonst wirst du die Hämorrhoiden nur schwer wieder los.
- Die Gebärmutter wird irgendwann so groß und schwer, dass sie Druck auf die Organe und Blutgefäße in deinem Unterbauch ausübt. Dadurch kann das Blut schwerer wieder zum Körper zurückströmen.
- Auch durch das Pressen während der Geburt können Hämorrhoiden entstehen.
- Durch das Hormon Progesteron erschlafft die Gefäßwand, was das Hämorrhoidenrisiko steigen lässt. Dazu kommt die gesteigerte Durchblutung, wodurch die Gefäße noch mehr belastet werden und noch leichter Hämorrhoiden entstehen.

*Zeitpunkt*

Die Beschwerden können neun Monate lang vorkommen, aber treten meist erst auf, wenn der Bauch dicker wird, sowie nach der Geburt.

**Tipps**

- Trink viel (Wasser).
- Iss ballaststoffreich: Ballaststoffe halten den Stuhl geschmeidig, damit du nicht so fest drücken musst.
- Versuch, auf der Toilette nicht zu pressen.
- Beweg dich ausreichend.
- Halte den Stuhlgang nicht ein, sondern geh gleich auf die Toilette, wenn du Druck verspürst.
- Achte auf die richtige Haltung auf der Toilette. Es hilft, wenn du deine Füße auf einen kleinen Hocker stellst.
- Verwende spezielle Salben oder Cremes. (Aber achte darauf, dass sie auch für Schwangere geeignet sind.) Zinksalbe und Zinköl helfen auch oft sehr gut.
- Verwende Eiskompressen gegen Juckreiz und Schmerzen. Leg aber immer eine Lage Stoff zwischen Haut und Eis.
- Geh bei starken Beschwerden zum Hausarzt.

**Need to know**

Hämorrhoiden sind keine Krampfadern, das ist ein Ammenmärchen. Mehr als die Hälfte aller Schwangeren hat mehr oder weniger Probleme mit Hämorrhoiden.

## Harte Bäuche
## (Braxton-Hicks-Kontraktionen, Übungswehen)

### Definition
Es handelt sich um starke Kontraktionen der Gebärmutter, mit denen ihr, du und dein Baby, auf die Geburt vorbereitet werdet. Die Gebärmutter übt schon einmal das Zusammenziehen und Entspannen, eine Art Wehenbewegung also. Harte Bäuche werden daher auch »Übungswehen« genannt.

### Symptome
- Dein Bauch fühlt sich plötzlich wie ein harter Ball an.
- Du spürst ein Ziehen im Bauch, das nicht länger als eine Minute anhält. Später in der Schwangerschaft können harte Bäuche auch länger dauern.
- Meist beginnt ein harter Bauch am Oberbauch und sinkt dann nach unten, bis er wieder verschwindet.

### Ursache
- Die Gebärmutter trainiert, sich zusammenzuziehen.
- Du hast zu viel Stress, und die harten Bäuche zeigen dir, dass du es ruhiger angehen lassen musst.
- Ein Orgasmus: Die sich zusammenziehenden Bewegungen beim Orgasmus können auf die Gebärmutter übergehen, die sich dann auch zusammenzieht.
- Dein Baby bewegt sich heftig, es tritt zum Beispiel.
- Verstopfung
- eine volle Blase oder Blasenentzündung
- schnelle oder unvermittelte Bewegungen (bücken, aufstehen, rennen, schwere Dinge heben etc.)
- ein Wachstumssprint deiner Gebärmutter

### Zeitpunkt
Harte Bäuche kommen ab dem zweiten Trimester, ungefähr ab dem 5. oder 6. Monat, häufig vor und nehmen bis zur Geburt sogar noch an Häufigkeit zu. Meist beginnen harte Bäuche bei einer Folgeschwangerschaft früher.

### Tipps
- **Wenn du harte Bäuche bei übermäßiger Aktivität spürst, solltest du kürzertreten.**
- **Gönn dir ein warmes Bad oder eine warme Dusche, mach dir eine Wärmflasche. Wärme hilft beim Entspannen.**
- **Auch Atemübungen können helfen.**
- **Es gibt spezielle Hosen für Schwangere, die die Gebärmutter ein wenig stützen.**

### Need to know

Bei der ersten Schwangerschaft hast du meist weniger harte Bäuche als bei den folgenden. Für dein Baby ist ein harter Bauch nicht schmerzhaft, für dich eventuell schon. Wenn du vor der 37. Woche regelmäßig harte Bäuche hast, zum Beispiel alle 5 bis 10 Minuten, oder wenn sie wirklich sehr schmerzhaft sind, solltest du das mit deiner Hebamme oder deinem Frauenarzt abklären.

## Häufiger Harndrang

### Definition und Symptome

Der Harndrang kann manchmal so häufig werden, dass es dich im Alltag einschränkt.

### Ursache

Während des ersten Trimesters schüttet dein Körper unglaublich viel hCG aus, was unter anderem dazu führt, dass die Nieren sehr stark durchblutet werden. Daher arbeiten sie effizienter und bilden besonders viel Urin. Im zweiten Trimester nimmt die hCG-Menge zwar ab, aber in dieser Zeit hat dein Körper schon einiges an zusätzlicher Flüssigkeit und zusätzlichem Blut produziert. Das Blut wird durch die Nieren gefiltert, und je mehr gefiltert wird, desto mehr Urin entsteht. Der zusätzliche Urin wird in die Blase geleitet, auf die die wachsende Gebärmutter drückt. Du bildest also mehr Urin, für den weniger Lagerplatz vorhanden ist. Das heißt, du musst häufiger Pipi machen.

### Tipps

- Lehn dich auf der Toilette nach vorn. So leerst du deine Blase gründlich.
- Trink tagsüber etwas mehr als abends. Dann musst du nachts nicht so häufig aus dem Bett.
- Trink weiterhin ausreichend. Dein Körper braucht während der Schwangerschaft viel Flüssigkeit, am Tag mindestens 2 Liter.

### Zeitpunkt

Oft ist häufiger Harndrang eins der ersten Schwangerschaftsanzeichen. Noch bevor du überhaupt weißt, dass du schwanger bist, musst du möglicherweise schon ständig auf die Toilette. Es ist auch eine der Beschwerden, die neun Monate lang anhalten (können). Am Ende der Schwangerschaft kann es schlimmer werden. Weil das Köpfchen dann im Becken liegt, übt es Druck auf die Blase aus, sodass du noch häufiger Pipi musst. Nach der Geburt kehrt zum Glück schnell wieder Normalität ein.

## Need to know
Achtung: Häufiger pinkeln zu müssen ist ganz normal, und du musst nichts dagegen unternehmen, aber es kann auch auf eine Blasenentzündung hindeuten. In der Schwangerschaft spürst du davon manchmal nichts, sodass manche Schwangere beides miteinander verwechseln. Klarheit verschafft nur ein Urintest (siehe Seite 495).

## Hautprobleme und -veränderungen

Unter dem Einfluss der Hormone verändert sich auch das größte Organ deines Körpers: die Haut. Sie wird besser durchblutet, die Pigmentierung wird angeregt, und die Haut wird gedehnt. Du wirst Hautveränderungen wahrnehmen und vielleicht Hautprobleme bekommen. Diese Probleme sind übrigens nicht gefährlich und haben keine Langzeitfolgen. Diese Veränderungen kommen häufig vor.

**Veränderungen auf der Haut**
- Muttermale (siehe Seite 553)
- mehr Sommersprossen (siehe Seite 553)
- braune Flecken (siehe Seite 553)
- Linea nigra (siehe Seite 554)
- Schwangerschaftsmaske (siehe Seite 554)
- dunklere Brustwarzen (siehe Seite 555)
- Veränderungen bei der Durchblutung
- rote Netze auf der Haut (siehe Seite 509)
- rote Handinnenflächen und Fußsohlen (siehe Seite 509)
- volleres Haar (siehe Seite 509)
- Schwangerschaftsglow (siehe Seite 510)
- Haare an seltsamen Stellen (siehe Seite 509)
- Krampfadern (siehe Seite 540)
- Hämorrhoiden (siehe Seite 517)
- Schwangerschaftsakne (siehe Seite 510)
- Kombination mehrerer Hautveränderungen (siehe Seite 537)

**Veränderungen aufgrund der Hautdehnung**
- Striae (siehe Seite 522).

**Veränderungen aufgrund mehrerer Ursachen oder Faktoren**
- rote Flecken
- Juckreiz
- trockene Haut
- Hautausschlag/Hitzepickelchen
- Ekzem
- Herpes gestationes
- polymorphe Schwangerschaftsdermatose (PUPPP)

## Hautveränderungen durch Dehnung

Die Haut und mit ihr das Bindegewebe werden im Laufe der Schwangerschaft sehr gedehnt. Das etwas festere Bindegewebe hat während eines echten Wachstumsschubs nicht die Möglichkeit, sich so schnell mitzudehnen. Als Folge davon können kleine Risse entstehen, die wir Striae oder Schwangerschaftsstreifen nennen.

### Schwangerschaftsstreifen (Striae)

Striae sind eine Art Dehnungsspuren, die logischerweise an den Stellen am meisten vorkommen, die schnell gewachsen sind, zum Beispiel an Bauch, Hüfte, Oberschenkel und Brüsten. Bei heller Haut sind neue Striae rosa bis blau. Die Streifen bleiben für immer, werden mit der Zeit aber heller und glänzen mitunter. Bei dunklerer Haut sind sie rotbraun bis dunkelbraun. Die Farbe verschwindet langsam, sodass du am Ende nur noch eine Unebenheit erkennst, aber keine anders gefärbten Streifen (Striae alba). Dunkle und junge Haut ist anfälliger für Striae. Frauen, die erst spät Mutter werden, haben viel seltener Schwangerschaftsstreifen.

Striae können auch ziemlich jucken. Der Juckreiz entsteht vor allem am Anfang, wenn die Haut maximal gedehnt ist und die Risse entstehen.

### Tipps

- Trink ausreichend Wasser, so bleibt das Bindegewebe geschmeidig.
- Iss während der Schwangerschaft gesund und nicht mehr als nötig. Je mehr du zunimmst, desto wahrscheinlicher werden die Striae.

## Heiße Füße (oder Hände)

### Definition und Symptome

Du hast sehr warme oder sogar heiße Füße, manchmal sind auch die Hände betroffen. Und du spürst nicht nur von innen, dass sie warm sind, man kann es auch von außen fühlen. Zusätzlich spürst du manchmal ein Brennen oder andere Schmerzen. Schwellungen sind auch möglich, wenn du Wasser einlagerst (siehe auch Seite 585).

### Ursache

Auch hier ist wieder das Hormon hCG schuld. Weil dieses Hormon ab der Einnistung der Eizelle deinen ganzen Hormonhaushalt auf den Kopf stellt, spielt auch dein innerer

Thermostat verrückt. So kannst du in der Schwangerschaft auch Hitze- und Kältewallungen bekommen.

**Tipps**

- Trag atmungsaktive Schuhe.
- Trag Socken aus 100 Prozent Baumwolle.
- Zieh zu Hause Schuhe und Socken aus und lauf barfuß oder trag Flipflops.
- Verwende kühlende Cremes.
- Verbessere deine Durchblutung: Trink ausreichend Wasser und nur wenig oder gar kein Koffein.
- Bitte deine Ärztin oder deine Hebamme, dein Blut auf einen Mangel an Folsäure zu untersuchen.
- Streck deine Füße beim Schlafen unter der Decke hervor.

### Zeitpunkt

Diese Beschwerden können während der ganzen Schwangerschaft auftreten und im frühen Wochenbett noch schlimmer werden, aber danach werden sie verschwinden.

### Need to know

Ein verrücktspielender innerer Thermostat mit Hitze- und Kältewallungen und (extrem) warmen oder auch kalten Füßen und Händen gehört einfach dazu. Auch ein wenig Juckreiz oder Brennen ist normal. Achte aber darauf, dass du diese Empfindungen nicht mit anderen Beschwerden verwechselst, wie dem juckenden, brennenden Gefühl bei Krampfadern (siehe Seite 540), dem Restless-Legs-Syndrom (siehe Seite 555), einem eingeklemmten Nerv (siehe Seite 510), dem Karpaltunnelsyndrom (siehe Seite 536), einem Ödem (siehe Seite 586), Eisen- oder Folsäuremangel oder einer Schwangerschaftscholestase (siehe Seite 532).

## Herpes gestationis

### Definition

Ein Ausbruch von Herpes gestationis während der Schwangerschaft findet meist am Bauch statt.

### Symptome

- Hautausschlag mit Bläschen, Blasen, Beulen und Verkrustungen
- akut auftretender Juckreiz
- Meist beginnt es am Unterbauch, in und rund um den Nabel.
- Kommt auch auf anderen Körperteilen vor, aber nie im Gesicht, auf den Handflächen oder Fußsohlen.

### Ursache

Niemand weiß, warum genau Herpes gestationis in der Schwangerschaft auftritt. Allerdings gibt es Hinweise, dass das Immunsystem eine Rolle spielt. Die schwangere Frau bildet auf einmal Antikörper, die sich gegen bestimmte Eiweiße in der Plazenta richten, weil diese Eiweiße denen in der obersten Hautschicht ähneln. Es handelt sich also um eine Abwehrreaktion deines Immunsystems gegen Eiweiße in der Haut, die wahrscheinlich die Beschwerden verursacht.

### Zeitpunkt
Die Beschwerden treten meist im zweiten oder dritten Trimester auf, durchschnittlich in Woche 21.

### Tipp

- Du musst zur Hausärztin oder zum Frauenarzt. Herpes gestationis schadet der Mutter nicht so sehr, aber für dein Baby bedeutet es ein erhöhtes Risiko von Wachstumsverzögerungen oder einer Frühgeburt. Eine milde Form lässt sich mit einer Hormonsalbe gut behandeln. Auch schwerere Formen können behandelt werden, aber das geschieht im Krankenhaus, wo du und dein Baby gut überwacht werden könnt.

### Need to know
Keine Panik, wenn du einmal eine rote juckende Blase oder Beule entdeckst: Herpes gestationis ist anders. Wenn du es hast, siehst du sofort, dass das nicht gut ist. Herpes gestationis wird mithilfe einer Hautbiopsie und einer Blutuntersuchung diagnostiziert. Übrigens ist die Krankheit sehr selten.

## Herzklopfen (Palpitationen)

### Definition
Auf einmal spürst du dein Herz sehr stark schlagen, es klopft heftig. Das Gefühl hattest du vor der Schwangerschaft nur nach intensiver Anstrengung, jetzt kann es auch spontan entstehen.

### Symptome

- heftiger Herzschlag
- schneller und unregelmäßiger Herzschlag
- Dein Herz »überschlägt sich« oder »stolpert«.
- Manchmal fühlst du es sogar im Kopf, Hals oder dem gesamten Brustkorb schlagen.

### Ursache
Während der Schwangerschaft muss dein Herz mehr arbeiten. Du bildest ungefähr 1 Liter Blut zusätzlich, damit du auch alle Nährstoffe zu deinem Baby transportieren kannst. Dein Herz muss sich besonders anstrengen, um all das Blut zu pumpen, und daran muss es sich erst

gewöhnen. Als logische Folge davon spürst du bei Anstrengung, dass dein Herz schneller schlägt. Solange der schnellere Herzschlag nicht in Herzrasen übergeht, ist nichts zu befürchten.

Stress, übermäßiger Koffeinkonsum und bestimmte Medikamente können Herzklopfen verursachen. Es kann auch das Symptom einer anderen Schwangerschaftsbeschwerde wie Blutarmut (siehe Seite 500) sein oder einer Erkrankung, die nichts mit der Schwangerschaft zu tun hat. Wende dich im Zweifel an deinen Hausarzt, auch wenn du neben dem Herzklopfen noch andere Beschwerden hast, zum Beispiel Druck auf dem Brustkorb, Übelkeit (während des Herzklopfens oder davor oder danach) oder ein gehetztes Gefühl.

**Tipps**

- Bleib ruhig. Setz oder leg dich hin und konzentriere dich auf deine Atmung.
- Versuch, an etwas anderes zu denken. Schau fern, lass Musik laufen oder lies etwas.
- Vermeide Kaffee, Cola und andere koffeinhaltige Getränke. Auch Schokolade kann die Symptome verschlimmern.
- Lies nach, ob deine Medikamente eventuell Herzklopfen als Nebenwirkung haben können.

Need to know
Herzklopfen kann mit Kurzatmigkeit (siehe Seite 541) einhergehen.

## Hitzepickel und Wundsein

Definition
Es handelt sich um Reaktionen der Haut auf die Kombination von Wärme und Reibung. Oft ist die Haut unter den Brüsten, in der Leiste oder in anderen Hautfalten wund.

Symptome
- rote Flecken oder hautfarbene Bläschen, nur mit Flüssigkeit gefüllt
- Juckreiz

Ursache
Jeder Mensch kann in jedem Alter Hitzepickel bekommen, aber oft treten sie in der Schwangerschaft vermehrt auf, weil dein gewachsener Körper mehr Reibung erfährt. Körperteile reiben aneinander oder an der Kleidung. Dadurch verstopfen die Poren, und der Schweiß kann weniger gut abgeführt werden. Außerdem hat sich die Temperaturregulierung deines Körpers verändert.

### Zeitpunkt

Diese Beschwerden, die mit der Schwangerschaft zusammenhängen, kommen umso häufiger vor, je schwerer dein Körper wird.

### Tipps

- Vermeide Haut-auf-Haut-Kontakt an den Stellen, an denen es zu Beschwerden kommt. Leg zum Beispiel ein baumwollenes Taschen- oder ein Leinentuch unter deine Brüste. Leinentücher gibt es in der Apotheke.
- Trag Kleidung aus natürlichen Materialien, am besten so dünn wie möglich, sodass die Haut gut atmen kann.
- Trink viel Wasser, um deine Körpertemperatur angemessen zu regulieren.
- Vermutest du, dass das Problem woanders liegt, solltest du zu deiner Hausärztin gehen und es überprüfen lassen. Auch wenn viele Schwangere Hitzeausschläge bekommen, können die Symptome auch von anderen Erkrankungen herrühren.
- Lass die betroffenen Stellen nach dem Duschen gründlich trocknen oder föhn sie mit kalter Luft trocken.

## Höhere Herzfrequenz (siehe Seite 524)

## Hyperventilation

### Definition

Eine schnelle, flache Atmung nennt man Hyperventilation.

### Symptome

- schnelle, flache Atmung
- das Gefühl, nicht genug Luft zu bekommen, Kurzatmigkeit
- Herzklopfen
- feuchte Hände
- Schwindel, wattiges Gefühl im Kopf
- Druck auf der Brust
- Nacken- und Schulterbeschwerden (Schmerz, Stechen)
- Prickeln und/oder taubes Gefühl in Fingern und/oder Zehen
- schlechteres Sehvermögen
- Konzentrationsprobleme
- abwesendes, entrücktes Gefühl

### Ursache

Du atmest zu viel Sauerstoff ein. Um das zu verhindern, musst du eigentlich mehr und länger ausatmen, aber durch den Schreck tust du bei Hyperventilation genau das Gegenteil und atmest schneller ein, wodurch noch mehr Sauerstoff ins Blut gelangt. Bei Hyperventilation verengen sich die Blutgefäße, und deine

Organe und dein Bindegewebe erhalten weniger Sauerstoff, obwohl du eigentlich viel einatmest.

Während der Schwangerschaft benötigst du für dein Baby, die Plazenta und die Gebärmutter mehr Sauerstoff. Du passt deine Atmung automatisch diesem Mehrbedarf an. Manchmal bekommst du jedoch zu viel Sauerstoff, und dein Körper reagiert darauf zum Beispiel mit einem Hyperventilationsanfall. Außerdem kann deine Atmung behindert werden, weil der wachsende Bauch auf die Lunge drückt. Noch dazu erschlaffen in dieser Zeit alle Muskeln, also auch die, mit denen du Luft holst. Es gibt noch mehr körperliche Veränderungen, die Hyperventilation verursachen oder verstärken können, zum Beispiel dass das Zwerchfell immer weniger Platz hat, wodurch die Atmung immer schwerer wird.

**Tipps**

- Leg dich hin oder setz dich (gerade). Hol langsam tief Luft (5 Sekunden ein-, 10 Sekunden ausatmen).
- Versuch, durch die Nase zu atmen.
- Sollten die Beschwerden wiederkommen, geh zum Physiotherapeuten. Dort werden dir verschiedene Atmungstechniken erklärt. In vielen Geburtsvorbereitungskursen wird darauf auch eingegangen.

Zeitpunkt

Abhängig von der Ursache kannst du in unterschiedlichen Phasen der Schwangerschaft Probleme mit Hyperventilation bekommen.

Need to know

Unabhängig von einer Schwangerschaft entsteht Hyperventilation auch oft durch Anspannung, Stress und Panik.

**Inkontinenz**

Definition

Das ist der ungewollte und unkontrollierte Verlust von kleinen Urinmengen. Am Anfang handelt es sich dabei oft nur um einige Tropfen, aber irgendwann kann es auch mehr werden. Es gibt zwei Arten von Inkontinenz: bei Harndrang, wenn du also schon sehr dringend auf die Toilette musst, und bei Anstrengung, wenn du bestimmte Bewegungen machst. Das kann Niesen, Lachen, Heben, schnelles Aufstehen oder Bücken sein.

Symptome

- Urinverlust: Tropfen bis Pfützchen
- vor allem beim Niesen, Husten, Heben oder Lachen

## Ursache

Dein Beckenboden wird unter dem Einfluss der Hormone schlaffer. Der Beckenboden besteht aus Muskeln und Bindegewebe, mit deren Hilfe du dein Pipi eigentlich wunderbar aufhalten kannst. Doch durch die Erschlaffung wird das schwieriger. Außerdem können die Gebärmutter, dein Baby und das Gewicht des übrigen Bauchinhaltes (zusätzliches Blut und Flüssigkeit) auch noch auf den Beckenboden drücken. Hierdurch könntest du ungewollt Urin verlieren.

## Zeitpunkt

Abhängig von der Ursache kommt Inkontinenz schon ab dem Schwangerschaftsbeginn vor.

## Tipps

- Lass deine Blase auf der Toilette komplett leerlaufen.
- Geh häufiger Pipi machen, auch wenn du eigentlich noch nicht dringend musst.
- Trainiere deinen Schließmuskel und den Beckenboden, indem du zum Beispiel so tust, als ob du einhältst. Das kannst du immer wieder zwischendurch üben, im Sitzen, im Stehen – immer. Der Vorteil daran ist, dass du die Inkontinenz nach der Geburt so auch schneller wieder loswirst.
- Viele Geburtsvorbereitungskurse richten besonders viel Aufmerksamkeit auf Beckenboden und -muskeln.
- Verwende Hygieneeinlagen.
- Bist du dir unsicher, ob du Urin oder Fruchtwasser verlierst? Fruchtwasser riecht süßlich und nicht so penetrant wie Urin. Deine Hebamme kann dir mit Sicherheit sagen, ob es Fruchtwasser oder Urin ist (siehe auch Seite 574).

## Need to know

Während der Geburt werden deine Muskeln noch weiter gedehnt, was dir nach der Geburt zusätzliche Beschwerden bereiten kann. Die Probleme können auch erst nach der Geburt entstehen. Schwangerschaftsinkontinenz verschwindet oft in den ersten drei Monaten nach der Geburt. Aber viele Frauen werden die Beschwerden nie ganz los. Dann sollten Schließ- und Beckenbodenmuskeln weiterhin trainiert werden. Hast du länger als vier Monate nach der Geburt noch immer Beschwerden, solltest du zu deiner Hausärztin gehen oder einen Termin beim Beckenbodentherapeuten machen. Menschen mit einem hohen BMI leiden häufiger an Inkontinenz.

## Juckreiz an den Schamlippen

An dieser Stelle möchtest du in der Öffentlichkeit wirklich nicht gern kratzen, aber gerade hier kannst du starke Beschwerden haben. Juckreiz im Intimbereich hat in der Schwangerschaft meist bestimmte Ursachen, zum Beispiel:
- Scheidenpilz (siehe Seite 561)
- Irritationen durch Slipeinlagen oder Binden
- vaginale Krampfadern (siehe Seite 539)
- Herpes gestationis (siehe Seite 523)

Deine Schamlippen bestehen natürlich auch aus Haut, die in der Schwangerschaft überall mehr jucken kann. Um herauszufinden, was bei dir die Ursache für den Juckreiz ist, solltest du dich mit der Hebamme oder dem Arzt beratschlagen. Denn manchmal sind die verschiedenen Symptome schwierig zuzuordnen. Auch wenn es dir unangenehm ist, sollte ein Pilz wirklich behandelt werden, bevor die Geburt beginnt, am besten so schnell wie möglich. Und sollte nichts bei der Untersuchung herauskommen, musst du dir keine Gedanken mehr machen. Lass dir also ruhig helfen. Unterwäsche aus Baumwolle ist übrigens oft angenehmer, da sie atmet und somit den Juckreiz mindert.

## Juckreiz: Impetigo herpetiformis

### Definition
Hierbei handelt es sich um eine Form von Psoriasis (Schuppenflechte), die während der Schwangerschaft erstmalig auftritt.

### Symptome
- rosarote Flecken und sehr schuppige Haut
- beginnend an der Oberschenkelinnenseite
- breitet sich weiter über die Beine und eventuell den restlichen Körper aus
- nicht auf Handflächen, Fußsohlen oder im Gesicht
- manchmal einhergehend mit Fieber, Schüttelfrost oder Durchfall

### Ursache
Impetigo herpetiformis kann nicht von regulärer Psoriasis unterschieden werden. Daher wissen die Ärzte nie genau, ob die Krankheit schon vorher latent da gewesen oder erst in der Schwangerschaft entstanden ist.

### Zeitpunkt
Die Krankheit bricht meist im dritten Trimester der Schwangerschaft aus.

## Tipp

- Mit dieser Art von Hauterkrankung gehst du zur Gynäkologin oder zum Hautarzt, aber das hast du dir wahrscheinlich schon gedacht. Im Krankenhaus werden Biopsien durchgeführt, wobei ein hauchdünnes Stück Haut entnommen wird. (Davon merkst du wenig bis gar nichts.) Diese Probe wird dann untersucht, um die richtige Diagnose stellen zu können.

### Need to know

Impetigo herpetiformis kommt zum Glück nur sehr selten vor, ist aber für dein Baby gefährlich. Die Krankheit erhöht das Fehlgeburtsrisiko und schadet der Plazenta, die dadurch nicht oder nicht ausreichend arbeitet. Nach der Geburt nehmen die Symptome meist schnell ab. Aber bei einer weiteren Schwangerschaft entstehen sie oft neu und sind schlimmer als beim ersten Mal.

## Juckreiz: Neurodermitis oder Atopisches Ekzem

### Definition

Dermatologen betrachten diesen Schwangerschaftsjuckreiz als ein Ekzem, das während der Schwangerschaft erstmalig auftritt. Diese Erkrankung hat übrigens viele Namen: Schwangerschaftsekzem, atopisches Ekzem, Prurigo Besnier und *prurigo of pregnancy* (PP).

### Symptome

- Juckreiz
- kleine rote Knötchen (Papeln), die in kleinen Gruppen auftreten
- zu Beginn rote und schuppige Haut
- Wunden entstehen durch das Kratzen.

### Ursache

Auch hierfür ist die Ursache nicht genau geklärt, aber was mögliche Ursachen und die Behandlung angeht, werden Schwangerschaftsekzeme mit anderen Ekzemen verglichen.

### Zeitpunkt

Meist beginnt der Ausschlag im sechsten Monat der Schwangerschaft, er kann aber auch schon im ersten Trimester auftreten.

### Tipps

- Creme deine Haut regelmäßig ein, denn je trockener die Haut ist, desto mehr wird sie jucken. Manchmal wird auch eine medizinische Salbe verschrieben.

### Need to know
Meistens verschwinden die ekzemartigen Beschwerden ein paar Wochen nach der Geburt wieder. Aber es kann auch etwas länger dauern.

## Juckreiz: PUPPP

### Definition
Polymorphe Schwangerschaftsdermatose ist ein plötzlich auftretender Juckreiz in Kombination mit roten Knötchen. Um sicherzugehen, dass die Beschwerden und Knötchen durch PUPPP (*pruritic urticarial papules and plaques of pregnancy*) und nicht durch Herpes gestationis verursacht werden, werden eine Biopsie und ein Bluttest durchgeführt.

### Symptome
- gravierender, extrem juckender Hautausschlag
- rote, an Nesselsucht erinnernde Quaddeln, die wie Inselchen auf der Haut liegen
- Quaddeln und Flecken, die an Schießscheiben erinnern: ein roter Kern mit hellroten Ringen darum herum
- eventuell mit Flüssigkeit gefüllte Blasen
- beginnend am Unterbauch, um den Nabel herum (nicht darin) oder auf Schwangerschaftsstreifen
- schnelle Verbreitung auf dem restlichen Bauch sowie auf Oberschenkeln, Armen und Po
- abheilende Flecken erinnern an Ekzeme

### Ursache
Auch wenn noch nicht alle Zweifel ausgeräumt sind, geht man davon aus, dass PUPPP mit der schnellen Gewichtszunahme von Mutter und Kind zusammenhängt. Möglicherweise ist es eine Entzündungsreaktion auf das schnelle Wachstum der Bauchwand. Genauso gut könnte es durch eine Überempfindlichkeit verursacht werden, nur weiß man nicht, worauf. Die medizinische Forschung hat noch keine Ursache gefunden, verfügt aber zum Glück über eine gute Therapie.

### Zeitpunkt
In den allermeisten Fällen beginnt PUPPP im dritten Trimester, etwa in der 35. Woche. Dieser Zeitpunkt ist kennzeichnend für PUPPP: Wenn die Beschwerden früher auftreten, wird untersucht, ob es sich nicht um eine andere Krankheit handelt, zum Beispiel Prurigo Besnier (siehe Seite 530). Oft dauert PUPPP bis zu sechs Wochen, aber die wirklich

schwer erträglichen Symptome nur eine Woche.

**Tipp**

- Wenn du vermutest, PUPPP zu haben, muss eine Ärztin oder ein Arzt die Diagnose stellen. Du bekommst dann eine Creme mit Kortikosteroiden verschrieben. Der Wirkstoff ist in geringen Konzentrationen für dein Baby nicht schädlich, wenn du dich an die Gebrauchsanweisung hältst. Bei heftigen Ausbrüchen wird ein stärkeres Mittel oder eine Lichttherapie verschrieben. Auch das kann deinem Baby nicht schaden. Lies auch die allgemeinen Tipps bei Schwangerschaftsjuckreiz.

Need to know

PUPPP tritt vor allem bei Erstgebärenden und öfter bei Mehrlingsschwangerschaften auf, vielleicht weil dann die Bauchwand noch schneller und weiter gedehnt wird. Meist verschwinden die Beschwerden drei Tage nach der Geburt. Dieser Juckreiz kann wirklich belastend sein, aber zum Glück nicht schädlich für Mutter und Kind.

## Juckreiz: Schwangerschaftscholestase/Gallenstau (ICP)

Definition

Bei Schwangerschaftscholestase oder ICP (*Intrahepatic Cholestasis of Pregnancy*) wird der Juckreiz von einer erhöhten Konzentration an Gallensäuren und Leberenzymen im Blut verursacht.

Symptome

- starker Juckreiz
- Juckreiz beginnt an den Fußsohlen und Handflächen mit anschließender Verbreitung
- möglicherweise gelbliche Haut
- keine roten Quaddeln oder sonstige Hautveränderungen
- Eventuelle Wunden entstehen durch das Kratzen und nicht durch die Cholestase selbst.
- dunkler gefärbter Urin und heller gefärbter Stuhl
- unangenehmes Gefühl im Bereich der Leber (rechts unter den Rippen)

Ursache

Die Leber produziert die sogenannte »Galle« mit Gallensäuren, um Fette aufzuspalten. Die Galle muss über enge Gallenwege Richtung Gallenblase abgeführt werden. Bei einer Schwangerschaftscholestase ist die Galle dafür zu dick, wodurch sie sich in der Leber ansammelt und das Organ zeitweise schädigt. Im schlimmsten Fall gelangt die Galle ins Blut. Der genaue Grund für den Gallenstau ist nicht bekannt. Vermutet wird, dass auch diese Erkrankung mit den Hormonen zu tun hat.

### Zeitpunkt

Diese Form von Schwangerschaftsjuckreiz kommt hauptsächlich im dritten Trimester der Schwangerschaft vor.

### Tipp

- Geh zu deiner Gynäkologin, vor allem, wenn du zusätzlich mit Übelkeit kämpfst oder weniger Appetit hast. Um eine Schwangerschaftscholestase zu diagnostizieren, wird dein Blut auf Gallensalze überprüft und die Leberfunktion kontrolliert. Falls nötig, werden dir Medikamente verschrieben.

### Need to know

Schwangerschaftscholestase erhöht das Risiko einer Frühgeburt oder eines zu niedrigen Geburtsgewichts, ebenso von Komplikationen wie Kot im Fruchtwasser. Daher ist eine rechtzeitige Behandlung sehr wichtig. Solltest du eine schwere Form von Schwangerschaftscholestase haben, wird die Frauenärztin dein Baby mithilfe eines CTGs besonders gut überwachen. Bei einer eventuellen Folgeschwangerschaft hast du ein erhöhtes Risiko, erneut zu erkranken.

BESCHWERDEN UND WEHWEHCHEN

In der Sprechstunde bei

# Dermatologin Marjolein Leenarts

*Marjolein Leenarts ist Spezialistin für Hautkrankheiten am Rote-Kreuz-Krankenhaus in Beverwijk. Sie beschäftigt sich unter anderem mit Ekzemen, Psoriasis und Hautkrebs, aber kennt sich auch in der Welt von Babys und schwangeren Frauen aus.*

Die Haut ist das größte Organ unseres Körpers. Bei manchen Frauen hat eine Schwangerschaft keinen oder nur wenig Einfluss auf diese Außenverkleidung, aber bei den weitaus meisten ist ein Unterschied spürbar.

**Welche Hautveränderungen sind bei Schwangeren am häufigsten?**

Da nenne ich zuallererst Striae, die sind für viele Frauen sehr belastend. Auch Krampfadern sehe ich häufig und Pigmentveränderungen, wie dunklere Warzenvorhöfe oder eine Linea nigra.

**Die meisten Hautveränderungen sind sicher hormonell bedingt, oder?**

Ja, vor allem, wenn sie zum ersten Mal während der Schwangerschaft auftreten. Wie zum Beispiel Melasma, das dunkle Flecken verursacht, auch Schwangerschaftsmaske genannt. Aber Hautveränderungen werden nicht immer von den Hormonen verursacht. Juckreiz kann zum Beispiel ganz verschiedene Ursachen haben. Muttermale verändern sich mitunter während der Schwangerschaft. Wenn sie etwas dunkler und dicker werden, denkt man oft sofort an ein Melanom. In den meisten Fällen ist das eine unbegründete Angst, aber trotzdem sollten die Veränderungen im Auge behalten werden.

**Ist der eine Hauttyp anfälliger als der andere?**

Ja, Mütter mit dunkler Haut sind zum Beispiel anfälliger für Striae, da bei ihnen das Bindegewebe etwas kompakter ist. Mütter mit etwas älterer Haut haben hingegen weniger Probleme mit Striae. Mit dem Alter verliert die Haut nämlich an Festigkeit. Außerdem haben Frauen mit einer erblichen Tendenz zu Heuschnupfen, Asthma und Ekzemen im Vergleich häufiger Probleme mit Schwangerschaftsjuckreiz oder Ekzemen.

**Die meisten Beschwerden sind aber doch zeitlich begrenzt, oder?**

Für die meisten trifft das zu, für Striae aber zum Beispiel nicht, die werden nur nach einiger Zeit weniger sichtbar. Es gibt auch leider keine Wundermittel dagegen. Aber eine Schwangerschaftsmaske verschwindet oft nach der Geburt. Die meisten anderen Veränderungen verschwinden ein paar Tage oder Wochen danach. Zusätzliches Haarwachstum im Gesicht oder an anderen unpassenden Stellen verschwindet allerdings oft erst nach sechs Monaten.

## Praktische Tipps

- Schütz deine Haut vor der Sonne, genauso wie du es tun würdest, wenn du nicht schwanger wärst – also während der heißesten Zeit des Tages im Schatten bleiben und mit einer guten Sonnencreme einschmieren (mindestens LSF 30).

- Du kannst die Haut am Bauch geschmeidig halten, indem du sie mit Creme oder Öl einreibst. Nimm ein Produkt ohne Parfum, dann riskierst du keine Kontaktallergie.

- Das Beste für deine Haut, das gilt auch für die Zeit nach der Schwangerschaft, ist, nicht zu rauchen und sich vor der Sonne zu schützen.

## Karpaltunnelsyndrom (CTS oder KTS)

### Definition

Mit dem Begriff »Karpaltunnelsyndrom« wird der erhöhte Druck auf einen Nerv an deinen Handgelenken, innen an den Pulsen, bezeichnet. Dieser Nerv, die Sehnen und die Blutgefäße laufen durch einen engen Tunnel, den Karpaltunnel. Wenn du viel Flüssigkeit einlagerst, wird dieser Tunnel noch enger.

### Symptome

- (ausstrahlender) Schmerz in Handfläche und Fingern
- Prickeln, Stechen oder Taubheitsgefühl in Fingern oder Hand
- Verlust von Tastsinn oder Kraft in der Hand, »eingeschlafene« Hand
- angeschwollenes Gefühl
- Der Daumen ist immer beschwerdefrei.
- Abends oder nachts verstärken sich die Beschwerden oft.
- Vor allem morgens ist die Hand steif.

### Ursache

- verengter Karpaltunnel durch zunehmenden Druck bei Wassereinlagerungen
- Häufiger, gleichzeitiger Gebrauch der Hände und wiederholende Bewegungen mit den Händen (Klavier spielen, tippen, häufiger Gebrauch von Smartphone und Tablet, schneiden etc.) können die Beschwerden verstärken.

### Zeitpunkt

Dazu kommt es, wenn du Wasser einlagerst, meist etwas später in der Schwangerschaft.

### Tipps

- Streck bei prickelnden Fingern den Arm über den Kopf und beweg die Finger oder schüttle die Hand.
- Brause deine Hände nach einem Bad oder einer Dusche kalt ab.
- Versuch, deinen Arm und das Handgelenk weiter zu bewegen, aber vermeide große Belastungen.
- Belaste deine Handgelenke lieber nicht zu viel gleichzeitig, zum Beispiel beim Fahrrad- oder Autofahren (Lenkrad), beim Schälen von Gemüse oder beim Auswringen.
- Trag ein Headset, wenn du viel telefonierst.
- Wenn du mit dem Computer arbeitest, mach ab und zu eine Pause. Achte darauf, dass deine Handgelenke beim Tippen horizontal bleiben, nicht zu tief oder zu hoch liegen, und halte die Hände etwas höher. Benutz am besten eine Maus mit Handgelenkspolster und eine ergonomische Tastatur,

auf der die Handgelenke abgelegt werden. Du kannst auch ein Computerarmband tragen.
- Ein Skater-Handgelenkschutz hält deine Hand in einer bestimmten Position, wodurch der Nerv mehr Raum bekommt. Solch ein Schoner ist zwar keine echte Bandage, wirkt aber oft schon sehr gut und ist schneller verfügbar als eine Bandage, die zeitraubend angepasst werden muss.
- Eine (nächtliche) Schiene oder Bandage kann unterstützend wirken. Besprich das mit deinem Hausarzt.

Need to know
Die Beschwerden verschwinden nach der Schwangerschaft meist wieder, und somit ist eine Behandlung selten nötig. Wenn du aber wirklich starke Schmerzen hast, musst du damit in die Sprechstunde.

**Keine rosarote Wolke**

Alle meinen, du müsstest jetzt auf einer rosaroten Wolke schweben, aber bei dir ist das ganz und gar nicht der Fall. Wichtig ist, zwischen dem Normale-Wolke-Gefühl und Niedergeschlagenheit oder depressiven Stimmungen zu unterscheiden. Bei den letzten beiden solltest du dir Hilfe suchen (siehe Seite 506). Aber wenn du dich einfach gut fühlst, nur eben nicht himmelhochjauchzend, dann ist das ganz normal und in Ordnung. Die eine Frau ist einfach etwas rationaler veranlagt als die andere. Und du musst dir überhaupt keine Sorgen machen, wenn du zu den rationaleren gehörst. Diese rosa Wolke wird übrigens viel häufiger beschrieben und besprochen als wirklich gelebt. Die Erde dreht sich auch für dich einfach weiter, wenn du schwanger bist. Aber wenn du bald dein Baby in den Armen hältst, ist es sehr wahrscheinlich, dass du doch auf der rosa Wolke landest. Und auch dann gilt: Manche Frauen (und Männer) erfahren diese Zeit einfach anders. Jede und jeder ist einzigartig in ihren und seinen Erfahrungen und Emotionen.

**Kombinationen mehrerer Hautveränderungen**

Manchmal gibt es keinen eindeutigen Grund für eine bestimmte Hautveränderung oder Beschwerden, sondern es ist eine Kombination verschiedener Faktoren dafür verantwortlich, zum Beispiel starkes Wachstum und Hormone. Viele dieser Beschwerden beginnen mit Juckreiz oder warmer Haut.

### Rote Flecken

Hier geht es wirklich um Flecken. Um es einmal in aller Deutlichkeit zu sagen: Ein Teil deiner Haut sieht aus, als ob du ein rotgescheckter Dalmatiner wärst. Zum Glück verschwinden die Flecken von alleine und sind auch nicht ungewöhnlich. Auch sie sind nur eine Folge des veränderten Hormonhaushalts und der verbesserten Durchblutung.

### Schwangerschaftsjucken

Eigentlich ist Schwangerschaftsjucken ein Sammelbegriff für mehrere Beschwerden. Der Juckreiz ist nicht nur unangenehm, sondern kann in einigen wenigen Fällen auch gefährlicher sein, als er wirkt. Darum sollte man herausfinden, woher er kommt. Und auch hierbei gilt: Frag nicht Dr. Google, sondern deine Hebamme oder deinen (Frauen-)Arzt.

### Tipps

- Kratz nicht, egal wie groß die Versuchung ist. Damit machst du es nur noch schlimmer.
- Mentholpulver, Mentholgel und After-Sun-Lotion können den Juckreiz lindern.
- Vermeide, so gut es geht, trockene Haut. Je trockener die Haut ist, desto mehr juckt sie. Verwende eine fetthaltige und feuchtigkeitsspendende Creme.
- Trink mindestens 2 Liter Wasser am Tag.
- Trag Kleidung aus Baumwolle, nicht aus synthetischen Materialien.
- Schlaf in Bettwäsche aus Baumwolle.

## Kopfschmerzen

### Definition und Symptome

Tja, Kopfschmerzen eben ... Ein Klopfen, Stechen oder Drücken im Kopf.

### Ursache

- Veränderungen im Hormonhaushalt
- physische Veränderungen, zum Beispiel im Glukosehaushalt
- (übermäßige) Erschöpfung
- eine falsche Haltung, durch die Muskeln verspannen und Nerven im Nacken eingeklemmt werden könnten
- Anspannung
- Flüssigkeitsmangel
- Entzugserscheinungen (wenn du zum Beispiel nicht mehr rauchst oder keinen Kaffee mehr trinkst)
- Kopfschmerzen sind auch ein Symptom von hohem Blutdruck (siehe Seite 502).

- Manchmal verändern sich auch die Augen. Wenn du Brillen- oder Kontaktlinsenträgerin bist, kann es sein, dass die Stärke nicht mehr stimmt und du dadurch Kopfschmerzen bekommst.

### Zeitpunkt

Wenn du das Rauchen aufgibst oder auf einmal keinen Kaffee mehr trinkst, weil du festgestellt hast, dass du schwanger bist, ist Kopfschmerz eigentlich ein gutes Zeichen: Du bist auf Entzug. Für die Kopfschmerzen, die direkt mit der Schwangerschaft zu tun haben, gilt Folgendes: Die meisten Frauen bekommen im ersten Trimester durch den veränderten Hormonhaushalt Kopfschmerzen. Im zweiten Trimester lassen sie meist nach, aber im dritten nehmen sie oft wieder zu. Auch nach der Geburt kannst du Kopfschmerzen bekommen, wieder aufgrund der Veränderungen im Hormonhaushalt.

### Tipps

- Ruh dich aus.
- Trink ausreichend Wasser.
- Leg dir einen kalten Waschlappen auf die Stirn.
- Zieh dich in eine dunkle, reizarme Umgebung zurück.
- Achte auf deine Haltung: gerader Rücken, ohne den Bauch hängen zu lassen, entspannte Schultern.
- Achte darauf, dass du keine chemischen Substanzen einatmest/ aufnimmst.
- Lüfte den Raum oder geh an die frische Luft.

### Need to know

Nimm nicht sofort ein Schmerzmittel, wenn du Kopfweh hast, sondern erst, wenn du es wirklich nicht mehr aushältst. Dann ist Paracetamol ohne Kodein die richtige Wahl, andere Schmerzmittel wie Aspirin, Naproxen oder Ibuprofen nicht.

## Krampfadern (siehe Seite 540) im Intimbereich

### Symptome

- schmerzende, geschwollene Schamlippen
- Krampfadern in der Vagina und/ oder an den Schamlippen
- ein »schweres« Gefühl in den Schamlippen oder im ganzen Intimbereich

### Ursache

Es fließt mehr Blut durch den schwangeren Körper, also werden auch Vagina und Vulva besser durchblutet. Manchmal staut es sich dort, und Krampfadern entstehen.

**Tipps**

- Leg deine Beine regelmäßig hoch, auch nachts.
- Trag hochwertige Schwangerschaftsunterhosen, die eine Stützwirkung (auch von unten) haben.
- Vermeide Bewegungen, die Druck auf den Intimbereich verursachen.
- Kühle deinen Intimbereich regelmäßig zum Beispiel mit einem gut umwickelten Coolpack. Das lindert den Druck und damit den Schmerz.
- Vermeide scharfes Essen.
- Achte darauf, dass du täglich genügend Flüssigkeit und Ballaststoffe zu dir nimmst.
- Wenn du starke Beschwerden hast, sollte deine Hebamme oder dein Frauenarzt einmal nachschauen, schließlich geht es um das Gebiet, das bei der Geburt möglicherweise einreißt oder geschnitten werden muss.

*Zeitpunkt*

Krampfadern im Intimbereich können während der ganzen Schwangerschaft auftreten.

*Need to know*

Meist verschwinden die Krampfadern nach der Geburt von alleine. Vaginale Krampfadern sind nicht so einfach zu erkennen, da nicht nur eine einzige Ader anschwillt, sondern ein ganzes Netz.

**Du kannst auch plötzlich eine ganz blaue Vulva bekommen. Wenn du keine Krampfadern hast, keine Schmerzen und keinen Juckreiz, kommt die blaue Färbung wahrscheinlich von der superguten Durchblutung.**

## Krampfadern und Besenreiser

*Definition*

Krampfadern sind dickere, blaue bis violette, oft gewundene Adern, die auf einmal an der Hautoberfläche erscheinen. Da die Wände der Blutgefäße während der Schwangerschaft schlaffer werden und mehr Blut durch sie fließt, wirst du bestehende Krampfadern jetzt deutlicher sehen. Aus denselben Gründen können auch neue dazukommen, manchmal schon im ersten Trimester. Das Krampfadernrisiko ist größer, wenn sie in deiner Familie bereits aufgetreten sind, du Übergewicht hast oder deinen Beruf vor allem im Stehen ausübst. Es gibt verschiedene Beschwerden, die durch Krampfadern entstehen:

- schwere, müde Beine
- schmerzende Beine

- Juckreiz
- Spannungen in den Beinen
- Zittern

**Achtung:**
Tiefer liegende Krampfadern sind kaum zu sehen, können aber dieselben Beschwerden verursachen.

**Tipps**

- viel spazieren gehen, ausreichend bewegen
- regelmäßig die Füße auf und ab bewegen
- Kompressionsstrümpfe tragen
- nicht lange stillstehen
- Beine im Bett und zwischendurch hochlegen
- die Beine nicht übereinanderschlagen
- zusätzliche Wärme auf den Beinen vermeiden (keine warmen Bäder, keine Wärmflasche, keine Extradecke etc.)
- keine engen Hosen, Röcke oder Stiefel tragen

Außer Krampfadern kannst du auch dünnere und eher rote Blutgefäße entdecken. Sie ähneln einem Besen und heißen daher auch Besenreiser. Meistens sitzen sie an der Innenseite der Knöchel. Sie schmerzen nicht und sind harmlos.

## Kurzatmigkeit (Dyspnoe)

### Definition
Dein Körper kann sich selbst nicht ausreichend mit Sauerstoff versorgen.

### Symptome
- schneller und flacher Atem
- das Gefühl, mehr Luft holen zu müssen
- schnellere Ermüdung
- wenig Energie
- durch kleinste Anstrengung außer Atem geraten

### Ursache
Unter dem Einfluss von Progesteron will dein Gehirn mehr Sauerstoff. Darauf reagiert dein Körper, indem er schneller atmet. Leider kommt dadurch nicht automatisch mehr Sauerstoff ins Blut. Du spürst allerdings die typischen Beschwerden von Kurzatmigkeit. Auch die gestiegene Blutmenge im Körper spielt eine Rolle. Denn dieses zusätzliche Blut ist etwas anders zusammengesetzt: Es enthält im Verhältnis mehr Flüssigkeit und weniger sauerstofftransportierende rote Blutkörperchen. Dadurch meint dein Körper, es gäbe nicht genügend rote Blutkörperchen, und schaltet auf Notversorgung um: Er atmet mehr

und schneller, um mehr Sauerstoff aufzunehmen.

Während des letzten Schwangerschaftsmonats erreicht die Gebärmutter den Rippenbogen, was der Lunge Platz wegnimmt und ebenfalls zu Kurzatmigkeit führen kann. Sobald sich dein Baby ins Becken senkt, haben die Lungenflügel wieder mehr Platz.

### Zeitpunkt

Oft tauchen die ersten Symptome im ersten oder zweiten Trimester auf, und die Beschwerden nehmen langsam zu. Während des dritten Trimesters sind sie meist am stärksten.

### Tipps

- Gib deiner Lunge Platz, um frei zu atmen. Sitz und steh gerade.
- Arbeite weiter an deiner Kondition, bleib in Bewegung (siehe Seite 366).
- Schlaf auf der (linken) Seite, sodass deine Gebärmutter möglichst wenig auf die Lunge und die anderen Organe drückt.
- Verschränk deine Arme und zieh deine Schultern hoch, wenn du dich irgendwo anlehnst. Deine Lunge bekommt so automatisch eine andere Haltung, und das kann schon helfen.

### Need to know

Kurzatmigkeit ist die kleine Schwester von Hyperventilation. Bei Kurzatmigkeit hyperventilierst du noch nicht, aber viel fehlt nicht mehr dazu (siehe Seite 526). Die Müdigkeit, die mit der Kurzatmigkeit einhergeht, kann auch eine Folge von Blutarmut sein (siehe Seite 500). Sollte beim Ausatmen Blut hochkommen, musst du deine Hebamme oder deine Hausärztin informieren.

Kurzatmigkeit tritt manchmal mit Herzklopfen und/oder Kopfschmerzen auf. Kontaktiere deinen Haus- oder Frauenarzt oder deine Hebamme, wenn du außerdem Beschwerden wie Übelkeit, Schwindel, Druck auf der Brust oder vermindertes Sehvermögen hast. Dieses Zusammenspiel kann auf Bluthochdruck hinweisen (siehe Seite 502).

## Landkartenzunge (Lingua geographica)

### Definition

Das ist eine harmlose Veränderung auf der Zungenoberfläche.

### Symptome

- rote, unregelmäßige Flecken auf der Zunge
- weißlicher Rand um die Flecken, daher der Eindruck einer Landkarte

- Flecken verändern sich laufend (Platz, Form, Größe)
- Schmerzen oder Brennen bei Kontakt mit sauren oder scharfen Lebensmitteln (nicht bei jeder Betroffenen)

Ursache

Es scheint einen Zusammenhang zu geben mit einem Vitaminmangel, vor allem mit einem Zuwenig an Folsäure und B$_{12}$, und dem veränderten Hormonhaushalt.

Zeitpunkt

Eine Landkartenzunge kann immer auftreten, nicht nur in der Schwangerschaft. Aber jetzt bist du dafür anfälliger.

**Tipps**

- Reinige beim Zähneputzen auch deine Zunge. Achte auf eine gute Mundhygiene. Das bedeutet, mindestens zweimal täglich mindestens 2 Minuten gründlich zu putzen.
- Lass deinen Folsäure-, Vitamin-B$_{12}$- und deinen Hb-Wert überprüfen.

Need to know

Eine Landkartenzunge kann sehr unangenehm sein, ist aber ansonsten harmlos. Oft nehmen die Beschwerden nach der Schwangerschaft ab oder verschwinden vollständig.

**Laufende Nase (hormonell bedingte Rhinitis)**

Definition und Symptome

Du hast durchgehend dünnen Ausfluss aus der Nase, der nicht aufzuhalten ist.

Ursache

Durch den steigenden Östrogenspiegel schwellen die Schleimhäute an und produzieren mehr Sekret. Und da dein Immunsystem geschwächt ist, bist du auch noch anfälliger für Erkältungsviren.

Zeitpunkt

Oft beginnt deine Nase im zweiten Trimester zu laufen. Je weiter die Schwangerschaft fortschreitet, umso schlimmer wird es, aber zwei bis drei Wochen nach der Geburt verschwinden die Beschwerden meist wieder.

**Tipps**

- Inhaliere mit Salzwasser (das lindert die Beschwerden zeitweise).
- Verwende Nasenspray mit Meersalz.

- Achte auf eine hohe Luftfeuchtigkeit am Arbeitsplatz und in der Wohnung.
- Schlaf mit etwas erhöhtem Kopf, damit du besser Luft bekommst.
- Trink weiterhin ausreichend (Wasser).

### Need to know

Wenn du eine Pollenallergie hast, kann sich eine laufende Nase während der Schwangerschaft verschlimmern. Aber manche Frauen haben auch weniger Allergieprobleme in dieser Zeit.

## Leistenschmerzen

### Definition

Leistenschmerzen fallen in die Kategorie Beckenbeschwerden.

### Symptome

- Schmerzen in der Leiste (von leicht bis stark)
- brennendes oder krampfendes Gefühl in der Leiste
- verringerte Kraft in einem oder in beiden Beinen
- Schmerzen beim Stillsitzen

### Ursache

Die Schmerzen, die du in der Leiste spürst, kommen von den Bändern. Durch die Schwangerschaft sind sie schlaffer und instabiler geworden. Sobald Druck auf die Bänder wirkt, kann das schmerzen.

### Zeitpunkt

Oft treten Schmerzen in der Leiste auf, wenn dein Kind einen Wachstumsschub hinlegt oder wenn es sich ins Becken senkt und das Köpfchen die ganze Zeit auf die tiefsten Bänder drückt. Das spürst du unter anderem in der Leiste. Aber auch zu anderen Zeiten kannst du aufgrund all der Veränderungen im Beckenbereich Schmerzen in der Leiste haben (siehe auch Bänder- und Beckenschmerzen).

### Need to know

Möglich ist auch, dass der Leistenschmerz nichts mit der Schwangerschaft zu tun hat, sondern zum Beispiel durch Nierensteine oder einen Leistenbruch hervorgerufen wird. Im Zweifel solltest du zu deiner Hausärztin oder deinem Hausarzt gehen.

## Migräne

### Definition

Migräne ist eine schwerwiegendere Form von anfallartigen Kopfschmerzen, die in Schüben auftritt und von weiteren Symptomen wie Übelkeit, Erbrechen, Lichtempfindlichkeit oder Geräuschempfindlichkeit begleitet wird.

### Symptome
- starke, wummernde oder klopfende Kopfschmerzen, oft nur einseitig
- Der Schmerz kommt in Schüben.
- möglicherweise zusätzlich Übelkeit und Erbrechen
- Starke Reize, wie helles Licht, starke Gerüche oder Lärm, können die Beschwerden verschlimmern.
- Die Beschwerden bestehen einige Stunden bis einige Tage lang.
- starke Erschöpfung

### Ursache
Die Östrogenkonzentration nimmt ab, und der Hormonspiegel verändert sich. Das kann zwei entgegengesetzte Effekte haben: Frauen, die rund um ihre Menstruation schon immer Migräne bekamen, haben nun eventuell neun Monate lang Ruhe davor. Aber leider ist auch das Gegenteil möglich: Frauen, die noch nie Migräne hatten, könnten sie jetzt bekommen.

**Tipps**

- Oft hilft es, sich in einem dunklen, ruhigen Raum auszuruhen.

### Need to know
Nimm in den folgenden Fällen Kontakt zu deiner Hebamme oder deinem Arzt auf:
- Du hast länger als vier Stunden Kopfschmerzen und schon Verschiedenes ausprobiert, um den Schmerz zu lindern.
- Der Schmerz kommt zusammen mit anderen Beschwerden, wie Fieber, verschwommenem Sehen oder anderen Augenbeschwerden und erhöhtem Blutdruck.
- Du fürchtest, dass etwas nicht stimmt.

## (Morgen-)Übelkeit

### Definition
Meistens kommt sie morgens vor, daher auch der Name »Morgenübelkeit«. Sie kann aber auch zu anderen Zeitpunkten auftreten, sogar nachts.

### Symptome
- Übelkeit
- weniger Appetit
- Übergeben
- erhöhte Empfindlichkeit bei bestimmten Bewegungen
- extremes Verlangen nach bestimmten Lebensmitteln und heftige Ablehnung anderer Lebensmittel
- veränderter Geschmack

- schneller Würgereflex
- Sodbrennen
- verstärkte Speichelbildung, oft kurz vor dem Übergeben

### Ursache

Dein Körper produziert eine große Menge des Hormons hCG. Dadurch kann dir manchmal schlecht werden.

### Zeitpunkt

Vor allem im ersten Quartal der Schwangerschaft kommt Übelkeit häufig vor. Danach hast du dich an die Veränderungen in deinem Körper gewöhnt, und das Hormonverhältnis ändert sich erneut. Am Ende der Schwangerschaft scheint Übelkeit daher zu rühren, dass dein Magen weniger Platz hat. Die Gebärmutter drückt dann gegen die Magenunterseite. Sobald dein Baby ins Becken sinkt, nimmt die Übelkeit oft ab. Es gibt aber keine Garantie dafür, dass sie nach einer bestimmten Zeit verschwindet. Manchen Frauen ist neun Monate lang schlecht.

### Tipps

- Warte nach dem Übergeben eine Stunde mit dem Zähneputzen. Die Magensäure kann den Zahnschmelz angreifen, sodass du beim Putzen deine Zähne beschädigst. Du kannst deinen Mund aber mit Wasser ausspülen oder eine Mundspülung verwenden.
- Trink ausreichend. Wenn du dich häufig übergibst, drohst du auszutrocknen. Achte daher darauf, dass du genügend Flüssigkeit zu dir nimmst, vor allem im Sommer oder an Tagen, an denen du dich oft übergeben musst.
- Wenn du vermutest, dass du durch das Übergeben an einem Flüssigkeitsmangel erleidest, solltest du deine Hebamme oder deinen Arzt darüber informieren.
- Lass deinen Magen möglichst nicht leer werden.
- Iss und trink direkt nach dem Aufwachen etwas Leichtes. Eine Reiswaffel kann zum Beispiel schon Wunder bewirken. Leg dir ein Paket neben dein Bett. Wenn du nachts mit Übelkeit aufwachst, iss schnell eine Reiswaffel oder einen Cracker.
- Bitte deinen Partner, dir ein leckeres Frühstück ans Bett zu bringen. Und leg dich nach dem Essen für 20 Minuten flach hin.
- Iss tagsüber keine riesigen Portionen, sondern lieber alle 2 Stunden eine Kleinigkeit.
- Meide scharf gewürztes, sehr fettiges oder sehr saures Essen.
- Meide saure Getränke.
- Iss nichts, was dein Magen nur

schwer verdauen kann. Kohl solltest du lieber stehen lassen, wenn du die Übelkeit loswerden willst.
- Iss nicht in kurzer Zeit viel Zucker. Wenn du etwas naschen willst, dann lieber etwas mit wenig Zucker.
- Iss nichts, worauf du keinen Appetit hast. Manchmal musst du von etwas beinahe würgen, das du früher lecker fandest.
- Achte darauf, dass du eine halbe Stunde vor der Mahlzeit und eine halbe Stunde danach nichts trinkst. So bekommt dein Magen ausreichend Zeit, um mit der Verdauung zu beginnen.
- Trink keinen oder so wenig Kaffee wie möglich.
- Kontrolliere deinen Urin: Wird er dunkler oder riecht er intensiver, hast du wahrscheinlich nicht genug Flüssigkeit im Körper. (Manchmal passiert das auch, ohne dass du dich übergeben musstest.) Dann solltest du mehr Wasser trinken.
- Ingwer kann die Übelkeit vertreiben.
- Auch Atemübungen können helfen.
- Kannst du die Übelkeit nicht ertragen, kann dir deine Hausärztin etwas dagegen verschreiben.

### Need to know
Wenn du dich übergibst, schadet das deinem Baby nicht. Erbrichst du aber Blut, musst du deine Hebamme oder deinen Arzt anrufen.

## Müdigkeit

### Definition und Ursache
Dein Körper leistet mit dem Wachstum und der Versorgung deines Babys Schwerstarbeit. Der ganze Hormonhaushalt macht Überstunden, der Stoffwechsel verändert sich, die Plazenta muss gebildet und dein Blutdruck und Blutzucker müssen neu eingestellt werden. All diese Dinge können dazu führen, dass du dich in den ersten Monaten manchmal oder häufig erschöpft fühlst.

Aber es kann auch sein, dass du dich einfach übernommen hast. Du bist nicht krank, nur weil du schwanger bist, aber dein Körper braucht trotzdem extra viel Ruhe. Physisch verändert sich bei dir viel, während sich die Welt einfach weiterdreht. Arbeitest du dann noch, schmeißt den Haushalt, kümmerst dich um deine älteren Kinder und investierst Zeit in deine Hobbys und dein soziales Umfeld, wird es schnell zu viel. Vergiss nicht: Du bist schwanger, mit allen physischen und mentalen Änderungen, die dazugehören.

### Symptome

- Müde, sooooo furchtbar müde. Das ist ganz normal. Aber wenn du daneben noch folgende Beschwerden hast, solltest du zu deinem Hausarzt oder deiner Gynäkologin gehen:
- Kurzatmigkeit, Schwindel oder Ohnmachtsanfälle. (Lass dich auf Blutarmut untersuchen.)
- Ein kraftloses und niedergeschlagenes Gefühl: Manchmal können beängstigende Gedanken in dir aufkommen, die wie eine Gewitterwolke über deiner Schwangerschaft hängen (siehe Seite 506).

### Zeitpunkt

Müdigkeit ist eins der ersten Schwangerschaftsanzeichen. Das heißt, du kannst schon müde oder sogar extrem müde sein, bevor du etwas von deiner Schwangerschaft weißt. Im zweiten Trimester nimmt die Erschöpfung glücklicherweise ab, aber rechne damit, dass du dich im dritten wieder ganz schön erschöpft fühlen kannst, weil du dann immer mehr Gewicht mit dir herumträgst.

### Tipps

- Sorg für ausreichend Bewegung. Wenn du eine gute Kondition hast, hast du auch ein größeres Durchhaltevermögen.
- Hör auf deinen Körper. Er meldet von alleine seine Grenzen.
- Iss und trink gesund.
- Schlaf ausreichend.
- Überleg, was du alles am Tag tust und ob das nicht zu viel ist. Während der Schwangerschaft kannst du oft nicht in demselben Tempo und mit denselben Aktivitäten wie bisher weitermachen, vor allem dann nicht, wenn du ein sehr aktiver Mensch warst. Frag dich, was du ändern kannst und wann du dir zusätzliche Ruhepausen nehmen solltest.
- Gib auch den anderen Bescheid, dass du in Zukunft etwas kürzertrittst. Solange du nicht selbst sagst, dass du mehr Ruhe brauchst, wird sie dir auch nicht eingeräumt.
- Bitte andere, bestimmte Aufgaben für dich zu übernehmen.
- Wenn du auch im zweiten Trimester noch sehr müde bist, könntest du deine Vitaminwerte überprüfen lassen.

### Need to know

Müdigkeit ist eine der häufigsten (wenn nicht sogar die häufigste) Schwangerschaftsbeschwerden.

**Muttermale (siehe Seite 553)**

**Nach außen gestülpter Nabel**

Bei vielen Frauen juckt die Haut um den Bauchnabel. Das kommt nicht von ungefähr, denn dort wird die Haut am meisten gedehnt. Wird dein Bauch sehr groß, kann es sein, dass sich der Nabel irgendwann nach außen stülpt. Keine Sorge, nach der Schwangerschaft wird alles wieder normal. Solltest du Beschwerden wie Brennen, Stechen oder eine Schwellung des Nabels verspüren, bitte deinen Arzt um Rat. Schmerzt dein Nabel sehr, wird der Knubbel bei Druck größer, zum Beispiel beim Niesen, oder kannst du die Ausstülpung nicht mehr zurückdrücken, solltest du auch Kontakt zu deiner Ärztin oder deinem Arzt aufnehmen.

**Nacken- und Schulterschmerzen**

*Definition und Symptome*
Während der Schwangerschaft kannst du auch unter Schmerzen im Nacken und/oder in der Schulter leiden.

Hast du zusätzlich zu den Nacken- und Schulterschmerzen noch eins der folgenden Symptome, solltest du Kontakt zu deinem Hausarzt oder deiner Frauenärztin aufnehmen.

- hohes Fieber, Schwellungen und rote Haut
- Der Arm ist vor Schmerzen kaum noch beweglich.
- Die Schulter schwillt an.
- Die Haut über der Schulter ist verfärbt.
- Der Schulterschmerz hält länger als zwei Wochen an.
- Bei zusätzlichen Schmerzen an den unteren Rippen musst du Kontakt zu deiner Frauenärztin aufnehmen, um eine Präeklampsie auszuschließen (siehe Seite 502). Bevor du in Panik gerätst: Du kannst unterhalb der Rippen auch Schmerzen haben, weil dein Baby dort dagegen drückt oder tritt.
- Bekommst du früh in der Schwangerschaft, wenn du noch keine Ultraschalluntersuchung gehabt hast, heftige Schmerzen in der Schulter, die nicht nachlassen, solltest du deine Frauenärztin anrufen, um eine extrauterine Schwangerschaft auszuschließen (siehe Seite 514).

*Ursachen*
Nacken- und Schulterschmerzen sind eigentlich Begleiterscheinungen der erschlafften Bänder, die den Körper zusammenhalten. Durch die Er-

schlaffung werden die Gelenke instabiler. In diesem Sinne können Schulter- und Nackenschmerzen mit Beckenschmerzen verglichen werden. Aber nicht nur die Hormone sorgen für Schmerzen im Schulter-Nacken-Bereich, auch eine falsche Haltung kann dafür verantwortlich sein. Dein Körper wächst, du bewegst dich anders und nimmst andere Haltungen an, um das zusätzliche Gewicht zu kompensieren oder anderswo Schmerzen zu umgehen (Schonhaltung). Noch dazu verändert sich dein Blutdruck, was ebenfalls Schmerzen verursachen kann.

### Zeitpunkt

Nacken- und Schulterschmerzen als Folge einer falschen Haltung treten meist erst im dritten Trimester auf, wenn das Baby groß ist, viel Platz einnimmt, dein Körper schwerer geworden ist und die Bänder schlaffer sind.

### Tipps

- Halte deinen Nacken und die Schultern beweglich.
- Lass dich massieren.
- Bei starken Beschwerden kannst du dich am besten an einen Physiotherapeuten wenden. Er hilft dir, eine korrekte Haltung einzunehmen und deine Mobilität und Stabilität zu verbessern. Oder du wirst »getaped«, wobei Körperteile mit elastischen, selbstklebenden Bändern gestützt werden.

## Nasenbluten

### Definition und Symptome

Blutungen aus der Nase kommen manchmal ganz spontan.

### Ursache

Deine Blutgefäße werden unter dem Einfluss der Hormone immer empfindlicher und schlaffer. Außerdem hast du mehr Blut im Körper, und deine Schleimhäute sind besser durchblutet. So lastet mehr Druck auf den dünneren und schlafferen Blutgefäßen – Nasenbluten kann die Folge davon sein. Bei einer Erkältung oder Allergie kommt das häufiger vor.

### Zeitpunkt

Nasenbluten kannst du während der ganzen Schwangerschaft haben, aber vor allem ab dem zweiten Trimester.

### Tipps zur Vorbeugung

- Achte auf eine ausreichende Vitamin-C-Zufuhr, das stärkt die Blutgefäße.

- Putz dir die Nase nicht mit voller Kraft, sondern etwas vorsichtiger.
- Trink ausreichend: Das hält die Schleimhäute feucht.
- Bohr nicht in der Nase.
- Achte darauf, dass die Luft in deinem Zuhause, vor allem im Schlafzimmer, und an deinem Arbeitsplatz nicht zu trocken ist.

**Tipps zur Stillung**

Wenn du spontanes Nasenbluten hast (also ohne, dass du dich gestoßen hast), solltest du am besten ...
- gerade sitzen und den Kopf etwas nach vorne beugen.
- für 10 Minuten durch den Mund atmen und die Nase dabei sanft zudrücken (dort, wo der »weiche« Teil der Nase beginnt). Da dein Blut gerinnen muss, ist es wichtig, das mindestens 10 Minuten lang zu tun.
- diesen Vorgang wiederholen, falls die Nase nach dem ersten Versuch wieder blutet.
- Kontaktiere deine Hausärztin, wenn die Blutung auch danach noch nicht gestoppt ist.

Need to know

Bekommst du Nasenbluten, nachdem du dir den Kopf gestoßen hast, oder bemerkst du noch andere Beschwerden, wie Schmerzen in der Brust oder Atemnot, solltest du Kontakt zu deinem Hausarzt aufnehmen.

**Nestbautrieb**

Definition

Du verspürst einen starken, unbezwingbaren Drang, das Haus komplett babytauglich einzurichten. Der Begriff »Nestbautrieb« kommt natürlich aus der Tierwelt, wo zum Beispiel Vögel wochenlang damit beschäftigt sind, das beste Nest für ihr Gelege zu bauen. Aber wir Menschen sind nicht weniger eifrig, was unsere Nachkommen angeht. Das ganze Zuhause muss jetzt noch hergerichtet werden. Der Garten muss noch verändert, das Kinderzimmer soll nicht nur fertig sein, sondern auch täglich gereinigt werden, und die Babysachen müssen nicht nur einmal oder nicht zweimal, sondern fünfmal gewaschen werden. Ganz zu schweigen von den Badezimmerfliesen mit den dreckigen Fugen. Die müssen nun porentief rein sein. Und denjenigen, die glauben, dass der Nestbautrieb nur bei Schwangeren vorkommt, sei gesagt: Auch viele Partner wollen, angeregt von ihrer schwangeren Frau, den ganzen Laden möglichst schnell tipptopp in Ordnung haben.

## Niedriger Blutdruck

### Definition
Normalerweise liegt dein Blutdruck bei ungefähr 110/70, wobei 110 der systolische und 70 der diastolische Blutdruck ist. Ab einem Wert von 90/50 spricht man von niedrigem Blutdruck.

### Symptome
- Schwindel
- Ermattung
- Neigung zu Ohnmacht
- Müdigkeit
- Gefühl, nicht ganz bei der Sache zu sein
- hauptsächlich Beschwerden beim (zu) schnellem Aufstehen

### Ursache
Wenn du schwanger bist, sinkt dein Blutdruck unter anderem, weil deine Blutgefäße durch die Hormone erschlaffen. Außerdem bildest du mehr Blut und auch mehr Blutgefäße (zum Beispiel in der Plazenta). Die Gefäße bilden sich allerdings schneller als das Blut. Das führt dazu, dass die Blutmenge für die Adern eigentlich noch zu klein ist. Dadurch kann dein Blutdruck sinken.

## Tipps

- Trink eine Tasse Bouillon oder iss ein salziges Lakritz, wenn dir schwindelig ist.
- Salz hilft, aber nimm nicht zu viel zu dir.
- Übernimm dich bei Hitze nicht, dein Blut fließt dann nämlich langsamer.
- Setz dich erst gerade hin, bevor du aus dem Bett aufstehst. Beweg deine Zehen und steh dann langsam auf.
- Positioniere deine Beine im Sitzen etwas erhöht, zum Beispiel auf einem Fußbänkchen.
- Kneif dir ein paarmal leicht in die Waden. Das kann die Durchblutung anregen.

### Zeitpunkt
Beschwerden durch zu niedrigen Blutdruck entstehen häufig im zweiten Trimester, spätestens ab der Mitte der Schwangerschaft.

### Need to know
Wenn du schon immer einen niedrigen Blutdruck hattest, wirst du wahrscheinlich während der Schwangerschaft auch Probleme damit haben.

## Pigmentbedingte Hautveränderungen

Während der Schwangerschaft werden unter Einfluss der Hormone MSH (Melanozyten-stimulierende Hormone) mehr Pigmente in der Haut eingelagert. Das kann zu allerlei Veränderungen führen. Nach der Schwangerschaft bauen sich die zusätzlichen Pigmente wieder ab. Sichtbare Veränderungen sind:
- Muttermale
- mehr Sommersprossen
- braune Flecken
- Schwangerschaftsmaske
- Linea nigra
- dunklere Brustwarzen

### Muttermale
Durch die erhöhte Pigmentierung in der Schwangerschaft werden nicht nur bestehende Muttermale dunkler und dicker, es können sich auch neue bilden.

Zum Hausarzt gehst du, wenn …
- das Muttermal sehr viel dunkler wird.
- die Form des Muttermals sich verändert.
- das Muttermal juckt.
- das Muttermal blutet.
- die Ränder des Muttermals rot sind.
- die Haut um das Muttermal herum rot wird.
- auf dem Muttermal eine Wunde, ein Geschwür oder eine Kruste entsteht.
- du schon früher ein bösartiges Muttermal hattest.

### Sommersprossen
Sommersprossen sind kleine Anhäufungen von Pigmenten. Was das angeht, sind sie mit Muttermalen vergleichbar. Auch für Sommersprossen gilt, dass bestehende dunkler werden und du neue bekommen kannst. Meist sind die nicht von Dauer, und du siehst ein paar Monate nach der Schwangerschaft wieder genauso aus wie früher.

### Braune Flecken
Manchmal entdeckst du braune Flecken, die viel größer als Sommersprossen und längst nicht so dunkel sind. Auch sie sind eine Folge der Pigmentveränderungen und verschwinden nach der Schwangerschaft. Haut, in der viele Pigmente eingelagert sind, wird in der Sonne brauner. Wenn du mit deinem braunen Fleck in die Sonne gehst, wird er noch dunkler. Schütze ihn also mit einem hohen Lichtschutzfaktor.

**Schwangerschaftsmaske (Melasma, Chloasma oder Hyperpigmentierung)**
Neben den Muttermalen, Sommersprossen und braunen Flecken können auch Teile deines Gesichts brauner werden. Das nennt man »Schwangerschaftsmaske«, da meist die Region rund um die Augen betroffen ist. Du kannst wenig dagegen tun, außer deine Haut gut gegen die Sonne zu schützen. Damit verhinderst du, dass die braunere Haut noch dunkler wird. Frauen mit dunklerem Hauttyp entwickeln häufiger eine Schwangerschaftsmaske.

Meist bildet sich diese Maske im zweiten oder dritten Trimester. Wenn du in deiner ersten Schwangerschaft eine hattest, ist es wahrscheinlicher, dass du bei einer folgenden wieder eine bekommst. Hattest du vor der Schwangerschaft schon hellbraune Verfärbungen der Haut als Nebenwirkung der Antibabypille, bist du jetzt besonders anfällig für eine Schwangerschaftsmaske. Nach der Schwangerschaft verschwindet die Maske meist wieder, aber nur langsam.

**Linea nigra**
Eine Linea nigra ist eine vertikale, dunkle Linie, die in der Schwangerschaft auf dem Bauch erscheint. Die Linie ist meist einen Zentimeter breit und läuft vom Schambein bis zum Bauchnabel, um diesen herum und manchmal noch höher. Oft bemerkst du die Färbung erst im zweiten Trimester. Die Linie wird während der Schwangerschaft immer dunkler. Vor allem bei Frauen mit dunklerer Haut ist der Strich gut zu sehen.

Witzigerweise hattest du die Linie schon, bevor du schwanger wurdest. Damals war sie nur so hell, dass sie nicht zu sehen war. Durch die zunehmende Pigmentierung wird der Strich auf einmal sichtbar. Die Linea nigra ist eine harmlose Hautveränderung, die in den ersten Monaten nach der Schwangerschaft verschwindet oder mit der Zeit etwas heller wird.

**Tipps**

- Wenn du die Linea nigra nicht magst, solltest du deinen Bauch lieber nicht in die Sonne halten.
- Gehst du doch in die Sonne, schütz deinen Bauch mit einem hohen Lichtschutzfaktor.
- Manche Wissenschaftler vermuten einen Mangel an Folsäure als Ursache.

**Dunklere Brustwarzen**
Auch die Pigmentierung der Brustwarzen und der Warzenvorhöfe

nimmt zu. Die Färbung hat sogar eine Funktion. Babys können nämlich Kontraste besser wahrnehmen als Farben, die langsam ineinander übergehen, und sind von Geburt an darauf »programmiert«, den Kontrast zwischen Brustwarze und Haut zu erkennen. Dort finden sie schließlich die lebensnotwendige Milch.

**Prickelnde Hände (siehe Seite 503)**

**Restless-Legs-Syndrom**

*Definition*

Der Drang, die ganze Zeit die Beine zu bewegen, ist unbezwingbar. Stillhalten scheint oft unmöglich.

*Symptome*

- Du hast ein unangenehmes Gefühl oder Kribbeln in den Beinen, das erst aufhört oder nachlässt, wenn du dich bewegst. Hilft Bewegung auch nicht?
- Wenn du dich nicht bewegst, wird die Unruhe in den Beinen nur noch schlimmer.
- Deine Beine bewegen sich ab und zu reflexartig, ohne dass du Einfluss darauf hast. Das reicht von Zuckungen bis zu Tritten.
- Meist sind die Unterschenkel am unruhigsten, aber die Unruhe kann auch in den Oberschenkeln, Füßen und sogar in Händen und Armen vorkommen.

*Ursache*

Die genaue Ursache der unruhigen Beine ist nicht bekannt, zumindest sind sich die Fachleute nicht einig darüber. Zweifellos hat es mit den Hormonen und den Veränderungen im Blutkreislauf zu tun. Außerdem scheint es einen Zusammenhang mit einem niedrigen Hb-Wert im Blut zu geben. Sicher spielen auch die Gene eine Rolle. Wenn das Restless-Legs-Syndrom in deiner Familie vorkommt, ist das Risiko höher, dass du es auch bekommst.

*Zeitpunkt*

Du hast selten ruhelose Beine, wenn du dich bewegst, sondern vor allem, wenn du zu lange gestanden oder gesessen hast oder still im Bett liegst. Die meisten Beschwerden treten im dritten Trimester auf, und einige Wochen nach der Geburt sind sie oft wieder verschwunden.

**Tipps**

- Sorg regelmäßig für Bewegung.
- Beweg dich auch ein wenig, wenn du sitzt. Kreise zum Beispiel mit deinen Füßen.
- Vermeide lange Autofahrten. Mach

- regelmäßig Pausen, um dir die Beine zu vertreten.
- Halte deinen Bluteisenwert auf einem gesunden Niveau (siehe Seite 501).
- Vermeide Koffein.
- Besorg dir eine pflanzliche Creme gegen ruhelose Beine.
- Lies die Beipackzettel deiner Medikamente: Manche haben unruhige Beine als Nebenwirkung.
- Lassen dich deine Beine nicht schlafen? Geh erst ins Bett, wenn du wirklich müde bist, und massiere deine Beine kurz vor dem Hinlegen.
- Dusch deine Beine mit kaltem Wasser ab, um die Durchblutung anzuregen.
- Fahr im Bett Luftfahrrad mit den Beinen.
- Trag bequeme, nicht einengende Schuhe.
- Magnesium kann helfen.

### Need to know

Ruhelose Beine (oder Arme) sind für dein Baby nicht gefährlich. Aber wenn du extrem unter ihnen leidest und weder gut schlafen noch deinen Alltag normal bewältigen kannst, haben sie trotzdem einen negativen Einfluss auf die Schwangerschaft.

## Rote Blase im Mund (Granuloma pyogenicum/ pediculatum)

### Definition

Ein pyogenes Granulom ist eine rot glänzende und schnell blutende Blase, die fast ausschließlich aus Blutgefäßen besteht. Granulome können überall auf der Haut vorkommen, erscheinen aber meistens im Mund.

### Symptome

- Die Blase blutet schnell, zum Beispiel beim Zähneputzen.
- Die Blase wächst innerhalb weniger Wochen heran.
- Drum herum kann sich ein hervorstehender Rand aus Haut (oder Zahnfleisch) bilden.

### Ursache

Die genaue Ursache ist nicht bekannt, aber da die Blasen so oft während der Schwangerschaft entstehen, wird davon ausgegangen, dass sie eine Folge der hormonellen Veränderungen sind. Früher dachte man, dass ein Bakterium oder Virus der Verursacher wäre, aber die wurden nie in oder um ein pyogenes Granulom herum nachgewiesen.

## Zeitpunkt

Granulome können während der ganzen Schwangerschaft auftreten.

## Tipps

- Du selbst kannst nichts gegen die Bläschen tun. Da sie aber nicht gefährlich sind und nach der Schwangerschaft wieder verschwinden, musst du sie auch nicht behandeln lassen. Stören sie dich sehr, können sie eventuell entfernt werden. Wenn sie im Mund sitzen, gehst du damit zum Zahnarzt, sitzen sie woanders, zum Hausarzt. Der wird dich eventuell an eine Dermatologin überweisen.

### Need to know

Ein pyogenes Granulom wird auch »Schwangerschaftstumor« genannt. Zum Glück ist solch eine Blase aber völlig harmlos.

BESCHWERDEN UND WEHWEHCHEN

## In der Sprechstunde bei
# Zahnärztin und Parodontologin Elmira Boloori

*Elmira Boloori, die zuerst Mundhygienikerin war, achtet als Zahnärztin und Parodontologin besonders auf eine gute Mundhygiene bei Schwangeren.*

In dem Spruch, dass jede Schwangerschaft die Mutter einen Zahn kostet, steckt leider ein Körnchen Wahrheit. Schwangere sind anfälliger für Mundprobleme wie Zahnfleischentzündung. Nach einer Weile kann das zu Parodontitis führen, wodurch das Risiko einer Frühgeburt oder eines zu geringen Geburtsgewichtes des Babys steigt.

**Warum verdient mein Gebiss besondere Aufmerksamkeit, wenn ich schwanger bin?**

Gebiss und Zahnfleisch sind empfindlicher, weil sich die Bakterienzusammensetzung im Mund verändert. Und physisch verändert sich noch mehr. Das Zahnfleisch enthält zum Beispiel viele Rezeptoren, sozusagen Empfänger, für bestimmte Hormone, von denen sich Bakterien ernähren. So kann auch eine »falsche« Ernährung zu Karies und Zahnfleischentzündungen führen.

**Warum soll ich schon vor der Schwangerschaft mein Gebiss kontrollieren lassen?**

Wenn du während einer Zahnfleischentzündung schwanger wirst, kann diese durch die Hormonumstellung leicht zu einer Parodontitis werden. Hast du eine Parodontitis, ist es schon zu spät. Denn sie erhöht das Risiko, Schwangerschaftsdiabetes zu bekommen. Der Grund dafür ist vermutlich, dass bestimmte Entzündungsstoffe die Arbeit des Insulins blockieren. Das solltest du besser verhindern.

**Was ist der Unterschied zwischen Zahnfleischentzündung und Parodontitis?**

Bei einer Zahnfleischentzündung ist nur das Zahnfleisch betroffen. Bei einer Parodontitis breitet sich die Entzündung auch in tiefer gelegene Regionen aus bis hin zum Kieferknochen. Dadurch kann der Kiefer abgebaut werden, das Zahnfleisch zieht sich zurück, und es können Taschen zwischen den Zähnen entstehen, in denen sich schädliche Bakterien sammeln. Im weiteren Verlauf können sich deine Zähne lockern und schließlich ausfallen.

## Warum ist die mütterliche Parodontitis schlecht für das ungeborene Kind?

In den letzten Schwangerschaftswochen befinden sich viele entzündungsfördernde Stoffe in deinem Körper. Gelangen dann Bakterien, die mit der Parodontitis zu tun haben, in deine Plazenta, kann dein Kind zu früh geboren werden und ein niedriges Geburtsgewicht haben. Zudem können die Bakterien eine Gebärmutterhalsentzündung oder eine bakterielle Vaginose verursachen. Nach der Geburt kannst du Kariesbakterien – das sind andere als die Parodontitisbakterien – auf dein Kind übertragen, etwa wenn du seinen Schnuller sauber leckst. Je später Kinder mit diesen Streptokokken (Kariesbakterien) in Berührung kommen, desto kleiner ist ihr Kariesrisiko.

### Praktische Tipps

- Rauch nicht.
- Putz zweimal am Tag gründlich deine Zähne (samt Zahnfleisch).
- Nimm ausreichend Vitamine zu dir. Dein Gebiss benötigt unter anderem Vitamin C, D, Ballaststoffe und Antioxidantien: Zwei Kiwis am Tag reichen aus, um deinen Tagesbedarf an Vitamin C und Antioxidantien zu decken.
- Reinige auch täglich die Zahnzwischenräume mit Zahnseide oder Interdentalbürste.
- Lass dein Gebiss schon vor der Schwangerschaft gründlich kontrollieren und achte darauf, dass deine Zähne und deine Mundhygiene in Ordnung sind.
- Geh im zweiten oder dritten Trimester noch einmal zur Kontrolle bei deiner Zahnärztin.
- Informiere Zahnarzt und Prophylaxeärztin gleich darüber, dass du schwanger bist. Dann können sie gründlich nach Zahnfleischentzündungen schauen, falls nötig direkt etwas dagegen unternehmen und mögliche Löcher behandeln. Gut zu wissen ist, dass einige weniger gängige Arten der Betäubung Wehen verursachen können.
- Iss und trink möglichst nicht häufiger als fünf- bis sechsmal am Tag.
- Trink Wasser statt zuckerhaltige und/oder säurehaltige Getränken.
- Parodontitis zeigt sich erst spät, meist nach der Schwangerschaft. Achte daher auch nach der Geburt gut auf dein Gebiss (auch weil du ganz leicht Bakterien auf dein Kind übertragen könntest).

## Rülpser (Ructus) und Pupse (Flatulenz)

### Symptome
Wenn du schwanger bist, rülpst und pupst du häufiger.

### Ursache
Weil dein Körper mehr Progesteron ausschüttet, werden deine Muskeln schwächer und die Verdauung langsamer. Das sorgt für mehr Luft im Bauch, die als Rülpser oder Pupse nach draußen dringt. Eine zweite Ursache ist, dass dein Darm immer weniger Platz hat, weil die Gebärmutter größer wird; eine dritte Ursache ist die geringere Kontrolle, die du über deine Bauchmuskeln hast. Der letzte Grund gilt für alle, nicht nur für Schwangere: Meistens atmen wir zu viel Luft ein.

### Zeitpunkt
Ob und wann du mehr rülpsen und pupsen musst, hängt von der Ursache ab (Veränderungen in deiner Ernährung und/oder verschiedene physische Veränderungen).

### Tipps

- Trink nichts Kohlensäurehaltiges.
- Trink während des Essens nichts oder wenig.
- Iss langsam und kau gründlich.
- Verzichte auf Kaugummis (Sorbitol kann zu Blähungen führen).
- Nimm mehrere kleine Mahlzeiten am Tag zu dir anstelle von wenigen großen.
- Setz dich beim Essen und Trinken gerade hin, das ist besser für die Verdauung.
- Laktose und Fruktose können auch mehr Luft verursachen. Hast du starke Beschwerden? Probier aus, weniger oder gar keine Fruktose oder Laktose zu dir zu nehmen.
- Iss nicht zu fettig. Und auch Zucker ist ein Übeltäter.
- Gemüse wie weiße Bohnen, Zwiebeln und einige Kohlsorten können zusätzlich Blähungen verursachen. Leicht verdauliche Gemüsesorten sind besser geeignet, zum Beispiel Tomate, Avocado und Gurke.
- Manche Nahrungsmittel können stinkende Winde verursachen, zum Beispiel Eier, Kohl, Bohnen, Zwiebeln, Hülsenfrüchte, Getreide, Fisch und Milchprodukte. Im Verhältnis enthalten sie viele schwefelhaltige Eiweiße. Und das riecht man ...
- Andere Nahrungsmittel sind gut gegen Blähungen, zum Beispiel Kamille, Minze oder Fenchelsamen.
- Beweg dich ausreichend. Das fördert die Verdauung.

- Leg dich nach dem Essen nicht sofort hin. Dadurch könntest du dich aufgebläht fühlen, da die Gase schlechter entweichen.
- Es gibt sogenannte »Entschäumer« mit den Wirkstoffen Simeticon und Dimeticon, die du auch während der Schwangerschaft einnehmen darfst. Sie lösen die überflüssige Luft im Bauch auf. Besprich das aber vorher mit deiner Hebamme und lies den Beipackzettel aufmerksam.

Need to know

Bei manchen Frauen lindert ein ordentlicher Rülpser oder Pups die Übelkeit oder das aufgeblähte Gefühl. Wer rülpst, lässt Luft aus dem Magen raus. Dabei kann es allerdings zu Sodbrennen kommen (siehe Seite 480), Verstopfung oder Durchfall (siehe Seite 493 und 489) treten oft mit Blähungen auf.

## Scheidenpilz (Candidose/vaginale Mykose)

Definition

Vor allem Hefepilze können Infektion in der Vagina auslösen.

Symptome

- weißer bis gelblicher, etwas bröckeliger Ausfluss, unangenehmer Geruch
- Jucken und/oder Brennen
- gesteigertes Verlangen nach Zucker (ausgelöst durch den Pilz)
- Wasserlassen kann schmerzen.
- manchmal Rötungen rund um und an den Schamlippen und an der Leiste
- eventuell Schmerzen beim Sex
- mehr Ausfluss
- Unterschied zu »normalem« Ausfluss: Normaler Ausfluss ist flüssig, weiß oder klar und hat keinen speziellen Geruch. Er stinkt nicht, kann aber manchmal etwas säuerlich riechen. Während der Schwangerschaft kannst du mehr Scheidenausfluss haben als davor (siehe Seite 574).
- Geh zum Frauenarzt. Auch wenn ein Scheidenpilz an sich nichts Schlimmes ist, solltest du die Infektion behandeln lassen. Deine Gynäkologin weiß, welche Mittel für Schwangere geeignet sind. Durch eine unbehandelte Infektion kann sich dein Baby während der Geburt anstecken und Soor entwickeln. Auch wenn Soor ungefährlich ist, verursacht diese Pilzkrankung manchmal schlimme Schluckbeschwerden. Also lass deinen Scheidenpilz so schnell wie möglich behandeln.

### Ursachen

- hormonelle Veränderungen
- Der vaginale pH-Wert ändert sich.
- Dein Immunsystem ist geschwächt.
- Manche Antibiotika können Pilzinfektionen auslösen.
- Trag Unterwäsche aus natürlichen Materialien (Baumwolle).
- Verwende nur Slipeinlagen, die Luft an die Scheide lassen.
- Benutze keine Tampons, damit der Pilz sich darin nicht vermehren kann.
- Wasch deinen Intimbereich nicht mit Seife, sondern mit Wasser (und eventuell einem sauberen Waschlappen).
- Wisch dich von vorne nach hinten ab.
- Vermeide Zucker.
- Verwende kein Intim-Deodorant oder andere Mittel, um den Geruch zu überdecken: Halte deine Scheide einfach mit Wasser sauber und frag deine Frauenärztin oder in der Apotheke, welches Anti-Pilz-Mittel du anwenden kannst.
- Benutze beim Sex ein Gleitmittel (um nicht wund zu werden).
- Nimm zu Antibiotika auch Probiotika ein.

### Zeitpunkt

Einen Scheidenpilz kannst du dir immer einfangen, während der Schwangerschaft bist du aber anfälliger.

### Need to know

Ein Scheidenpilz ist keine sexuell übertragbare Krankheit. Die Infektion entsteht in deinem eigenen Körper. Trotzdem kannst du deinen Partner damit anstecken. Der häufigste Pilz ist Candida albicans.

## Schmeckstörung (Dysgeusie)

### Definition

Bei eine Schmeckstörung hat man einen unangenehmen, metallischen Geschmack im Mund.

### Symptome

- unangenehmer Geschmack (Du schmeckst Metall, Blut.)
- Der Geschmack kann auch manchmal im Hals wahrgenommen werden.
- Der Geschmack verschwindet nicht oder nur sehr kurz (nach dem Zähneputzen).
- Der Geschmack kann Übelkeit hervorrufen.

### Ursache

Was genau hinter dem fiesen Geschmack steckt, ist nicht bekannt. Du kannst auch außerhalb der Schwangerschaft darunter leiden, wenn du zum Beispiel eine Zahnfleischentzündung hast oder bestimmte Medikamente einnimmst. Während der Schwangerschaft scheint die Ursache eher in den hormonellen Prozessen, genauer im veränderten Geruchs- und Geschmackssinn zu liegen. Aber es könnte auch ein Zusammenhang mit den Veränderungen der Geschmacksknospen bestehen.

### Zeitpunkt

Hiermit kannst du schon früh in der Schwangerschaft zu tun bekommen. Eine Schmeckstörung kann sogar ein erstes Schwangerschaftsanzeichen sein. Meist nehmen die Beschwerden nach dem ersten Trimester ab.

### Tipps

- Putz deine Zähne direkt nach dem Essen und auch den Rest deines Mundes: Zunge, Innenseite der Wangen (vorsichtig) und hinten, bis du fast würgen musst.
- Lutschpastillen vertreiben den schlechten Geschmack, wenn auch nur kurz.
- Manchen Frauen hilft es, wenn sie ihren Mund mit Speisenatron spülen.
- Überleg, ob es einen Zusammenhang mit bestimmten Lebensmitteln gibt (Milchprodukte, Kaffee, fettes Essen, scharf gewürztes Essen etc.), und meide sie.

### Need to know

Bei den einen hilft dies, bei den anderen das und bei den Dritten gar nichts …

## Schmerzen am Steißbein

### Definition und Symptome

Das Steißbein ist der unterste Knochen der Wirbelsäule und liegt zwischen den Pobacken. Hast du dort Schmerzen, können sie nach oben Richtung unteren Rücken oder nach unten Richtung Sitzbeinhöcker ausstrahlen. Oft tut es beim Sitzen weh.

### Ursache

Während der Schwangerschaft werden die Gelenke, Muskeln und Bänder flexibler, aber auch schwächer. Da das Steißbein im Becken liegt und gerade das Becken viele Probleme mit der Erweichung bekommen kann, ist auch das Steißbein betroffen. Eine andere Ursache könnte sein, dass das Steißbein bei einer vorherigen Geburt Schaden genommen hat. Der Grund kann auch noch weiter zurückliegen. Wenn du als Kind einmal auf dein Steißbein gefallen bist, kann diese Verletzung jetzt wieder zutage treten.

**Tipps**

- Sitz gerade und lehn dich so wenig wie möglich nach hinten, denn dadurch wird der Druck auf das Steißbein größer.
- Wenn du im Sitzen arbeitest und der Schmerz unerträglich wird, solltest du ein Steißkissen benutzen oder deinen Arbeitgeber fragen, ob du auf einem speziellen Ball sitzen darfst. Beide entlasten das Steißbein.
- Beweg dich regelmäßig. Steh öfter mal auf und mach zum Beispiel einige Dehnübungen.
- Werden die Beschwerden nicht weniger? Dann kannst du zu einer Beckentherapeutin gehen.

Zeitpunkt

Da diese Beschwerden vor allem durch das schwächer werdende Becken verursacht werden, treten sie oft erst im zweiten Trimester auf, wenn das Hormon Progesteron seine weich machende Wirkung entfaltet. Die Schmerzen beginnen oft erst am Ende des zweiten Trimesters oder am Beginn des dritten, manchmal auch erst bei der Geburt, da sich das Steißbein dabei mitbewegt.

Need to know

Nach der Schwangerschaft verschwindet der Schmerz im Steißbein meist. Aber viele Frauen haben noch während des Wochenbettes Beschwerden.

## Schnarchen

Definition

Die Nasenschleimhäute schwellen während der Schwangerschaft an (siehe Seite 543 und 580) und du schnarchst vielleicht auf einmal, weil der Durchgang in der Nase enger geworden ist. Die Außenwelt nimmt sogar akustisch Anteil daran. Zum Glück verschwindet das Übel ungefähr zwei Wochen nach der Geburt wieder. Bis dahin kannst du ...

- mit dem Kopf erhöht schlafen.
- auf der Seite schlafen, am besten auf der linken.

## Schwangerschaftsdiabetes (Gestationsdiabetes)

Definition

Es handelt sich um eine zeitlich begrenzte Form von Diabetes, auch »Zuckerkrankheit« genannt.

## Symptome
- großer Durst
- ein größeres Baby (Makrosomie: schwerer als 4500 Gramm) oder auch ein viel kleineres Baby (Dysmaturität)
- häufiger Harndrang
- viel Fruchtwasser
- Juckreiz
- Erschöpfung
- oder gar keine Symptome

## Ursache
Durch all die hormonellen Veränderungen spricht dein Körper möglicherweise schlechter auf Insulin an, also auf den Stoff, der deinen Blutzuckerspiegel regelt. Du bildest immer Insulin, aber während der Schwangerschaft muss dein Körper besonders viel davon produzieren. Bei Schwangerschaftsdiabetes kann er das nicht oder nicht ausreichend, wodurch dein Blut zu viel Zucker enthält.

Schwangerschaftsdiabetes kann verschiedene Folgen haben.
- Dein Baby kann größer sein, als es ohne Diabetes gewesen wäre. Da dein Körper durch den Insulinmangel nicht alle Zucker aufspalten kann, verbleiben viele in deinem Blut und gelangen so auch zu deinem Kind. Das Baby wird sofort selbst zusätzliches Insulin bilden, um den Zucker aufzuspalten. Die dabei entstandene Glukose wird im Babykörper dann direkt in Fett umgewandelt. Das kann bei der Geburt zu Problemen führen. Wenn das Baby sehr schwer und groß geworden ist, wird wahrscheinlich ein Kaiserschnitt gemacht.
- Das Risiko einer Nieren-, Blasen-, Gebärmutterhals- oder Gebärmutterentzündung steigt.
- Durch starke Schwankungen des Blutzuckerspiegels kann sich die Reifung der Lunge des Babys verlangsamen.
- Das Kind läuft Gefahr, bei der Geburt einen zu niedrigen Blutzuckerspiegel zu haben. In diesem Fall muss das Baby nach der Geburt noch einige Tage im Krankenhaus bleiben.
- Du und dein Baby habt ein erhöhtes Risiko, nach der Geburt an Diabetes Typ 2 zu erkranken.

## Tipps
Wenn bei dir Schwangerschaftsdiabetes diagnostiziert wird, bekommst du eine Ernährungsberatung, und dein Blutzucker wird streng kontrolliert. Mit einer angepassten Ernährungsweise ist Schwangerschaftsdiabetes sehr gut unter Kontrolle zu halten, wodurch schlimme Langzeitfolgen

- auf ein Minimum reduziert oder sogar ausgeschlossen werden können. Ab jetzt also nur noch gesund essen und die vorgeschriebene Diät einhalten. Keine heimlichen Es(s)kapaden mehr.
- **Iss mehrere kleine anstelle von drei großen Mahlzeiten.** So muss dein Körper weniger »Zuckerpeaks« verarbeiten, und du bekommst im Verhältnis mehr Zeit, um die Nahrung zu verdauen.
- **Informiere dich, worin überall Zucker enthalten ist.** Damit ist nicht nur der zugefügte Zucker gemeint, sondern auch Kohlenhydrate, die in deinem Körper in Zucker umgewandelt werden.
- **Wähl langsam verdauliche Kohlenhydrate,** die zum Beispiel in Vollkornbrot, Vollkornnudeln und Vollkornreis enthalten sind. Achtung: Mehrkorn ist kein Vollkorn!
- **Vorsicht bei Fruchtsäften:** Sie enthalten enorm viele schnelle Zucker.

### Zeitpunkt
Meistens tritt Schwangerschaftsdiabetes in der zweiten Hälfte der Schwangerschaft auf.

### Need to know
In manchen Fällen ist das Risiko besonders hoch, an Schwangerschaftsdiabetes zu erkranken:

- Du hattest schon einmal Schwangerschaftsdiabetes.
- Du hast Übergewicht (auch schon vor der Schwangerschaft).
- Du hast schon einmal ein schweres Kind bekommen (über 4500 Gramm).
- Du hast zu viel Fruchtwasser.
- Dein Vater, deine Mutter, deine Schwester oder dein Bruder hat eine Form von Diabetes.
- Du hast afrikanische, südostasiatische, mediterrane oder orientalische Wurzeln.
- Du hast bei einer früheren Schwangerschaft aus unbekanntem Grund eine Fehlgeburt erlitten.
- Du bist älter als 35.
- Dein Cholesterol- oder dein Blutzuckerwert ist zu hoch.
- Du hast das polyzystische Ovar-Syndrom (PCOS).

Bei deiner ersten Untersuchung, wenn du acht Wochen schwanger bist, wird dein Blutzuckerwert festgestellt. Bei Risikogruppen wird außerdem ein Blutzuckertagesprofil erstellt. Wenn du schon einmal Schwangerschaftsdiabetes hattest, wird zwischen Woche 16 und 18 ein Diabetestest durchgeführt.

Bei einem oralen Glukosetoleranztest (oGTT) musst du eine spezielle Zuckerlösung trinken, und dann wird dein Blut kontrolliert. Es finden über einen Vormittag verteilt mehrere Messungen statt. Das braucht also Zeit. Kontrolliert wird, ob dein Körper die Zuckermenge schnell genug abbauen kann.

Wenn das nicht der Fall zu sein scheint, bekommst du ein Blutzuckermessgerät mit nach Hause, um mehrmals am Tag deinen Blutzuckerspiegel zu messen. Auf diese Weise können sich Ärztin und Ernährungsberater ein Bild davon machen, wann genau dein Körper mit dem Zucker nicht mehr zurechtkommt. Der Ernährungsberater stellt einen Ernährungsplan für dich auf, der diese Peaks berücksichtigt. Wichtig ist, dass du dich streng an deine Diät hältst.

In einigen Fällen ist eine Diät nicht ausreichend, um den Blutzucker unter Kontrolle zu halten. Dann sind Insulininjektionen nötig, und deine Gynäkologin wird dich besonders gründlich überwachen. Manchmal wird entschieden, die Geburt mit 38 Wochen einzuleiten, um zu verhindern, dass das schon ziemlich große Baby in den letzten Wochen noch weiter wächst und dass die Plazenta vielleicht schneller reift. Dein Baby ist in diesem Moment schon ohne Hilfe überlebensfähig, und nach der Geburt endet auch der Schwangerschaftsdiabetes. Außerdem riskiert dein Baby so keine zu niedrigen Blutzuckerwerte bei der Geburt.

## Schwindel

### Definition und Symptome

Schwindel empfindest du, wenn sich der Raum scheinbar um dich dreht, und du befürchtest, (in Ohnmacht) zu fallen. In deinem Kopf fühlt es sich irgendwie wattig an.

### Ursache

- Zu wenig Blut: Dein Körper braucht nun viel mehr Blut, und dieses Blut musst du auch noch teilen. Vor allem im ersten Trimester hast du eventuell noch nicht ausreichend Blut gebildet, und dein Gehirn bekommt deshalb weniger Sauerstoff.
- Außerdem hast du einen niedrigeren Blutdruck, weil sich deine Gefäße unter dem Einfluss der Hormone geweitet haben.
- zu niedriger Zuckerspiegel
- niedriger Hb-Wert
- Überhitzung
- Deine Gebärmutter drückt auf die Blutgefäße, sodass weniger Blut hindurchfließen kann.

### Zeitpunkt

Schwindel kann während der ganzen Schwangerschaft vorkommen. Je nach Ursache kannst du in nur einem Trimester oder in allen mehr oder weniger darunter leiden.

### Tipps

- Wenn dir regelmäßig schwindelig ist, solltest du überlegen, woher das kommt und wie du die Ursache aus dem Weg schaffst. Bei einem niedrigen Blutzuckerspiegel kann zum Beispiel Traubenzucker erste Hilfe leisten und bei einem zu niedrigen Hb-Wert ein Eisenpräparat (bitte in Absprache mit Hebamme oder Arzt).
- Atme nicht auf einmal schnell (und tief) ein, sondern atme ruhig und gleichmäßig.
- Leg dich nicht flach auf den Rücken, dadurch kann sich das Problem verstärken. Besser ist es, wenn du dich auf die linke Seite legst – in dieser Lage fließt mehr Blut zu deinem Gehirn – oder dich halb liegend hinsetzt.
- Iss regelmäßig kleine Portionen. Während der Schwangerschaft hast du schneller einen zu niedrigen Blutzuckerspiegel. Wenn du regelmäßig isst (am besten langsam verdauliche Kohlenhydrate), kannst du das vermeiden.
- Trink ausreichend, am besten Wasser (acht bis zehn Gläser am Tag). So verhinderst du Austrocknung und Schwindel. Wenn es heiß ist oder du dich viel bewegst, solltest du noch mehr trinken. Sonst verliert dein Körper, ohne dass du es merkst, sehr schnell viel Flüssigkeit.
- Achte auf Blutarmut (siehe Seite 500).
- Steh nicht plötzlich aus einer Liegeposition auf, sondern setz dich zuerst hin. Danach kannst du langsam aufstehen.
- Um Überhitzung zu vermeiden, solltest du auf ein zu heißes Bad verzichten.
- Sorg für ausreichend frische (und sauerstoffreiche) Luft.
- Halte deinen Körper kühl.
- Teil den Menschen um dich herum mit, wenn dir schwindelig ist, und bitte sie, dich auf die linke Seite zu drehen, solltest du dich hinlegen müssen.

### Need to know

Fahr nicht Fahrrad oder Auto, wenn dir schwindelig ist. Wenn ein Schwindelanfall gerade erst vorbei ist, solltest du noch etwas warten, bis du etwas unternimmst, zum Beispiel Sport oder bei Hitze ins Freie gehen. Du riskierst sonst, dass es noch schlimmer wird.

## Schwitzen und Hitzewallungen

### Definition und Symptome
Du schwitzt mehr. Durch starkes nächtliches Schwitzen kann dein Bett ganz nass werden. Du riechst dich selbst intensiver. (Das liegt aber mehr an deinem verfeinerten Geruchssinn als an deinem Körpergeruch.) Bei Hitzewallungen ist dir auf einmal unglaublich heiß. Manchmal wirst du sogar rot oder spürst, wie dein Herz schneller schlägt. Wenn die Hitze nach ein paar Minuten nachlässt, kann dir plötzlich ganz kalt werden.

### Ursache
Während der Schwangerschaft bildet dein Körper mehr Flüssigkeit. Eine Methode, diese Flüssigkeit loszuwerden, ist schwitzen. Hitzewallungen entstehen, wenn plötzlich mehr Blut durch die oberflächlichen Adern strömt. Das Blut erhitzt die Haut, und die Haut beginnt zu schwitzen, um für Kühlung zu sorgen. Das ist nämlich die Hauptfunktion von Schweiß. Deine Körpertemperatur ist während der Schwangerschaft sowieso schon etwas erhöht, und das ist auch ein Grund, warum dein Körper Abkühlung sucht (das heißt: schwitzt). Der große Unterschied zwischen übermäßigem Schwitzen und Hitzewallungen liegt in der Dauer und der Intensität.

### Tipps

- Trag baumwollene, atmende Kleidung.
- Wasch dich, aber verwende lieber keine Seife. Wenn es nicht anders geht, nimm eine Seife, die sanft zur Haut ist. Mit aggressiverer Seife irritierst du die Bakterienschicht auf deiner Haut und wirst schlimmer riechen (!); Schweiß selbst ist geruchslos. Die Bakterien auf deiner Haut vermehren sich allerdings in der Schweißschicht. Und die dabei freigesetzten Gase kann man riechen. Bestimmte Hautbakterien brauchst du übrigens. Wenn die nicht oder nicht in ausreichender Menge vorhanden sind, wird die natürliche Bakterienbalance gestört, und das riechst du. Das Ganze ist etwas kompliziert, merk dir deshalb einfach, dass zu häufiges Waschen mit aggressiver Seife eher schadet als nützt.
- Iss nicht schärfer, als du es gewohnt bist, denn sonst schwitzt du zusätzlich.
- Je mehr du trinkst, desto besser kann dein Flüssigkeitshaushalt funktionieren und desto weniger schwitzt du. Es klingt verrückt, aber es ist so.

Um unterwegs deine Achseln frisch zu machen, kannst du sie mit Wattepads und Gesichtswasser abtupfen.

### Zeitpunkt
Hitzewallungen kommen am häufigsten im ersten Trimester vor, aber das Schwitzen kann auch die ganzen neun Monate anhalten.

### Need to know
Nach dem frühen Wochenbett ist es mit dem Schwitzen und den Hitzewallungen schnell vorbei.

## Senkwehen (siehe Seite 519)

## Stielwarze/Fibrom

### Definition
Fibrome sind kleine wildwuchernde Hautlappen. Auch wenn sie »Stielwarzen« genannt werden, sind sie medizinisch gesehen keine Warzen.

### Symptome
- ein Hautknubbel oder -lappen, der (meistens) mit einer Art Stiel an der Haut befestigt ist
- Häufig kann man solch eine Stielwarze leicht bewegen.
- Stielwarzen können etwas dunkler sein, bleiben aber heller als Muttermale.
- Sie sind meistens zwischen 1 Millimeter und 3 Zentimeter groß.
- Manchmal bekommst du mehrere gleichzeitig.
- Stielwarzen entstehen an Stellen, wo viel Reibung stattfindet, zum Beispiel an Leisten, Hals, Achseln und Augenlidern.

### Ursache
Durch die Kombination von Hormoneinflüssen und reibender Kleidung auf deinem immer größer werdenden Körper bekommst du in der Schwangerschaft leichter Fibrome.

### Zeitpunkt
Fibrome können während der ganzen Schwangerschaft entstehen, aber meist passiert es erst in späteren Monaten.

### Need to know
Die Wucherungen verschwinden nicht von selbst, sind aber auch nicht gefährlich. Wenn sie im Weg oder einfach nicht schön anzusehen sind, kannst du sie entfernen lassen, aber lieber erst nach der Geburt. Dann ist die Infektionsgefahr geringer.

## Taubheitsgefühl (körperlich)

**Definition**
Du hast eine taube Stelle auf deinem Körper, wo du nichts fühlst.

**Symptome**
- »eingeschlafenes« Gefühl an einer bestimmten Stelle auf der Haut
- ein gefühlloser oder weniger empfindlicher Bereich auf der Haut (an den Beinen und manchmal am Bauch)
- Prickeln, Stechen (Nadelstiche)
- Du hast das Gefühl, die Haut wäre verbrannt.

**Ursache**
Möglicherweise ist ein Nerv eingeklemmt, zum Beispiel durch die wachsende Gebärmutter. Meist verschwinden die Beschwerden irgendwann von alleine wieder.

**Zeitpunkt**
Meist treten diese Erscheinungen in den letzten Schwangerschaftsmonaten auf.

### Tipp

- Massiere die Stelle und versuche, wieder etwas Leben hineinzubekommen. Aber mach dir keine Sorgen, wenn das nicht klappt. So ein Taubheitsgefühl ist zwar seltsam und manchmal auch erschreckend, aber ganz normal. Pass nur auf, dass du die Beschwerden nicht mit einer Hernie verwechselst, die natürlich behandelt werden muss.

**Need to know**
Nach der Geburt verschwindet der taube Fleck von allein.

## Trockene Augen (siehe Augenbeschwerden, Seite 484)

## Trockene Haut

**Definition**
Es mangelt deiner Haut an Flüssigkeit.

**Symptome**
- trockene Haut
- manchmal Juckreiz
- ein Gefühl, als würde die Haut bald reißen

**Ursache**
Unter dem Einfluss von Östrogen hat sich deine Haut verändert. Außerdem brauchst du während der Schwangerschaft mehr Flüssigkeit. Dein Körper ist noch dazu so programmiert, dass zuerst deine vitalen Organe und die deines Babys versorgt werden. Sollte dann nicht ge-

nügend Flüssigkeit im Körper vorhanden sein, hat deine Haut das Nachsehen.

**Zeitpunkt**
Du kannst während der ganzen Schwangerschaft Probleme mit trockener Haut haben.

**Tipps**

- Trink viel Wasser, damit deine Haut keinen Mangel leidet. Trockene Haut ist ein Zeichen dafür, dass du bisher nicht genügend getrunken hast.
- Wasch deine Haut nicht mit Seife.
- Dusch so kurz wie möglich.
- Verwende unparfümierte Hautpflegeprodukte.
- Halte die Luft in der Wohnung und im Büro feucht (stell im Winter zum Beispiel Behälter mit Wasser auf die Heizung).
- Verwende gute, feuchtigkeitsspendende Creme.

## Überempfindlichkeit des Geschmacks- und Geruchssinns

**Definition und Symptome**
Auf einmal hast du eine starke Vorliebe für oder eine starke Abneigung gegen bestimmte Gerüche oder Geschmäcke. Meist beziehen sich die unvermittelten Empfindlichkeiten auf Nahrungsmittel. Aber du kannst von allem und jedem abgestoßen oder angezogen werden. Von Hundefutter bis Rosenduft – jeder beliebige Geruch, und sei er noch so verrückt, wurde schon von einer Schwangeren geliebt oder verabscheut.

**Ursache**
Die Ursache für die plötzliche, heftige Reaktion auf bestimmte Gerüche und Geschmäcke ist nicht bekannt. Manche Forscher denken an Hormone, ein Teil davon konkret an das hCG. Eines ist aber sicher: Du kannst während der Schwangerschaft besser schmecken und riechen. Deswegen reagierst du auch besonders stark.

**Tipps**

- Solltest du auf einmal einen Ekel vor einem wichtigen Bestandteil deiner Nahrung entwickeln, musst du darauf achten, dass daraus kein Mangel entsteht. Eigentlich kann jedes Nahrungsmittel durch etwas ersetzt werden, das dieselben Nährstoffe beinhaltet. Wenn du genügend solcher »Ersatznahrungsmittel« zu dir nimmst, ist nichts weiter zu befürchten.

## Übermäßiger Speichelfluss

### Definition und Symptome
Bei übermäßiger Speichelbildung läuft dir manchmal das Wasser regelrecht im Mund zusammen, und du musst häufiger schlucken. Nachts kann dein Kissen davon nass werden.

### Ursache
Spucke wird von den Speicheldrüsen im Mund gebildet. Diese Drüsen reagieren sehr stark auf den veränderten Hormonhaushalt. So stark, dass sie manchmal die vierfache Menge an Speichel bilden. Tagsüber schluckst du den zusätzlichen Speichel einfach runter, aber nachts läuft er einfach so aus deinem Mund …

### Tipp
- Wickele ein Handtuch um dein Kissen, wenn du nachts viel Spucke verlierst.

### Zeitpunkt
Die übermäßige Speichelbildung kann neun Monate anhalten.

### Need to know
Sobald sich der Hormonhaushalt wieder normalisiert hat, hört das Sabbern zum Glück wieder auf.

## Übermäßiges Erbrechen: Hyperemesis gravidarum

Hyperemesis gravidarum ist eine extreme Form der Übelkeit, die dir das Leben in der Schwangerschaft sehr schwer macht. Zum Glück leiden nur 2 Prozent der Schwangeren darunter. Es gibt keine klare Grenze, wann normale Übelkeit in diese schwerwiegende Form übergeht. Man könnte sagen, dass es Hyperemesis gravidarum ist, wenn du deine täglichen Aufgaben nicht mehr erfüllen kannst oder durch das ständige Erbrechen ausgetrocknet oder unterernährt bist. Oft verschwindet die Übelkeit auch nicht mehr.

Geh zu deiner Hebamme, wenn du typische Symptome einer Hyperemesis gravidarum bei dir bemerkst. Sie kann dir helfen. Die Hebamme wird kontrollieren, ob du an Austrocknung leidest, indem sie deinen Urin überprüft. Außerdem wird sie wissen wollen, wie viel du wann isst und wie viel du pinkelst. Halte deine Ess- und Trinkgewohnheiten in einem Tagebuch fest und kontrolliere deine Urinmenge, indem du in einen Messbecher pinkelst. So verhinderst du Ungenauigkeiten. Was für die eine nicht viel Urin ist, ist es für die andere schon.

Haben alle Tipps und Tricks nichts

genützt, ist dir weiterhin extrem schlecht und hast du Anzeichen einer Austrocknung, könnte es besser sein, wenn du ins Krankenhaus gehst, wo man dir eine Flüssigkeits- und Vitamininfusion verabreicht oder du eventuell über eine Sonde ernährt wirst.

## Vaginaler Ausfluss

### Definition
In der Schwangerschaft erhöht sich die Menge an vaginalem Ausfluss – bei der einen Frau mehr, bei der anderen weniger. Das kann zwar lästig sein, ist aber ganz normal.

### Symptome
- mehr Ausfluss als normal
- Der Ausfluss ist wässriger, auf keinen Fall dicker, aber er kann schleimiger sein. Wenn der Ausfluss sich verdickt, solltest du deinen Frauenarzt kontaktieren.
- Je länger du schwanger bist, desto mehr Ausfluss hast du.
- Bist du ganz frisch schwanger und es ist braunes Blut im Ausfluss? Das ist das alte Blut der Einnistung. Kein Grund zur Sorge.

### Tipps

- Riecht dein Ausfluss unangenehm und/oder sieht anders aus als normal, solltest du Frauenärztin oder Hebamme anrufen.
- Wasch deinen Intimbereich nur mit Wasser und eventuell einem (sauberen) Waschlappen.
- Trag Unterwäsche aus natürlichen Materialien wie Baumwolle.

### Ursache
Das ganze Gebiet rund um die Vagina wird durch die Hormone besser durchblutet, also auch die Schleimhäute. Daher wird mehr und dünnerer Ausfluss produziert.

### Need to know
Wahrscheinlich findest du den vermehrten Ausfluss nicht immer angenehm, aber er ist ganz normal, und du brauchst dir deswegen keine Sorgen zu machen.

**Ausfluss oder Fruchtwasser?**
Am Ende deiner Schwangerschaft wirst du ziemlich viel Ausfluss haben. In dieser letzten Zeit kannst du auch Fruchtwasser verlieren. Zur leichteren Unterscheidung hier der direkte Vergleich:
- Ausfluss ist ein wenig weißlich bis milchig, Fruchtwasser ist meistens farblos, durchsichtig (oder

enthält weiße Flocken). Wenn du grünes, gelbes oder braunes Wasser verlierst, musst du sofort deinen Frauenarzt oder deine Hebamme anrufen, denn dann hat dein Baby vermutlich ins Fruchtwasser gekackt.
- Ausfluss hat keinen oder einen sehr starken Eigengeruch, Fruchtwasser riecht süßlich. Beide stinken normalerweise nicht. Sollte dein Ausfluss doch schlecht riechen, könntest du eine Pilzinfektion haben. Nimm dann Kontakt mit deinem Frauenarzt auf.
- Ausfluss ist ein wenig schleimig, Fruchtwasser ist wirklich wässrig und klebt nicht.

**Die verschiedenen Ausfluss-Farben**

*Gelb:* Es ist ganz normal, dass dein Ausfluss gelblich wird, wenn er trocknet. Solange nichts juckt und du keine Beschwerden hast, kann das so bleiben.

*Rosa:* Oft kommt die rosa Farbe von etwas Blut, zum Beispiel von der Einnistung oder durch Sex. Du brauchst dir keine Sorgen zu machen. Wenn der Ausfluss rosa bleibt, solltest du das mit deiner Hebamme oder deinem Arzt besprechen.

*Braun:* Die braune Farbe kommt durch altes Blut. Auch dieses Blut kann von der Einnistung oder vom Sex stammen. Da das Blut alt ist, weißt du, dass die Blutung schon aufgehört hat. Wenn der Ausfluss einige Tage lang braun bleibt oder dunkelbraun wird, solltest du jedoch zum Frauenarzt oder zur Hebamme gehen.

*Grün:* Grün ist nie eine gute Farbe für Ausfluss und kann auf einen Pilz oder eine Geschlechtskrankheit hindeuten. Nimm Kontakt zu deiner Frauenärztin auf.

*Weiß und klumpig:* Möglicherweise hast du eine Pilzinfektion (siehe Seite 561).

**Vergesslichkeit/Schwangerschaftsdemenz/Ungeschicklichkeit**

Definition
Du vergisst alles Mögliche und bist auf einmal unglaublich tollpatschig. Zumindest kommt es dir so vor.

Symptome
Du gehst in die Küche und weißt dort nicht mehr, was du holen wolltest. Dein Wortschatz scheint sich halbiert zu haben, und wenn du Nudeln einkaufen willst, kommst du mit einem halben Brot nach Hause.

- Vergesslichkeit
- geringeres Konzentrationsvermögen
- herabgesetztes Reaktionsvermögen
- häufiges Anstoßen
- alles fallen lassen

### Ursache

Dass Schwangerschaft, Vergesslichkeit und Ungeschicklichkeit Hand in Hand gehen, wussten wir schon immer. Seit einigen Jahren ist es durch die Forschung auch bewiesen: Das Gehirn einer schwangeren Frau funktioniert anders. Und das Gehirn ist sowohl für die Ungeschicklichkeit als auch für das schlechte Gedächtnis verantwortlich, da es durch das Progesteron geschwächt wird. Ja, du liest ganz richtig: Nicht nur deine Muskeln und Bänder sind schlaffer geworden, in gewisser Weise auch dein Hirn. Dadurch kannst du nicht mehr scharf denken.

Wenn du auch noch schlecht schläfst, was häufig am Ende der Schwangerschaft vorkommt, wird die Müdigkeit deine Vergesslichkeit und Ungeschicklichkeit noch verstärken.

Eine mögliche dritte Ursache ist, dass dein Baby mehr Acetylcholin aufnimmt, ein Stoff, der für die Gehirnentwicklung nötig ist, und das geht dann eben zu Lasten der mütterlichen Hirnkapazität. In der Biologie deines Körpers kommt dein Kind an allererster Stelle.

Und auch wenn viele Frauen die typische Schwangerschaftsdemenz kennen, haben Untersuchungen erwiesen, dass es gar nicht so schlimm ist. Der tatsächliche Rückschritt ist kleiner als der empfundene (siehe Seite 575).

### Tipps

- Schreib auf, was du behalten willst (oder musst).
- Mach Notizen auf deinem Handy.
- Ruh dich ausreichend aus und sorg für guten Schlaf.
- Bitte andere Leute, dich an bestimmte Dinge zu erinnern.
- Lebensmittel mit relativ viel Cholin sind Pistazien, Quinoa, Shiitake-Pilze, Blumenkohl, Mangold und Zitrusfrüchte.

### Achtung

Die harmlose Vergesslichkeit, die auch mal für Lacher sorgt, kann auch auf einen niedrigen Blutdruck hinweisen (was an sich auch nicht gefährlich ist). Glücklicherweise wird dein Blutdruck regelmäßig kontrolliert.

### Zeitpunkt

Die Unbeholfenheit verschwindet wieder. Aber es kann manchmal einige Monate dauern, bis du meinst, wieder im Vollbesitz deiner geistigen Kräfte zu sein. Zum Glück sind die Effekte für andere kaum zu bemerken, und du wirst ziemlich schnell nicht mehr so vergesslich oder ungeschickt sein.

### Need to know

In deiner eigenen Wahrnehmung ist deine Schwangerschaftsdemenz viel schlimmer als objektiv betrachtet. Du denkst, dass du viel mehr vergisst als früher, aber so schlimm ist es gar nicht. Prof. Dr. Guido van Wingen weiß mehr darüber zu sagen (siehe Interview Seite 578).

BESCHWERDEN UND WEHWEHCHEN

Im Gespräch mit

## Psychologe und Neurowissenschaftler
Prof. Dr. Guido van Wingen

*Prof. Dr. Guido van Wingen, Dozent für Neuroimaging an der Medizinischen Fakultät der Universität Amsterdam untersuchte den Einfluss der Schwangerschaftshormone auf das Gedächtnis.*

Auf einmal stehst du vor dem Kühlschrank und fragst dich: WAS wollte ich nochmal rausholen? Die Chance ist groß, dass solche Momente in der Schwangerschaft häufiger vorkommen. Gemeinhin wird dieses Phänomen »Schwangerschaftsdemenz« genannt. Aber gibt es Schwangerschaftsdemenz wirklich, oder glauben wir nur daran? Schwangerschaftsdemenz: Mythos oder Wahrheit?

**Vergisst du mehr, oder denkst du nur, dass du mehr vergisst?**

Nicht alles, was du vergisst, kannst du auf die Schwangerschaft schieben. Früher hast du auch mal was vergessen, aber jetzt denkst du gleich: Ha, ich habe Schwangerschaftsdemenz. Der Begriff »Demenz« ist hier auch nicht richtig. Das Gedächtnis von demenziellen Patienten ist viel schlechter. Während der Schwangerschaft hast du eher eine vorübergehende leichte Form von Vergesslichkeit.

**Sind die Hormone schuld?**

Wir wissen, dass Frauen so gebaut sind, dass die Hormonveränderungen weniger Einfluss haben, als wir denken. Der Stoff, in den Progesteron umgewandelt wird, dockt an demselben Rezeptor – dem Teil des Körpers, der Signale ans Hirn schickt – wie zum Beispiel ein Schlafmittel an. Dieser spezielle Rezeptor verändert sich in der Schwangerschaft, sodass er weniger empfindlich auf Progesteron reagiert. Wenn jemand, der nicht schwanger ist, dieselbe Menge Progesteron verabreicht bekommen würde, wäre es um seine Aufmerksamkeit viel schlechter bestellt.

Bei schwangeren Frauen sind also tatsächlich kognitive Veränderungen durch Hormone zu erkennen, aber der Effekt ist nicht groß. Wenn du nach der Geburt immer noch Probleme hast, dir etwas zu merken, kann das genauso gut am Schlafmangel liegen. Und beim Stillen werden wieder andere Hormone ausgeschüttet, die möglicherweise auch auf dein Gehirn wirken.

**Die Geburt vergessen – gibt es das wirklich?**

Welche Hormone wie genau wirken, ist noch nicht ganz erforscht. Auch Oxytocin, das während der Geburt ausgeschüttet wird, beeinflusst das Gehirn. Aber meistens merkt man sich einschneidende Erlebnisse gut: Fast jeder erinnert sich an die Anschläge auf das World Trade Center 2001. Kurz gesagt: Es gibt noch einiges zu erforschen zum Thema Hormone und Gedächtnis.

## Verstopfte Nase (Schwangerschaftsrhinitis)

### Definition
Du hast Erkältungsbeschwerden, ohne dass du erkältet bist.

### Symptome
- verstopfte Nase
- Das Atmen durch die Nase ist schwierig.
- Kurzatmigkeit durch unzureichende Luftzufuhr
- vermehrte Schleimbildung
- manchmal leichtes Nasenbluten (Seite 550)

Hast du auch Fieber, musst du niesen und husten? Dann hast du dich wahrscheinlich wirklich erkältet.

### Ursache
Durch den veränderten Hormonhaushalt werden die Schleimhäute aktiver und produzieren mehr Schleim. Die verbesserte Durchblutung sorgt außerdem dafür, dass alle Haarwurzeln, auch die in der Nase, anschwellen. Als Folge davon verstopft deine Nase und läuft.

### Tipps

- Sorg für eine ausreichende Luftfeuchtigkeit in den Räumen, in denen du dich tagsüber aufhältst (auch bei der Arbeit).
- Stell Wasserbehälter auf die Heizung oder leg regelmäßig nasse Tücher darüber. Durch die Verdunstung wird die Raumluft feuchter.
- Stell einen Luftbefeuchter ins Zimmer. Es gibt auch kleinere Varianten, die man per USB an den Computer anschließt.
- Nimm ein Dampfbad: Beug dich über eine Schüssel mit heißem, dampfendem Wasser und leg dir ein Handtuch über Kopf und Schultern, sodass der Dampf nicht verloren geht.
- Es gibt auch Vernebler, die in deinen Atemwegen Wunder bewirken. Ein guter kostet zwar zwischen 120 und 150 Euro, aber du wirst ihn dein Leben lang bei jeder Erkältung und bei Atemwegserkrankungen zu schätzen wissen.

### Zeitpunkt
Die Rhinitis kann während der ganzen Schwangerschaft entstehen, kommt aber meist erst im zweiten oder dritten Trimester vor.

**Need to know**
Zwei Wochen nach der Geburt sind die Beschwerden meist ganz verschwunden.

## Von Bänder- bis Beckenschmerzen

### Definition
Schmerzen im Becken: Darunter fallen Schmerzen vorne (Schambein oder Symphyse), an der Seite oder hinten und eine Kombination von allem. Manchmal strahlt der Schmerz auch auf Leiste, Rücken, Steiß, Sitzhöcker oder Oberschenkel aus. Die meisten Frauen haben Bänderbeschwerden, die eine mehr, die andere weniger.

Vorsicht: Über das Becken und die dazugehörigen Beschwerden muss noch viel geforscht werden. Da mit Beckenschmerz und Bänderschmerz oft dieselben Beschwerden gemeint sind und es keine Einigkeit darüber gibt, welchen der Begriffe man wann verwenden muss, und erst recht keine Einigkeit über die Diagnose Beckeninstabilität, ist es empfehlenswert, die Interviews mit den Beckenexperten zu lesen (Seiten 496 und 498).

### Wie ist das Becken aufgebaut?
Dein Becken besteht aus einer Art Ring, der sich aus drei Knochen und drei Gelenken zusammensetzt. Dieser Ring verbindet deine Beine mit deinem Oberkörper. Seine Teile sind miteinander durch Gelenke und Bänder verbunden. Unter dem Einfluss der Hormone werden die Gelenke (der Knorpel), Sehnen und Bänder nachgiebiger. Das passiert, damit dein Baby bei der Geburt durch das Becken nach draußen gelangen kann.

Die Muskeln sorgen zusammen mit der Beckenform und den Bändern für eine gute Stabilität.

### Ursache
Deine Gebärmutter braucht Platz, um zu wachsen, und sitzt daher nicht »fest« zwischen Knochen und Organen. Sie wird durch Bänder (Ligamente) aus Bindegewebe an Ort und Stelle gehalten. Diese Bänder sind elastisch und können gedehnt werden, damit die Gebärmutter genügend Platz hat, sich auszubreiten. Das mitunter rasante Wachstum der Gebärmutter und die Spannung, die dadurch auf die Bänder wirkt, können Beschwerden verursachen. Außerdem werden deine Muskeln und Gelenke unter dem Einfluss der Hormone schlaffer, und deine Bewegungen und deine Haltung verändern sich ebenfalls. All das belastet deine Bänder und kann Schmerzen hervorrufen. Der häu-

figste Grund ist ein Ungleichgewicht in den Muskeln.

Außerdem spielen Emotionen eine Rolle. Angst vor Schmerzen, vor der Geburt oder Ähnliches führen zu einem falschen Bewegungsmuster oder zu Bewegungsangst. Eine andere, häufig vorkommende Ursache ist Überbelastung, wenn du also nicht auf deinen Körper hörst. Hypermobile Frauen haben häufiger Probleme mit dem Becken.

So gegensätzlich das auch wirken mag, Schmerzen im Becken können ebenso durch mangelnde Bewegung verursacht werden (zu langes Sitzen oder Stehen) wie durch zu viel Bewegung (zu langes Laufen, zu intensiver Sport) oder durch sehr plötzliche Bewegungen (zu schnelles Bücken, eine volle Blase, Orgasmus, Husten, Niesen, wenn sich dein Baby unvermittelt umdreht etc.).

### Häufige Symptome bei Bänderschmerzen

- Häufig kommt ein stechender, bohrender Schmerz im rechten oder linken Unterbauch und manchmal auch in der Seite vor, wenn du eine schnelle Bewegung machst, zum Beispiel dich im Bett umdrehst, zu schnell aufstehst oder niest.

### Symptome bei Beckenschmerzen

- bohrendes, manchmal stechendes Gefühl oder Schmerz rund um Schambein, Rücken (Iliosakralgelenk), Leiste, Sitzbeinhöcker, Steiß oder Oberschenkel
- kein (wie bei Wehen) wiederkehrender Schmerz, dafür oft länger anhaltend
- müdes (oft auch irgendwie matschiges) Gefühl zum Beispiel im unteren Rücken
- Schmerz bei beginnender Bewegung (zum Beispiel beim Aufstehen): als ob du erst in Gang kommen musst, nachdem du gesessen oder gestanden hast.
- Manchmal machst du eine Art Watschelgang, mit dem du »um den Schmerz herum« läufst.
- Nach einem Tag mit viel körperlicher Anstrengung ist oft ein Tag Erholung nötig.

### Zeitpunkt

Bei Frauen, die zum ersten Mal schwanger sind, beginnen die Beschwerden meist in der zweiten Hälfte der Schwangerschaft und nehmen mit den Monaten meistens zu. Bei Folgeschwangerschaften können die Schmerzen auch früher beginnen. Nach der Geburt verschwinden sie oft nicht sofort.

Wie lange der Schmerz dauert und wann er letztlich verschwindet, ist von Frau zu Frau verschieden. Manchmal leidest du eine Zeit lang furchtbar darunter und dann plötzlich eine Weile gar nicht mehr. Manchmal kommt der Schmerz später zurück, manchmal aber auch nicht. Einige Frauen erleben den Schmerz als Stechen, andere haben immer einen leichten Dauerschmerz. Dazwischen sind alle Abstufungen möglich. Eins ist sicher: Wenn du bei einer Spezialistin gewesen bist, wird der Schmerz definitiv nachlassen oder sogar ganz verschwinden.

**Tipps**

- Achte auf deine Haltung, vor allem auf einen geraden Rücken.
- Lass deinen Bauch nicht »hängen«, außer in Ruhelage.
- Vermeide plötzliche Bewegungen (zum Beispiel beim Sport, und im Winter solltest du nicht ausrutschen).
- Bück dich nicht, heb nichts Schweres (oder nur stabilisiert, eine Therapeutin kann dir beibringen, wie das geht).
- Stell deine Füße beim Sitzen etwas erhöht ab (auf einen Hocker zum Beispiel).
- Treib keinen intensiven Sport (wenn du das vor der Schwangerschaft auch nicht getan hast), aber bleib trotzdem in Bewegung.
- Wenn du niesen oder stark husten musst, stütz deinen Bauch gut mit den Händen (oder besser noch mit Händen und Beckenboden).
- Such dir Hilfe, halte den Schmerz nicht zu lange aus. Oft ist es nur ein Ungleichgewicht oder eine falsche Art, dich zu bewegen. Ein auf Beckenschmerzen spezialisierter Therapeut kann dir helfen, schlimmere Beschwerden zu verhindern, und dir praktische Alltagstipps geben.
- Du kannst Beschwerden vorbeugen, indem du von Beginn der Schwangerschaft an für ausreichend Bewegung sorgst. Schwimmen hilft zum Beispiel sehr gut bei Beckenschmerzen. Dabei trainierst du viele Muskeln und bleibst dadurch beweglich. Da du durch den Auftrieb im Wasser weniger wiegst, musst du die Muskeln weniger anspannen.
- Wähl (auch wenn du schon Beschwerden hast) eine Bewegungsart, die zu dir passt, zum Beispiel Schwangerschaftsyoga oder Schwangerschaftspilates.
- Achte auf ein gutes Gleichgewicht zwischen Bewegung und Erholung. Spaziergänge, kleine Fahrradtouren etc. sind gut (starke Muskeln), aber zu viel Bewegung kann zu zusätzlichen Beschwerden führen.
- Bei längeren Entfernungen ist Rad

fahren oft besser als laufen. (Stell dabei den Sattel nicht zu hoch ein, damit dein Becken so wenig wie möglich bewegt wird.)
- Ignoriere den Schmerz nicht. Du musst ihn nicht »aushalten« und solltest dich nicht einfach weiter wie gehabt bewegen, denn dann wird es nur schlimmer.
- Achte darauf, wann der Schmerz auftritt, und versuch, den Auslöser zu meiden. Pass entweder dein Bewegungsmuster an oder vermeide die Tätigkeit ganz. Wenn du Schmerzen bekommst, weil du zu lange am Stück sitzt oder stehst, solltest du die Zeiten verkürzen.
- Trag flache Schuhe oder Schuhe mit niedrigem flachem Absatz.
- Schlaf auf der Seite, mit angezogenen Beinen und eventuell einem Stillkissen zwischen Knien und Sprunggelenken. So verteilst du die Belastung im Beckenbereich.

**Tipps**

- Nimm ein warmes Bad oder mach dir eine Wärmflasche, das hilft oft gegen den Schmerz.
- Leg dich entspannt auf die Seite. Entspannung hilft, und in der Seitenlage wird deine Gebärmutter gestützt, was bei manchen Beschwerden eine echte Erleichterung ist.
- Wenn du keine Möglichkeit hast, dich hinzulegen, kannst du mit den Händen eine Art Bauchband formen, um den Bauch »anzuheben« und zu stützen. So entlastest du deine Bänder, Muskeln und Gelenke, und sie können sich kurz erholen.
- Atme tief in den Bauch, entspanne im Schmerz.
- Vorsicht beim Autofahren: Plötzliches Bremsen kann schwieriger (und schmerzhaft) sein.
- Nimm, wenn möglich, den Aufzug und vermeide Treppensteigen, so oft es geht (auch zu Hause).

## Wadenkrämpfe

### Definition

Alle Wadenmuskeln ziehen sich unvermittelt und gleichzeitig stark zusammen.

### Symptom

- plötzlicher und heftiger Krampf in der Wade (häufig abends)

### Ursache

Die genaue Ursache von Wadenkrämpfen ist nicht bekannt. Aber wir wissen, dass bestimmte Faktoren eine Rolle spielen:
- Müdigkeit – was für einen Teufels-

kreis sorgt. (Die Krämpfe entstehen durch Müdigkeit und halten dich nachts auch wach …)
- Ödem (siehe Seite 586)
- Veränderte Durchblutung: Da du jetzt mehr Blut bildest, ist die normale Durchblutung der Muskeln durcheinandergeraten. Das könnte die Krämpfe verursachen.
- Flüssigkeitsmangel kann dazu führen, dass sich die Muskeln zusammenziehen.
- falsche Haltung (siehe Seite 312)

### Zeitpunkt
Meistens spürst du die ersten Krämpfe im zweiten Trimester, und sie werden stärker, je weiter dein Bauch wächst.

### Tipps

- Versuch, ausreichend zu schlafen. Manchmal hilft es, wenn du deine Beine etwas höher legst.
- Achte auf eine aufrechte Haltung beim Sitzen oder Stehen, so schwer dein Bauch auch sein mag.
- Trink ausreichend, das fördert den Flüssigkeitshaushalt (und seinen Ausgleich).
- Bleib in Bewegung (siehe Seite 367).
- Trag Kompressionsstrümpfe. Besprich mit deiner Hebamme, ob sie für dich in Frage kommen.
- Zusätzliches Magnesium kann gegen Muskelkrämpfe helfen. Ab der 37. Woche darfst du es aber nicht mehr einnehmen.
- Lass deine Beine nicht kalt werden. Trag zum Beispiel schön warme und nicht einschnürende Kniestrümpfe.
- Lass deine Füße vor dem Einschlafen ein wenig kreisen.

**Tipp von Hebamme Anique Welmerink Gardenbroek:**
**Manche Frauen schwören auf ein Stück Seife unter der Decke am Fußende des Bettes. Es ist einen Versuch wert.**

### Need to know
Nach der Geburt verschwinden die Krämpfe wieder. Manche Menschen führen Muskelkrämpfe auf einen Magnesium- oder Kalziummangel zurück, aber das ist nie bewiesen worden, und die Studien widersprechen sich. Willst du trotzdem beides einnehmen, solltest du erst deine Hebamme oder deinen Frauenarzt um Rat fragen.

## Wassereinlagerungen (Ödem)

### Definition
Dein Körper lagert Wasser ein.

### Symptome
- geschwollene Füße, Sprunggelenke, Hände, Finger und Handgelenke
- manchmal auch ein aufgedunsenes Gesicht
- eventuell schmerzhaftes Spannen der Haut
- Schuhe und Kleidung schnüren ein
- zunehmende Beschwerden im Tagesverlauf

### Ursache
Während der Schwangerschaft ist der Wasserhaushalt verändert, man könnte auch sagen aus dem Lot. Der Prozess, in dem dein Blut normalerweise kleine Mengen Flüssigkeit aus dem Gewebe abführt, ist zum Erliegen gekommen. Du musst mehr Flüssigkeiten transportieren mit einem Körper, der schlaffer und langsamer geworden ist. Der Abtransport überschüssiger Flüssigkeit geht deshalb nicht mehr so schnell, und die Flüssigkeit wird eingelagert. Meist in den Körperteilen, in die es wortwörtlich »sickern« kann: Knöchel, Füße, Handgelenke, Hände und Finger.

Diese Körperteile haben auch noch kleinere Lymphgefäße, in denen die Flüssigkeit »festsitzt«. Da deine Gliedmaßen nachts nicht gegen die Schwerkraft ankämpfen müssen, hast du am Morgen weniger eingelagertes Wasser als am Abend. Bei Hitze hat es dein Körper noch schwerer, die Flüssigkeit abzuführen, daher leidest du an heißen Tagen eher unter Ödemen.

### Tipps

- Sorg für genug Bewegung und fördere so deine Durchblutung.
- Bleib nicht zu lange sitzen oder stehen.
- Trink wirklich ausreichend Wasser. Je mehr Wasser du zu dir nimmst, desto leichter führst du es auch wieder ab.
- Leg beim Sitzen deine Füße hoch. Auch beim Schlafen sollten deine Füße und Beine etwas erhöht liegen, zum Beispiel indem du ein Kissen unterlegst.
- Sind deine Finger, Hände und Handgelenke geschwollen, kannst du sie eine Zeit lang hochhalten.
- Leg deine Ringe ab.
- Massiere die geschwollenen Körperteile, indem du die Flüssigkeit in Richtung deines Rumpfes ausstreichst.
- Vermeide Salz, wann immer es

geht. Salz bindet Wasser im Körper.
- Lass abwechselnd warmes und kaltes Wasser über deine geschwollenen Körperteile fließen.
- Trag Kompressionsstrümpfe.
- Halte deinen Körper bei Hitze schön kühl.
- Achte auf deinen Blutdruck. Wenn du Ödeme hast und gleichzeitig Bluthochdruck, solltest du deine Hebamme oder deine Frauenärztin anrufen. Diese Kombination kann nämlich auf eine Schwangerschaftsvergiftung hinweisen (siehe Seite 502).

### Need to know
Manche Frauen lagern gut 2 bis 3 Liter Wasser ein, die nach der Schwangerschaft aber schnell verschwinden. Viele Frauen schwören bei Ödemen auf Akupunktur.

## Würgen

### Definition
Würgen ist eigentlich Übergeben, ohne dass etwas rauskommt. Es passiert unkontrolliert, wie eine Art Reflex, den du nicht unterdrücken kannst. Normalerweise macht dein Körper das, wenn du dich übergeben musst. So verhindert er, dass du am Erbrochenen erstickst.

### Symptome
- ein stark ausgeprägter Würgereflex
- oft beim Riechen bestimmter Nahrungsmittel oder anderer Gerüche
- Es kommt kein Erbrochenes.
- Manchmal kommt es auch zu Sodbrennen (siehe Seite 480).

### Ursache
Dein Körper ist unter dem Einfluss der Hormone empfindlicher geworden und reagiert schneller darauf, wenn du etwas riechst oder an etwas denkst, das du jetzt unangenehm findest. Die Schwangerschaft verändert außerdem den biochemischen Prozess der Kohlenhydrataufspaltung und den Blutdruck. Diese Veränderungen können den gastroösophagealen Reflux, oft auch einfach Reflux genannt, beeinflussen, der den Würgereflex auslöst.

### Zeitpunkt
Würgen kann die ganze Schwangerschaft über vorkommen und andauern.

### Tipps

- Vermeide scharf gewürztes Essen.
- Vermeide Erfrischungsgetränke und Kaffee.
- Beginn den Tag mit einem Glas

lauwarmem Wasser mit Limettensaft.
- Füg deinen Gerichten Apfelessig hinzu.
- Reiswasser zu trinken kann auch hilfreich sein

**Need to know**
Nach der Geburt kehrt wieder Ruhe in deinen Körper ein, und der Würgereflex wird verschwinden. Während der Schwangerschaft kann der Reflex allerdings zu Übelkeit führen, wodurch du dich wirklich übergeben musst, siehe nächstes Unterkapitel.

## Zahnfleischentzündung (Schwangerschaftsgingivitis)

**Definition**
Bei einer Gingivitis ist das Zahnfleisch entzündet, wodurch es sehr leicht blutet.

**Symptome**
- blutendes Zahnfleisch beim Zähneputzen
- rotes, schmerzendes oder geschwollenes Zahnfleisch

**Ursache**
Das Hormon Progesteron erhöht die Blutzufuhr zum Zahnfleisch. Außerdem wird das Zahnfleisch dünner und schlaffer. Noch dazu verändert sich die Bakterienzusammensetzung in deinem Mund während der Schwangerschaft. Hierdurch wird dein Zahnfleisch anfälliger für Bakterien, die sich zum Beispiel im Zahnbelag tummeln. (Mehr Informationen über das Gebiss während der Schwangerschaft stehen im Interview mit der Paradontologin Elmira Boloori, Seite 558).

**Zeitpunkt**
Vor allem im zweiten und dritten Trimester kann dir entzündetes Zahnfleisch Probleme bereiten.

**Tipps**

- Putz deine Zähne mindestens zweimal am Tag und massiere dabei auch sanft dein Zahnfleisch (außen und innen).
- Putz erst mindestens 30 Minuten, nachdem du etwas Saures gegessen oder getrunken hast.
- Verwende eine Zahnbürste mit weichen Borsten. Nimm einen kleinen Bürstenkopf, wenn du schnell einen Würgereiz bekommst.
- Benutz zur Zahnreinigung auch Zahnstocher, Zahnseide oder Interdentalbürsten.
- Putz auch bei Zahnfleischblutungen (sanft) weiter, so verhinderst du Entzündungen.

- Lass deine Zähne während der Schwangerschaft mindestens einmal kontrollieren.
- Lass deine Zähne während der Schwangerschaft einmal professionell reinigen.
- Nimm ausreichend Lebensmittel mit viel Vitamin C zu dir, dadurch sinkt das Risiko auf Infektionen.

Need to know
Laut aktuellen Untersuchungen nehmen wir Schwangerschaftsgingivitis nicht ernst genug. Es ist wichtig, entzündetes Zahnfleisch so schnell und gut wie möglich zu behandeln. Es scheint einen Zusammenhang zwischen Gingivitis, Schwangerschaftsdiabetes und einem erhöhten Fehlgeburtsrisiko zu geben.

Eine unbehandelte Zahnfleischentzündung kann in eine Parodontitis übergehen. Dabei ist nicht nur das Zahnfleisch entzündet, sondern auch der Kiefer. Diese ernst zu nehmende Erkrankung wird oft kurz nach der Geburt diagnostiziert, weil die Schwangerschaftsgingivitis nicht ausreichend behandelt wurde.

# WENN ES SCHIEFGEHT

# Manchmal läuft alles anders als erhofft

Leider endet nicht jede Schwangerschaft mit einem Baby. Manchmal geht es schief. Es geht sogar häufiger schief, als wir denken. Ungefähr 10 bis 15 Prozent der Schwangerschaften enden nicht damit, dass ein neues Leben geboren wird. Wir sprechen von Fehlgeburten, extrauterinen Schwangerschaften und Molenschwangerschaften. Wenn dein Baby nach der 24. Woche nicht mehr lebt, sprechen wir von einem »intrauterinen Fruchttod«, auf den eine Totgeburt folgt.

> **Hat deine Schwangerschaft kein schönes Ende nehmen dürfen?**
> In Gedanken sind wir bei dir. Wie gerne hätten wir gesehen, dass auch du ein neues Leben in den Armen hältst. Leider ist es anders gekommen. Hier haben wir aufgeschrieben, was passiert, wenn es schiefgeht. Worte reichen aber nicht aus, um zu beschreiben, was du oder ihr jetzt fühlt. Wir hoffen, dass ihr diesem Verlust einen Platz in eurem Leben geben könnt und dass euch dieses Buch beim nächsten Mal die ganzen neun Monate bis zur Geburt eures gesunden Babys begleiten darf. Jetzt wünschen wir euch viel Kraft und Liebe.

## EINE FEHLGEBURT

Fehlgeburten lassen sich in zwei Kategorien einteilen: in solche, bei denen kein Embryo vorhanden ist, und solche, bei denen schon ein Embryo zu sehen ist.

Wenn es keinen Embryo gibt, bedeutet dass, das die embryonale Entwicklung so früh aufgehalten wurde, dass wir eigentlich nicht von Embryo sprechen können. Die Fruchthülle und die darin enthaltene Plazenta sind allerdings weitergewachsen, und durch die Flüssigkeitsansammlung sind viele Bläschen entstanden. In diesem Fall kannst du tatsächlich Schwangerschaftsbeschwerden verspüren, da die Plazenta Schwangerschaftshormone ausschüttet. Vielleicht hast du dich also wirklich schwanger gefühlt, aber es war nie ein echter und lebensfähiger Embryo in deinem Bauch. Die Fehlgeburt, die du dann hast, besteht nur aus der gebildeten Fruchthülle und der Plazenta. Du wirst keinen Embryo entdecken.

Es kann aber auch sein, dass doch ein Embryo entstanden ist, der sich aber nicht normal entwickelt hat. Solch ein Ereignis wird »verhaltene Fehlgeburt« (auch *Missed Abortion*) genannt. Auf dem Ultraschall ist dann kein Herzschlag zu erkennen. Wenn ein Embryo, der älter als sieben Wochen ist, keinen Herzschlag hat, ist das ein eindeutiges Zeichen. Bei einem jüngeren Embryo, der noch keine sechs Wochen alt ist, ist es manchmal schwieriger festzustellen, da das Herz erst in Schwangerschaftswoche 6 zu schlagen beginnt. Um sicher zu sein, dass sich der Embryo nicht weiterentwickelt, wird ein paar Tage später noch eine Ultraschalluntersuchung gemacht. Wenn der Embryo dann nicht gewachsen ist und sein Herz nicht schlägt, weißt du, dass in deinem Bauch kein neues Leben entsteht. Dann wirst du dich von dieser Schwangerschaft verabschieden müssen.

### Es liegt nicht an dir

Wenn du nicht geraucht und nicht extrem viel Alkohol getrunken hast, hast du dir nichts vorzuwerfen. Zu einer Fehlgeburt kommt es, wenn die Frucht, einfach ausgedrückt, nicht stark genug war. Fast immer ist ein Gendefekt die Ursache dafür. Du als Frau hast nicht versagt, dein Körper hat nicht versagt – auch wenn es sich für dich so anfühlt. Nimm dir Zeit, den Verlust zu verarbeiten, und versuch es danach noch einmal. Wirklich: Viele der glücklichen Eltern um dich herum haben irgendwann einmal eine Fehlgeburt erlebt. Wir hören nicht viel darüber, aber Fehlgeburten kommen häufiger vor, als du denkst. Die Fehlgeburt ist nicht deine Schuld. Und um es ganz deutlich zu sagen: Eine Fehlgeburt passiert nicht, weil ihr Sex hattet, weil du zu scharf gegessen hast oder weil du gestresst gewesen bist.

> **Tut es gemeinsam**
> Frauen dürfen über ihren Bauch frei entscheiden. Daher entscheiden sie auch selbst, wie sie mit einer drohenden Fehlgeburt umgehen wollen. Trotzdem wäre es nicht fair, den Partner oder die Partnerin bei der Entscheidung außen vor zu lassen. Ihr verliert schließlich alle beide euer Kind. Sprecht darüber. Was wollt ihr? Wollt ihr den Embryo sehen? Ihn beerdigen? Oder seid ihr euch nicht einig? Manchmal müsst ihr auch gar nicht dasselbe wollen. Wenn du den Embryo sehen möchtest, dein Partner aber nicht, ist das kein Problem. Jeder Mensch geht anders mit Verlust um. Eins bleibt aber wirklich wichtig: Trefft Entscheidungen gemeinsam, akzeptiert die Gefühle des anderen und sprecht immer wieder über die Geschehnisse, bis ihr beide sie akzeptieren und dieser Erfahrung einen Platz in eurem Leben geben könnt.

## Unerwartete Fehlgeburt

Manchmal weißt du gar nicht, dass in deinem Bauch kein lebensfähiges Baby heranwächst, und es geht ohne Vorankündigung einfach ab. Du wirst von Fragen übermannt und zweifelst, ob es wirklich das ist, was du denkst: eine Fehlgeburt. Im Gegensatz zu dem, was viele Menschen glauben, ist eine (spontane) Fehlgeburt oft nur schwer als solche zu erkennen. Es kommt zwar zu Blutungen, aber die müssen am Anfang nicht besonders stark sein. Wenn eine Blutung nicht stark ist, kann sie auch harmlos sein und nichts mit einer Fehlgeburt zu tun haben. Eine Frau verliert zu Beginn der Schwangerschaft häufig ein paar Tropfen, was man *Spotting* oder Einnistungsblutung nennt (siehe Seite 124). Außerdem bringt eine Fehlgeburt häufig Bauchkrämpfe mit sich, die vergleichbar mit Menstruationsschmerzen sind. Aber auch solche Krämpfe können völlig harmlos sein. Erst wenn die Blutung sehr stark wird und die Krämpfe mehr an Wehen als an Bauchkrämpfe erinnern, weißt du sicher, dass es eine Fehlgeburt ist.

## Spontan, mithilfe von Medikamenten oder Ausschabung

Wenn du weißt, dass in deinem Bauch kein Leben mehr ist, ist klar, dass du eine Fehlgeburt erleben wirst. In den meisten Fällen passiert das spontan, und ein medizinischer Eingriff ist nicht notwendig. Geschieht das nicht, kann eine Fehlgeburt mit Medikamenten eingeleitet oder eine Ausschabung (auch »Kürettage« genannt) vorgenommen werden. Dabei wird bei einer kleinen OP die

Gebärmutterschleimhaut entfernt. Du kannst über deinen Körper und über die Methode selbst bestimmen. Lass dich daher gut beraten, bevor du eine Entscheidung triffst. Manchmal rät die Ärztin oder der Arzt zu einer bestimmten der drei Möglichkeiten, da sie für dich sicherer ist. Aber alle drei Möglichkeiten haben Vor- und Nachteile.

**Spontane Fehlgeburt**
Bei einer spontanen Fehlgeburt bestimmt die Natur, wann sie stattfindet. Du weißt also nicht, wann die Blutungen beginnen werden. Dabei wird auch der Embryo geboren. Manchmal kannst du ihn sogar erkennen. Im Prinzip kannst du sechs Wochen abwarten, ob die Fehlgeburt von alleine beginnt. In den meisten Fällen ist ein medizinischer Eingriff dann nicht nötig.

Eine spontane Fehlgeburt kann sehr schmerzhaft sein, muss es aber nicht. Du darfst übrigens ganz normale Schmerzmittel nehmen, wenn der Schmerz zu stark wird. Der größte medizinische Vorteil im Gegensatz zu einer Ausschabung ist, dass bei einer spontanen Fehlgeburt keine Verklebungen entstehen. Die können dazu führen, dass du das nächste Mal schwerer schwanger wirst und bei einer späteren Schwangerschaft das Frühgeburtsrisiko erhöhen.

Manchmal halten die Blutungen bei einer spontanen Fehlgeburt länger an. Wenn du nach zwei Wochen immer noch blutest, musst du zum Frauenarzt gehen. Dann könnte ein Teil des Schwangerschaftsgewebes noch in der Gebärmutter weitergewachsen sein. Bei einer Ultraschalluntersuchung wird das abgeklärt. Sollten wirklich noch Reste in der Gebärmutter im Bauch verblieben sein, wird dir doch zu Medikamenten oder einer Ausschabung geraten.

Manche Mütter und Väter finden es schön, den Embryo zu sehen, andere möchten das nicht. Bereite dich auf jeden Fall innerlich darauf vor. Schon relativ früh ist ein ziemlich vollständiges, deutlich erkennbares Menschlein zu sehen. Die Blutklumpen und den Embryo musst du nach der spontanen Fehlgeburt nicht zum Krankenhaus bringen. Du darfst damit tun, was du möchtest. Manche wollen ihn so schnell wie möglich die Toilette hinunterspülen, andere wollen ihn begraben. Entscheide, was am besten zu dir oder euch passt.

Ruf sofort deinen Frauenarzt an, wenn ...
- du viel Blut verlierst oder länger als zwei Wochen blutest.
- dir schwindelig wird oder du die Besinnung verloren hast.
- du während oder kurz nach der Fehlgeburt hohes Fieber bekommst (38 Grad oder mehr).
- du Fragen hast, unsicher bist, was mit dir geschieht, oder Angst hast.

### Fehlgeburt mithilfe von Medikamenten

Eine Fehlgeburt mithilfe von Medikamenten ist mit einer spontanen Fehlgeburt vergleichbar. Der große Unterschied liegt darin, dass du mit dem vom Frauenarzt verschriebenen Medikament selbst den Zeitpunkt bestimmst. Du nimmst es zu Hause zu dem von dir gewünschten Zeitpunkt ein. Innerhalb von 48 Stunden wird es dann (wahrscheinlich) zur Fehlgeburt kommen.

Das Medikament wirkt allerdings bei 25 Prozent der Frauen nicht innerhalb von einer Woche. In diesem Fall wird dann doch noch eine Ausschabung vorgenommen. Genau wie eine spontane kann eine eingeleitete Fehlgeburt Schmerzen verursachen. Auch die anderen Vor- und Nachteile einer medikamentösen Fehlgeburt sind mit denen einer spontanen vergleichbar.

### Fehlgeburt mit Ausschabung (Kürettage)

Eine Ausschabung ist eine kleine Operation unter Narkose. Die Gynäkologin saugt mit einem dünnen Schlauch die Gebärmutter leer und entfernt damit auch den eventuellen Embryo. Weil der Schlauch über den Gebärmutterhals eingeführt wird, entsteht keine Wunde. Der Schmerz ist geringer als bei einer spontanen oder medikamentösen Fehlgeburt. Ein großer Nachteil ist, dass es sich dabei eben um eine Operation handelt; und jede Operation ist mit Risiken verbunden. Außerdem erhöht sich das Frühgeburtsrisiko bei einer späteren Schwangerschaft durch eine Ausschabung etwas.

## EXTRAUTERINE SCHWANGERSCHAFT

Manchmal nistet sich die befruchtete Eizelle nicht in der Gebärmutter, sondern zum Beispiel im Eileiter ein. Dort kann sie aber nicht zu einem lebensfähigen Baby heranreifen. Es ist leider nicht möglich, die befruchtete Eizelle operativ in die Gebärmutter zu versetzen. Wenn dein Frauenarzt herausfindet, dass du eine extrauterine Schwangerschaft hast, wirst du sofort ins Krankenhaus eingewiesen. Mithilfe von Medikamenten oder einer Operation wird das Schwangerschaftsgewebe abgetragen (Ausschabung), um für dich (lebens-)gefährliche Situationen zu verhindern, zum Beispiel das Platzen des Eileiters.

Nach einer extrauterinen Schwangerschaft solltest du am besten einen Zyklus abwarten, bis du wieder versuchst, schwanger zu werden. Nachdem sich die neue befruchtete Eizelle in der Gebärmutter eingenistet hat, besteht im Prinzip für dich oder dein Baby kein zusätzliches Risiko mehr.

Das Risiko, erneut eine extrauterine Schwangerschaft zu erleben, ist allerdings um 15 Prozent gestiegen. Manchmal kann es auch sein, dass es etwas schwieriger wird, erneut schwanger zu werden, da bei der extrauterinen Schwangerschaft möglicherweise ein Teil des Eileiters entfernt werden musste oder nach der Ausschabung Verklebungen entstanden sind. Nur in ganz wenigen Fällen ist der Eileiter dadurch so beschädigt, dass nur noch eine geringe Chance besteht, auf natürliche Weise wieder schwanger zu werden. Du wirst dann mit deinem Frauenarzt besprechen, wie sich dein Kinderwunsch noch erfüllen lässt.

Zum Glück werden die allermeisten Frauen, die eine traumatische extrauterine Schwangerschaft mitgemacht haben, ganz einfach wieder schwanger und halten neun Monate später ein kleines Weltwunder im Arm.

### Verschiedene Formen von extrauterinen Schwangerschaften
#### Subakute Form
Bei dieser Form von extrauteriner Schwangerschaft ist der Eileiter nicht geplatzt. Aber du hast wahrscheinlich …
- Schmerzen an einer Bauchseite.
- Schmerzen, die in den Rücken, die Schultern und die Oberschenkel ausstrahlen (vor allem einen auffälligen Schmerz in den Schultern).
- Blutungen.
- Schwindel und/oder Ohnmacht.
- Übelkeit und/oder Erbrechen.
- Stuhldrang ohne Stuhl.
- Durchfall.

**Akute Form**

Bei einer akuten extrauterinen Schwangerschaft ist der Eileiter durch die wachsende Frucht geplatzt. Dann ist eine schnelle Operation notwendig. Die Symptome sind:

- akute und heftige Bauchschmerzen
- sinkender Blutdruck
- Kraftlosigkeit, nahende Ohnmacht
- Blässe
- erhöhter Herzschlag (schneller, schwacher Puls)
- Schwitzen, kaltes und klammes Gefühl

## MOLENSCHWANGERSCHAFT

Manchmal findet zwar eine Befruchtung statt, aber es entsteht kein Embryo. Die Plazentazellen entwickeln sich trotzdem weiter: Sie teilen sich und wachsen zu einer Art Blasenansammlung. Es ist wichtig, dass diese sogenannte »Blasen-« oder »Traubenmole« vollständig entfernt wird. Bleibt ein Teil davon zurück, kann dieser sich weiter teilen und wachsen, was schwerwiegende Folgen für dich hätte.

Der Gynäkologe wird mit dir besprechen, wie die notwendige Ausschabung genau erfolgt und was du darüber wissen musst. Du kannst nach einer Molenschwangerschaft ganz normal wieder schwanger werden. Allerdings ist es vernünftig, erst zu warten, bis das ganze hCG aus deinem Körper verschwunden ist. Das kann drei bis vier Monate dauern. Auch wenn so eine Erfahrung enttäuschend ist, solltest du wissen, dass das Risiko, dass sie sich wiederholt, bei nur einem Prozent liegt.

## RHESUSFAKTOR

Solltest du Rhesus-negativ sein und die Schwangerschaft länger als zehn Wochen bestanden haben, wirst du eine Anti-D-Prophylaxe erhalten. Sie wird über eine Spritze in den Po oder das Bein verabreicht. Mit der Anti-D-Prophylaxe wird verhindert, dass du Antikörper gegen den Rhesusfaktor positiv entwickelst, damit dein Körper bei einer folgenden Schwangerschaft mit einem

Rhesus-positiven Baby das Blut des Babys nicht abstößt. Wenn du die Prophylaxe erhalten hast, besteht kein Risiko mehr. Denk daran: Es ist nicht zu der aktuellen Fehlgeburt gekommen, weil du noch keine Prophylaxe erhalten hattest.

## SCHWANGER WERDEN NACH EINER FEHLGEBURT

Ein beruhigender Gedanke: Nach einer Fehlgeburt kannst du wieder schwanger werden, und es besteht kein erhöhtes Risiko auf eine erneute Fehlgeburt. Wenn es deine erste Fehlgeburt war, ist die Chance auf eine gesunde Schwangerschaft beim nächsten Mal genauso hoch wie bei einer Frau, die noch keine Fehlgeburt hatte. Aber unabhängig von den körperlichen Möglichkeiten ist da auch noch deine Psyche … Nimm dir Zeit, die Fehlgeburt zu verarbeiten. So kannst du eine anschließende Schwangerschaft uneingeschränkt genießen.

## STERNENKIND (TOTGEBURT)

Wenn du länger als 16 Wochen schwanger bist und es geschieht etwas, wodurch dein Baby nicht mehr weiterlebt, sprechen wir von einer Totgeburt. Natürlich ist das noch viel schlimmer als eine Fehlgeburt. In den ersten Schwangerschaftswochen weißt du, dass immer etwas passieren kann, aber nach dem dritten Monat rechnest du eigentlich kaum noch damit. Noch schlimmer ist, dass du das tote Kind zur Welt bringen musst. Es ist inzwischen zu groß, um bei einer Fehlgeburt auf natürliche Weise zusammen mit dem Blut abfließen zu können.

Die Erfahrung lehrt uns, dass es sehr wichtig ist, sich von solch einer fortgeschrittenen Schwangerschaft zu verabschieden, besser gesagt von deinem oder eurem Sternenkind. Abhängig vom Alter des Babys könnt ihr wählen, ob ihr eine Abschiedszeremonie, eine Einäscherung oder ein Begräbnis wollt.

Du solltest den Einfluss nicht unterschätzen, den ein »still geborenes« Baby auf dich oder auf euch hat. Sucht euch Hilfe bei Menschen, die dasselbe erlebt haben, und sprich mit jemandem, dem du deine Gefühle anvertrauen kannst.

## DIESES MAL IST ALLES ANDERS

Manchmal verläuft eine Schwangerschaft nicht so, wie sie sollte, und es kommt früh zu einer Fehlgeburt, oder das Baby ist nicht lebensfähig. Das Allerschlimmste, was eine Mutter und ein Vater mitmachen müssen, ist wahrscheinlich die Geburt eines nicht lebensfähigen oder schon verstorbenen Babys. Das ist so schlimm, dass du es nie wieder vergisst. Wichtig ist, dass du das Erlebte nach und nach verarbeitest, manchmal brauchst du dazu auch Hilfe (und dafür musst du dich nicht schämen).

Es ist nur logisch, dass der frühere Verlust eine Rolle in der folgenden Schwangerschaft spielt. So oft du auch hörst, dass diese Schwangerschaft anders ist als die vorherige – sie sind miteinander verwoben. Nicht unbedingt medizinisch, aber emotional auf jeden Fall.

Besprich die medizinischen Risiken mit deiner Hebamme oder deiner Frauenärztin. Sie werden versuchen, dich zu beruhigen, und anhand der Fakten erklären, warum du keine Angst haben musst. Solch ein fachliches, »nüchternes« Gespräch kann tatsächlich helfen. Danach kannst du die Fakten von deinen Emotionen trennen. Emotionen kann man nicht so einfach verdrängen, und das wäre auch nicht gut.

Vielleicht bietet diese Schwangerschaft auch eine Möglichkeit, eine Chance, den früheren Verlust besser zu verarbeiten. Versuch aber immer, wenn du über die unvollendete Schwangerschaft nachdenkst, sie von der jetzigen Schwangerschaft losgelöst zu betrachten. Rational eingestellten Menschen hilft es oft, für sich selbst eine Liste mit Fakten zu wiederholen, wenn sie die zwei Schwangerschaften vergleichen oder wenn die Angst hochkommt. Bitte deine Hebamme oder deinen Frauenarzt, dir dafür Zahlen und Prozentwerte zu deiner aktuellen Schwangerschaft zu nennen.

Anderen hilft es, jeden Tag kurz an den Verlust des vorherigen Babys zu denken und die zugehörigen Gefühlen dann den restlichen Tag über nicht mehr hochkommen zu lassen. Überleg dir, was zu dir passt. Es gibt dabei kein Richtig oder Falsch. Niemand darf dir sagen, dass deine Art zu trauern nicht gut sei. Denn alles, was hilft, ist gut.

Es ist übrigens normal, dass du während der Geburt und des Pressens zurückhaltender bist als Frauen, die in der Vergangenheit kein Baby verloren haben. Die Angst, die wiederkehrenden Emotionen, die Zweifel, manchmal auch die Schuldgefühle (aber sie sind wirklich unnötig) hemmen dich. Sei offen und erzähl der Person, die dich bei der Geburt begleitet, davon. Vertrau auf die Unterstützung und die Ermunterung deines Partners und deiner Hebamme. Es wird alles gut gehen. Auch du oder ihr habt bald ein wunderschönes Baby im Arm.

> Wir haben es schon früher gesagt: Wenn wir »du« schreiben, meinen wir hauptsächlich die schwangere und gebärende Frau. So emanzipiert wir auch sind – das Wachstum und die Entwicklung des Babys im Bauch und die Geburt sind nun einmal nur der Frau anvertraut. Aber die Gefühle, um die es hier geht, machen keinen Unterschied zwischen Mutter und Vater. Ihr beide habt etwas verloren, das wunderbar geworden wäre. Es klingt wie ein Klischee, aber darüber zu reden hilft wirklich. Und manchmal ist es dir als Partner, Mann oder Frau, jetzt gerade nicht möglich, so ein Gespräch zu führen. Einfach weil du die ehemals Schwangere nicht mit deinen Gefühlen belasten willst. Dann stehst du vor einem Dilemma. Hilft es deiner Partnerin, die das Baby getragen hat oder noch trägt, wenn du darüber sprichst? Oder schürst du damit nur Zweifel in ihr, die sie nicht hatte, bevor du über deine Gefühle geredet hast? Bevor du weißt, wie dir geschieht, steckst du in einem Geflecht von Gefühlen, von denen du nicht weißt, ob und wie du sie zur Sprache bringen sollst oder musst. Oft funktioniert ein direktes Ansprechen am besten. Frag deine Partnerin einfach, ob dein Bedürfnis, ab und zu darüber zu reden, ihr hilft oder nicht. Wenn sie lieber nicht (so oft) darüber sprechen will, such dir besser eine andere Vertrauensperson.
>
> Glücklicherweise sind Gefühle nicht mehr nur Sache der schwangeren Frau. Partner werden heutzutage genauso Vater oder Mit-Mama, wie die schwangere Frau Mutter wird, mit allen dazugehörenden Gefühlen. Väter und Mit-Mamas haben genauso viel Freude oder Trauer zu verarbeiten. Unterschätz diese Gefühle nicht und schließ sie nicht irgendwo in dir ein.

## Quellen

- Shields, S. G. ›Women-centered care in pregnancy and childbirth‹. Taylor & Francis Ltd, 2010.
- Prins, M. ›Praktische Verloskunde‹. Bohn Stafl3eu van Loghum, 2014.
- Cunningham, F. Gary. ›Williams Obstetrics‹. McGraw-Hill Companies, 2001.
- Moore, Keith L.; Persaud, Torchia. ›The Developing Human: Clinically Oriented Embryology‹. Elsevier-Health Sciences Division, 2015.
- Vugt, J. Van. ›Echoscopie in de verloskunde en gynaecologie‹. Springert Media BV, 2013.
- Gilroy, A. M.; MacPherson, B. R. ›Anatomische Atlas‹. Bohn Stafleu van Loghum, 2014.
- Fletcher, S. W.; Fletcher R., ›Clinical Epidemiology‹. Lippincott Williams And Wilkins, 2005.
- ›Sex differences in the structural connectome of the human brain‹, National Academy of Sciences of the United States of America, 2013.
- Hepper P. G.; Shahidullah B. S. ›Development of fetal hearing‹. Archives Disease Child, 1994.
- DiFiore J. W.; Wilson J. M. ›Lung development‹. Semin Pediatr Surg, 1994.
- Heazell, Alexander. ›Association between maternal sleep practices and late stillbirth – findings from a stillbirth case-control study‹. British Journal of Obstetrics and Gynaecology, St Mary's Hospital, Manchester, 2017.
- Huizink, Anja. ›Prenatal stress and its effect on infant development‹. Universiteit van Utrecht, 2000.
- Segal, Neil A. MD, MS, CSCS; Boyer, Elizabeth; Durch R. MS; Teran-Yengle, Patricia PT, MA; Glass, Natalie A. MA; Hillstrom, Howard J. PhD; Yack, H. John PT, PhD. ›Pregnancy Leads to Lasting Changes in Foot Structure‹. American Journal of Physical Medicine & Rehabilitation, 2013.
- Nyangoh Timoh K.; Moszkowicz D.; Zaitouna M. et al. ›Detailed muscular structure and neural control anatomy of the levator ani muscle: A study based on female human fetuses‹. American Journal Obstetrics and Gynecology, 2018.
- ›Foetal brain development is influenced by maternal exercise during pregnancy‹, University of Montreal, 2013.

- ›Pregnancy leads to long-lasting changes in human brain structure‹, Artikel basierend auf der Forschung von Elseline Hoekzema, Nature Neuroscience, 2016.
- Brennan, Arthur (PhD thesis). ›A study of the Couvade syndrome in the male partners of pregnant women in the UK‹. Kingston University, 2008.
- Bareither, D. ›Prenatal development of the foot and ankle‹. Journal of American Podiatrics Medical Association, 1995.
- Barker, D. J.; Eriksson J.G; Forsen T.; Osmond C. ›Fetal origins of adult disease: Strength of effects and biological basis‹. International Journal of Epidemiology, 2002.
- Barker D. J.; Forsen T.; Uutela A.; Osmond C.; Eriksson J. G. ›Size at birth and resilience to effects of poor living conditions in adult life: Longitudinal study‹. BMJ Publishing group, 2001.
- Barr H. M.; Bookstein F. L.; O'Malley K. D.; Connor P. D.; Huggins J. E.; Streissguth ›Binge drinking during pregnancy as a predictor of psychiatric disorders on the Structured Clinical Interview for DSM-IV in young adult offspring‹. American Journal of Psychiatry, 2006.
- ›Nausea and vomiting of pregnancy.‹ Practice Bulletin No. 153. American College of Obstetricians and Gynecologists, 2015.
- Batstra L.; Hadders-Algra M.; Neeleman J. ›Effect of antenatal exposure to maternal smoking on behavioural problems and academic achievement in childhood: Prospective evidence from a Dutch birth cohort‹. Early Human Development, 2003.
- Butt K., Lim K; Society of Obstetricians and Gynaecologists of Canada. ›Determination of gestational age by ultrasound.‹ Journal of Obstetrics and Gynecology Canada, 2014.
- Brooks D. R.; Mucci L. A.; Hatch E. E.; Cnattingius S. ›Maternal smoking during pregnancy and risk of brain tumors in the offspring. A prospective study of 1.4 million Swedish births‹. Cancer Causes Control, 2004.
- Cheour-Luhtanen M.; Alho K., Sainio K.; Rinne T., Reinikainen K.; Pohjavuori M., Renlund M., Aaltonen O., Eerola O., Naatanen R. ›The ontogenetically earliest discriminative response of the human brain‹. Psychophysiology, 1996.
- Murkoff, Heidi. ›What to expect when you're expecting‹. 4th edition, Simon & Schuster, 2008.
- Hugo, Vickie. ›Your pregnancy week by week‹. Quadrille publishing, 2015.

- Connors G., Hunse C.; Carmichael L.; Natale R.; Richardson B. ›Control of fetal breathing in the human fetus between 24 and 34 weeks gestation‹. American Journal Obstetrics and Gynecology, 1989.
- Heimel, Runnard P. J., et al. ›The transplacental passage of prednisolone in pregnancies complicated by early-onset HELLP syndrome‹. Placenta, 2005.
- De Vries J. I.P; Visser G. H.A; Prechtl H. F.R. ›The emergence of fetal behaviour. Individual differences and consistencies‹. Early Human Development, 1988.
- Hepper, Peter G.; Mc Cartney Glenda R.; Shannen, E. Alyson ›Lateralised Behavior in First Trimester Human Foetuses‹. Neuropsychologia, 1998.
- ›Cigarette damage to unborn children revealed in stem cell study.‹ University of Edinburgh, ScienceDaily, 30 May 2017.
- Engle W. A. ›Age terminology during the perinatal period‹. American Academy of Pediatrics Committee on Fetus and Newborn, Pediatrics, 2004.
- Schwab, M. et al. ›Nonlinear analysis and modeling of cortical activation and deactivation patterns in the immature fetal electrocortiogram.‹ Chaos. An Interdisciplinary Journal of Nonlinear Science, 2009.
- Gignac F.; Romaguera D.; Fernández-Barrés S.; Phillipat C.; Garcia-Esteban R.; López-Vicente M.; Vioque J.; Fernández-Somoano A.; Tardón A.; Iñiguez C., Lopez-Espinosa M. J.; García de la Hera M.; Amiano P.; Ibarluzea J., Guxens M.; Sunyer J.; Julvez J. ›Maternal nut intake in pregnancy and child neuropsychological development up to 8 years old: A population-based cohort study in Spain‹. European Journal of Epidemiology, 2019.
- Warrington, Nicole M. et al. ›Maternal and fetal genetic effects on birth weight and their relevance to cardio-metabolic risk factors‹. Nature Genetics, 2019.
- Soneji, Samir; Beltrán-Sánchez, Hilram. ›Association of Maternal Cigarette Smoking and Smoking Cessation with Preterm Birth‹. JAMA Network Open, 2019.
- ›Exercise during pregnancy protects offspring from obesity: Mouse study suggests exercise by normal-weight pregnant mothers boosts brown fat, metabolic health of children.‹ ScienceDaily, 2019.
- Sonek J., Krantz D.; Carmichael J., et al. ›First-trimester screening

for early and late preeclampsia using maternal characteristics, biomarkers, and estimated placental volume.‹ American Journal Obstetrics and Gynecology, 2018.
- Van den Bergh, B. R.H.; Van den Heuvel, M. I.; Lahti, M.; Braeken, M.; de Rooij, S. R.; Entringer, S.; Schwab, M. ›Prenatal developmental origins of behavior and mental health: The influence of maternal stress in pregnancy‹. Neuroscience & Behavorial Reviews, 2017.

### Websites
- Rivm.nl
- Thuisarts.nl
- KNOV.nl
- NVOG.nl
- Voedingscentrum.nl
- deverloskundige.nl
- freya.nl
- kindengezin.be
- seksualitiet.be
- Perinatology.com
- Ehd.org
- Webmd.com
- Meerdangewenst.nl
- Sciendaily.com
- Livescience.com
- Womenandinfants.org
- Mayoclinic.org
- Womenshealth.org
- Lareb.nl

# Register

## A

Akupunktur 193, 439
Alkohol 110, 263 ff.
Ängste 361
APGAR-Test 468 f.
Arbeit 388–395
– am Computer 390
– Arbeitszeiten 391
– Baby und 389
– Elternzeit/-geld 392
– Lärm und 390
– mit Pestiziden 390
– mit Strahlung 389 f.
– mit Ultraschallwellen 390
– Mutterschaftsgeld und 392
– Mutterschutz und 391 ff.
– Tipp 392
– und Stress 390
Augen, trockene siehe Augenbeschwerden
Augenbeschwerden 484
– Tipps bei 484
Ausfluss, vaginaler 574
– Tipps 574 f.

## B

Baby passim
– Atembewegungen des 77, 86, 92
– Atemrhythmus des 86
– Augen des 64, 80, 83, 85, 97
– Augenbrauen des 85
– Augenfarbe des 80
– Bewegungen des 66 f., 85
– chronischer Stress und 359, 363
– Daumenlutschen des 90
– Entwicklung des 11
– Fettgewebe des 74
– Fettreserven des 84
– Fontanelle des 95
– Fruchtwasser und 90
– Gehirn des 36, 45, 48, 51, 59, 65, 83, 95, 99, 102
– Gehirnhälften des 74
– Gehör des 89, 93
– Genitalien des 51, 68
– Geräusche und 86, 89
– Geruchssinn des 88
– Gesicht des 40, 47, 53
– Haut des 79, 99
– Hautkontakt mit 469
– Hormone des 92
– Knochen des 95
– Kopfhaare des 72
– Körper des 41
– Körperteile des 95, 100
– Körpertemperatur des 84
– Lanugohärchen des 58 f., 93
– Lunge des 62, 81 f.
– Lungenentzündung und 87
– Lungenreifung des 80
– Magen–Darm–Trakt des 76
– Mittelohr des 74

- Moro-Reflex des 81
- Myelinscheide und 93
- Ohren des 64
- Organe des 37, 53
- peristaltische Bewegung des 44
- Rooting-Reflex des 63, 72
- Schlaf-wach-Rhythmus des 79, 89
- Schluckauf des 76
- Schmerzen des 65
- Tag-Nacht-Rhythmus des 69 f.
- Überlebenschance des 82, 84, 96
- Verdauung des 65
- Wachstumssprint des 84
- Wimpern des 74, 85
- Zehennägel des 93
- zirkadianer Rhythmus und 89 f.

Baby Shower 234
Babyblues 471
Baby-Fakten, spannende 104–107
Babykleidung 98
Babymoon 234
Babyparty 91
Baby-Watching 171
Bänderschmerzen 496, 581 ff.
- Tipps 583 f.
Bauch 320
- harter 78, 334, 519
- harter (Tipps) 519 f.
Bauchkrämpfe 485, 486 ff.
Bauchschmerzen 247, 486 ff.
- Bauchverletzungen 488
- Blähungen und 493
- drückende Gebärmutter 489
- Durchfall 489 f.
- Durchfall (Tipps) 490

- Einnistungsschmerzen 490 f.
- Lebensmittelvergiftung 491
- Lebensmittelvergiftung (Tipps) 492
- Magen-Darm-Infekt 492
- Magen-Darm-Infekt (Tipps) 493
- Stress und 493
- Tipps 486
- Tritte des Babys und 493
- Verstopfung und 493
- Verstopfung und (Tipps) 494 f.

Becken 496, 498
- Sport für 498
Beckenbeschwerden 498
Beckeninstabilität 496
Beckenschmerz 482, 498, 581 ff.
- Tipps 583 f.
Beschwerden, depressive 361, 506 f.
- Tipps 507 f.
Besenreiser 540
- Tipps 541
Betreuung, medizinische 133
Bewegung 111, 366–386
- Armmuskeln und 385
- Aufstehen 375
- Bauchmuskeln und 381
- Beinmuskeln und 386
- Bewegungsmuster und 499
- Core-Training und 385
- Download Gratis-App 499
- 150-Minuten-Norm 367
- Gehen 373
- Heben 376
- Krafttraining 380

– Laufen 381
– Rumpfmuskulatur und 385
– Stehen 372
– Symmetrie und 383f.
– Tipps 369–371
– Treppen steigen 375f.
– verzichten 382
– vier goldene Regeln 368
Blase 12, 282, 347, 436
– Tipp 500
Blasenentzündung 495
– Tipps 495, 500
Blasensprung 112, 427, 431
Blastozyste 22ff.
Blutarmut 114, 500f.
– Tipps 501f.
Blutdruck, niedriger 552
– Tipps 552
Bluthochdruck 502ff.
– Tipps 504
Blutpropfverlust, nach Geburt 471
Blutungen 504ff.
– Tipps 506
Blutverlust, nach Geburt 471
Braxton-Hicks-Kontraktionen siehe Bauch, harter
Brustdrüsenschwellung 471f.
Brüste 31, 34, 314f.
– empfindliche 513
– empfindliche (Tipps) 514
Brustwarzen, dunklere 554

## C

Chlamydien 112
Chloasma *siehe Hyperpigmentierung*

Chorionzottenbiopsie 49, 52, 179
– Fakten zur 179f.
Chromosom 15
Cocooning 88, 506

## D

Dammriss 330, 459
Dammschnitt 330
– Nähte, Schwellungen und 460
– Stuhlgang/Wasserlassen und 461
– Tipp 462f.
– Wundversorgung nach 464
Depression, pränatale siehe Beschwerden, depressive
Diagnostik, pränatale 179
Dos und Don'ts 184–191
– Akupunktur und Akupressur 193
– alternative Therapien 192
– beim Zahnarzt 191
– Bioresonanz 194
– Homöopathie 193
– Hygiene 196
– Hypnotherapie 195
– Orthomolekular-Medizin 195
– Osteopathie 196
– Rauchen und Drogen 192
– Reflexologie 194
– siehe Fortbewegung
– siehe Haus/Garten
– siehe Umgebung
Doula 144f., 148, 155f.
Downsyndrom (Trisomie 21) 174
Drogen 111, 308
Dysgeusie siehe Schmeckstörung
Dyspnoe siehe Kurzatmigkeit

## E

Edwardssyndrom (Trisomie 18) 174
Eierstöcke 119
Eileiter 119
Eisenwert 114
Eisprung 16, 119
– hormonelle Stimulation und 18
Eisprung-App 121
Eitrichter 119
Eiweiße 266 f.
Eizellen, reife 14 ff.
Eizellenspende 19
Eklampsie 502 f.
Ektoderm 27
Ekzem, atopisches siehe Juckreiz
Embryo 33
Episiotomie siehe Dammschnitt 460
Erbrechen, übermäßiges 573 f.
Erbrecht 399
Erkrankung, Vererbbarkeit einer 113
Erkrankungen, psychische 361
Ernährung 236–276
– Anorexie 238
– Bakterien, Parasiten, Viren 244
– biologische Nahrungsmittel 239
– Bulimie 238
– E.-coli-Bakterien 246
– Ernährungsstil 238
– Etikett und 274
– Fehltritte bei 236
– Gelüste und 240
– Gemüseration 239
– Heißhunger und 240 f.
– Hygieneregel 247 f.
– ideale 275
– Infektionen durch 247
– Küchenregel 248
– Listerien 245
– Listeriose 245
– Nahrungsmittelherstellung und 237
– Nahrungsmittelindustrie 237
– Overnight Oats 242
– Regenbogen-Ernährung 266
– Salmonellen 245 f.
– scharf essen 254
– Smoothies, Säfte 239
– Warnung 243
Eröffnungsperioden 434 f.
– aktive Phase 435
– Latenzphase 435
– Vorgeburtsphase 434
Erstausstattung (Checkliste) 449 ff.

## F

Fast Food 258–260
Fehlgeburt 486, 591–598, 600
– Anti-D-Prophylaxe und 597
– Ausschabung und 593 ff.
– Bauchschmerzen und 486
– mithilfe von Medikamenten 595
– Risiko einer 85
– spontane 594 f.
– unerwartete 593
Fette 267 f.
Fibrom siehe Stielwarze
Fisch 252 ff.
Fit-to-fly-Bescheinigung siehe Flugtauglichkeitsbescheinigung
Flatulenz siehe Pupse
Flecken, braune 553

Flecken, rote siehe Hautveränderungen
Fleisch/Fleischprodukte 250 ff.
– Fertiggerichte 252
– Fleisch- und Wurstwaren 250 f.
– geräuchertes Fleisch 250
– Leber 251
– luftgetrocknete Wurst 251
– rohe/getrocknete Fleischwaren 250
– Speck 251
– Tartar, Carpaccio 252
Flugtauglichkeitsbescheinigung 87
Folsäure 21, 46, 115 f., 269
Fortbewegung 202–210
– Auto 203 f.
– Bootfahren/Surfen 204 f.
– Fahrrad 202 f.
– Flughafen/Flugzeug 205
– Motorroller 203
Fötus/Fetus 35, 40, 42
Frauenarzt/Frauenärztin siehe Gynäkologin
(Fr)Essattacken 515
– Tipps 515 f.
Fruchtbarkeit 19, 283
– anabole Steroide und 111
– Beruf und 118
– Erbkrankheiten und 112
– Gewicht und 110
– Medikamente und 111, 113
Fruchtbarkeitsfenster 109
Fruchtbarkeitsprobleme 110
Fruchtblase 425
– strippen 424

Fruchtwasser 328, 425 ff.
– Ausfluss oder 100 f.
Fruchtwasserpunktion 58, 179 f.
– Abweichung bei 181
– Fehlgeburtsrisiko und 180
Füße, größere 516
– Tipps 516 f.
Füße, heiße 522 f.
– Tipps 523
Fußreflexzonenmassage 439

## G

Gallenstau (ICP) siehe Juckreiz
Gebärhaltungen 410 ff.
Gebärmutter 135, 141, 197, 279, 319, 428
– Mutterbänder und 82
– Wachstum der 321
Gebiss 230 ff., 558
– Bleaching 232
– Zahnarzt, Prophylaxe 231
– Zahnpasta 232
Geburt passim
– Adrenalin und 292
– Angst vor 150
– anzeigen 400
– Austreibungsphase 329, 458
– Blasensprengung und 432
– Brustwarzenstimulation und 440
– Drehung bei Steißlage 457 f.
– Einleitung der 430
– Eröffnungsperioden 434 f.
– Gebärmutterschleimhautentzündung und 112
– Kindslage und 455

- nach der 330 f., 468–472
- Nachgeburt und 468
- Priming 431 f.
- Schmerzlinderung und 151, 440 ff., 442 ff.
- Sex nach 462
- Totalruptur und 460
- Wehentätigkeit anregen 432

Geburtenrate 109
Geburtsangst 155
Geburtsarten 410 ff.
- Gebärhocker 413
- liegend 410 f.
- stehend 411
- Tipp 414
- Wassergeburt 412 f.

Geburtsdatum 423
Geburtshaus 409
Geburtshotel 409
Geburtskarte 89
Geburtsplan 139, 150, 414–419
- Beispiel für 420 f.
- Grundfragen 419
- Tipp 415, 418
- zusätzliche Informationen im 419

Geburtstermin 46
- Mutterschaftsgeld und 75

Gemüse/Obst 256 ff.
Gender Reveal Party 233
Geschlechtskrankheiten 112
Gesicht 223–226
- Baby-Glow 223
- Botox 226
- Concealer 223 f.
- Cremes 226
- künstliche Wimpern 225

- Pickelalarm 224
- Pigmente 224

Gestationsdiabetes siehe Schwangerschaftsdiabetes
Getränke 262 ff.
Glockengeburt 463 f.
Granuloma pyogenicum/pediculatom siehe Rote Blase
Gynäkologin 134 ff., 148
- Bescheinigungen der 136
- erste Vorsorgeuntersuchung bei 134 f.
- pränatale Tests bei 135 f.
- Ultraschalluntersuchungen bei 135, 169 ff.

## H

Haarpflege 227–230
- Dauerwelle 230
- Haarspray 229
- Keratinbehandlung 230
- Koloration 229 f.
- Körperbehaarung 228 f.
- Tipps 228

Hämorrhoiden 517 f.
- Tipps 518

Hände, heiße 522 f.
- Tipps 523

Harndrang, häufiger 520
- Tipps 520 f.

Haus/Garten 185–191
- Anstreichen 189
- antibakterielle Seife 187
- Antihaftbeschichtung 188
- Bücken und Heben 191–196
- Gartenarbeiten 190

- Haushalts- und Putzmittel 185
- Katzenklo 190
- Mikrowelle, Handy, WLAN 188
- Pestizide 187

Hausgeburt 403–407
- Tipp 406
- Vorbereitungen für 405

Haut 534
- Östrogen und 284
- Tipps 535
- trockene 571 f.
- trockene (Tipps) 572

Hautpflege 225
Hauttyp 534
Hautveränderungen 521, 534, 537 ff.
- durchblutungsbedingte 508 ff.
- pigmentbedingte 553
- Tipps 538
- und Hautdehnung 521 f.

Hb-Gehalt (Hämoglobin-Gehalt) 38
Hebamme 136–146, 146, 148
- erste Termine 137
- Geburt und 142
- Kontrolltermine 137 f.
- Vertrauen zu 139
- wechseln 140
- Wochenbett und 143

Hebammenteam 139
HELLP-Syndrom 502 f.
- Tipp 504

Herpes gestationis 523 f.
- Tipp 524

Herzklopfen 524 f.
- Tipps 525

Heultage siehe Babyblues
Hitzepickel 525

- Tipps 526

Hitzewallungen 569
- Tipps 569 f.

Hormone 92, 293, 295
- Adrenalin 288
- Cortisol 291 f.
- FSH (follikelstimulierendes Hormon) 290 f.
- hCG (humanes Choriongonadotropin) 26, 35, 49, 61, 279 ff.
- HPL (humanes Plazentalaktogen) 285 f.
- LH (luteinisierendes Hormon) 290
- Männer und 293
- Östrogen 283 f.
- Oxytocin 286 ff.
- Progesteron 281 f.
- Prolaktin 288
- Relaxin 289
- Stresshormone 291

Hyperemesis gravidarum siehe Erbrechen, übermäßiges
Hyperpigmentierung 554
Hypertonie siehe Bluthochdruck
Hyperventilation 526
- Tipps 527

HypnoBirthing 197 f.

I

ICSI (intrazytoplasmatische Spermieninjektion) 19
Impetigo herpetiformis siehe Juckreiz
Impfungen (Urlaub) 207
Inkontinenz 527
- Tipps 528

Insektenabwehrmittel (Urlaub) 209
IUI (intrauterine Insemination) 18
IVF (In-vitro-Fertilisation) 19

## J
Juckreiz 483, 529, 530 ff.
– Tipps 483, 530, 532 f.
Juckreiz (Schamlippen) 529
Jungenfötus, und Hoden, Hodensack 74

## K
Kaiserschnitt 463 f.
– nach einem 465 f.
Kalzium 116
Kandidose siehe Scheidenpilz
Karpaltunnelsyndrom (CTS/KTS) 536
– Tipps 536 f.
Käseschmiere siehe Vernix caseosa
Kindslage 455–458
– Beckenendlage 457
– Gesichtslage 456 f.
– hintere Hinterhauptslage 455
– Hinterhauptslage 455
– Moxa-Therapie und 460
– Querlage 455
– Scheitellage 456
– Steißlage 455, 457
– Stirnlage 456
– Zwillinge und 457
Klinikhebamme 146
Kliniktasche 98
– Checkliste 452 f.
Koffein 263
Kohlenhydrate 268 f.
Kopfschmerzen 538 f.

– Tipps 539
Körper 216–223
– ätherische Öle 217
– Bauchnabelpiercing 222 f.
– Feuchtigkeitscreme 217 f.
– Massagen 216
– Nagellack, -entferner 227
– Parfüm 226
– Peeling 218
– Rücken 311 ff.
– Sauna, Whirlpool, Hottub 221
– Solarium 221
– Sommer und Schwangerschaft 220
– Sonne, Vitamin D 219
– Sonnenschutz 220
– Tattoo, Henna 222
– Tipp 216, 219
– warmes Bad 218
Kortikosteroidspritze 427
Krampfadern 540
– Tipps 541
Krampfadern (Intimbereich) 539
– Tipps 540
Krankenhausgeburt 408 f.
– Geburtshaus 409
– Geburtshotel 409
– Tipp 408
Krankheiten, sexuell übertragbare 114
Kurzatmigkeit 541
– Tipps 542

## L
Lage-Ultraschall 170
Landkartenzunge 542

– Tipps 543
Lebensstil 275
– gesunder 116
– idealer 275
Leistenbeschwerden 496 f.
– Tipps 483
Leistenschmerzen 482, 544
Linea nigra 554
– Tipps 554
Lingua geographica siehe Landkartenzunge

## M

Mädchenfötus, Eizellen des 70
Medical ID App 130
Medikamente 114, 298, 308
– Antibiotika 300
– Aspirin 299
– Nasenspray 299
– Paracetamol 298
– Schmerzmittel 298
Mehrlinge 326 f.
Mekonium 93, 430
Melasma 554
Mesoderm 27, 29
Migräne 544 f.
– Tipps 545
Milch/Milchprodukte 254 ff.
Milchbildung 162
Mineralien 265
Mineralstoffe 272 f.
Molenschwangerschaft 597
(Morgen-)Übelkeit 545 f.
– Tipps 546 f.
Morula 22
Müdigkeit 547 f.

– Tipps 548
Mundgesundheit 113
Mundhygiene 64
Mutterbänder 61
Muttermale 553
Muttermund 140, 146, 323, 351, 424
– Risse im 459
Mutterpass 42, 138
Mutterschutz 97
Myelin 93
Mykose, vaginale siehe Scheidenpilz

## N

Nabel (nach außen gestülpter) 549
Nabelschnur 324 f.
Nachgeburt 323
Nachname 399 f.
Nachsorgehebamme 143
Nachwehen 323
Nackenschmerzen 549 f.
– Tipps 550
Nährstoffe 265
Nahrungsmittelhygiene (Urlaub) 208
Nase, laufende 543
– Tipps 543 f.
Nase, verstopfte 580
– Tipps 580
Nasenbluten 550
– Tipps 550 f.
Nerv, eingeklemmter siehe Schwangerschaftsischias
Nestbautrieb 96, 551
Neurodermitis siehe Juckreiz

Niedergeschlagenheit 537
NIPT (nicht invasiver pränataler Test) 49, 175 f.
Nub-Theorie 172

## O

Ödeme siehe Wassereinlagerungen
Outfit 212–216
– Bügel-BHs 215
– Schuhe 214 f.
– Schwangerschafts-BH 215
– Tipps 214
– Umstandsmode 212 ff.
Ovulation siehe Eisprung

## P

Palpitationen siehe Herzklopfen
Parodontitis 558 f.
– Tipps 559
Pataussyndrom (Trisomie 13) 174
Plazenta 24, 56, 322 f. 468 f.
– Entwicklung der 25
– Hormone und 323
– Chromosomenabweichungen 176
Präeklampsie 502 f.
Progesteron 61
– Verstopfung und 49
Prostaglandin 431
PUPPP siehe Juckreiz
Pupse 560
– Tipps 560 f.

## R

Rauchen 109 f.
Rebozo 437 f.
Recht 396–401
Reise(rücktritts)versicherung 207
REM (rapid eye movement) 75
REM-Schlaf 75 f.
Restless-Legs-Syndrom 555
– Tipps 555 f.
Rhythmus, zirkadianer 69, 89
Rote Blase (im Mund) 556
– Tipps 557
Rücken, Schmerz im 496 f.
– Tipps 497
Rückenbeschwerden 496
Ructus siehe Rülpser
Rülpser 560
– Tipps 560 f.

## S

Samenspende 20
Samenzellen 14 ff.
– Qualität der 18
Schamlippenriss 459
Scheidenpilz 561 f.
Scheidenriss 459
Schilddrüse 295
Schlaf 339–348
– Albträume und 344
– Anspannung und 339
– Becken-/Rückenschmerzen und 341
– besserer 345
– Bildschirmgebrauch und 342
– Melatonin und 347 f.
– nachtaktiver Bauchbewohner und 342
– nächtliche Übelkeit und 341
– Rückenschläferinnen und 343

- ruhelose Beine und 341
- Schlafhaltung und 343
- Schlafmittel und 347
- Schlafposition und 344
- Sodbrennen und 341
- Stress und 339
- Tipps 340, 343, 345 f., 348
- Träume und 344
- Wachhalter 340
- Wadenkrämpfe und 341

Schlafmangel 347
Schleimverlust, nach Geburt 471
Schmeckstörung 562 f.
- Tipps 563

Schmerzlinderung 440–444
- Atemtechniken zur 440 f.
- Dusche/Badewanne 441
- Hypnose und 441 f.
- Lachgas und 442 f.
- Massage und 441
- PDA (Periduralanästhesie) 444
- Pethidin und 443
- Remifentanil und 443
- TENS-Behandlung 442

Schnarchen 564
Schulterschmerzen 549
- Tipps 550

Schwangerschaft passim
- Ängste und 309
- ansteckende Hautkrankheiten und 300 f.
- Arbeit und 388
- Arbeitgeber und 388
- Beauty, Körperpflege und 212–232
- Befruchtung und 14

- Bewegung, Sport und 366
- Borkenflechte und 303
- CMV (humanes Cytomegalievirus) und 301 f.
- Computertomographie und 307
- Dauer der 102, 424
- depressive Gefühle und 309
- Einnistung 23 ff.
- Emotionen während der 138
- Erkältung und 302, 309
- Ernährung und 238 f.
- erste Anzeichen 123 ff.
- extrauterine 595 f.
- Geschwisterkind und 130
- geschwollene Körperteile und 76
- Grippe 302, 309
- Gürtelrose und 304
- Haltung und 312 f.
- Haushalt, Kinder und 393
- Haustiere und 394 ff.
- Heuschnupfen und 306
- Hormone und 278–296
- Hormonprobleme und 295
- Infektionen und 300 f.
- Infektionsrisiko und 309
- Keuchhusten und 87, 302
- Kinderkrankheiten und 309
- Kindsbewegungen und 316 f.
- Kondition und 367
- krank in der 299
- Lippenherpes und 303
- Masern und 305
- MRT und 307
- Mumps und 305
- Partner und 152 ff.
- Pilzinfektion und 309

– Ratschläge für 130
– Rhesusfaktor und 597
– Röntgenaufnahmen und 306 f.
– Röteln und 305
– Scharlach und 303
– Sport und 378–382
– Streptokokken-A-Infektion und 303
– traumatische Erfahrungen und 149
– übertragbare Krankheit und 309
– Unterschiede bei 332, 336 f.
– Verletzungsrisiko und 372
– wiederholte 333 f.
– Windpocken und 304
Schwangerschaftsakne 510
– Tipps 510
Schwangerschaftsbegleitung 133–163
Schwangerschaftsbeschwerden 476–589
– Allergie 480
– Allergie (Tipps) 481
– Augenbeschwerden 484
– Augenbeschwerden (Tipps) 484
– austretende Milch 485
– austretende Milch (Tipps) 485
– Bauchkrämpfe 485
– Hormone und 41, 54, 276, 278, 280, 282, 285 f., 290
– Reflux 480
– Reflux (Tipps) 481
– Sodbrennen 480
– Sodbrennen (Tipps) 481
Schwangerschaftscholestase siehe Juckreiz

Schwangerschaftsdemenz 575, 578
Schwangerschaftsdiabetes 564 f.
– Tipps 565 f.
Schwangerschaftsgingivitis siehe Zahnfleischentzündung
Schwangerschaftsglow 510
Schwangerschaftsischias 510 f.
– Tipps 511
Schwangerschaftsjucken siehe Hautveränderungen
Schwangerschaftskilos 319
Schwangerschaftskurse 157–161
– Haptonomie 157 f.
– Hypnobirthing 159 f.
– Mindfulness-Kurs 159
– Outdoor-Work-out 159
– Schwangerschaftsgymnastik 158
– Schwangerschaftstanz 159
– Schwimmen 158
– Stillkurs 159
– Tipp 160
– Yoga 157
Schwangerschaftsmaske 554
Schwangerschaftsrhinitis siehe Nase, verstopfte
Schwangerschaftsstreifen 522
– Tipps 522
Schwangerschaftstest 11, 28, 126
– Fälligkeitstag und 125
– mit Zahnpasta 126
– Reaktionen auf 126 ff.
Schwangerschaftsvergiftung 502

Schwankungen, emotionale 512f.
– Tipps 512f.
Schwindel 247, 371, 567f.
– Tipps 568
Schwitzen 569
– nach Geburt 471
– Tipps 569f.
Screening 165
– Abweichung bei 173f.
– pränatales 42, 49, 172ff.
Sex 350–354, 462
– Baby und 350, 352, 354
– Geburt und 354, 440
– Gleitgel und 351
– in Schwangerschaft 352
– nach Fruchtbarkeitsfenster 109
– Orgasmus und 353
– Schmerzen und 351
– Tipps 353
– verzichten 351
– Vorteile von 350
– wechselnde Sexualpartner und 354
Sodbrennen, Progesteron und 68
Sommersprossen 553
Sorgerecht 398
– Tipps 398f.
Speichelfluss, übermäßiger 573
– Tipp 573
Spinnennävus 509
Sport siehe Bewegung
Steißbein 38
– Schmerzen am 563
– Schmerzen am (Tipps) 564
Sternenkind siehe Totgeburt

Steuern 396–401
– Tipps 400f.
Stielwarze 570
Stillbeziehung, Störfaktoren und 162f.
Stillen 78, 161ff.
– Hilfe beim 163
– Partner und 161
– Prolaktin und 289
Stillerfahrungen, der Mutter 161f.
Stillkurs 78, 161
Stimmungen, depressive 537
Strahlung 118
Stress 356–364
– Blutzuckerspiegel und 356
– chronischer 359
– Hilfe bei 357f.
– Stoffwechsel und 356
– Stresshormone 356
– Symptome und 357
– Tipps 359f.
– Umgang mit 363
– Ursachen für 356
– Zyklus und 111
Striae siehe Schwangerschaftsstreifen
Superfoods 264f.

## T

Tage, fruchtbare 118ff.
Taubheitsgefühl (körperlich) 571
– Tipp 571
Terminultraschall 169f.
Tipp (Fit-to-fly-Bescheinigung) 206

Tipp (Mama-Hocker) 335
Tipp (medizinische Hilfe im Ausland) 206
Tipp (Pflanzen, Sauerstoff und Luft) 199
Tipp (Regenbogen-Ernährung) 266
Tipp (Zähne) 185
Totgeburt 598

## U

Übelkeit 247
Überempfindlichkeit (Geschmacks-/Geruchssinn) 572
– Tipps 572
Überfälligkeit 125
Übungswehen siehe auch Bauch, harter
Ultraschall 60, 78
– Abweichungen bei 177f.
Ultraschalluntersuchungen 133
Umgebung 199–202
– Fahrgeschäfte 201
– Feinstaub 199
– Lärm 199
– Renovierung 200
– Streichelzoo 201
Ungeschicklichkeit 575
Untersuchungen 14, 57, 65, 165
– Blutuntersuchung 167f.
– große Ultraschalluntersuchung 176ff.
– Kombinationstest 175
– NIPT 175f.
– Palpation 166f.
– pränatale 165–172

– Ultraschall 169ff.
– Urinuntersuchung 168
– vaginaler Abstrich 168
Unwohlsein, plötzliches 247

## V

Vaterschaftsanerkennung 397
– Erbrecht 397f.
– Unterhaltspflicht 397f.
Vergesslichkeit 575f.
– Tipps 576
Verhütung 116ff.
– Dreimonatsspritze 117
– Hormonstäbchen (Implanon) 117
– Kondom 117
– Pille 117
– Spirale 117f.
Vernix caseosa 67f.
Versorgung, präventive 148f.
Vitalitäts-Ultraschall 169
Vitamin-D-Mangel 116
Vitamine 265, 269f.
– Cholin 271f.
– Folsäure 21, 46, 115f., 269
– Vitamin $B_6$ 270
– Vitamin $B_{12}$ 115, 249, 270, 276
– Vitamin C 270f.
– Vitamin D 21, 116, 271
– Vitamin K 470
Vitaminpräparate 272
Vorsorgeuntersuchungen 133

## W

Wachstumsultraschall 170
Wadenkrämpfe 584f.
– Tipps 585

Wassereinlagerungen 482 f., 586
- Tipps gegen 482, 586 f.
Wehen 423–448
- Bauchwehen 434
- Beinwehen 434, 445
- Eröffnungswehen 432
- Fruchtblase platzt 425 ff.
- Nachwehen 448
- Presswehen 446 f.
- Rebozo und 437
- Rückenwehen 434, 445
- Schleimpropf und 426
- Stellungen und 439
- Stripping und 424 f.
- Tipp 435, 437 f., 445, 447
- Übungswehen 428 f.
- Vorwehen 423
- Wehenanregung 430
- Wehenverarbeitung 435 ff.
Wochenbettbeschwerden 470 f.
Wochenbettbesuch 91

Wundsein 525
- Tipps 526
Würgen 587
- Tipps 587

## Z

Zähne 113
Zahnfleisch, entzündetes siehe Parodontitis
Zahnfleischentzündung 558, 588
- Tipps 588
Zahnpflege 64
- bei Morgenübelkeit 231
Zangengeburt 463 f.
Zucker 258–262
Zwillinge, Entstehung von 20
Zygote 22
Zyklus 119
- unregelmäßiger 120
Zystitis siehe Blasenentzündung

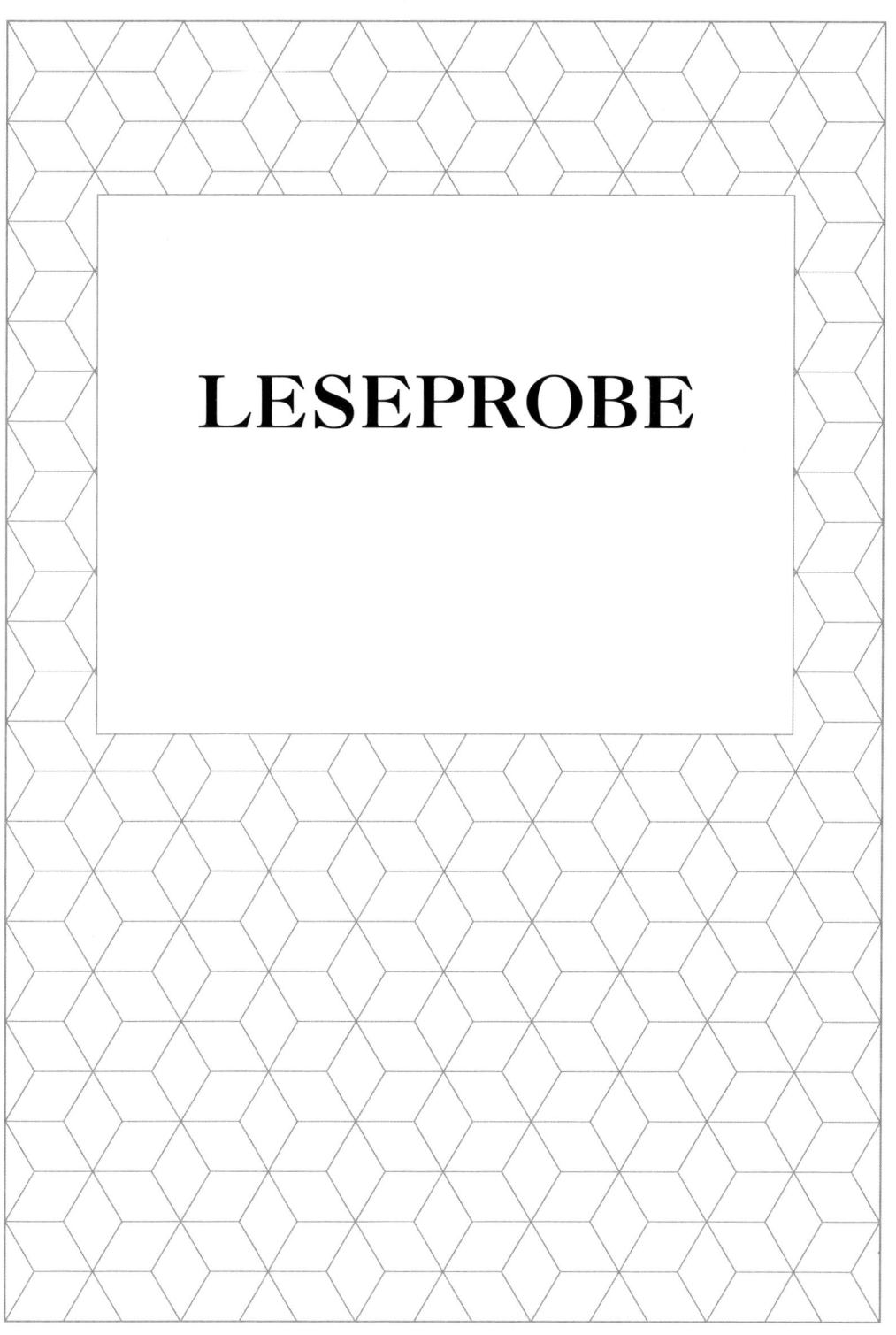

# LESEPROBE

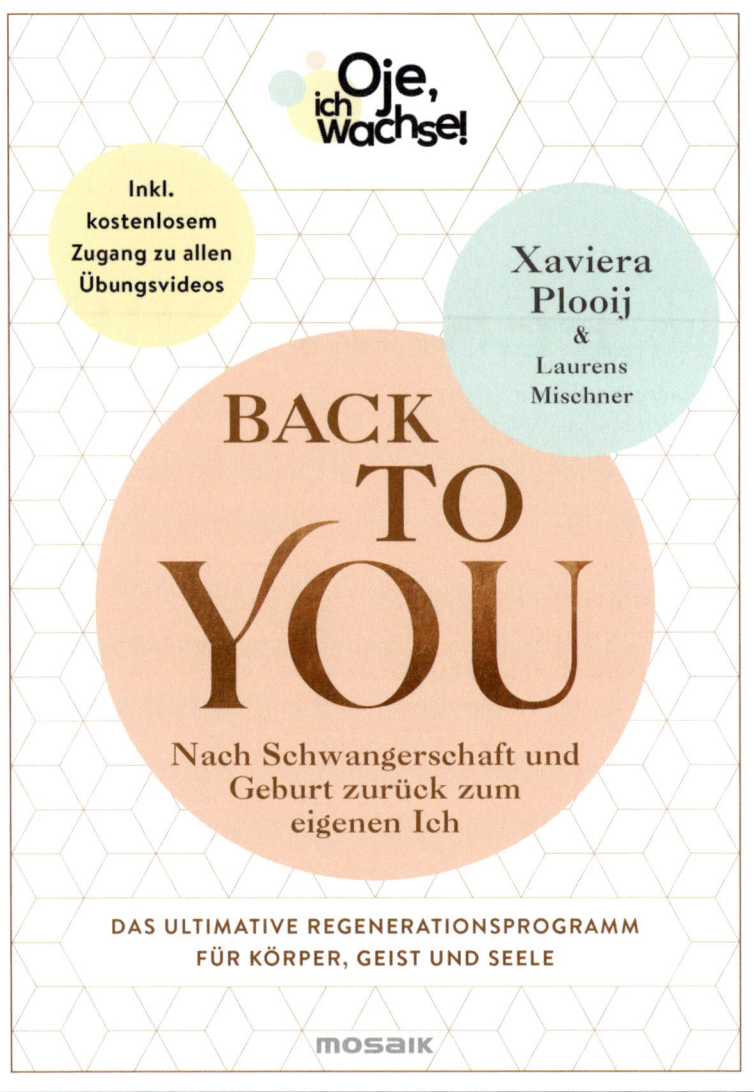

Erhältlich ab März 2021 im Mosaik Verlag:
ca. 300 Seiten, ISBN: 978-3-442-39382-4
Dieses Buch ist auch als E-Book erhältlich.

# Vorwort

> **Das hier sind die Fakten:**
> - Nach der Geburt verändern sich dein Körper, dein Geist und sogar deine Gehirnstruktur.
> - Erst nach Monaten hat sich dein Körper an den neuen Hormonhaushalt angepasst.
> - Nicht regenerierte Beckenbodenmuskeln können lebenslange Beschwerden verursachen wie Schmerzen, Probleme bei der Verdauung, weniger (intensive) Orgasmen und spätere Inkontinenz.
> - Beziehungen verändern sich.
> - Mangelnde Regeneration kann sich negativ auf die Bindung zu deinem Baby auswirken.

Neun Monate wächst dein Körper, neun Monate bildet er sich zurück. Zumindest der erste Teil ist jeder Frau bewusst, aber wenn du sechs Wochen nach der Geburt zur letzten Kontrolluntersuchung gegangen bist, fühlst du dich auf dem weiteren Weg allein gelassen. Denn die Rückbildung ist für deinen Körper und deinen Geist genauso fordernd wie die Schwangerschaft. Und trotzdem musst du dich selbst darum kümmern. Wie kann man Frauen mit dieser Aufgabe nur so alleinlassen?

**Das. Muss. Sich. Ändern.**
**Das. Wird. Sich. Ändern.**
**Jetzt.**

Das *Back To You*-Programm ist eine Revolution: Es begleitet dich durch die ersten schwierigen Monate nach der Geburt und hilft dir sogar, zu einem besseren Ich zu finden, sowohl mental als auch physisch. Damit wird die Regeneration nach der Geburt zur neuen Norm werden. Weil du, dein Körper und deine Beziehungen es wert sind. Du hast ein Wunder zur Welt gebracht und du verdienst nun Begleitung, um zurück zu deinem eigenen Ich zu finden – *Back To You*.

Jede Mutter weiß, dass ein Baby mehr verändert als nur die Bauchmuskeln. Es war wie die Suche nach einem verborgenen Schatz, doch gemeinsam mit weltweit führenden Experten haben wir dieses revolutionäre Programm entwickelt. *Back To You* (BTY) behandelt nicht nur die Frage, wie du deine alte Konfektionsgröße zurückbekommst und wie dein Bauch flacher wird, sondern alle Bereiche der Regeneration. Für Frauen, die wirklich gesunden wollen, ist ein oberflächliches Ruckzuck-Programm eine Beleidigung, schließlich ist echte Regeneration so vieles mehr.

### BTY – alles ist miteinander verbunden

Während der Gespräche mit den Expertinnen und Experten wurde eines immer klarer: Die Zukunft der Gesundheit liegt jenseits der Grenzen eng gefasster Spezialgebiete. Die körperlichen Veränderungen nach der Schwangerschaft zeigen das deutlich. Ärzte und Ärztinnen dürfen nicht nur in ihrem eigenen Fachbereich bleiben, sondern müssen den Menschen als Ganzes betrachten und erkennen, wie alles miteinander verbunden ist und sich gegenseitig beeinflusst. BTY basiert daher auch auf folgendem Gedanken: Alles hängt zusammen. Ein falscher Fußstand kann Beckenbodenbeschwerden verursachen (sowie Schmerzen beim Sex und Probleme mit der Verdauung). Stress aus Angst, etwas falsch zu machen, kann zu schmerzenden Daumen führen. Schlaflose Nächte können deinen Hormonhaushalt so verändern, dass sich deine Erholung verzögert. Deine Muttergefühle können derart die Oberhand gewinnen, dass du dich selbst und deine Beziehung vergisst. Dein Gehirn nimmt jetzt eine andere Art beziehungsweise eine andere Intensität von Empathie wahr, wodurch du möglicherweise auch sehr stark an dir selbst zweifelst. Ernährung kann eine postnatale Depression beeinflussen. Kurz: Alles ist miteinander verbunden, sowohl mental als auch physisch. Du kannst und darfst diese beiden und alle anderen Aspekte drum herum nicht voneinander trennen, wenn du das große Ganze verstehen möchtest.

### BTY – Wissen und Unterstützung

BTY besteht aus zwei Bereichen:
1. Einblick in die Veränderungen, die sich in Gehirn, Powerhouse (die Muskeln in Bauch, Rücken, Zwerchfell und Becken), Vagina, Hormonhaushalt und Geist abgespielt haben.
2. Ein umfassendes Aufbauprogramm: Von Beckenbodenmuskeln über Powerhouse bis zu mentaler Gesundheit – wir stärken alle Bereiche gleichzeitig, damit du gesünder und stärker wirst.

### BTY – maximale Wirkung

Wir haben die »XL-Fundamentals« entwickelt – jene vier Aspekte, die schon jeder für sich einen enormen Einfluss auf deine Erholung und Gesundheit haben: Bewegung, Haltung/Atmung, Entspannung sowie Ernährung. Für deinen Körper und deinen Geist wirkt es Wunder, wenn du sie alle umsetzt.

## SO FUNKTIONIERT DAS BTY-PROGRAMM

Das BTY-Programm besteht aus zwei Teilen: Zum einen aus diesem Buch und zum anderen aus der kostenlosen Online-Unterstützung. Mit dem Code aus diesem Buch erhältst du Zugang zu zahlreichen Übungsvideos, die dir zeigen, was hier beschrieben wird.

**Das Back To You-Programm besteht aus drei Phasen**
- *Back (0–6 Wochen)* ➤ Du trittst etwas kürzer. Nun geht es darum, dich auszuruhen und eine Bindung zu deinem Baby aufzubauen und dich mit deiner neuen Rolle als Mutter vertraut zu machen. Bei den Übungen konzentrieren wir uns auf die Verbindung zwischen Geist und Powerhouse.
- *To (7–24 Wochen)* ➤ Langsam nimmst du dein »normales« Leben wieder auf. Du gehst wieder mehr vor die Tür, triffst wieder Menschen, begegnest dir selbst. Bei den Übungen arbeiten wir an deiner Stabilität und Mobilität.
- *You (25–40 Wochen)* ➤ Du bist immer mehr dein »neues Ich« und erlangst immer mehr Kraft. Bei den Übungen arbeiten wir intensiv an deinem neuen Ich, sodass du gesünder, kraftvoller (sowohl mental als auch physisch) und fitter bist. Du wirst dein neues Ich! Oder vielleicht sogar eine bessere Version von dir selbst.

Es war ein riesiges und herausforderndes Puzzle, aber nach unzähligen Gesprächen mit Forschern, Fachleuten und Ärztinnen ist es gelungen: Du hältst nun das erste Buch in Händen, das dir dabei hilft, dich vollständig von deiner unglaublichen Leistung, dem Wunder der Geburt, zu erholen.

Alles Liebe,

*Xaviera und Laurens*

## Du & dein Gehirn

Während der Schwangerschaft wächst deine Gebärmutter um ein Vielfaches, deine Füße sind wahrscheinlich eine Nummer größer geworden, deine Haut dehnt sich, du bekommst eventuell Schwangerschaftsstreifen und dass sich deine Hormone verändern, wissen wir auch alle. Aber viel weniger bekannt ist, dass sich … Trommelwirbel … während und nach der Geburt auch dein Gehirn verändert! Ja, wirklich, die Struktur deines Gehirns und sein Aufbau verändern sich auf eine Weise, wie es nur bei Frauen vorkommt, die schwanger gewesen sind und ein Kind bekommen haben. Wahnsinn, oder?

Diese Veränderungen im Gehirn haben auch einen Grund. Sie sorgen dafür, dass du dich besser in andere hineinversetzen kannst. Du bist aufmerksamer, empfindsamer und deine Prioritäten verlagern sich ein wenig. Und das alles, um dir einen guten Start in dein Leben als Mutter zu ermöglichen. Aber an diese Veränderungen – diese neuen Fähigkeiten – musst du dich erst etwas gewöhnen!

### DEIN MAMA-GEHIRN VERSTEHEN: DAS BERUHIGT

Eigentlich wissen wir noch sehr wenig über den Einfluss, den eine Schwangerschaft auf das Gehirn hat. Die ersten Untersuchungen dazu sind erst ein paar Jahre alt. Darum liest man auch nur wenig über dieses Thema. Viele Ärzte und Ärztinnen haben noch nie etwas davon gehört oder sind der Meinung, dass Informationen erst dann verbreitet werden dürfen, wenn diese auch vollständig sind, damit alle Fragen beantwortet werden können. Da ist gewiss was dran, aber andererseits könnte es noch Jahrzehnte dauern, bis wir das Mama-Gehirn vollständig erforscht haben. Währenddessen bleiben die Mütter mit ihren Fragen und Emotionen allein. Und das, obwohl doch das Wissen um das veränderte Muttergehirn so viel bewirken könnte.

Eines solltest du auf jeden Fall wissen: Es liegt nicht an dir, es liegt nicht an deiner emotionalen Instabilität oder an einer neuen Form von »Zweifeleritis«. So verrückt es auch klingen mag: Das, was du jetzt fühlst, macht dich zu einer besseren Mutter und ist ein natürlicher biologischer Prozess. Diese Gefühle kennen fast alle Mütter, einfach weil ihr Gehirn so programmiert ist. In *Back To*

*You* beschreiben wir, was wir heute über das Mama-Gehirn wissen, und, noch viel wichtiger, was du tun kannst, um (wieder) die Kontrolle darüber zu erlangen und zu behalten. Das Wissen über die Veränderung in deinem Gehirn wird dich beruhigen: Es liegt nicht an dir, es ist eine rein biologische und chemische Veränderung deines Gehirns.

### Wissenschaftliche Untersuchungen zum Mama-Gehirn

2016 wurde zum ersten Mal tatsächlich zum Mama-Gehirn geforscht, von einer Neurowissenschaftlerin der Universität Leiden. Sie erkannte, dass es im Gehirn einer Mutter eine signifikante Veränderung gibt und diese Veränderung mindestens zwei Jahre anhält und eventuell bleibend ist. Diese Veränderung spielt eine Schlüsselrolle beim Übergang von Frau zu Mutter.

Das Gehirn besteht aus grauer und weißer Substanz. Nach der Geburt gibt es eine große Veränderung bei der grauen Substanz, und zwar in dem Teil des Gehirns, der für soziale Kognition zuständig ist, also für Einfühlungsvermögen, Empathie, sprich wie du die Gefühle anderer Menschen entschlüsselst. Wie sich die graue Substanz genau verändert, ist allerdings auf den ersten Blick nicht logisch, denn sie nimmt in einem bestimmten Gebiet ab. Es ist weniger Substanz da, dafür hat sich diese verbliebene Substanz verbessert oder verschärft. Es scheint, dass eine Abnahme der grauen Substanz für eine Spezialisierung des Gehirns sorgen kann. Dadurch können sich Frauen besser an ihre Mutterschaft anpassen und besser auf die Bedürfnisse ihres Babys eingehen. Die Entstehung des Mama-Gehirns ist also etwas ganz Besonderes!

## Let's get started: Dein BTY-Programm

Jetzt, da du alles über deinen Körper, deine Hormone, dein Gehirn und den Einfluss der XL-Fundamentals weißt, können wir wirklich mit dem BTY-Programm beginnen. In 40 Wochen bist du wieder vollkommen regeneriert. In 40 Wochen verwandelst du dich sogar in eine stärkere, gesündere und fittere Version von dir selbst. Ohne irgendwelche Spätfolgen von Schwangerschaft und Geburt!

Das *Back To You*-Programm besteht aus drei Phasen:
1. *Back* (0–6 Wochen)
2. *To* (7–24 Wochen)
3. *You* (25–40 Wochen)

Jede Phase besteht aus:
- nützlichen Informationen zur aktuellen Phase,
- Tipps und Tricks der weltbesten Experten zu deinem Körper und deinen Emotionen,
- deinem persönlichen Trainingsprogramm – den BTY-Blöcken:
  - komplette Work-outs (inklusive individueller Anpassungen für deinen Körper)
  - Übungen, Challenges und Tipps zu den XL-Fundamentals
  - Tagebuch (Tracke deine Fortschritte! Wow!)

Jede Phase dauert drei Wochen. Das erste Training eines Blockes ist immer ein Selbsttest, bei dem du erfährst, wie du das Programm am besten auf deinen Körper abstimmst. Denn bei der Regeneration gilt: Es gibt kein »One Size Fits All«.

# DEINE TÄGLICHEN BECKENBODENÜBUNGEN

Während deines BTY-Programms wird dein ganzes Powerhouse trainiert und der Druck (auch die Druckverteilung in deinem Powerhouse) wird gleichmäßig aufgebaut. Die Übungen werden immer ein wenig schwerer, dadurch bekommst du immer mehr Kontrolle über dein Powerhouse und damit auch über die Beckenbodenmuskulatur. Aber gerade diese Muskeln brauchen öfter als dreimal in der Woche Training. Das erreichst du mit den täglichen BTY-Kegelübungen.

## So arbeiten wir an deiner Beckenbodenmuskulatur

Dein BTY-Training baut langsam auf. In der *Back*-Phase liegt die Betonung auf dem Verbindungsaufbau zwischen Gehirn und Beckenboden, in der *To*-Phase auf seiner Kräftigung und in der *You*-Phase lernst du, wie du deinen Beckenboden in allen Situationen richtig verwendest – sogar auf dem Trampolin. Durch diesen Aufbau und dadurch, dass das Programm langfristig angelegt ist (die Regeneration des Beckenbodens ist nun einmal nicht in ein paar Wochen getan), wird dein Beckenboden wieder stark. So vermeidest du (auch in späteren Jahren) Inkontinenz, kurierst Beschwerden wie Schmerzen oder Druck im Beckenboden aus und erhöhst deine Lust am Sex. Genug Gründe also, um diese Muskelgruppe jeden Tag mehrmals zu trainieren.

Und jetzt kommt das Beste: Du kannst immer und überall trainieren, es kostet dich überhaupt nicht viel Zeit!

## Für jeden Tag: BTY-Kegelübungen

Die BTY-Kegelübung ist eine Basisübung, die du dreimal am Tag machen solltest, dein ganzes Leben lang. Sie ist eine Variante der klassischen Kegelübung, benannt nach Dr. Kegel, bei der du die Beckenbodenmuskeln an- und entspannst. Im BTY-Programm kombinieren wir sie mit einer aktiven Atmung und der Aktivierung des Lymphkreislaufs durch subtile Massage. Diese Massage aktiviert die Lymphpumpe des Beckenbodens noch einmal zusätzlich.

# Dein Training in der To-Phase

Das erste Training auf niedrigem Niveau kann beginnen, wenn du von deiner Ärztin oder Hebamme gesagt bekommen hast, dass deine Wunden geheilt sind und du wieder Sport treiben darfst. Meistens geschieht das nach sechs bis acht Wochen.

Aber bevor du beginnst, musst du erst folgende Fragen beantworten.
- Hast du eine Diastase von mehr als 2 Zentimetern (siehe Selbsttest)? Falls ja, achte auf die Icons neben den Übungen.
- Leidest du unter einem Prolaps (siehe Selbsttest)? Falls ja, achte auf die Icons neben den Übungen.
- Hast du Probleme mit internen Triggerpunkten (siehe Selbsttest)? Falls ja, massiere zuerst die Triggerpunkte intern weg, bevor es mit den täglichen Kegelübungen losgehen kann.

## FÜR DIESE PHASE BRAUCHST DU:

- Stuhl und Kissen
- Handtuch
- Foamroller

## DEINE TÄGLICHEN BTY-KEGELÜBUNGEN

In dieser Phase verlängerst du deine täglichen Kegelübungen auf 5 Sekunden. Diese Übungen werden weiterhin drei- bis viermal am Tag wiederholt, am besten für den Rest deines Lebens. Achtung, mach die Übungen nie länger, als du kannst. Führst du sie richtig aus, werden sie dir dein ganzes Leben lang guttun, führst du sie falsch aus, schadest du deinem Körper.

## WARM-UP

In diesen Wochen lockerst du deine Muskeln, aktivierst sie leicht und beginnst mit dem Rotieren und Stretchen, bevor es wirklich losgeht.

1. Lockern: Schenk den Muskeln, die es brauchen, eine schöne Massage mit dem Foamroller. Vertrau deinem Gefühl. Scanne deinen Körper. Wo bist du verspannt, welche Stelle benötigt jetzt Entspannung?
2. Verbindung aufbauen: BB-Lift 1 + 2.
3. Durchblutung fördern: Semi-Squat, rotierender Ellenbogen zum Knie. Rechter Ellenbogen zum Knie.

## COOLING DOWN

Schließe die Übung mit Stretching ab.

1. Nimm die neutrale Position ein.
2. Kopf 3x von links nach rechts drehen, danach 3x das Kinn zur Brust bewegen und abschließend Kopf in den Nacken. Beuge dich nicht zu sehr nach hinten, denn sonst werden die Blutgefäße, die durch die Öffnungen entlang der Wirbel verlaufen, abgeklemmt.
3. Schultern 3x nach vorn und nach hinten kreisen.
4. Beine ausschütteln.
5. 4x beim Einatmen auf die Zehenspitzen kommen. Beim Ausatmen nach oben strecken, die Hacken Richtung Boden ziehen, dabei aber nach oben gestreckt bleiben.

# DEINE XL-FUNDAMENTALS: Woche 7-9

## BEWEGUNG

### Verwöhn deine Vagina mit einem Haferbad
Ja, du liest ganz richtig: Eine halbe Tasse Haferflocken in einem warmen Bad, 10 bis 15 Minuten ziehen lassen, ergeben ein Verwöhnpaket für deine Vulva. Haferflocken wirken entzündungshemmend, helfen bei Schwellungen und noch dazu sorgen sie für eine weniger trockene Vagina.

## HALTUNG UND ATMUNG

### Lockere dein Zwerchfell
Um eine gute 3D-Atmung zu schaffen, brauchst du ein mobilisiertes Zwerchfell. Vor der Geburt hast du vielleicht eher in die Brust geatmet, weil der Bauch immer mehr Raum eingenommen hat. Dadurch kann dein Zwerchfell verkrampft sein, aber es ist ganz einfach wieder zu lockern. Steh aufrecht und leg deine Finger genau unterhalb des Rippenbogens an. Beweg deine Finger nun entlang der Rippen mit leichtem Druck hin und her. Zuerst fühlt sich das ungewohnt an, aber wenn du die Übung ein paarmal wiederholst, wird sich dein Zwerchfell entspannter und lockerer anfühlen.

## RUHE UND ENTSPANNUNG

**Schwerelos mit dem entspanntesten Song der Welt**
Google das Lied »Weightless« von Marconi Union. Untersuchungen haben gezeigt, dass sich bei diesem Lied Körper und Geist entspannen. Sein Rhythmus beträgt nämlich 60 BPM (beats per minute), woran sich deine Hirnwellen und dein Puls sofort anpassen. Sofortige Entspannung und auch herrlich zum Einschlafen!

## ERNÄHRUNG

**Die Kraft von $H_2O$: dein Flüssigkeitshaushalt im Gleichgewicht**
Um dich gut zu regenerieren, brauchst du Flüssigkeit. Und damit meinen wir nicht Säfte oder Kaffee, sondern Wasser. Zum einen hilft dir Wasser, das in deinem Körper eingelagerte Wasser loszuwerden. Zum anderen ist es sehr wichtig, beim Stillen auf einen ausgeglichenen Flüssigkeitshaushalt zu achten. Oft ist es nötig, schon beim Stillen zu trinken. Mach es dir zur Gewohnheit, beim Stillen ein Glas Wasser neben dir stehen zu haben.

Gewöhn dir in diesen Wochen an, jeden Tag sechs bis acht gut gefüllte Gläser Wasser zu trinken. Eine Flasche Wasser gehört standardmäßig in deine Wickeltasche. So hast du unterwegs immer etwas zu trinken dabei.

Aber viel Wasser zu trinken, nützt nichts, wenn du gleichzeitig viel Salz zu dir nimmst. Daher gibt es in diesen Wochen eine zusätzliche Challenge: weniger Salz. Salz ist Gift für alle, die schnell aufschwemmen und Probleme mit Wassereinlagerungen haben. In diesen Wochen solltest du versuchen, dein Essen anders zu würzen. Drei Wochen kein Salz und kein Salzersatz wie Bouillon, Sojasauce oder Tamari und du wirst merken, wie du dich veränderst!

# BONUS: Kostenloser Onlinezugang zu allen Übungsvideos

Mit deinem persönlichen Code, der in *Back To You* enthalten ist, erhältst du Zugang zu allen Übungsvideos.

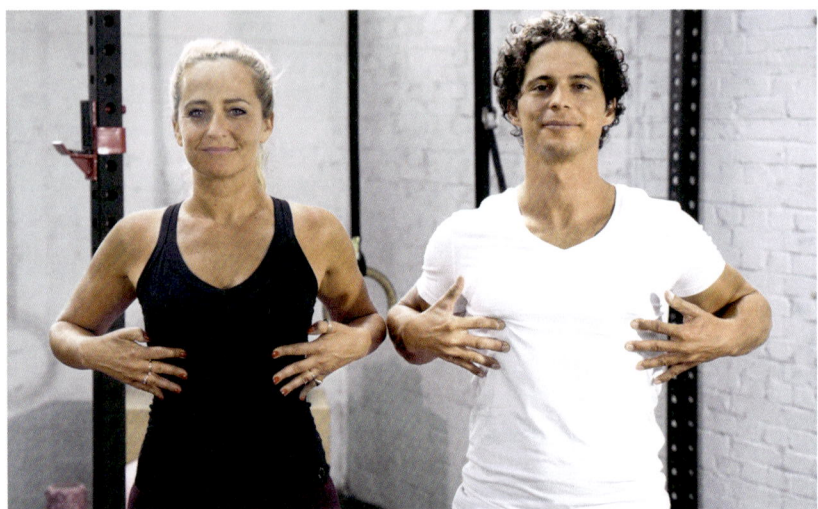

Jede Übung wird von Laurens oder Xaviera in einem Video erklärt, das du in deinem BTY-Account anschauen kannst.

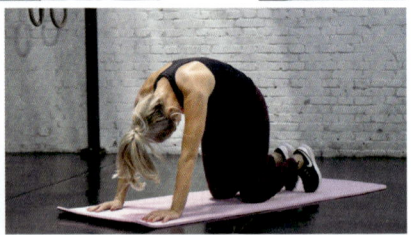

Du musst dir also nicht alles merken, denn wir haben jeden Trainingsblock auf Video aufgenommen, damit du zu Hause ganz einfach mitmachen kannst.

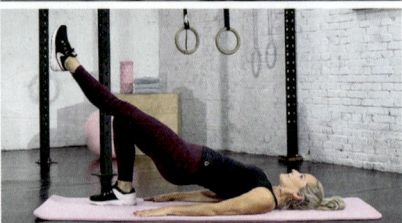

## Der Best- und Longseller – komplett aktualisiert und erweitert

Jetzt mit umfassendem Kapitel zum Ein- und Durchschlafen des Babys.

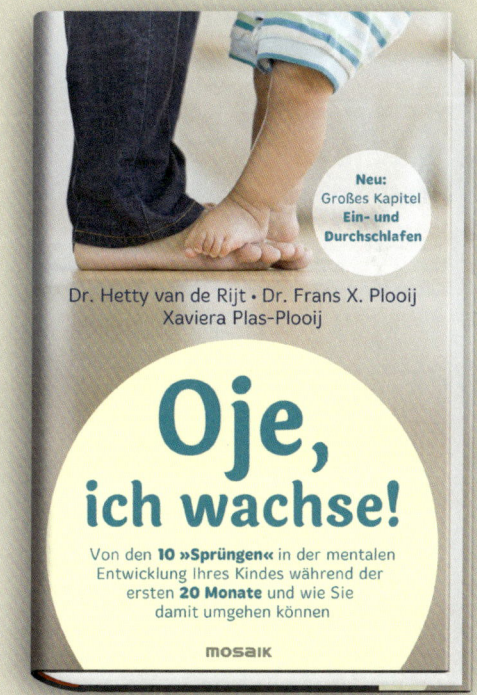

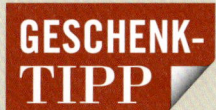

Das Standardwerk – komplett überarbeitet und erweitert! JETZT NEU: mit Übungen, Entdeckungslisten und erstmals mit Erkenntnissen zum Thema „Wie Babys schlafen".

Alle Eltern kennen das: Es gibt Phasen, in denen ihr Baby nicht zu trösten ist. Dafür gibt es eine Erklärung: In den ersten 20 Monaten durchlebt jedes Baby zehn große »Sprünge« in seiner geistigen Entwicklung. Diese aufregenden, oft als Krisenzeiten erlebten Wachstumsphasen folgen immer dem gleichen Rhythmus.

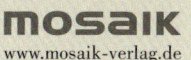

www.mosaik-verlag.de

592 Seiten
978-3-442-39333-6
Auch als E-Book erhältlich

# Das Must-have für alle frischgebackenen Eltern!

Schöne Erinnerung an eine unvergessliche Zeit.

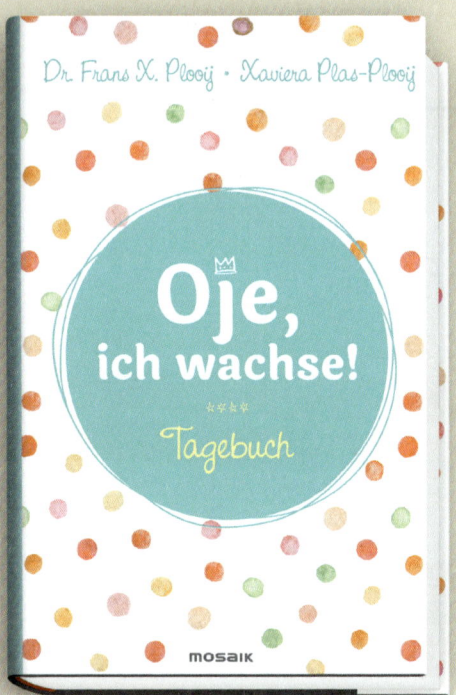

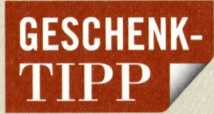

In „Oje, ich wachse!" erklärten die Psychologen Hetty van de Rijt und Frans X. Plooij die zehn großen Sprünge, die ein Baby in den ersten 20 Monaten seiner Entwicklung durchlebt. Nun gibt es zu diesem Standardwerk ein liebevoll gestaltetes Tagebuch zum Ausfüllen. So können alle Eltern die erste Zeit mit ihrem Baby sowie seine Entwicklungsschritte festhalten.

224 Seiten
978-3-442-39300-8

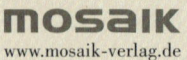
www.mosaik-verlag.de

# Unsere Leseempfehlung

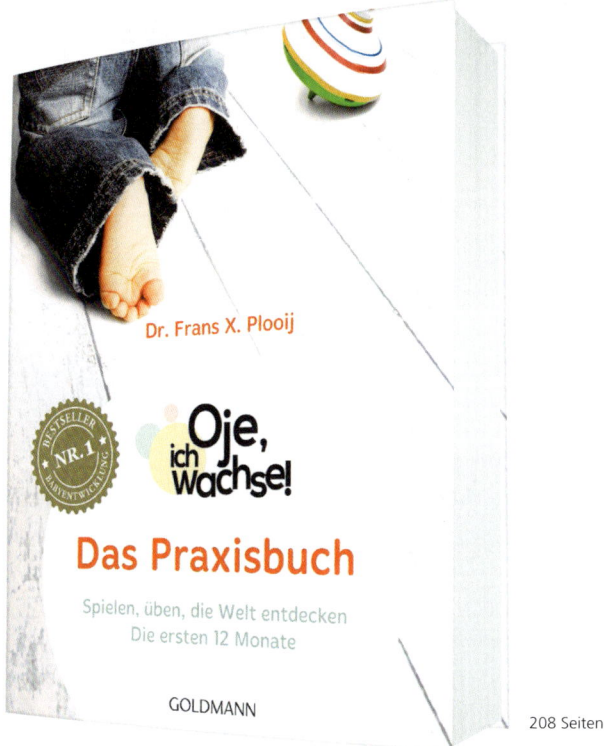

208 Seiten

Im ersten Lebensjahr machen Babys eine rasante Entwicklung durch. Sie lernen Sinneseindrücke zu verarbeiten und entdecken die Welt immer wieder neu. Mit seinem Praxisbuch hilft Dr. Frans X. Plooij Eltern dabei, die Entwicklung ihres Babys zu begleiten und seine einzigartige Persönlichkeit zu entdecken. Sie finden heraus, welches Spielzeug und welche Beschäftigungen dem Baby in welcher Phase besonders viel Spaß machen und wie sie seine Fortschritte unterstützen können.

www.goldmann-verlag.de
www.facebook.com/goldmannverlag

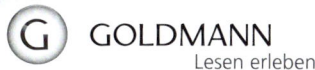

# Die »Oje, ich wachse!«-App

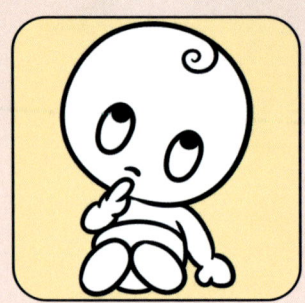

Möchten Sie genau wissen, wann Ihr Kind den nächsten Sprung macht und welche Fertigkeiten es besitzt?

Die *»Oje, ich wachse!«-App* zeigt Ihnen:
- wann Ihr Baby einen Sprung in seiner geistigen Entwicklung macht,
- was Ihr Baby bei diesem Sprung Neues lernt,
- was Ihr Baby kann, wenn es den Sprung gemeistert hat,
- was Sie tun können, um Ihrem Baby dabei zu helfen.

*Erhältlich im AppStore und bei Google Play.*

AppStore

Google Play

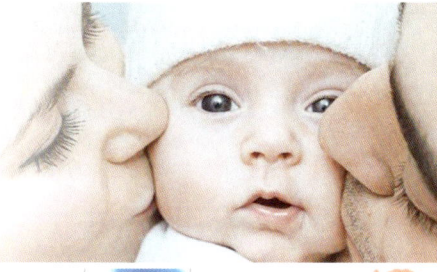

Mentale „Sprünge"

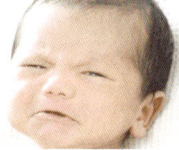
**SCHWIERIGE PHASE**

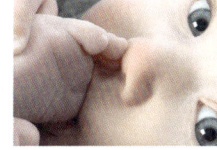
**SUPERMARKT DER FERTIGKEITEN**

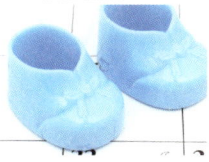
**DER ERRECHNETE GEBURTSTERMIN**

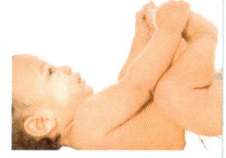
**NEUE FÄHIGKEITEN**

# WWW.OJEICHWACHSE.DE WÄCHST MIT IHREM BABY MIT!

Besuchen Sie die Website von »*Oje, ich wachse!*« und erfahren Sie mehr über die Entwicklung Ihres Babys.

Gratis »*Sprüngewecker*«, der Sie per E-Mail darüber informiert, wann Ihr Kind einen neuen mentalen Sprung macht. Gratis *Newsletter.*

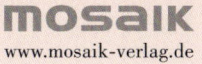
www.mosaik-verlag.de

Die niederländische Originalausgabe erschien 2019 unter dem Titel »Hét Zwangerschapshandboek« bei Fontaine Uitgevers, Amsterdam, in Zusammenarbeit mit Kiddy World Promotions, Arnhem.

Alle Ratschläge in diesem Buch wurden von der Autorin und vom Verlag sorgfältig erwogen und geprüft. Eine Garantie kann dennoch nicht übernommen werden. Eine Haftung der Autorin beziehungsweise des Verlags und seiner Beauftragten für Personen-, Sach- und Vermögensschäden ist daher ausgeschlossen. Die Informationen und Ratschläge in diesem Buch bieten keinen Ersatz für persönlichen medizinischen Rat. Halten Sie im Zweifelsfall immer Rücksprache mit Ihrem behandelnden Arzt.

Sollte diese Publikation Links auf Webseiten Dritter enthalten, so übernehmen wir für deren Inhalte keine Haftung, da wir uns diese nicht zu eigen machen, sondern lediglich auf deren Stand zum Zeitpunkt der Erstveröffentlichung verweisen.

Dieses Buch ist auch als E-Book erhältlich.

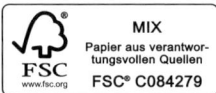

Verlagsgruppe Random House FSC® N001967

1. Auflage
Deutsche Erstausgabe September 2020
Copyright © 2019 der Originalausgabe: Fontaine Uitgevers
Copyright © 2020 der deutschsprachigen Ausgabe: Mosaik Verlag, München,
in der Verlagsgruppe Random House GmbH, Neumarkter Str. 28, 81673 München
Illustrationen: Pauline Zeij
Umschlag: Sabine Kwauka, nach einem Entwurf von Sumedia, Arnhem
Redaktion: Dagmar Rosenberger
Satz: Buch-Werkstatt GmbH, Bad Aibling
Druck und Bindung: Print Consult GmbH, München
Printed in Slovak Republic
KW · IH
ISBN 978-3-442-39372-5
www.mosaik-verlag.de

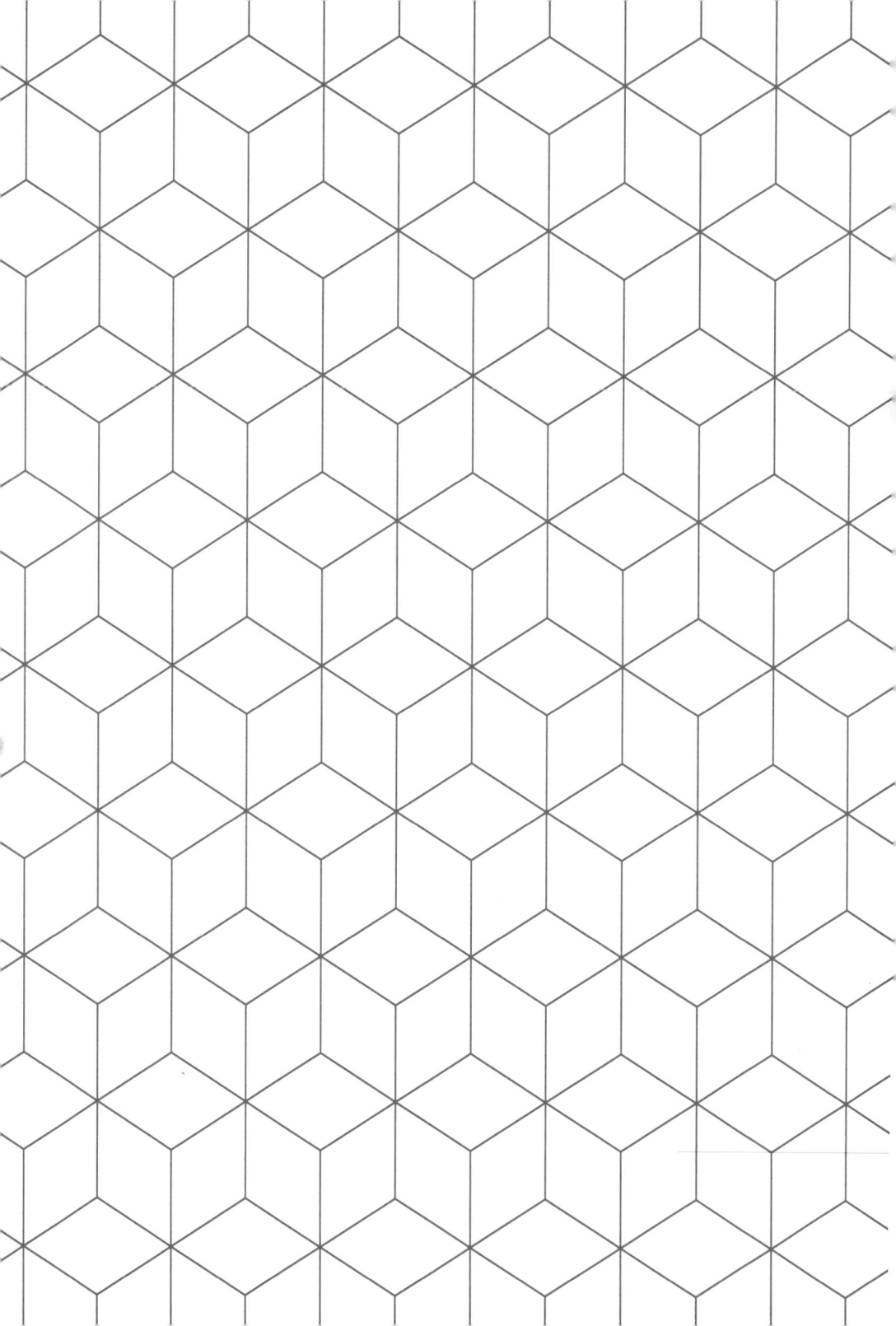